国家卫生健康委员会“十四五”规划教材

全国高等学校教材

供医学检验技术专业用

临床免疫学检验技术

第2版

主　　编　李金明　欧启水

副 主 编　王　辉　郑晓群　姜拥军

数字主编　李金明　欧启水

数字副主编　王　辉　郑晓群　傅雅静

人民卫生出版社

·北　京·

图书在版编目（CIP）数据

临床免疫学检验技术 / 李金明，欧启水主编. 2版. -- 北京 ：人民卫生出版社，2025. 5（2025. 10 重印）.（全国高等学校医学检验专业第七轮暨医学检验技术专业第二轮规划教材）. -- ISBN 978-7-117-37891-8

Ⅰ. R446. 6

中国国家版本馆 CIP 数据核字第 202555FT46 号

人卫智网	www.ipmph.com	医学教育、学术、考试、健康，购书智慧智能综合服务平台
人卫官网	www.pmph.com	人卫官方资讯发布平台

临床免疫学检验技术
Linchuang Mianyixue Jianyan Jishu
第 2 版

主　　编：李金明　欧启水
出版发行：人民卫生出版社（中继线 010-59780011）
地　　址：北京市朝阳区潘家园南里 19 号
邮　　编：100021
E - mail：pmph @ pmph.com
购书热线：010-59787592　010-59787584　010-65264830
印　　刷：保定市中画美凯印刷有限公司
经　　销：新华书店
开　　本：850 × 1168　1/16　　印张：24　　插页：4
字　　数：644 千字
版　　次：2015 年 1 月第 1 版　　2025 年 5 月第 2 版
印　　次：2025 年 10 月第 2 次印刷
标准书号：ISBN 978-7-117-37891-8
定　　价：82.00 元
打击盗版举报电话：010-59787491　E-mail：WQ @ pmph.com
质量问题联系电话：010-59787234　E-mail：zhiliang @ pmph.com
数字融合服务电话：4001118166　E-mail：zengzhi @ pmph.com

编委名单

编　　委（以姓氏笔画为序）

王　芳　南京医科大学
王　辉　新乡医学院
王宏志　哈尔滨医科大学附属第五医院
王胜军　江苏大学医学院
王海芳　南方医科大学南方医院
毛旭虎　陆军军医大学
冯忠军　河北医科大学第三医院
刘　灿　福建医科大学附属第一医院
刘纯青　大连医科大学
孙艳丽　山东第二医科大学
李　丽　东南大学附属中大医院
李　涛　安徽医科大学第一附属医院
李一荣　武汉大学中南医院
李林静　兰州大学第二医院
李金明　北京医院
杨　巍　北华大学医学技术学院
张　瑞　北京医院
张文玲　中南大学湘雅医学院
陈　捷　四川大学华西医院
陈丽丽　南华大学衡阳医学院
陈福祥　上海交通大学医学院附属第九人民医院
欧启水　福建医科大学附属第一医院
郑晓群　温州医科大学
段相国　宁夏医科大学
姜拥军　中国医科大学附属第一医院
陶志华　浙江大学医学院附属第二医院
梁　一　广东医科大学
梁文杰　河北中医药大学
葛胜祥　厦门大学医学与生命科学学部
蒋红梅　贵州医科大学

编写秘书　**韩彦熙**　北京医院

数字编委

新形态教材使用说明

新形态教材是充分利用多种形式的数字资源及现代信息技术，通过二维码将纸书内容与数字资源进行深度融合的教材。本套教材全部以新形态教材形式出版，每本教材均配有特色的数字资源，读者阅读纸书时可以扫描二维码，获取数字资源。

获取数字资源的步骤

1. 扫描封底红标二维码，获取图书“使用说明”。

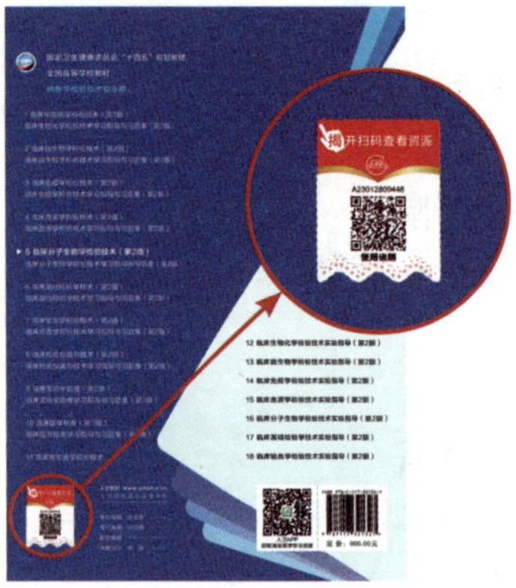

2. 揭开红标，扫描绿标激活码，注册/登录人卫账号获取数字资源。

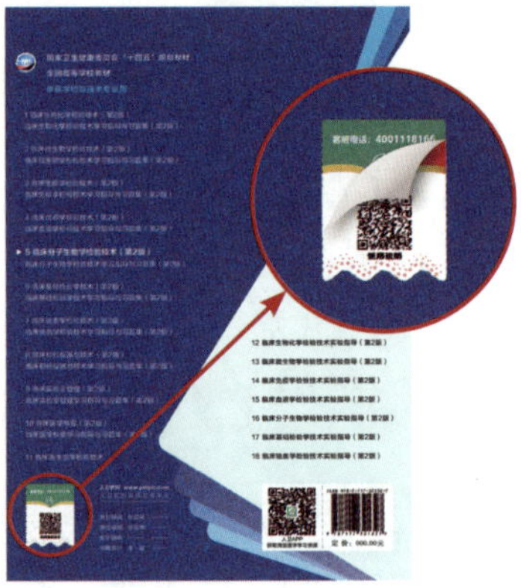

3. 扫描书内二维码或封底绿标激活码随时查看数字资源。

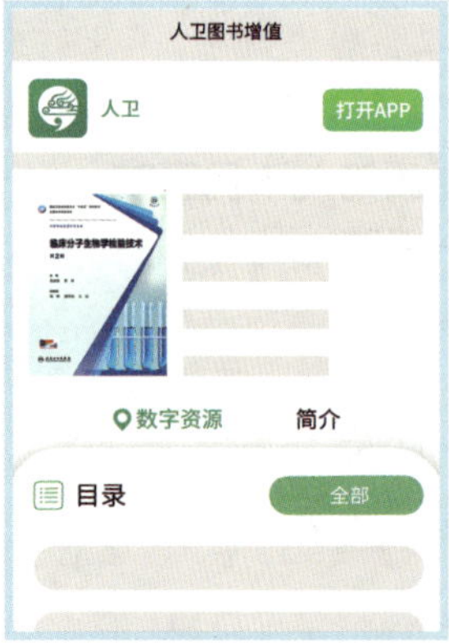

4. 登录 zengzhi.ipmph.com 或下载应用体验更多功能和服务。

扫描下载应用

客户服务热线 400-111-8166

读者信息反馈方式

欢迎登录“人卫 e 教”平台官网“medu.pmph.com”，在首页注册登录后，即可通过输入书名书号或主编姓名等关键字，查询我社已出版教材，并可对该教材进行读者反馈、图书纠错、撰写书评以及分享资源等。

全国高等学校医学检验专业第七轮暨医学检验技术专业第二轮规划教材修订说明

我国高等医学检验专业建设始于20世纪80年代初，人民卫生出版社于1989年出版了第一套医学检验专业规划教材，共5个品种。至2012年出版的第五轮医学检验专业规划教材，已经形成由理论教材与配套实验指导和习题集组成的比较成熟的教材体系。2012年，教育部对《普通高等学校本科专业目录》进行了调整，将医学检验专业（五年制）改为医学检验技术专业（四年制），隶属医学技术类，授予理学学士学位。人民卫生出版社于2013年启动了新一轮教材的编写，在2015年推出了全国高等学校医学检验专业第六轮暨医学检验技术专业第一轮规划教材，对医学检验技术专业的发展起到了非常关键的引领和规范作用。

进入新时代，在推进健康中国建设，从“以治病为中心”向“以健康为中心”的转变过程中，医学检验技术专业的发展面临更多机遇与挑战。《国务院办公厅关于加快医学教育创新发展的指导意见》中明确指出，要推进医工、医理、医文学科交叉融合，加强“医学+X”多学科背景的复合型创新拔尖人才培养。党的二十大报告也提出，要加强基础学科、新兴学科、交叉学科建设。医学检验技术属于典型的交叉学科，医工、医理结合紧密，发展迅速，学科内容不断扩增，社会需求不断增加，目前开设本专业的本科院校已增加到160余所，广大院校对教材建设也提出了新需求。

为促进教育、科技、人才一体化发展，人民卫生出版社在与教育部高等学校教学指导委员会医学技术类专业教学指导委员会、全国高等医学院校医学检验专业校际协作理事会联合对第一轮医学检验技术专业规划教材的使用情况进行广泛调研的基础上，启动全国高等学校医学检验专业第七轮暨医学检验技术专业第二轮规划教材的编写修订工作。

本轮教材的修订和编写特点如下：

1. 坚持立德树人，满足社会需求 从教材顶层设计到编写的各环节，始终坚持面向需求凝炼教材内容，以立德树人为根本任务，以为党育人、为国育才为根本目标。在专业内容中有机融入思政元素，体现我国医学检验学科40多年取得的辉煌成就，培育具有爱国、创新、求实、奉献精神的医学检验技术专业人才。

2. 优化教材体系，服务学科建设 为了更好地适应医学检验技术专业教育教学改革，体现学科特点，提升专业人才培养质量，本轮教材将原作为理论教材配套的实验指导类教材纳入规划教材体系，突出本专业的技术属性；第一轮教材将医学检验专业规划教材中的《临床寄生虫检验》相关内容并入《临床基础检验学技术》，根据调研反馈意见，本轮另编《临床寄生虫学检验技术》，以适应院校教学实际需要。

3. 坚持编写原则，打造精品教材 本轮教材编写立足医学检验技术专业四年制本科教育，坚持教材“三基”（基础理论、基本知识、基本技能）、“五性”（思想性、科学性、先进性、启发性、适用性）和“三特定”（特定目标、特定对象、特定限制）的编写原则。严格控制纸质教材字数，突出重点；注重内容整体优化，尽量避免套系内教材内容的交叉重复；提升全套教材印刷质量，全彩教材使用便于书写、不反光的纸张。

4. 建设新形态教材，服务数字化转型 为进一步满足医学检验技术专业教育数字化需求，更好地实现理论与实践结合，本轮教材采用纸质教材与数字内容融合出版的形式，实现教材的数字化开发，全面推进新形态教材建设。根据教学实际需求，突出医学检验学科特色资源建设、支持教学深度应用，有效服务线上教学、混合式教学等教学模式，推进医学检验技术专业的智慧智能智育发展。

全国高等学校医学检验专业第七轮暨医学检验技术专业第二轮规划教材共 18 种，均为国家卫生健康委员会“十四五”规划教材。将于 2025 年出版发行，数字内容也将同步上线。希望广大院校在使用过程中能多提供宝贵意见，反馈使用信息，为第三轮教材的修订工作建言献策，提高教材质量。

主编简介

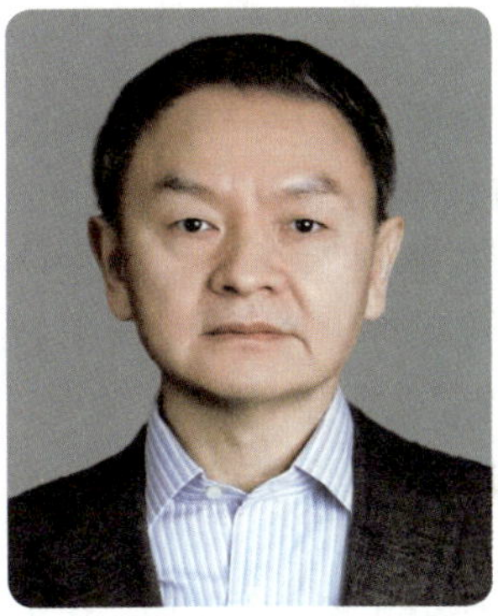

李金明

男，1963 年 2 月出生于湖南省隆回县。医学博士，研究员，北京协和医学院和北京大学医学部博士研究生导师。现任国家卫生健康委临床检验中心首席专家，中国医学装备协会基因检测分会会长，中国生物物理学会临床分子诊断分会副会长，中国计量测试学会生物计量专业委员会副主任委员，中华医学会检验医学分会常委等。曾任国家卫生健康委临床检验中心副主任兼临床分子与免疫室主任。

从事教学工作 30 余年，主要研究领域为临床免疫和分子诊断方法及其标准化。自 20 世纪 90 年代中期以来，在国内系统地提出了临床分子诊断质量管理、分子检测质量保证及标准化的概念和方法，牵头制定了一系列有关免疫学检验临床应用的卫生行业标准。作为项目负责人，先后承担国家重大科技或重点研发专项、国家自然科学基金项目、卫生行业专项 20 余项。以第一作者或通信作者发表学术论文 300 余篇，其中 SCI 论文 200 余篇。个人独立及共同主编、主译专著 9 部，共同主编（第一主编）全国高等学校本科教材 1 部。持有国家发明专利 10 余项，完成科技成果转化 4 项。享受国务院政府特殊津贴，获卫生部有突出贡献中青年专家、中央精神文明建设办公室和国家卫生健康委“中国好医生”等称号，获北京市科学技术进步奖一等奖和二等奖各 1 次、三等奖 2 次。

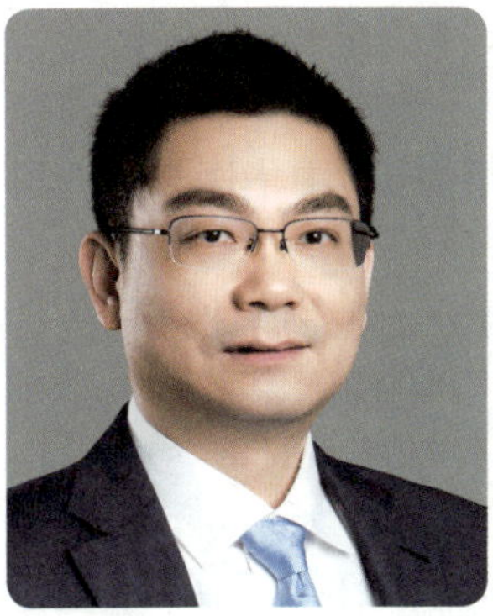

欧启水

男，1970 年 7 月出生于福建省南平市。二级教授，博士研究生导师。现任福建医科大学附属第一医院副院长，福建省临床免疫学检验临床医学研究中心主任。创建了福建省检验医学重点实验室、福建医科大学基因诊断研究中心并担任主任。兼任中华医学会检验医学分会副主任委员，中国医师协会检验医师分会副会长，福建省医师协会医学检验科医师分会会长，《中华检验医学杂志》副总编辑。

从事教学工作 33 年，主要从事临床免疫学及临床分子生物学检验工作。主持国家自然科学基金重点项目等系列课题，其中国家自然科学基金重点项目 1 项、面上项目 4 项。在 *GUT*、*Cellular & Molecular Immunology* 等期刊发表论文多篇。主编、副主编和参编了《临床免疫学检验技术》《临床检验医学》等教材和专著 10 余部。系国家卫生健康突出贡献中青年专家、福建省特级后备人才、福建省科技创新领军人才，获福建省优秀科技工作者、福建省优秀教师等荣誉称号。以第一完成人获得福建省科学技术进步奖一等奖 2 项。

副主编简介

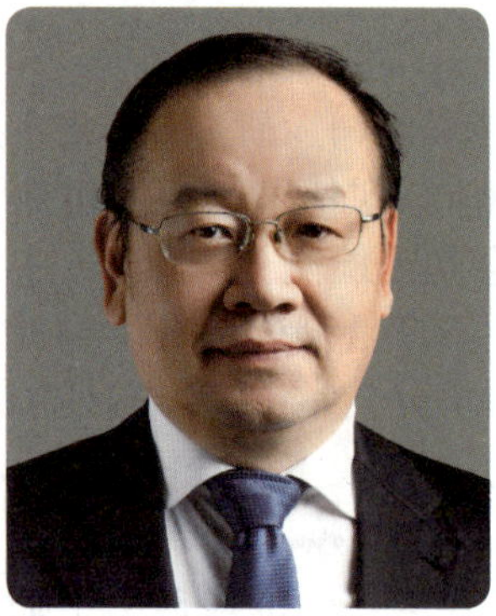

王 辉

男，1965 年 4 月出生于河南信阳。二级教授，博士研究生导师。第六、第八届中国免疫学会常务理事，科普与教学工作委员会副主任委员，河南省学术技术带头人，河南省高等学校本科医学技术类教学指导委员会主任委员，国家免疫与模式动物高等学校学科创新引智基地（111 基地）负责人，《细胞与分子免疫学杂志》《国际免疫学杂志》编委，*Immune Discovery* 主编。曾任第二届河南省免疫学会理事长和《中国免疫学杂志》编委。

研究方向为抗感染免疫、代谢免疫。发表 SCI 论文 74 篇，其中第一作者或通信作者 51 篇，分别发表在 *Cell Mol Immunol*、*Cancer Immunol Res*、*J Am Soc Nephrol*、*J Immunol* 和 *Autophagy* 等期刊上。先后主持国家自然科学基金项目 7 项（其中 1 项为区域联合重点支持项目），主持中国科学技术协会科技民生项目 1 项。主编和参编教材 10 余部，主编科普书 2 部。被评为河南省教学名师。

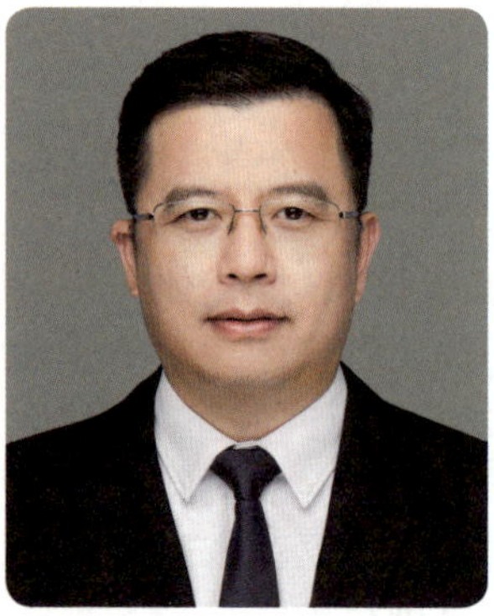

郑晓群

男，1973 年 3 月出生于浙江温州。教授，主任技师，博士研究生导师。温州医科大学检验医学院（生命科学学院）院长，检验医学教育部重点实验室副主任，医学检验技术国家级一流本科专业建设点负责人。兼任中华医学会检验医学分会教育学组委员、中华医学会儿科学分会临床检验学组委员等。

从事教学工作 30 余年，擅长临床免疫与分子生物学检验，主持国家级一流本科课程“临床免疫学检验技术”。主持国家自然科学基金及省部级科研基金项目 8 项、省部级教育教学改革项目 5 项。以第一作者或通信作者在 *Am J Gastroenterol*、*Sensor Actuat B-Chem*、*Commun Biol* 等期刊发表 SCI 收录论文 40 余篇。主编或副主编国家规划教材和专著 6 部，参编 8 部。获浙江省科学技术进步奖二等奖、三等奖各 1 项，浙江省医药卫生科技奖一等奖 1 项。

副主编简介

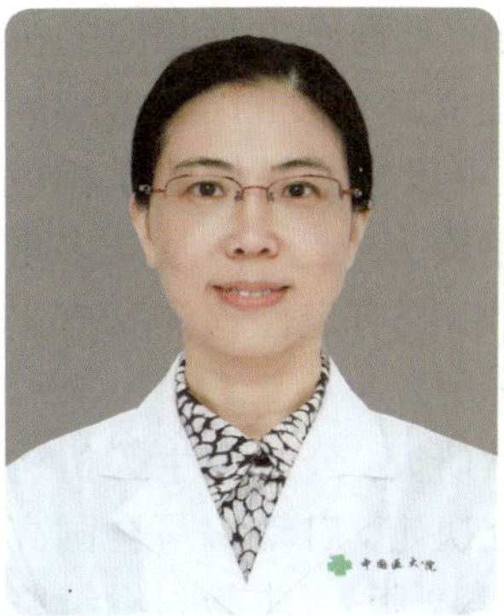

姜拥军

女，1968 年 1 月出生于沈阳市。教授，主任医师，博士研究生导师。国家级一流本科课程“临床免疫学检验技术”负责人，辽宁省普通高等学校本科教学名师。现任中国医科大学附属第一医院临床免疫学教研室副主任、国家卫生健康委艾滋病防治重点实验室副主任。兼任中国性病艾滋病防治协会艾滋病检测专业委员会副主任委员、中国免疫学会感染免疫分会第四届委员会委员等。

从事教学工作近 30 年，担任“临床免疫学检验技术”和“实验诊断学”授课教师。发表教学和科研论文百余篇，获得国家科学技术进步奖二等奖 2 项，省科技进步奖一等奖 3 项，省教学成果奖一等奖 1 项。

前 言

免疫学检验是建立在抗原和抗体发生特异性结合反应基础上的，其检测的靶物质也是相应的抗原和抗体。从理论上讲，只要能得到特异性抗体，对任何一种抗原物质均可建立其免疫测定方法；同样，只要能得到足够纯度的特定天然抗原或基因工程抗原甚至合成多肽，也可以很容易地建立相应特异性抗体的免疫测定方法。因此，免疫学检验技术在临床检验实践中应用最为广泛，涉及众多蛋白抗原、激素、药物小分子、自身抗体、病原体特异性抗体、细胞亚群等的检测，既有定性检测又有定量检测，在临床疾病的诊断、治疗监测和预后判断等方面发挥着举足轻重的作用。

为适应现阶段我国医学检验技术专业教育需求以及临床医疗、生物医学研究、公共卫生等机构和生物医药研发企业对医学检验技术专业人才的需求，人民卫生出版社研究决定，启动编写全国高等学校医学检验技术专业本科第二轮规划教材——《临床免疫学检验技术》(第 2 版)。本教材继续坚持“三基五性三特定”原则，在内容上以免疫学检验技术和相应检验项目为主线，展现临床免疫学检验技术在方法建立、应用及其影响因素中最为核心的内容，并注重反映本学科领域的发展和前沿知识的应用，使学生通过系统学习，充分理解免疫学检验技术的关键点，并具备基本的方法建立能力。

第 2 版《临床免疫学检验技术》在第 1 版的基础上进行修订，总体继承了第 1 版教材的核心内容，并根据国内外相关领域的最新研究进展对全书内容去旧增新，对整体结构进行了重新构思和整合。第 2 版教材增加了第十四章“免疫质谱检测技术”和第三十章“免疫治疗及其免疫检测”，将第 1 版教材中第十四章“临床免疫检验自动化分析”的内容分解、并入各相应的技术章节。第 2 版《临床免疫学检验技术》共 30 章，按照此门课程学习的逻辑顺序，主要分为五部分内容：①临床免疫学检验技术基础，对应本教材第一章至第四章内容，第一章“概论”明确了免疫学检验技术与其他检验技术相区别的特征性标记，即抗原和抗体间的特异性结合反应，概述了临床免疫学的理论基础和免疫学技术的发展历程及基本原理，并简要介绍了人工智能在医学检验领域的潜在应用前景；第二章至第四章内容介绍抗原和抗体及其反应原理和制备，是免疫学检验技术建立的理论基础。②临床免疫学检验技术，对应本教材第五章至第十五章内容，系统地介绍了免疫凝集试验、免疫沉淀试验、放射免疫试验、荧光免疫试验、酶免疫试验、化学发光免疫试验、固相膜免疫分析技术、免疫组织化学技术、流式细胞分析技术、免疫质谱技术等的原理、操作方法、临床应用和影响因素，将免疫学检验技术与检验项目及其检验影响因素有机地结合起来，从而使学生形成对免疫学检验技术及其临床应用的整体认识，为日后临床工作中正确选择、运用免疫学检验方法奠定基础。③临床免疫检验的质量保证，对应本教材第十六章内容。质量保证是检验结果准确的重要前提和保障，本章介绍了临床免疫方法建立时阳性判断值的设定以及关键的分析性能指标和临床性能指标，针对临床免疫检验分析前、中、后各个环节的质量保证内容进行全面、详尽的阐述，帮助学生理解临床免疫检验中的质量保证内容及其重要性。④免疫功能检测，对应本教材第十七章至第二十章内容，介绍的是非疾病特异性免疫检验项目，涉及细胞标志和功能、细胞因子与黏附分子、免疫球蛋白和补体等相关检测。⑤免疫检验的临床应用和临床意义，对应本教材第二十章至第三十章内容，为疾病相关的检验项目及其临床意义，对检验项目病理生理或病原学基础的叙述采用简述，但对检验项目及其临床意义则进行较为详细的介绍，并将前面各章的检验技术再次围绕特定检验项目进行串联，进而进行方法学评价，使得学生对各种免疫学检验技术的认知进一步加强。

本教材主要供全国高等院校医学检验技术专业本科学生、相关专业研究生学习使用。同时，本教材内容覆盖了临床检验专业技术资格评审中临床免疫学检验技术专业的内容，因此，也可作为从事相关专业的临床免疫检验技术人员继续教育、自学和专业技术资格评审复习的参考书。为了帮助教师教学和学生更好地理解本教材内容，进一步拓展知识，我们配套制作了各章的数字资源，包括思维导图、课件和习题等内容，并以二维码的形式随书附于相应的章节，读者扫描二维码即可获取各类数字资源。同时，配合理论教材编写了《临床免疫学检验技术学习指导与习题集》(第2版)，可用于对各章节自学或知识的梳理。

尽管本次教材编写时间紧、任务重，但各位参编老师学术态度严谨，查阅了大量第一手资料，在百忙之中完成了编写工作。北京医院（国家卫生健康委临床检验中心）韩彦熙秘书和福建医科大学附属第一医院吴淞航秘书分别承担了纸质教材和数字资源各章编写老师的联络、内容审核和格式校对等工作；此外，本版教材仍包含了上一版作者的辛勤劳动，对以上专家学者的付出致以衷心的感谢！

真诚地希望各位前辈、同行及读者在使用本教材的过程中提出宝贵的意见，以便修订时进一步完善与提高。

李金明　欧启水

2025年2月

目 录

第一章 概 论

通过本章学习，你将能够回答下列问题：

1. 机体的免疫系统是由哪些部分组成的？各自的功能是什么？
2. 中枢免疫器官对免疫细胞的发育起什么作用？
3. 外周免疫器官主要由哪些器官与组织组成？在免疫应答中发挥什么作用？
4. 免疫应答主要分为哪几个阶段？涉及哪些免疫器官和组织、免疫细胞和免疫分子？
5. 临床免疫学主要的研究方向是什么？
6. 临床免疫学检验的基础是什么？如何分类？
7. 免疫学技术的发展经历了哪些主要发展阶段？有哪些关键性技术？
8. 不同的临床免疫学检验技术各有哪些应用特点？

免疫学(immunology)是研究免疫系统的结构与功能，并通过研究免疫应答过程中所产生的免疫保护与免疫损伤机制，探讨有效的免疫措施，实现以防病、治病为目的的一门现代医学学科。临床免疫学(clinical immunology)应用免疫学基础理论与技术研究疾病的发生机制、诊断、治疗和预防，其中免疫学技术在基础与临床免疫学之间起到了桥梁作用，并推动免疫学的发展。临床免疫学检验是研究免疫学技术在临床检验领域中应用的一门重要学科。学习免疫学的基本概念，了解临床免疫学的理论基础，掌握免疫学技术的原理是学习和研究临床免疫学与免疫学检验技术的重要保障。

第一节 免疫学基础简介

免疫系统(immune system)是指构成机体免疫功能的物质基础，由免疫器官、免疫细胞和免疫分子构成。淋巴组织及免疫细胞分布于全身，执行免疫防御(immune defense)、免疫自稳(immune homeostasis)和免疫监视(immune surveillance)三大功能，以维持机体内环境正常的生理功能及动态平衡。

一、免疫器官

免疫器官按功能不同，分为中枢免疫器官和外周免疫器官。

（一）中枢免疫器官

中枢免疫器官由骨髓(bone marrow)及胸腺(thymus)组成，是免疫细胞产生、分化和成熟的场所，并对外周免疫器官的发育和免疫功能的强弱起调节作用。骨髓中的造血干细胞(hemopoietic stem cell, HSC)可分化为各种血细胞。骨髓是HSC分化为功能性B细胞的唯一器官。淋巴样干细胞（lymphoid stem cell，LSC）及淋巴样祖细胞（lymphoid progenitor）也是由HSC分化而来，它们随血流进入胸腺，发育为功能性T细胞。胸腺促成T细胞在发育过程中生成具有淋巴细胞各阶段特征的分化抗原（cluster of differentiation，CD）、主要组织相容性复合体（major histocompatibility complex，MHC）、T细胞抗原受体和T细胞的其他受体，如丝裂原受体、绵羊红细胞受体和多种细胞因子受体等。胸腺分泌的胸腺素（thymosin）与胸腺细胞产生的多种细胞因子有协同作用，对 T 细胞生长、分化为成熟的 T 细胞亚群及自胸腺输出并定位于外周淋巴器官及组织，发挥细胞免疫功能，并参与调节体液免疫等，具有重要作用。

（二）外周免疫器官

外周免疫器官由脾、淋巴结及黏膜相关淋巴组织（包括扁桃体、派尔集合淋巴结和阑尾等）组成，是淋巴细胞定居的场所和免疫应答发生的场所。同时，外周免疫器官在淋巴细胞再循环和归巢中也发挥着重要作用，是再循环的起点、中途站和归巢的终点。单核细胞和淋巴细胞经血液循环及淋巴循环，进出于外周淋巴器官及淋巴组织，形成机体免疫系统的免疫网络。通过免疫网络，免疫细胞能及时到达机体各脏器及皮肤黏膜的病原微生物入侵部位，又能将机体各部位的抗原成分经抗原提呈细胞携带至相应淋巴器官及淋巴组织，活化 T 细胞与 B 细胞，执行特异性免疫应答功能。淋巴细胞在发挥免疫效应的同时，被归巢受体（homing receptor）引导回该类细胞的原定居处，进行修整、增殖，以提高该类淋巴细胞的数量和功能，这是保证淋巴细胞功能健全的重要环节。

二、免疫细胞

参与免疫应答或与免疫应答有关的细胞统称为免疫细胞，按其在体内的作用不同可分为两大类，即淋巴细胞和免疫辅助细胞，后者包括单核巨噬细胞、树突状细胞和其他免疫应答相关细胞如中性粒细胞、嗜酸性粒细胞、嗜碱性粒细胞和肥大细胞等。

（一）淋巴细胞

淋巴细胞（lymphocyte）是构成免疫系统的主要细胞，包括 T 细胞、B 细胞和自然杀伤细胞（natural killer cell，NK cell）（简称 NK 细胞）。

T 细胞又称为胸腺依赖性淋巴细胞（thymus dependent lymphocyte），在发育的不同阶段，细胞表面可表达不同种类的受体和 T 细胞抗原，这些受体和抗原与细胞功能密切相关，也是鉴别 T 细胞及其活化状态的重要标志，主要包括：①**T 细胞受体（T cell receptor，TCR）**，又称 T 细胞抗原受体，是 T 细胞特有的表面标志，可表达于所有成熟 T 细胞表面。TCR 特异识别 MHC 分子提呈的抗原肽，CD3 分子转导 T 细胞活化的第一信号，TCR 与 CD3 分子通过盐桥结合并形成稳定的复合物等一系列免疫事件参与完成了 T 细胞识别抗原和转导信号过程，而 TCR 识别抗原的这一特点构成了 MHC 限制性的基础。②**分化抗原（cluster of differentiation，CD）**，在不同分化阶段，有核细胞在细胞膜表面均可表达不同的分化抗原，形成不同的细胞类群。在 T 细胞发育的不同阶段同样存在不同的分化抗原，这是区分 T 细胞及其亚群的重要标志。根据细胞表面的 CD 分子和胞内特征性蛋白表达，T 细胞可分为不同亚型，其中最经典的是 $CD4^+$ 和 $CD8^+$ 亚型，$CD4^+$ 又可分成分泌 γ 干扰素（IFN-γ）的 $CD4^+$Th1 细胞和分泌白细胞介素 -4（IL-4）的 $CD4^+$Th2 细胞。

B 细胞是在骨髓内发育成熟的细胞，又称骨髓依赖性淋巴细胞（bone marrow dependent lymphocyte），其主要的功能是①产生抗体；②提呈抗原；③分泌细胞因子参与免疫调节。B 细胞受抗原刺激后可分化为产生抗体的浆细胞和记忆性 B 细胞，执行特异性体液免疫的功能。B 细胞表面的 **B 细胞受体（B cell receptor，BCR）**结合可溶性抗原，可经加工提呈给 T 细胞，并可激活 B 细胞产生大量细胞因子，参与免疫调节、炎症反应及造血过程。

NK 细胞来源于骨髓造血干细胞，其发育成熟依赖于骨髓及胸腺微环境。NK 细胞无须抗原刺激，可非特异直接杀伤肿瘤或病毒感染的靶细胞，因此在机体免疫监视和早期抗感染免疫过程中起重要作用。活化的 NK 细胞可分泌 IFN-γ 和 TNF-α 等细胞因子，参与免疫调节作用。

各类淋巴细胞的功能及分布见表1-1。

表1-1 各类淋巴细胞的功能及分布

类别	T细胞	B细胞	NK细胞
主要功能	抗原识别 细胞免疫 免疫调节	抗原识别 体液免疫	细胞毒性 免疫监视 免疫调节
分布（占淋巴细胞）			
外周血	70%～75%	3%～10%	9%～25%
淋巴结	70%～75%	20%～25%	很少
脾	30%～50%	50%～65%	≤5%

（二）免疫辅助细胞

在特异性免疫应答过程中，参与淋巴细胞活化及抗原信息加工、处理的一些非淋巴细胞统称为**辅助细胞**，主要包括单核吞噬细胞系统（mononuclear phagocyte system，MPS）和树突状细胞（dendritic cell，DC），具有抗原提呈作用，也称为**抗原提呈细胞（antigen presenting cell，APC）**。

单核吞噬细胞系统包括外周血中的单核细胞和组织器官中的巨噬细胞，这类细胞具有两大共同特点，即表达MHCⅡ类分子和具有吞噬作用。在辅助免疫应答过程中，这类细胞先通过特定方式摄入抗原，进行处理、提呈，然后与细胞表面MHCⅡ类分子结合，将抗原信息提呈给T细胞，同时，单核巨噬细胞还可产生多种细胞因子，参与免疫调节。

树突状细胞是机体中专职的抗原提呈细胞，能高效地摄取、加工处理和提呈抗原。根据其来源不同分为髓样DC和淋巴样DC。未成熟DC具有较强的迁移能力，成熟DC能有效激活初始T细胞，处于启动、调控并维持免疫应答的中心环节。

中性粒细胞（neutrophil）、嗜酸性粒细胞（eosinophil）、嗜碱性粒细胞（basophil）和肥大细胞（mast cell）等亦称为**炎症细胞（inflammatory cell）**，在炎症和天然免疫中发挥其功能，如清除外来微生物和死亡组织等。

三、免疫分子

免疫分子是由一些免疫活性细胞或相关细胞合成的蛋白质及小分子多肽物质，主要包括免疫球蛋白、补体、细胞因子、细胞黏附分子和人类白细胞分化抗原等，参与机体的免疫应答或免疫调节。

（一）免疫球蛋白

免疫球蛋白（immunoglobulin，Ig）是B细胞经抗原刺激后增殖、分化为浆细胞所产生的一种蛋白质，主要存在于血液中，约占血浆蛋白总量的20%。Ig可分为分泌型免疫球蛋白（secreted Ig，sIg）和膜型免疫球蛋白（membrane Ig，mIg）两类，sIg主要存在于体液中，具有抗体的各种功能，参与体液免疫；mIg是B细胞膜上的抗原受体。

Ig分子是由两条相同的重链（heavy chain，H chain）和两条相同的轻链（light chain，L chain）通过链间二硫键连接而成的四肽结构。Ig重链恒定区，因其氨基酸的组成和排列顺序不同，其抗原性质各有不同。根据重链抗原特异性不同可将Ig分为五类，即IgG、IgA、IgM、IgD、IgE，其相应的重链分别为γ链、α链、μ链、δ链和ε链。同一种Ig根据其连接的铰链区氨基酸组成和重链二硫键的数目和位置的差别，又可分为不同的亚型，已证实的Ig亚型有IgG1、IgG2、IgG3和IgG4，IgA1和IgA2。Ig轻链可分为两型，即κ（kappa）型和λ（lambda）型，一个天然Ig分子的两条轻链型别相同，五类Ig中每类Ig都可以有κ链或λ链。

正常人血清 Ig 中 κ 轻链的总量为 λ 轻链的 2 倍。

人体血清中 Ig 的主要成分是 IgG，是再次免疫应答及抗感染免疫的重要组成部分，可通过胎盘参与新生儿抗感染免疫。IgA 分为血清型和分泌型两种，血清型 IgA 可介导抗体依赖细胞介导的细胞毒作用（antibody-dependent cell-mediated cytotoxicity，ADCC），分泌型 IgA 是机体黏膜防御系统的主要成分。IgM 是抗原刺激诱导免疫应答中最先产生的 Ig，主要分布于血清中，在机体的早期防御中起到重要作用。IgD 在血清中含量很低，可作为膜受体存在于 B 细胞表面，是 B 细胞成熟的标志。IgE 是一种分泌型 Ig，是引起 I 型超敏反应的主要抗体，也是抗寄生虫免疫的重要组成部分。IgE 半衰期最短，并且具有最高的分解率和最低的合成率，因此，在血清中含量最低。

（二）补体系统

补体（complement）是存在于人和脊椎动物血清与组织液中的一组经活化后有酶活性的蛋白质，包括 30 余种可溶性蛋白和膜结合蛋白，故统称为补体系统。补体系统广泛参与抗体的抗微生物防御反应以及免疫调节，也可与抗原 - 抗体复合物结合介导免疫病理损伤，是免疫反应过程中重要的效应及效应放大系统。体内多种组织细胞均能合成补体蛋白，主要由肝细胞和巨噬细胞合成。

（三）细胞因子

细胞因子（cytokine）是由细胞分泌的具有生物活性的蛋白物质的总称，多为低分子量蛋白或糖蛋白。多种免疫细胞间的相互作用是通过细胞因子介导的，细胞因子发挥其效应须与其相应的受体结合，并以非特异性方式发挥作用，即细胞因子可以通过自分泌、旁分泌等方式发挥作用。天然的细胞因子由经抗原、丝裂原或其他刺激物激活后的细胞所分泌。一种细胞或不同类型的细胞可产生一种或多种细胞因子。细胞因子的生物学活性常表现为多效性、重叠性、拮抗效应和协同效应。

细胞因子在介导天然免疫、调节特异性免疫、诱导细胞凋亡和刺激造血等方面起重要作用。新型细胞因子的发现为人们了解疾病的发生、发展，探索新的生物治疗靶标奠定了基础。细胞因子及细胞因子受体的检测，对了解机体的免疫状态和细胞功能具有重要的临床意义。少数重组的细胞因子以及抗细胞因子抗体已开始应用于对临床特定疾病的治疗，在肿瘤、自身免疫病、抗排斥反应、抗感染性疾病等疾病治疗领域中将有广泛的应用价值。

（四）黏附分子

细胞黏附分子（cell adhesion molecule，CAM）是介导细胞间或细胞与细胞外基质（extracellular matrix，ECM）间相互结合和黏附的小分子多肽或糖蛋白的总称。黏附分子以受体配体的结合形式发挥作用，与细胞的识别、活化与信号转导、增殖与分化、伸展与运动密切相关，是机体免疫应答、炎症发生、凝血、创伤愈合和肿瘤转移等一系列重要的病理生理过程的分子基础。细胞黏附分子的配体有膜分子、细胞外基质、血清和体液中的可溶性因子和补体 C3 片段。细胞黏附分子广泛参与机体的免疫应答调节、炎症发生、自身免疫病的免疫炎性损伤和引导淋巴细胞归巢等一系列生理及病理过程，检测其在血清及组织液中的浓度水平，对临床了解机体免疫状况、免疫病理研究和免疫治疗具有重要的指导意义。

（五）人类白细胞分化抗原

人类白细胞分化抗原（human leukocyte differentiation antigen，HLDA）是指血细胞在分化成熟为不同谱系（lineage），分化的不同阶段及细胞活化过程中，出现或消失的细胞表面标记分子。白细胞分化抗原大都是跨膜的蛋白或糖蛋白，含有胞膜外区、跨膜区和胞质区。有些白细胞分化抗原是以糖基磷脂酰肌醇（glycosylphosphatidylinositol，GPI）连接方式，锚定在细胞膜上，有少量白细胞分化抗原是碳水化合物。检测白细胞分化抗原是实验室识别细胞及不同分化阶段细胞或细胞亚群最主要的方法。

四、免疫与免疫应答

免疫（immunity）是机体识别和排斥抗原性异物的一种生理功能。免疫应答（immune response）是机体免疫系统接受抗原刺激，发生一系列反应，并以排出或分解该抗原为目的的过程。免疫应答是一个复杂的连续过程，分为识别阶段（recognition phase）、活化阶段（activation phase）和效应阶段（effect phase）。

识别阶段是巨噬细胞等抗原提呈细胞对外来抗原或自身变性抗原进行识别、摄取、降解和提呈抗原信息给辅助性T细胞（helper T cell，Th cell）及相关淋巴细胞的阶段。

活化阶段是T、B细胞在接受抗原信号后，在一系列免疫分子的参与下，发生活化、增殖、分化的阶段。T细胞和B细胞表面表达的细胞膜受体不同，使其对抗原的识别有严格的特异性。B细胞接受抗原刺激后，活化、增殖、分化为浆细胞（plasma cell）；T细胞在接受抗原刺激和协同刺激双信号后，活化、增殖、分化为效应细胞。

效应阶段包括浆细胞分泌特异性抗体（antibody，Ab），执行体液免疫功能；T细胞中的Th细胞分泌细胞因子等效应分子，细胞毒性T细胞（cytotoxic T cell）执行细胞毒效应功能。另有少量T细胞和B细胞在增殖、分化后，不直接执行效应功能，而作为记忆细胞（memory cell），当其再次遇到相同抗原时，可迅速活化、增殖、分化为效应细胞，执行高效而持久的特异性免疫效应功能。

免疫应答效应多为生理性的，是机体对外来抗原或自身变性抗原的清除效应。但当机体的内环境平衡被破坏，免疫应答的调节紊乱时，可导致机体组织或器官发生病理性损伤，出现临床疾病，如自身免疫病、超敏反应性疾病等。因此，了解机体免疫应答的基本原理，参与免疫应答效应分子的来源、种类、特性及检测方法，可为探讨正常与异常的免疫应答结果对机体的影响打下坚实的基础。

第二节 临床免疫学简介

临床免疫学（clinical immunology）是将免疫学基础理论、临床疾病与免疫学技术相结合，用于疾病的免疫病理机制研究、诊断与鉴别诊断、治疗效果评价和预后判断的多个分支学科的总称。临床免疫学发展的主要方向是将基础免疫学研究所取得的理论成果应用于临床疾病的诊治，探讨新的免疫现象与临床疾病的关系，进一步推动临床免疫学与各相关学科的发展，为人类的生命健康作出重要贡献。

一、免疫病理与免疫性疾病

免疫病理学（immunopathology）是研究免疫相关疾病的发生、发展及机制的分支学科，是基础免疫研究与临床医学研究间的桥梁。通过对免疫细胞、炎症细胞、免疫分子的研究，了解这些细胞或分子的功能失衡或缺陷与导致自身免疫病、免疫增殖性疾病、免疫缺陷病之间的相互关系，免疫应答的异常在造成组织器官病理损伤中的重要作用。探讨免疫相关性疾病发生、发展过程中的免疫病理改变，对治疗与预后评价有着重要的临床意义。

二、感染免疫

感染免疫学（infection immunology）是研究病原微生物与宿主之间的相互关系从而控制感染的学科，是传统免疫学的基础与核心。现代的感染免疫研究将机体的固有免疫与获得性免疫（又称适应性免疫或特异性免疫）有机结合，针对外来病原微生物的免疫防御过程中，固有免疫不仅具有快速反应的能力，而且对即将发生的获得性免疫应答反应类型起决定性作用，获得性免疫应答承担着清除大多数病原微生物的重任。虽然固有免疫系统不能识别不同的病原微生物，但它能精确区分异源性入侵者与宿主自身细胞，确保具有高度攻击性的获得性免疫应答不会对宿主本身产生伤害。在感染免疫研究中，免疫系统在杀伤被病原体感染的宿主细胞时对宿主的损伤程度，免疫应答过程中激活或抑制的效应细胞在病原体被清除后所发挥的作用，固有免疫与获得性免疫的相互调节以及生物疫苗在免疫防御中的作用等均是感染免疫研究的重点。

三、肿瘤免疫

肿瘤免疫学（tumor immunology）是研究肿瘤相关抗原和肿瘤的免疫诊断、肿瘤的发生发展与机体的免疫状况以及机体对肿瘤的免疫应答和抗肿瘤免疫效应机制的一门分支学科。探讨肿瘤相关抗原在对各类肿瘤诊断和治疗中的应用价值，细胞免疫功能及细胞毒性T细胞和NK细胞在肿瘤免疫中的免疫监视功能，一些相关细胞因子、细胞黏附分子在肿瘤转移中的协同辅助作用和肿瘤的生物治疗应用，肿瘤基因组学密切相关的特定基因突变及其相应蛋白表达改变与个体化药物治疗等均是肿瘤免疫学研究的重要内容。许多肿瘤相关抗原均可用自动化免疫检测系统进行准确定量分析，为临床诊断和动态监测肿瘤治疗后的疗效提供了有效的实验室证据。流式细胞术为肿瘤患者治疗中细胞免疫状况的监控提供了手段。肿瘤的靶向治疗、免疫治疗和基因治疗是当前研究的热点。

四、移植免疫

移植免疫学（transplantation immunology）是通过组织、细胞或器官移植，以替代机体丧失功能的组织器官或细胞，移植后保证移植物存活，不发生排斥反应的一门科学。移植包括自体移植（autologous transplantation）、同种同基因移植（syngeneic transplantation）、同种异基因移植（allotransplantation）和异种移植（xenotransplantation）四种类型。自体移植和同种同基因移植不发生排斥反应，影响同种异基因移植和异种移植时移植物存活的关键因素是受者对移植物排斥反应（rejection）的强弱，排斥反应是影响移植成功的主要障碍。通过检测人类白细胞抗原（human leukocyte antigen，HLA）及组织配型来选择移植物，采用免疫学实验方法监测排斥反应，利用免疫抑制剂调节免疫细胞信号转导以抑制排斥反应，保障移植物的存活是移植免疫学研究的主要目的。

第三节 免疫学技术与临床免疫学检验

免疫学技术以抗原和抗体间的特异性结合反应为基础，通过检测临床标本中相应抗原或抗体物质的存在与否或量的变化，为疾病的诊断和治疗提供实验室证据。

一、免疫学技术及其发展历程

免疫学技术以抗原和抗体间的特异性结合反应为基础，并随着各种免疫物质的发现而逐步发展起来。早在1883年，俄国动物学家Metchnikoff发现了吞噬细胞的吞噬作用并提出了原始的细胞免疫学说。1894年，德国细菌学家Pfeiffer等发现了溶血素，同年比利时血清学家Bordet发现了补体，这些发现提出了最早的体液免疫学说。现代免疫学的发展与微生物学尤其是细菌学研究是密不可分的，免疫学技术也正是为了对特定细菌的检测而诞生的。当机体感染病原微生物时，要想使临床医师尽早采取适当的措施进行治疗，人们希望能尽快、尽早地知道机体感染的是何种病原体，传统的病原体感染诊断一般是对受感染者的体液或分泌物标本进行体外培养，再通过分析其形态学、生物学和生物化学特性，确定其到底是哪一类或哪一种病原体。而免疫学检验则是以抗原抗体间特异性结合反应为基础，采用特异的抗原或抗体检测体液中的特异病原体抗体或抗原，从而间接确定病原体感染的存在。如果对免疫学技术的发展进行阶段划分，可大致分为经典、现代和自动化三个基本阶段。

经典的免疫学技术主要有**免疫凝集试验（immune agglutination test）**、**免疫沉淀试验（immunoprecipitation test）**和**补体结合试验（complement fixation test）**等，目前，免疫凝集试验和免疫沉淀试验仍是临床常用的免疫学检验技术。免疫学技术的出现最早可追溯至19世纪末。1896年，Widal发现在一定浓度的伤寒沙门菌中加入伤寒患者的血清可致伤寒沙门菌发生特异的凝集现象，利用这种凝集现象可有效地诊断伤寒病，这就是最早的用于病原体感染诊断的免疫凝集试验，即著名的**肥达试验（Widal test）**。1897年Kraus又发现将细菌培养液与其相应的抗血清混合后可发生肉眼可见的沉淀反应，于是，免疫沉淀试验又应运而生。到1900年，维也纳大学病理解剖系年仅32岁的助教Landsteiner发现一些人的血浆能使另一些人的红细胞凝集，这种同种凝集现象的发现，成为人类血型分类的基础，由此衍生了生物科学中的一个特殊分支——免疫血液学，Landsteiner也因人类血型的发现获得了1930年的诺贝尔生理学或医学奖。时至今日，人们仍然在使用基本的红细胞凝集试验鉴定ABO血型。1901年，Bordet又建立了补体结合试验，即抗原-抗体反应后具有补体结合的能力，如红细胞与溶血素反应后，如有补体存在即可出现溶血现象。因此，利用这种免疫溶血机制做指示系统，可以检测另一反应系统中抗原或抗体的存在与否。1906年Wassermann将这种试验用于梅毒螺旋体感染的诊断，建立了著名的用于梅毒血清学诊断的华氏反应。

免疫凝集试验包括**直接免疫凝集试验**、**间接免疫凝集试验**和**自身红细胞凝集试验**等。常用的直接凝集试验有玻片凝集试验和试管凝集试验两种，如在玻片上进行的红细胞ABO血型鉴定试验，在试管中进行的肥达试验、外斐试验（Weil-Felix test）以及交叉配血凝集试验等。间接凝集试验中曾经应用较为广泛的有间接血凝试验和胶乳凝集试验，如国内20世纪80年代初广泛应用于乙型肝炎表面抗原（HBsAg）测定的反向间接血凝试验，用于人绒毛膜促性腺激素（human chorionic gonadotropin，hCG）和类风湿因子（rheumatoid factor，RF）测定的胶乳凝集试验等。**自身红细胞凝集试验（auto-erythrocyte agglutination test）**是20世纪80年代末发展的不同于以前的免疫凝集试验的快速检验技术，其最大的特点是采用一种双功能抗体试剂，以患者自身红细胞作为凝集反应指示系统，检测方便、快速，只需2分钟即可完成凝集反应。

免疫沉淀试验包括**单向免疫扩散**、**双向免疫扩散**、**免疫电泳**、**透射免疫比浊**和**散射免疫比浊**等。1902年Ascoli建立了环状沉淀试验。1905年Bechhold将抗体混溶在明胶中，然后再将相应特异抗原加于其上，抗原抗体的特异性结合可在明胶中出现沉淀。1946年Oudin报道了试管单向免疫扩散试验。到1965年Mancini又提出了平板单向免疫扩散试验，这种试验的出现使得以前只能进行定性测定的免疫试验进入了定量的时代，并且在其后的40余年里都是较为常用的简易抗原定量方法，如对免疫球蛋白、补体C3和C4等的测定。由Ouchterlony和Elek首先报道的平板法双向免疫扩散试验，仍然是抗原抗体鉴定的最基本方法之一。由Grabar和Williams在1953年首先报道的免疫电泳，它将区带电泳和免疫双扩散有机地结合了起来，可很方便地用于纯化抗原和抗体的分析及正常和异常体液蛋白的识别。其后，又出现了免疫固定电泳（immunofixation electrophoresis，IFE）、对流免疫电泳和火箭免疫电泳等。免疫沉淀试验发展至此，基本上可以说是经典免疫沉淀试验的发展阶段，这些经典免疫沉淀试验不但测定范围窄（10～100μg/ml）、敏感性差，而且烦琐、费时，不能自动化。因此，到了20世纪70年代，根据抗原抗体能在液相中快速结合的原理，出现了微量免疫沉淀试验，即透射免疫比浊、散射免疫比浊和胶乳增强免疫比浊等测定方法，这几种比浊测定方法均已用于临床体液中特定蛋白含量的测定，现已有多种自动化检测仪器应用于临床检验，尤其是散射免疫比浊。

由上述可见，以免疫沉淀和免疫凝集反应为基础的免疫检验技术，除了免疫比浊外，均无需特殊的仪器设备，操作简单、方便。有些具体测定方法，即使是在今天，仍有着广阔的应用空间，有其不可替代的一面。尽管如此，以免疫凝集反应和免疫沉淀为基础的免疫检验技术的局限性还是非常明显的，如测定敏感性差，除少数外，基本为定性测定等，这些缺陷大大地限制了其在病原体感染诊断及体液微量生物活性物质测定中的应用。

标记免疫学检验技术则属于现代免疫学检验技术，主要有**放射免疫试验（radioimmunoassay，RIA）**、**荧光免疫试验（fluorescence immunoassay，FIA）**、**酶免疫试验（enzyme immunoassay，EIA）**、**化学发光免疫试验（chemiluminescence immunoassay，CLIA）**等。经典的免疫学技术所不能解决的临床免疫学检验问题在免疫标记技术前均能迎刃而解。标记免疫学技术中最早使用的标记物是**荧光素**。1941 年 Coons 等建立的**荧光抗体技术（fluorescent antibody technique）**为定位组织和细胞中的抗原物质提供了一个直接而又有效的手段。并且后来在荧光标记抗细胞表面分子和全血细胞计数器的基础上，发展为可用于淋巴细胞及其亚群分析的**流式细胞术（flow cytometry，FCM）**。在 20 世纪 50 年代以前所出现的免疫测定技术基本上都是定性或半定量的测定方法，到 60 年代初，才出现完全的定量测定方法，即**放射免疫试验**。1960 年，纽约退伍军人医院的 Berson 和 Yalow 发表了以放射性核素作为标记物测定内源性血浆胰岛素的 RIA 方法。高灵敏放射免疫测定技术的出现，解决了以前微量生物活性物质（如激素）难以被测定的临床检测问题，其发明者之一的 Yalow 因此获得了 1977 年的诺贝尔生理学或医学奖，也是到目前为止唯一的因为一项免疫测定技术的发明而获得诺贝尔奖的科学家。尽管放射免疫测定技术的出现是免疫测定技术发展史上的一个里程碑，但放射免疫测定技术有试剂半衰期短、实验废液难以处理、污染环境等缺点，导致其逐步退出在临床常规检验中的应用，而采用非同位素标记物建立标记免疫分析技术成为发展主流。1966 年，法国巴斯德研究所的 Avrameas 和 Uriel 以及美国的 Nakane 和 Pierce 同时报道了酶免疫测定技术。用酶替代荧光素，用于抗原在组织中的定位，可通过光学显微镜和电子显微镜来观察。并且 Avrameas 报道了用酶通过戊二醛处理标记抗原和抗体的理想条件。20 世纪 60 年代末，在酶免疫组织化学的基础上，瑞典斯德哥尔摩大学的 Engvall 和 Perlmann、荷兰的 VanWeeman 和 Schuurs 等以及法国巴斯德研究所的 Avrameas 等同时发展了一种酶标固相免疫测定技术，即**酶联免疫吸附试验（enzyme linked immunosorbent assay，ELISA）**。这种简单、方便的免疫测定技术出现后，不但成为了一种非常简便的研究工具，而且迅速地应用于对各种生物活性物质及标志物的临床检验，并在临床应用中逐步取代了放射免疫技术。其后，1972 年 Rubenstein 等又建立了一种无需分离洗涤步骤的均相酶免疫测定技术——**酶放大免疫试验技术（enzyme-multiplied immunoassay technique，EMIT）**，这种测定技术主要限于小分子物质如药物等的测定应用。随着 20 世纪 70 年代中期杂交瘤技术的发展，出现了单克隆抗体，其应用于免疫测定，极大地提高了免疫测定的敏感性和特异性，且为不同免疫测定方法的设计提供了广阔的想象空间，极大地促进了多种免疫标记技术的建立和发展，如一步法双抗体夹心酶免疫测定，各种均相酶标或放射性核素标记免疫测定方法等。1977 年 Arakawe 等首先报道用发光信号进行酶标记免疫分析，成为了后来众多采用酶作为标记物同时采用酶的发光底物进行检测的**化学发光酶免疫试验**的先驱。1982 年 Meurman 等将**时间分辨荧光免疫试验**应用于风疹病毒抗体的检测。1983 年 Weeks 等合成了吖啶酯并用于免疫发光试验。到了 20 世纪 80 年代，研究人员又发现胶体金可以作为抗体的标记物，建立简便、快速的**免疫渗滤层析试验**，即所谓的金标试纸条。1986 年

Henderson 等在采用基因工程表达 β- 半乳糖苷酶的酶供体和酶受体的基础上，建立了**克隆酶供体免疫试验（cloned enzyme donor immunoassay，CEDIA）**，是一种颇为成功的均相酶免疫试验。1990 年 Leland 等将化学发光中使用的三丙胺与发光结合物三联吡啶钌{$[Ru(bpy)_3]^{2+}$}结合，建立了电化学发光反应系统，成为后来采用三联吡啶钌{$[Ru(bpy)_3]^{2+}$}标记的**电化学发光免疫试验**的基础。1992 年，Sano 等采用 DNA 作为标记物，建立了检测敏感性极高的**免疫聚合酶链反应（immunopolymerase chain reaction，immuno-PCR）**技术，尽管目前只是局限于研究应用，但其极大地提高了免疫测定的敏感性。1994 年 Ullman 等报道了**发光氧通道免疫试验（luminescent oxygen channeling immunoassay）**，是一种均相免疫化学发光检测技术。近些年来，纳米金和量子点标记物的出现，为高灵敏免疫测定提供了更广阔的发展空间。除此之外，免疫测定技术和其他技术的联合使用也拓宽了其在蛋白质测定以及临床诊疗中的应用范围。2001 年，清华大学张新荣教授等人首次报道了一种全新的基于电感耦合等离子体质谱（inductively coupled plasma mass spectrometry，ICP-MS）的免疫分析方法即免疫质谱技术（immunologic mass spectrometry，IMS），该方法使用稀土元素铕标记抗体，当抗原与标记抗体进行特异性结合后，再利用质谱技术进行分析，成功地检测了人血清中促甲状腺激素。2010 年，Rissin 等研究人员采用类似数字 PCR 的设计理念，建立了数字 ELISA 方法，即 Simoa 技术，该技术在飞升大小的孔中捕获单个蛋白分子，其分析敏感性比传统的 ELISA 方法高 1 000 倍以上。

进入 20 世纪 90 年代，基于上述不同测定原理的各种自动化免疫分析仪相继被应用于临床检验，给实验室的日常工作带来了很大的便利，而且其测定较人工操作更为稳定和准确。自 20 世纪 90 年代以来，基因工程免疫测定试剂和基因工程抗体的发展，又一次拓宽了免疫学技术的发展道路。近些年，基于机器学习（machine learning，ML）的人工智能（artificial intelligence，AI）技术蓬勃发展，并被广泛应用于医学检验领域，涉及检验项目选择、标本采集、运输和保存、方法学选择、仪器设备状态监控、质量控制和结果判读等关键环节。例如，血清蛋白电泳是筛查和监测单克隆丙种球蛋白病的常规诊断方法，但对其结果的判读需要专业人员且工作量大，Ognibene 等研究人员使用人工神经网络算法结合自动化凝胶或毛细管电泳图谱进行判读，可显著提高诊断效率和一致性。自身抗体检测是诊断自身免疫病的重要标志物，间接免疫荧光试验检测自身抗体应归属于形态学检验范畴，要求实验操作人员应具有多年的荧光核型判读经验，且须不断学习新发现核型的判读要点。Nagy 等研究人员将基于 ML 的图像分析与间接免疫荧光测定相结合，用于抗中性粒细胞胞质抗体的检测，其结果与经典的人工显微镜下判读的一致性非常高。

纵观免疫学技术一百多年的发展历程，可以看出，这种建立在抗原和抗体特异性相互作用基础上的临床检验技术，已成为人们认识和了解生命未知物质的一种难以替代的手段，其发展的每一步都来自对相关学科研究认识的深入。如果说抗原和抗体的特异性结合是免疫学技术的基本框架，那么标记物、抗体、固相支持物等就像是这个框架上丰富多彩的外装。从理论上讲，任何一种物质，只要能得到其特异性抗体，均可建立该物质的免疫检验方法；同样，只要能得到一种物质的纯的抗原，亦可建立其特异性抗体的免疫检验方法。免疫学技术在临床检验应用中，呈多样化的趋势。免疫学技术发展简要历程见表 1-2。

表 1-2 免疫学技术发展历程简表

年代	学者	贡献
1894	J.Bordet	补体与溶菌活性
1896	H.Durham，M.von Gruber	特异性凝集反应
1896	G.Widal，A.Sicad	肥达试验

续表

年代	学者	贡献
1897	R.Kraus	沉淀试验
1900	J.Bordet，O.Gengou	补体结合试验
1900	K.Landsteiner	人类 ABO 血型及其抗体
1906	A.Wassermann	梅毒补体结合试验（华氏反应）
1935	M.Heidelberger，F.Kendall	纯化抗体，定量沉淀反应
1941	A.Coons	免疫荧光标记
1946	J.Oudin	单向免疫扩散试验
1948	O.Ouchterlony，S.Elek	双向免疫扩散试验
1953	P.Grabar，C.Williams	免疫电泳分析，免疫球蛋白多样性
1960	R.Yallow，S.Berson	放射免疫试验
1966	S.Avrames，J.Uriel 等	酶标免疫技术
1971	E.Engvall，P.Perlmann 等	酶联免疫吸附试验（ELISA）
1972	K.Rubenstein	均相酶免疫试验
1975	G.Kohler，C.Milstein	杂交瘤技术与单克隆抗体
1977	H.Arakawe 等	化学发光酶免疫试验
1982	O.Meurman 等	时间分辨荧光免疫试验
1983	I.Weeks	吖啶酯标记直接化学发光免疫试验
1990	J.Leland	电化学发光免疫试验
1992	T.Sano	免疫 -PCR 技术
1999	E.Ullman	发光氧通道均相化学发光免疫试验
2001	张新荣	免疫质谱技术
2010	D.Rissin	数字 ELISA 技术（Simoa 技术）

二、临床免疫学检验技术与临床免疫学检验

临床免疫学检验技术是医学检验技术专业的一门重要课程。临床免疫学检验是研究免疫学技术在临床检验领域中应用的一门学科。临床免疫学检验根据检测靶物质的不同可分为两部分，一部分是检测免疫活性细胞、抗原、抗体、补体、细胞因子和细胞黏附分子等免疫相关物质；另一部分则是检测体液中激素、酶、血浆微量蛋白、血液药物浓度和微量元素等微量物质。检测结果可为临床确定诊断、分析病情、调整治疗方案和判断预后等提供有效依据。根据结果报告方式，可分为定性和定量两类，前者主要用于病原体特异性抗原和抗体、自身抗体等的检测，定量检测应用更为广泛。免疫学检验技术根据其应用目的和阳性预测值（positive predictive value，PPV）的高低，又可分为筛查试验（screening test）、诊断试验（diagnostic test）和确认试验（confirmatory test）。ELISA、化学发光免疫试验等如果用于临床无症状被检者的丙型肝炎病毒（hepatitis C virus，HCV）、人类免疫缺陷病毒（human immunodeficiency virus，HIV）等感染的筛查，因其 PPV 低，是筛查试验；但如果用于有特定临床症状患者的疾病诊断检测，则 PPV 高，属于诊断试验；确认试验用于对筛查试验和诊断试验的结果进行确认，通常为免疫印迹（Western blot，WB）试验和抗体中和试验等免疫学方法，亦可采用非免疫学方法，如病原体培养和核酸检测等。

免疫学检验技术多种多样，目前临床上最常用的不外乎免疫比浊、免疫标记技术（酶标

记、放射性核素标记、荧光素标记、发光物标记、稀土离子和三联吡啶钌标记等）和**免疫凝集试验**等，不同的技术用于不同的标志物或不同的测定情况，如敏感性相对较低的免疫比浊通常用于体内含量较高的免疫球蛋白、补体及特定蛋白等的检测，而敏感性较高的标记免疫分析技术等则多用于含量低的物质如激素、病原体抗原及抗体和肿瘤标志物等的检测。至于免疫荧光标记分析技术在某些特定的情况下，如自身抗体的检测、病原体感染的快速诊断上，有其独特的应用价值。而金或硒标免疫测定技术作为一种床旁检测试验（point-of-care testing），在急诊医学、输血医学及个体自我检测方面应用广泛。

免疫学检验技术的发展是与各种新型标记物的出现、基因工程技术、合成多肽技术、各种新型抗体、自动化仪器设备和信息化紧密联系在一起的，技术的合力使得免疫学检验技术在特异性、敏感性、操作简便性、快速性和稳定性上取得了质的飞跃，从而成为在疾病临床诊断、治疗、预防和研究中的重要工具。

临床免疫学检验技术是一门技术类课程，要学好这门课程，必须在掌握免疫学技术理论的基础上，通过实际技能操作培训获得感性认识。同时，免疫检验的结果有很多直接与疾病的诊断和治疗相关，结果的可靠性和准确性就非常重要。因此，对免疫学检验技术的正确选择及应用评价是免疫检验专业人员应具备的基本能力。对每一项技术本身的特异性、敏感性、应用特点及其局限性进行了解，对每一个检测项目临床诊断的特异性、敏感性及其在疾病诊疗中的意义进行掌握，是学习免疫检验的目的。为保证实验结果不出现错误，强化和完善免疫检验的全过程管理，执行标准化程序操作，建立质量控制制度，规范实验仪器的维护、校准和试剂方法的性能验证，是确保日常检验质量水平的关键。免疫检验与临床医学广泛、紧密地结合，检验专业人员应能正确理解检测结果的临床意义，加强与临床的沟通，协助临床医师正确地选择相关检验项目，从而在疾病的适当时间点开出正确的检验申请单，以及根据所使用的技术和试剂特点，指导临床医护人员进行正确的标本采集、运送和保存，这是免疫学检验工作者的主要任务，也是本学科的发展方向。

（李金明）

本章小结

免疫学是研究免疫系统的结构与功能，并通过对其在免疫应答过程中所产生的免疫保护与免疫损伤机制的研究，探讨有效的免疫措施，实现以防病、治病为目的的一门现代医学学科。临床免疫学应用免疫学基础理论与技术研究疾病的发生机制、诊断、治疗和预防。临床免疫学发展的主要方向是将基础免疫学研究所取得的理论成果应用于临床疾病的诊治，探讨新的免疫现象与临床疾病的关系，进一步推动临床免疫学学科与各相关学科的发展，在这些发展中，免疫学技术对推动免疫学的发展及基础与临床免疫学的结合起到了桥梁作用。

免疫学检验技术随着免疫标记技术的发展取得了质的飞跃，各种新型标记物的不断出现，单克隆抗体、基因工程和计算机应用技术的飞速发展，使得荧光免疫试验、酶免疫试验、速率散射免疫比浊、化学发光免疫试验、流式细胞免疫分析和免疫印迹等新技术、新方法以自动化的形式用于临床实验室，各项技术所具有的特异性好、敏感性高、简单、快速和稳定的特点使它们在疾病临床诊断、治疗、预防和研究中发挥了不可替代的作用。人工智能技术的蓬勃发展以及在临床免疫学检验中的应用，可以提高检测的准确性和效率。

临床免疫学检验可根据其检测靶物质的不同、定性和定量以及应用目的进行分类，所检测的物质包括免疫活性细胞、抗原、抗体、补体、细胞因子、细胞黏附分子等免疫相关物质，以及激素、酶、血浆微量蛋白、血液药物浓度等体液中微量物质。检测结果可为临床确定诊断、分析病情、调整治疗方案和判断预后等提供有效依据。

学习免疫学的基本概念，了解临床免疫学的理论基础，掌握免疫学技术的检测原理及其关键性影响因素和局限性，熟悉检验项目的临床意义，是学习和研究临床免疫学与免疫学检验技术的重要保障。

第二章 抗原和抗体及其相互作用

通过本章学习，你将能够回答下列问题：

1. 什么是抗原、抗体及其特性？
2. 用于免疫测定的抗原和抗体的分类有哪些？
3. 动物对抗原的体液免疫应答特点有哪些？
4. 抗原抗体结合力有哪些？
5. 什么是亲和力、亲合力？
6. 液相抗原抗体结合反应与固相表面抗原抗体结合反应的差异有哪些？
7. 抗原抗体结合反应有哪些特点？
8. 抗原抗体结合反应有哪些影响因素？

抗原和抗体及其特异性相互作用是免疫学检验的基础之一。建立抗原免疫测定方法的前提是获得其特异性抗体，抗体的特异性决定了测定方法的特异性，抗体的亲和力则制约着测定方法的敏感性。测定抗体则需先获得相应的特异性抗原，抗原的特异性决定了测定方法的特异性，而测定方法的敏感性则取决于所用抗原是否包含免疫优势表位。

第一节 抗 原

抗原（antigen，Ag）是指所有能启动、激发和诱导免疫应答的物质，其可被T、B细胞表面特异性抗原受体（TCR或BCR）识别及结合，激活T/B细胞产生应答产物（特异性淋巴细胞或抗体），并与之发生特异性反应。抗原可来自外界或自身，机体免疫细胞通常识别的抗原多数是蛋白质，少数为多糖、脂类和核酸等。

一、抗原的特性

1. 免疫原性和免疫反应性 抗原具有免疫原性（immunogenicity）和免疫反应性（immunoreactivity）。免疫原性是指抗原被TCR或BCR识别及结合，诱导机体产生适应性免疫应答（活化的T/B细胞或抗体）的能力；免疫反应性是指抗原与其所诱导产生的免疫应答效应物质（活化的T/B细胞或抗体）特异性结合的能力。同时具有免疫原性和免疫反应性的物质称为完全抗原。只有免疫反应性而无免疫原性的物质称为半抗原。半抗原与大分子蛋白质或多聚赖氨酸等载体蛋白交联后可获得免疫原性，可刺激机体产生针对半抗原的特异性抗体，这是制备半抗原特异性抗体的理论基础。

抗原的免疫原性主要取决于抗原的异物性和理化特性，也与机体的遗传、性别、生理状态及抗原进入机体的途径和方式有关。①异物性：抗原通常为非己物质。抗原与机体之间的亲缘关系越远，免疫原性越强。因此，要得到病原体抗原成分或人体组织抗原成分的特异性抗体，则通常用其免疫家兔、小鼠、羊、马等动物。②理化特性：天然抗原多为大分子有机物，蛋白质免疫原性较强；抗原分子量越大，则免疫原性越强；多支链结构或含环状结构基团的抗原较直链抗原免疫原性强；聚合状态蛋白较单体的免疫原性强；颗粒性抗原较可溶性抗原的免疫原性强。③机体的遗传、性别、生理状态：机体对抗原的免疫应答受多种基因，特别是主要组织相容性复合体（major histocompatibility complex，MHC）基因的控制；还受机体年龄、性别与健康状态的影响。因此，在使用抗原免疫动物制备抗体时，应选择合适种类的、发育成熟且健康的动物。④抗原进入机体的途径和方式：抗原进入机体的量、途径、次数、频率及免疫佐剂的应用等均可影响机体对抗原的应答。适量抗原可诱导免疫应答，抗原剂量过低或过高可诱导免疫耐受；皮内和皮下免疫容易诱导免疫应答，肌内注射次之，腹腔和静脉注射效果较差；合适的免疫间隔时间可诱导强免疫应答，频繁注射抗原易诱导免疫耐受或阿蒂斯（Arthus）反应；不同类型的免疫佐剂可明显影响免疫应答的强度和类型。

2. 特异性 抗原诱导的免疫应答具有抗原**特异性（specificity）**，表现在免疫原性的特异性和免疫反应性的特异性两方面。前者是指某一特定抗原只能刺激机体产生针对该特定抗原的特异免疫应答；后者则指某一特定抗原只能与其相应的特异性抗体和/或致敏淋巴细胞产生结合反应。例如乙型肝炎表面抗原（HBsAg）能诱导机体产生 HBsAg 特异性抗体，该抗体仅与 HBsAg 特异性结合，不会与乙型肝炎病毒的其他抗原或其他病毒抗原结合。抗原特异性取决于抗原分子所含的**表位（epitope）**，又称**抗原决定簇（antigenic determinant）**。抗原表位的种类、数量和分布影响免疫测定方法的设计。例如，设计测定抗原的双抗体夹心法时，就必须考虑包被于固相的抗体和酶标抗体与抗原结合部位问题，若两抗体针对的抗原表位离得太近，则一种抗体可能会由于空间位阻而干扰另一抗体的结合。

二、用于免疫测定的抗原分类

免疫测定中所用的抗原可分为天然抗原、合成多肽抗原和基因工程重组抗原。

1. 天然抗原 天然抗原通常取自动物组织、微生物培养物等，须经提取、纯化才能使用。如从 HBsAg 高滴度携带者外周血中分离、纯化的 HBsAg 等。天然抗原的特点是所有的表位都未受到破坏，完全保留了天然抗原所具备的抗体结合特性，但天然抗原的纯度对相应的免疫测定方法的特异性有较大影响。

2. 合成多肽抗原 合成多肽抗原是根据蛋白质抗原分子的某一抗原表位的氨基酸序列人工合成的多肽片段。合成多肽抗原一般只含有一个抗原表位，纯度高、特异性强，但由于分子量太小，往往难以直接吸附于固相载体上，一般须借助偶联物间接结合到固相载体表面。合成多肽抗原缺乏完整抗原所具有的立体构象表位，用于相应的抗体检测有可能导致结合这种立体构象表位的抗体漏检。

3. 基因工程重组抗原 基因工程重组抗原是在已知目标抗原基因的基础上，采用基因工程技术表达的目标抗原。基因工程重组抗原不但能最大限度地保留原抗原的生物学和免疫学特性，而且可大量生产，同时没有从生物组织或体液中提纯抗原所存在的传染危险性。但是如果采用原核细胞表达的蛋白与天然蛋白有一定的区别，因为原核细胞表达体系不能对蛋白质进行糖基化修饰，可以导致部分表位的不同或缺失。目前商品化的抗体免疫测定试剂盒所用抗原基本上使用重组抗原。

第二节 抗 体

抗体（antibody，Ab）是免疫系统在抗原刺激下，由 B 细胞或记忆性 B 细胞增殖、分化成的浆细胞产生的，可与相应抗原发生特异性结合的免疫球蛋白。抗体主要分布在血清中，也分布于组织液、外分泌液、黏膜及某些细胞膜表面。

一、抗体的特性

1. 特异性 抗体的抗原结合部位由抗体分子重链可变区(variable region of heavy chain, VH)和轻链可变区(variable region of light chain, VL)上各自的三个超变区组成，该部位形成一个与抗原表位互补的结合位点(互补结合域, paratope)(文末彩图2-1)，决定抗体结合抗原的特异性。

2. 多样性 不同抗原刺激B细胞所产生的抗体在特异性以及类型等方面均不尽相同，呈现明显的多样性。自然界中抗原种类繁多、分子结构复杂，每种抗原常含有多种表位。这些抗原刺激机体产生的抗体包括针对各抗原表位的特异性抗体，以及针对同一抗原表位的不同类型的抗体。因此，机体对任意一种(或任意一类)抗原所产生的抗血清或抗体，实际上是异质性抗体(可变区不同或恒定区不同)的总和。

3. 免疫原性 抗体的化学性质是蛋白质，故其本身也具有免疫原性，可激发机体产生特异性免疫应答。其结构和功能的基础在于抗体分子中包含的抗原表位。这些抗原表位呈现三种不同的血清型：同种型、同种异型和独特型。由于同种型的存在，可以用小鼠的IgG免疫家兔，产生兔抗小鼠IgG，家兔的这种针对小鼠IgG抗体的特异性抗体也称为抗抗体。反之，也可产生小鼠抗兔IgG。目前这些抗抗体在临床免疫学测定中是常用的检测试剂。

二、用于免疫测定的抗体分类

免疫测定中所用的抗体可分为多克隆抗体(polyclonal antibody, PcAb)、单克隆抗体(monoclonal antibody, McAb)和基因工程抗体(genetic engineering antibody)。

1. 多克隆抗体 用抗原免疫实验动物可以获得含有特异性抗体的血清，称为抗血清(antiserum)，因血清中的抗体是多个抗原表位刺激不同B细胞克隆而产生的抗体，所以是多种单克隆抗体的混合物，因此称为多克隆抗体。多克隆抗体具有制备简单、亲和力高、可针对抗原的多个表位进行结合的优点；其缺点是不单一、容易发生交叉反应，且每次制备的抗体在组成和效价上存在差异。

2. 单克隆抗体 由单一杂交瘤细胞产生，针对单一抗原表位的特异性抗体称为单克隆抗体。其优点是结构均一、纯度高、特异性强、很少出现或无交叉反应。但结合的单一性也正是单克隆抗体的弱点之所在。若因变异或个体差异等原因，抗原上单克隆抗体识别的表位发生改变时，则该单克隆抗体结合抗原能力将显著下降或完全丧失，易出现假阴性结果。此外，当建立双抗体夹心法检测抗原时，包被抗体和标记抗体一般不能使用同一种单克隆抗体，因为大部分可溶性抗原不含重复表位，某个特定表位不能同时结合两个抗体而不能形成双抗体夹心。因此，在使用单克隆抗体建立双抗体夹心法时，为避免出现上述问题，包被抗体和标记抗体常使用针对抗原不同表位的单克隆抗体，且包被抗体和标记抗体均可采用多个单克隆抗体。

3. 基因工程抗体 基因工程抗体又称重组抗体，是指利用基因工程技术对编码抗体的基因按不同需要进行加工改造和重新装配，经转染适当的受体细胞所表达的抗体。迄今已成功制备的基因工程抗体包括人源化抗体、小分子抗体和双特异性抗体(bispecific antibody, BsAb)等。

第三节 体液免疫应答特点

抗原进入机体后诱导B细胞活化并产生特异性抗体。抗原初次进入机体所引发的免疫应答称为初次应答(primary response);初次应答中所形成的记忆细胞再次接触相应抗原刺激后产生迅速、高效、持久的应答称为再次应答(secondary response)。初次应答和再次应答中，抗体的产生具有一定的规律：①再次应答的潜伏期短，时间大约为初次应答潜伏期的一半；②再次应答抗体浓度增加快，抗体水平较初次应答高；③再次应答抗体维持时间长；④再次应答所需抗原剂量小；⑤再次应答主要产生高亲和力的 IgG，而初次应答中低亲和力的 IgM 占比高（图 2-2）。

胸腺依赖性抗原(thymus dependent antigen, TD-Ag)诱导抗体产生时需要 T 细胞辅助，同一抗原上同时具有 T 细胞和 B 细胞两种表位，可诱导机体产生 IgM 和 IgG 抗体。胸腺非依赖性抗原(thymus independent antigen, TI-Ag)如细菌来源的多糖等，其含高密度重复性表位，无须 T 细胞的辅助也能激发 B 细胞免疫应答，仅产生 IgM 抗体。

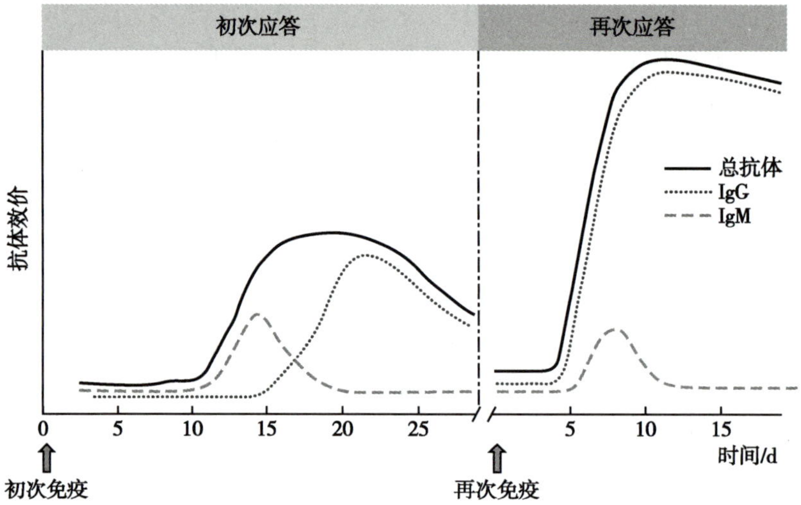

图 2-2　抗体产生的规律示意图

第四节　抗原抗体结合反应的原理

抗体能特异性识别并结合抗原，这种特性是免疫学检测方法建立的基础。抗原与抗体结合除了空间构型互补外，抗原表位与抗体互补结合域必须形成大量的分子间相互作用，才可能有足够的结合力。

一、抗原抗体结合力

抗原与抗体之间的相互作用力主要包括静电引力、范德瓦耳斯力、氢键和疏水作用力（文末彩图 2-3）。

1. 静电引力　静电引力(electrostatic force)是指抗原与抗体上带有相反电荷的官能团之间相互吸引的作用力，又称库仑引力(Coulombic force)。抗体和多数抗原是蛋白质，在一定 pH 的电解质中，蛋白质为两性分子，其氨基酸残基侧链上的氨基和羧基会电离形成带正电荷的—NH_2^+ 和负电荷的—COO^-，因此抗原和抗体相对应的不同电荷的基团可以相互吸引，可促进抗原与抗体的结合。静电引力的大小与两个电荷间距离的平方成反比，即两个电荷间的距离越近，静电引力越强。

2. 范德瓦耳斯力　范德瓦耳斯力(van der Waals force)是抗原与抗体相互接近时因分

子极化作用发生的一种吸引力。范德瓦耳斯力的大小与抗原抗体相互作用基团的极化程度的乘积成正比，与两个基团之间距离的七次方成反比。这种引力发挥最大限度作用的关键是两个基团之间的距离足够近，抗原表位与抗体互补结合域的结合即可产生较强的范德瓦耳斯力。范德瓦耳斯力的作用强度小于静电引力。

3. 氢键 氢键（hydrogen bond）是由抗原分子中的氢原子与抗体分子中电负性大的原子如氮、氧等相互作用而形成的引力。当抗原表位与抗体互补结合域接近时，其亲水基团（如—OH、—NH_2 及—COOH）相互间可形成氢键而使抗原与抗体相互结合。氢键结合力较范德瓦耳斯力强，因其需要供氢体和受氢体的互补才能实现氢键结合，因此更具有特异性。

4. 疏水作用力 在水溶液中抗原和抗体之间的疏水基团相互接触，对水分子排斥而趋向聚集的力称为疏水作用力（hydrophobic interaction）。当抗原表位与抗体互补结合域靠近时，相互间的疏水基团开始聚集并排出接合面之间的水分子，从而促进抗原与抗体相互吸引而结合。疏水作用力对于抗原抗体的结合最重要，提供的作用力最大。

二、抗原抗体结合的亲和力和亲合力

抗原抗体结合的亲和力（affinity）是指单个抗体互补结合域与抗原表位结合（单价结合）的能力。抗原抗体单价结合反应的平衡常数 K 可反映出亲和力的大小，K 值越大，抗体的亲和力越高，反之亦然。只有抗体互补结合域与抗原表位之间构象互补，两者间的化学基团能够充分接触，抗体与抗原才有可能形成较多的非共价键结合。如果抗体互补结合域与抗原表位之间的构象不能完全互补，或者构象互补但可相互作用的基团较少，则将导致形成的非共价键较少，造成两者亲和力较低甚至不能结合；此外，如果在抗体互补结合域和抗原表位的接触面存在分子间斥力，其结合能力也将显著下降（图 2-4）。

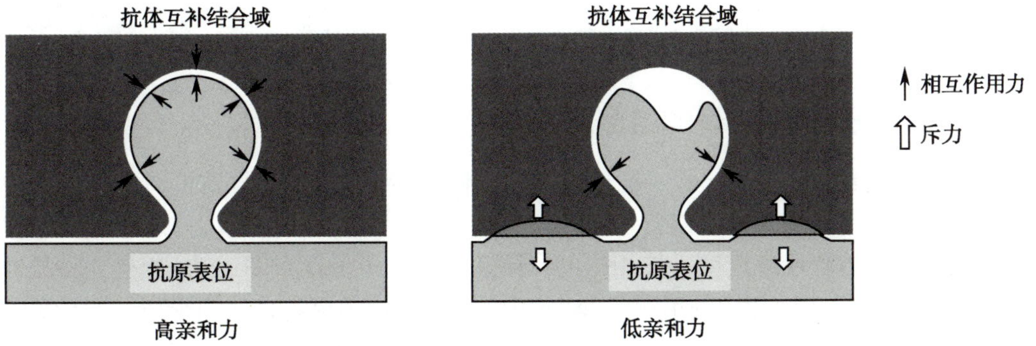

图 2-4 抗原抗体的亲和力示意图

单个抗体与单个抗原分子间的多价结合能力称为亲合力（avidity）。亲合力与抗原抗体间的亲和力以及形成的结合价相关（图 2-5）。

三、液相中抗原抗体的结合反应

抗体是球蛋白，大多数抗原亦为蛋白质。在通常的血清学反应条件下，抗原抗体均带负电荷，使极化的水分子在其周围形成水化层，成为亲水胶体，因此蛋白质分子不会相互凝集或沉淀。当抗原与抗体结合后，使表面电荷减少，水化层变薄甚至消失，蛋白质由亲水胶体转化为疏水胶体。此时，在一定浓度的电解质作用下，则可以中和胶体粒子表面的电荷，使各疏水胶体进一步靠拢，形成可见的抗原-抗体复合物（图 2-6）。

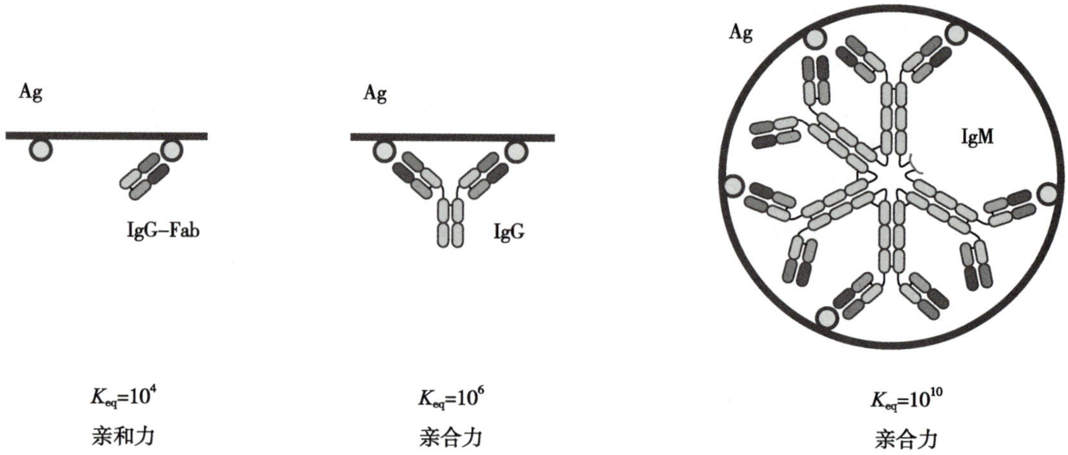

图 2-5　抗原抗体的亲和力和亲合力示意图

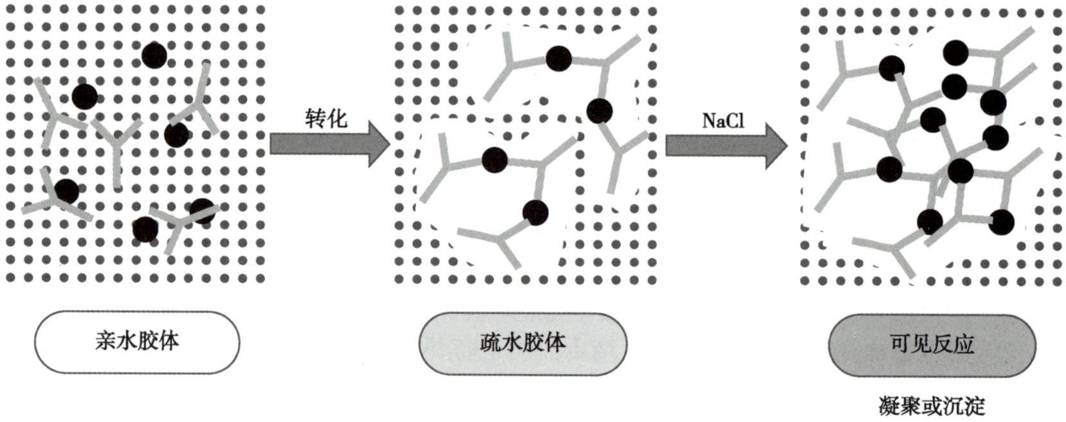

图 2-6　亲水胶体转化为疏水胶体示意图

四、固相表面抗原抗体的结合反应

非均相免疫测定常涉及抗原或抗体被固定在固相载体表面，其抗原抗体的结合反应发生在液体 - 固相界面，通常具有以下特点：

1. 抗原抗体结合反应速度　液相中的抗原和抗体分子呈现布朗运动，相遇并特异性结合的概率较高，在分子数相同的情况下，液相中的抗原 - 抗体更容易达到平衡。固相免疫测定如 ELISA 中，固相表面的抗原或抗体分子处于相对静止状态，而待检抗体或抗原处于液相中。只有液相中的抗体或抗原随机扩散到固相表面时才能与相应的抗原或抗体发生结合反应，达到平衡所需要的时间较液相免疫反应长。通过旋转振荡可促进液相中抗原或抗体的扩散速度，加快其与固相表面抗体或抗原的结合。

2. 比表面积　液相的抗原或抗体只有扩散到固相表面的界面（可能处于一级结合键的引力距离内，小于 10nm），才能与固相化的抗体或抗原发生反应。在液体体积一定的情况下，参与反应的固相表面面积越大，即**比表面积（固相表面面积与液体体积的比值）**越大，位于反应界面的体积在总反应体积中的占比越高，结合反应的效率越高。微球的比表面积要显著大于微孔板条的比表面积，因此微球作为固相载体的免疫反应达到平衡所需的时间较微孔板条作为固相载体的免疫反应短。

3. 解离速率　由于固相表面固定的抗原或抗体在结合界面的局部浓度极高，形成免疫复合物后解离速率极为缓慢，显著低于液相中免疫复合物的解离速率（低两个数量级）。正是这种极缓慢的解离速率，使得 ELISA 等固相免疫测定技术具有很好的适用性，即使是测定过程中的反复洗涤步骤，也不影响受体配体的相互作用，使之保持结合状态。

4. 固相化所致的空间位阻与构象变化 大部分固相化的方法在将抗原或抗体固定到固相表面时存在一定的随机性，被固定抗原或抗体的结合位点可能朝向固相载体表面，形成空间位阻而不能被结合。此外，部分抗原或抗体在固定到固相表面后，其与固相表面的相互作用力可能会引起抗原或抗体构象发生改变，从而影响到抗原或抗体的结合活性。整体而言，因固相化所致的空间位阻或构象变化的存在，致其抗原和抗体的利用效率低于液相免疫测定。

第五节 抗原抗体结合反应特性

无论是在液相中还是在固相表面，抗原抗体结合反应都具有特异性、可逆性、比例性和阶段性等特点。

一、特异性

抗原抗体结合具有高度特异性，这种特异性是由抗原表位与抗体互补结合域所决定的。天然抗原表面通常含有多种抗原表位，可刺激机体产生多种特异性抗体。若两种不同抗原分子的部分抗原表位相同或类似，则可与彼此相应的多克隆抗体发生**交叉反应（cross reaction）**（图 2-7）。交叉反应可影响血清学诊断的准确性，采用单克隆抗体是克服交叉反应的有效方法之一。但也可利用交叉反应进行诊断，例如变形杆菌 OX19、OX2、OXk 株与斑疹伤寒和恙虫病的病原体立克次体之间有相同的抗原表位，故可用变形杆菌 OX19、OX2、OXk 株抗原代替立克次体抗原与疑似斑疹伤寒患者血清进行凝集试验，辅助斑疹伤寒的诊断，此试验称为外斐（Weil-Felix）试验。

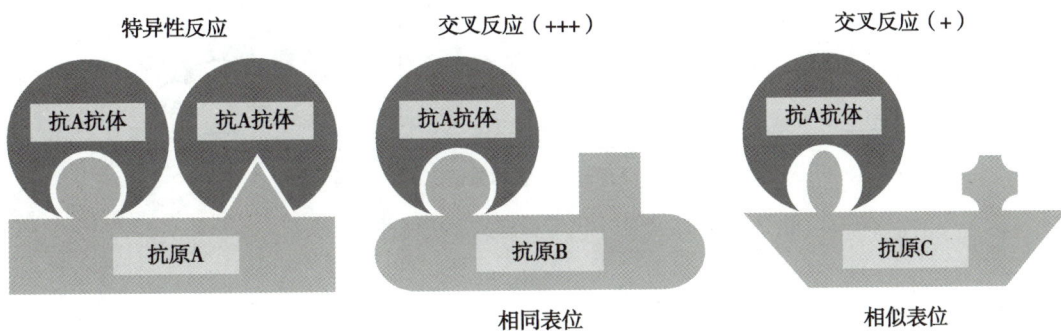

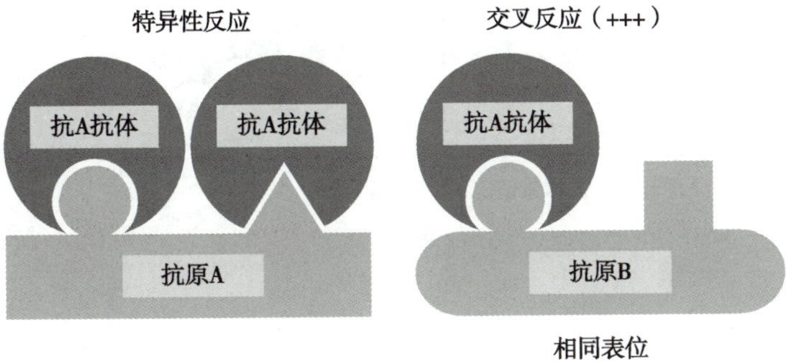

图 2-7 交叉反应示意图

二、可逆性

抗原与抗体的结合是分子表面的非共价键结合，故形成的复合物不稳定，在一定的条件下可以解离为游离抗原与抗体，这种特性称为抗原抗体结合的**可逆性（reversibility）**。解离后的抗原或抗体仍然保持游离抗原、抗体的生物学活性。根据质量作用定律，抗原 - 抗体复合物形成的速度与抗原、抗体浓度成正比；平衡时，结合与解离的速度相等。

抗原 - 抗体复合物的解离度主要取决于两个方面：一是抗原抗体结合的亲和力。亲和力越高，解离度越低，反之亦然；二是抗原抗体结合反应的环境因素，如温度、酸碱度和离子强度。当 pH 改变接近蛋白质的等电点时，可破坏离子间静电引力，使抗原抗体的结合力下降；增加离子强度可使静电引力消失，降低抗原抗体的结合力，促使其解离。免疫学技术中的亲和层析法就是利用抗原-抗体反应的可逆性特点，通过改变溶液的 pH 和离子强度促使抗原-抗体复合物解离，从而纯化抗原或抗体。

三、比例性

比例性（proportionality）是指抗原与抗体发生可见反应须遵循一定的量比关系。以沉淀反应为例，若向加入固定量抗体的一组试管中再依次加入递增浓度的相应可溶性抗原，根据所形成的沉淀物及抗原抗体的比例关系可绘制出反应曲线（图 2-8）。图中曲线的高峰部分是抗原与抗体分子比例合适的范围，称为抗原-抗体反应的等价带（equivalence zone）。在此范围内，抗原抗体结合充分，沉淀物形成快而多。在等价带的前后，抗体过剩时称为前带（prozone），抗原过剩时称为后带（postzone）。Marrack 提出的网格理论（lattice theory）可以合理解释抗原-抗体反应比例性的机制。因为天然抗原大多是多价的，抗体大多为两价，当抗原与抗体在等价带结合时，抗体分子的两个 Fab 段分别与两个抗原表位结合，相互交叉连接成具有立体结构的网格状复合体，形成肉眼可见的沉淀物，基本不存在游离的抗原或抗体。当抗原或抗体过剩时，由于过剩方的结合价得不到饱和，故只能形成小网格复合物，并存在较多游离的抗原或抗体。具体实验过程中要适当稀释抗原或抗体，以调整两者浓度和比例，使其出现最大复合物，避免假阴性的发生。

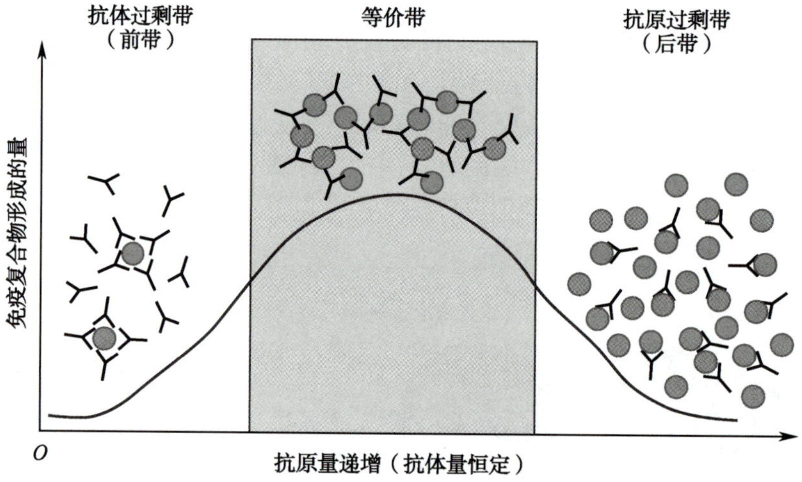

图 2-8　沉淀反应中沉淀量与抗原抗体的比例关系

四、阶段性

抗原-抗体反应分为两个阶段，第一阶段是抗原与抗体特异性结合阶段，其特点是反应快，可在数秒至数分钟内完成，一般不能为肉眼所见；第二阶段为反应可见阶段，根据参加反应的抗原的物理性状不同，可出现凝集和沉淀等现象。反应可见阶段所需时间较长，数分钟、数小时到数日不等，且受电解质、温度和酸碱度等因素的影响。

第六节　影响抗原抗体结合反应的因素

影响抗原抗体结合反应的因素较多，包括抗原抗体本身因素、反应基质因素和实验环境因素等。

一、抗原抗体本身因素

1. 抗原因素 抗原的理化特性、表位数目和种类等均可影响抗原抗体结合反应。例如，颗粒性抗原与相应抗体结合出现凝集现象，可溶性抗原与相应抗体结合出现沉淀现象；单价抗原与相应抗体结合不出现凝集和沉淀现象。

2. 抗体因素 抗体的来源、特异性和亲和力等均可影响抗原抗体结合反应。例如，家兔等大多数动物的免疫血清具有较宽的等价带，与相应抗原结合易出现可见的抗原 - 抗体复合物，而马、人的免疫血清等价带较窄，抗原或抗体过量均易形成可溶性复合物；多克隆抗体较单克隆抗体特异性差，容易发生交叉反应；单克隆抗体只针对一个表位，一般不适用于沉淀试验和凝集试验。

3. 抗原抗体的比例 抗原抗体的浓度和比例对抗原抗体结合反应的影响最大。沉淀反应中，只有抗原抗体比例合适时才能形成沉淀，否则不能形成沉淀或产生可溶性免疫复合物。

二、反应基质因素

反应基质因素是指干扰抗原和抗体间反应但与分析物本身无关的非特异性因素，主要包括蛋白、盐、补体、抗免疫球蛋白抗体（类风湿因子和人抗鼠抗体）、药物和可能污染标本的物质。反应基质因素的影响与测定模式和抗体的选择有较大关系，因此，其对不同免疫测定的影响方式也有所不同。通过实验设计可减少反应基质因素的影响，例如使用一定亚型的高亲和力抗体或抗体片段，降低标本在总测定体积中的比例，在测定缓冲液中加入免疫球蛋白，理想的温育温度和较长的温育时间等。

三、实验环境因素

抗原抗体结合反应要求适当的实验环境因素如电解质、酸碱度和温度。

1. 电解质 抗原、抗体通常为蛋白质分子，等电点分别为 pH 3～5 和 pH 5～6 不等，在中性或弱碱性条件下，表面带有较多的负电荷，适当浓度的电解质会使它们失去一部分的负电荷而相互结合，出现肉眼可见的沉淀物或凝集块。实验中常用 0.85% NaCl 或其他离子溶液作为稀释液以提供适当浓度的电解质。

2. 酸碱度 抗原 - 抗体反应一般在 pH 6～8 的环境中进行。pH 过高或过低均可影响抗原、抗体的理化性质。此外，当抗原 - 抗体反应液的 pH 接近抗原或抗体的等电点时，抗原抗体所带正、负电荷相等，由于自身吸引而出现凝集，导致非特异性反应即假阳性反应。

3. 温度 抗原抗体结合反应最常用的温度有 37℃和室温（18～25℃），其次是 43℃和 2～8℃。适当提高反应的温度可增加抗原与抗体分子的碰撞机会，加速抗原 - 抗体复合物的形成。在一定温度范围内，温度越高，形成可见反应的速度越快。但温度过高（56℃以上）可使抗原或抗体变性失活，影响实验结果。某些特殊的抗原 - 抗体反应对温度有一些特殊的要求，例如冷凝集素在 4℃左右与红细胞结合最好，20℃以上反而解离。

（葛胜祥）

本章小结

抗原具有免疫原性、免疫反应性和特异性。抗原的免疫原性主要取决于抗原的异物性和理化特性，也与机体的遗传、性别、生理状态及抗原进入机体的途径和方式有关；抗原的特异性取决于抗原分子所含的表位。用于免疫测定的抗原分为天然抗原、合成多肽抗原和基因工程重组抗原。

抗体具有特异性、多样性和免疫原性。抗体的特异性取决于抗体的超变区所形成的互补结合域；抗体的多样性是指不同抗原刺激B细胞产生的抗体在特异性以及类型等方面不同；抗体的免疫原性表现为同种型、同种异型和独特型。用于免疫测定中的抗体分为多克隆抗体、单克隆抗体和基因工程抗体。抗原刺激机体产生抗体具有一定的规律：再次应答比初次应答的潜伏期短、所需抗原剂量小、抗体浓度增加快、抗体水平高且维持时间长、抗体亲和力高且主要为IgG。

抗原抗体结合反应为空间构型互补的抗原表位与抗体互补结合域相互识别并形成大量分子间相互作用力的过程。抗原抗体多价结合的亲合力一般要远高于抗原抗体单价结合的亲和力。液相中抗原抗体结合由亲水胶体转化为疏水胶体并进一步形成可见的抗原-抗体复合物；固相表面抗原抗体结合反应具有达到平衡时的反应时间长、解离速率小、反应速率与比表面积成正比，固相化后可能存在空间位阻和/或构象改变等特点。

抗原抗体结合反应具有特异性、可逆性、比例性和阶段性等特点。特异性是指抗原抗体结合反应的专一性；可逆性是指抗原与抗体的结合在一定的条件下可解离为游离抗原与抗体；比例性是指抗原与抗体发生可见反应须遵循一定的量比关系。抗原-抗体反应分为特异性结合和可见反应两个阶段。

影响抗原-抗体反应的因素包括抗原抗体本身因素、反应基质因素和实验环境因素。抗原的理化特性、表位数目和种类，抗体的来源、特异性和亲和力以及抗原抗体的比例均可影响抗原抗体结合反应；反应基质因素是指干扰抗原和抗体间反应，但与分析物本身无关的非特异性因素，通常包括蛋白、盐、补体、抗免疫球蛋白抗体、药物和可能污染标本的物质；实验环境因素如电解质、酸碱度和温度可影响抗原抗体结合反应。

第三章 抗体制备

03章

通过本章学习，你将能够回答下列问题：

1. 什么是抗原？细胞破碎方法和可溶性抗原的纯化方法有哪些？
2. 免疫球蛋白片段制备的方法主要有哪些？
3. 什么是佐剂？佐剂的作用机制是什么？
4. 在多克隆抗体制备的时候，影响选择动物的因素有哪些？
5. 常用的动物采血法有哪些？IgG 类抗体的纯化方法有哪些？
6. 杂交瘤技术的基本原理是什么？单克隆抗体主要有哪些应用？
7. 什么是双特异性抗体？主要有哪些应用？
8. 噬菌体抗体库主要工作流程是什么？
9. IgY 与 IgG 在结构和功能上有哪些差异？IgY 有哪些应用？
10. 什么是核酸适配体？核酸适配体有哪些特点？

抗体是机体在抗原刺激下所产生的特异性免疫应答的重要产物，也是免疫学实验中的常用试剂，在各种免疫学实验室诊断中被广泛应用。抗体制备技术发展经历了三个阶段：用纯化抗原免疫动物获得的血清多克隆抗体（polyclonal antibody，pAb）为第一代抗体；用 B 细胞杂交瘤技术制备的单克隆抗体（monoclonal antibody，mAb）为第二代抗体；利用基因工程技术制备的基因工程抗体（genetic engineering antibody）为第三代抗体，近年来免疫球蛋白 Y（IgY）及核酸适配体也获得应用。本章将对抗原和各种抗体的制备技术进行介绍。

第一节 免疫原的制备

免疫原（immunogen）是能刺激机体免疫系统产生特异性抗体或致敏淋巴细胞的抗原。在抗体制备过程中，高质量的免疫原是制备合格抗体的前提条件。因此，抗体制备的第一步就是制备并纯化免疫原。绝大多数自然条件下的免疫原是由多种成分构成的混合体，所以必须对复杂的混合体中某种单一成分进行纯化，经纯化后的免疫原才可用来制备相应的抗体。我们可根据免疫原的性质及来源不同，选择不同的纯化方法。

一、颗粒性免疫原

颗粒性免疫原主要包括人和各种动物细胞抗原、细菌抗原和寄生虫抗原等。常用的免疫原为①绵羊红细胞，其制备方法是采集健康绵羊的静脉血，立即注入无菌带有玻璃珠的三角烧瓶内，充分摇动 15～20 分钟，以除去纤维蛋白，即得抗凝绵羊全血。在免疫动物前，取适量抗凝血放入离心管中，用无菌生理盐水洗细胞 3 次，最后配制成 10^6 个 /ml 浓度的细胞悬液，即可用于制备溶血素；②细菌抗原，多采用液体或者固体纯培养物，菌体抗原需要 100℃水浴 1～1.5 小时，杀菌并破坏鞭毛抗原后应用；鞭毛抗原要用有鞭毛的菌株，菌液用 0.3%～0.5% 甲醛处理；细菌毒素抗原则应在杀菌后再加入 0.5%～1% 氯化钙溶液方可使用；③细胞膜，有些细胞膜成分经打碎后也可制成颗粒性免疫原。

二、可溶性免疫原

蛋白质（糖蛋白、脂蛋白、酶类、补体和细菌外毒素）、多糖和核酸等都是可溶性免疫原，这些免疫原大多来自组织、细胞或血液，成分复杂，免疫动物前通常需要将组织和细胞破碎，经过一定的方法纯化才能获得所需要的免疫原。

（一）组织和细胞可溶性免疫原的粗提

1. 组织细胞免疫原的制备 用于制备免疫原的组织材料必须是新鲜或低温保存的。在获得组织材料后应立即进行一系列处理，将洗净的组织剪成 0.3～0.5cm^2 的小块，然后进行粉碎。粉碎的方法有两种：①高速组织捣碎机法，将组织块和缓冲液倒入捣碎杯，然后放入捣碎机内间断粉碎，制成组织匀浆。②研磨法，用玻璃匀浆器或乳钵研磨组织，制备组织匀浆。

2. 细胞可溶性免疫原的制备 细胞免疫原一般分为膜蛋白免疫原、细胞质免疫原、细胞核免疫原及核膜免疫原，这些免疫原的制备均须将细胞破碎。常用的细胞破碎方法如下：

（1）超声破碎法：这是利用超声波的机械振动而使细胞破碎的一种方法。所使用的超声波频率从 15～25kHz 不等。在进行超声破碎细胞时，应间歇进行，避免长期超声产热，导致抗原的破坏。超声破碎处理细胞操作简单，重复性较好，且节省时间，常用于处理微生物和组织细胞。

（2）酶处理法：溶菌酶、纤维素酶和蜗牛酶等在一定的条件下能消化细菌和组织细胞，如溶菌酶在碱性环境中，能溶解微球菌、枯草杆菌、巨大芽胞杆菌等革兰氏阳性菌的细胞壁，而对于革兰氏阴性菌不能直接溶解细胞壁，当乙二胺四乙酸（EDTA）存在时，某些革兰氏阴性菌的细胞壁也能被溶菌酶所溶解。通常用于微生物细胞壁和植物细胞壁的破碎，使其胞内成分释放出来。

（3）冻融法：冷冻可使细胞内水分结晶以及胞内外溶剂浓度突然改变而导致细胞破碎。其方法是将待破碎的细胞置于 −20℃冰箱内完全冻结，然后取出让其在 30～37℃环境中缓慢融化，如此反复两次，大部分组织细胞及细胞内的颗粒可被融破，但该法也可使某些生物活性物质失活。此法适用于组织细胞的破碎，而对微生物细胞的作用较差。

（4）表面活性剂处理法：在适当的 pH、温度及低离子强度的条件下，表面活性剂可与脂蛋白形成微泡，使细胞膜的通透性改变或使其溶解。常用的表面活性剂有十二烷基磺酸钠（阴离子型）、二乙氨基十六烷基溴（阳离子型）、吐温（非离子型）和 Triton X-100 等。此方法作用比较温和，多用于破碎细菌。在提取核酸时，常用该法破碎细胞。

（二）可溶性免疫原的纯化

细胞破碎后，胞内的成分释放到胞外，这些成分主要有蛋白质、多糖、脂类和核酸。其中蛋白质是最常用的免疫原，要制备特异性高的抗血清通常需要将蛋白质免疫原纯化，一般采用如下几种纯化方法：

1. 超速离心法 超速离心法分为差速离心法和密度梯度离心法。前者是指低速和高速离心交替进行，用于分离大小差别较大的免疫原颗粒；密度梯度离心法是一种区带离心法，是在离心前在离心管中先装入密度梯度介质（蔗糖、甘油、KBr 和 CsCl 等），将待分离的标本置于梯度介质的顶部或梯度层的中间。利用蛋白质颗粒的浮力密度不同及在密度梯度介质中具有不同的沉降速度，使其处于不同密度的梯度层内，从而达到分离的目的。

除个别成分外，用超速离心法分离和纯化免疫原时，很难将某一免疫原成分分离出来，故只用于少数大分子免疫原（如 IgM、C1q、甲状腺球蛋白等），以及某些比重较轻的免疫原物质（如载脂蛋白 A、B 等）的分离，而不适用于大多数中、小分子量蛋白质免疫原。

2. 选择性沉淀法 是根据各种蛋白质在不同的理化因素作用下，其稳定性也不相同的特点，采用各种沉淀剂或改变某些条件促使免疫原成分沉淀的方法。

（1）盐析法：蛋白质在水溶液中的溶解度主要取决于蛋白质分子表面离子及其周围水分子的数目。在蛋白质溶液中加入高浓度中性盐后，可使蛋白质分子周围的水化层减弱乃至消失；另外，由于离子强度发生改变，造成蛋白质表面的电荷大量被中和，致使蛋白质溶解度降低，从而使蛋白质分子之间聚集而沉淀。因不同蛋白质在不同盐浓度中的溶解度不同，其出现盐析的先后顺序也不同，所以盐析法可使某一蛋白质从其他蛋白中分离出来。盐析法是最经典的蛋白质分离纯化技术，优点是方法简便、有效、不影响免疫原活性，缺点是提纯的抗原纯度不高。可用于蛋白质免疫原的粗提、γ-球蛋白的提取和蛋白质的浓缩等。最常用的盐析剂是33%～50%饱和度的硫酸铵。

（2）有机溶剂沉淀法：有机溶剂可降低溶液的介电常数，从而增加蛋白质分子间的静电引力，使蛋白质分子易于聚集而沉淀。另外，有机溶剂可破坏蛋白质的水化层，影响蛋白质分子的稳定性，致使蛋白质在一定浓度的有机溶剂中沉淀、析出。常用的有机溶剂有乙醇和丙酮。由于有机溶剂的加入易引起蛋白质变性失活，使用该法必须在低温下进行，且在加入有机溶剂时注意搅拌均匀以免局部浓度过大导致蛋白质变性。

（3）聚合物沉淀法：常用聚合物为聚乙二醇（polyethylene glycol，PEG）及硫酸葡聚糖。PEG等水溶性聚合物在溶液的pH、离子强度和温度等条件固定时，可选择性沉淀不同分子量的蛋白质。一般情况下，蛋白质分子量越大，被沉淀时所需PEG浓度越低。例如，浓度为3%～4%的PEG可沉淀免疫复合物，6%～7%的PEG可沉淀IgM，12%～15%的PEG可沉淀其他球蛋白，25%的PEG可沉淀白蛋白。

（4）核酸沉淀剂法：当从微生物或细胞提取蛋白质免疫原时，提取液中含有大量核酸成分，须用核酸沉淀剂去除核酸。常用的沉淀剂有硫酸鱼精蛋白、氯化锰或链霉素等。用核糖核酸酶降解法也可有效去除核酸成分。

3. 凝胶层析法 利用凝胶的分子筛作用，将分子量不同的蛋白质进行分离。凝胶是具有三维空间多孔网状结构的物质，当含有不同分子量蛋白质的标本溶液缓慢流经凝胶层析柱时，大分子蛋白质因直径较大不能进入凝胶颗粒的微孔内，只能留在凝胶颗粒的间隙，因此，在洗脱时随洗脱液最先流出。小分子蛋白质可进入凝胶颗粒的微孔内，洗脱时向下移动的速度缓慢，则较迟被洗脱下来。因此，通过凝胶层析法，蛋白质分子由大到小依次分离，通过分段收集，达到纯化蛋白质免疫原的目的。

4. 离子交换层析法 是利用一些带电离子基团的纤维素或凝胶，吸附交换带相反电荷的蛋白质免疫原。由于各种蛋白质的等电点不同，在一定pH溶液中所带的电荷量不同，因此其与纤维素或凝胶结合的能力就存在差别。当洗脱时，逐渐增加流动相的离子强度，使溶液中的离子与蛋白质竞争纤维素或凝胶上的电荷位点，导致不同等电点的蛋白质分别解离。常用的离子交换剂有离子交换纤维素、离子交换凝胶和离子交换树脂。

5. 亲和层析法 很多生物分子间存在特异性的亲和力。亲和层析就是通过将具有亲和力的二者中的一方固定在固相载体上，利用分子间亲和力的特异性和可逆性，则可从溶液中提取和分离另一方。具有专一亲和力的生物大分子与其配体包括抗原和抗体、酶和酶抑制剂或配体、酶蛋白和辅酶、激素和受体等。亲和层析法具有纯化效率高、速度快，有时仅一步即可达到纯化目的等优点。

（三）免疫球蛋白片段的制备

免疫球蛋白作为免疫原可通过免疫动物制备出相应的抗体。如果将免疫球蛋白分解成小片段或单链，如Fc段、Fab段和轻链等，以这些片段作为免疫原制备相应的抗血清，纯化后可得到分辨力更高的特异性抗体，用于免疫球蛋白的检测。免疫球蛋白片段的主要制备方法如下。

1. 解离二硫键 免疫球蛋白单体是由二硫键将两条重链和两条轻链连接而成的，解离二硫键后可将重链和轻链分开。解离的方法有还原法和氧化法。目前还原法较常用，即将二硫键还原成巯基，使二硫键断裂。由于还原的巯基极不稳定，去除还原剂后，又可重新形成二硫键。因此，二硫键被还原成巯基后，必须及时用碘乙酰胺进行羧甲基化以封闭巯基。氧化法的优点是切开二硫键后，肽链不能重新形成二硫键，便于肽链的纯化，但缺点是色氨酸侧链可能因氧化作用而被破坏。

2. 溴化氰裂解法 溴化氰通过与蛋白质中的甲硫氨酸侧链的硫醚基反应，生成溴化亚氨内酯。后者与水反应，将肽链断裂。

3. 酶裂解法 酶裂解免疫球蛋白有极好的专一性，不同的酶可将其裂解成不同的片段。如木瓜蛋白酶可将 IgG 裂解成为两个 Fab 和一个 Fc 片段，胃蛋白酶可将 IgG 裂解成为一个 $F(ab')_2$ 片段和数个小片段（pFc′），胰蛋白酶则将 IgG 裂解成不规则的肽链。常用木瓜蛋白酶酶解 IgG 获得 Fc 作为免疫原，以制备抗重链血清，用胃蛋白酶酶解 IgG 获得 $F(ab')_2$ 段而去掉了 Fc 段。

三、半抗原

半抗原（hapten）是指只有抗原性而无免疫原性的物质，如多肽、多糖、甾体激素、核苷、某些药物以及其他化学物质等。半抗原不能直接用作免疫原，只有把半抗原与蛋白质等大分子物质结合后，才能刺激机体产生抗体或致敏淋巴细胞。用于偶联半抗原的大分子物质称为载体（carrier），载体的类型及其与半抗原结合的方法可影响半抗原 - 载体诱导免疫应答的效果。

1. 载体的选择 载体有蛋白质、多肽聚合物、大分子聚合物和某些颗粒性物质。常用的蛋白质载体有人血清白蛋白、牛血清白蛋白、血蓝蛋白和牛甲状腺球蛋白等，其中以牛血清白蛋白溶解度大、免疫活性强、容易获得，而最为常用。常用的多肽聚合物载体是多聚赖氨酸。

2. 半抗原 - 载体的连接方法 其连接方法是由半抗原的化学结构决定的。

（1）带有游离羧基或游离氨基以及两种基团均有的半抗原：如脑啡肽、胃泌素、胰高血糖素、前列腺素等多肽激素类，可直接与载体连接。羧基可用混合酸酐法与载体氨基形成稳定的肽键。而带氨基的半抗原则可与载体羧基缩合，还可借助双功能试剂如戊二醛等与载体氨基连接。

（2）带有羟基、醛基和酮基的半抗原：如多糖、糖、醇、酚、核苷以及甾体激素等，不能直接与载体连接，需要用化学方法在半抗原上引进羧基后才能与载体连接。

（3）芳香族半抗原：由于环上带有羧基，它邻位上的氢很活泼，极易取代。一般先将羧基芳香胺与对氨基马尿酸或氨基苯丙酸等进行重氮化反应，然后用碳化二亚胺法将半抗原上的羧基与载体氨基缩合形成肽键，也可使半抗原的羧基先与载体缩合，再进行重氮化反应。

第二节　免疫佐剂

免疫佐剂（immunoadjuvant），简称佐剂，是指预先或与免疫原同时注入体内，可增强机体对免疫原的免疫应答或改变免疫应答类型的非特异性免疫增强性物质。佐剂可以有免疫原性，也可以没有免疫原性。应用佐剂的目的是提高抗原对机体的免疫原性，从而提高机体产生抗体的效价。

一、佐剂的种类

佐剂的种类繁多，主要包括：①生物性佐剂，如卡介苗、短小棒状杆菌、百日咳鲍特菌、细胞因子等；②无机化合物佐剂，如氢氧化铝、磷酸铝和磷酸钙；③人工合成佐剂，如多聚肌苷酸 - 胞苷酸（polyI：C）、多聚腺苷酸 - 鸟苷酸（polyA：U）及免疫刺激复合物（ISCOMs）和 CpG 脱氧寡核苷酸等。

目前动物免疫中应用最多的是弗氏佐剂（Freund adjuvant，FA），可分为①弗氏不完全佐剂，仅含矿物油成分，即由液状石蜡与羊毛脂按一定比例混合而成；②弗氏完全佐剂，由弗氏不完全佐剂加卡介苗组成。由于弗氏佐剂是油剂，因此在免疫动物时，应先将弗氏佐剂与抗原按 1:1 的体积比混匀，制成“油包水”乳化液。

佐剂与抗原混合乳化的方法有两种：①研磨法，先将加热的佐剂倒入乳钵，待冷却后加入卡介苗（终浓度为 2～20mg/ml），再逐滴加入抗原，边滴边快速研磨，直至完全变为乳剂为止；②搅拌混合法，用两个 5ml 注射器，一个注射器吸入佐剂，另一个注射器吸入抗原，在两注射器接针头处用一细胶管相连，注意胶管接头处不能太松，交替推动针管，往复操作，直至形成黏稠的乳剂为止。本法优点是无菌操作，节省免疫原或佐剂，缺点是不易乳化。

乳化完全与否直接影响免疫效果，其鉴定方法是将 1 滴乳剂滴入冷水中，若保持完整不散，成滴状浮于水面即乳化完全，为合格的“油包水”剂。

二、佐剂的生物学作用

在实际应用中，使用佐剂是为了增强抗原对机体的免疫原性，提高体液免疫应答和细胞免疫应答水平。佐剂的生物学作用主要表现为以下四种：

1. 增强抗原的免疫原性，使无或弱免疫原性的物质成为持久或强免疫原。
2. 增强机体对抗原刺激的反应性，提高机体初次和再次免疫应答产生抗体的效价。
3. 促进抗体类型转换，使产生的抗体由 IgM 转变为 IgG。
4. 引起或增强Ⅳ型超敏反应。

三、佐剂的作用机制

佐剂的作用机制尚未完全阐明，不同佐剂的作用机制也不尽相同。归纳起来主要有如下几种：

1. 改变抗原物理性状，延缓抗原降解，延长抗原在体内的停留时间，从而有助于抗原提呈细胞（APC）对抗原的摄取。
2. 诱导产生炎症反应，吸引 APC 到达抗原注射部位并使之活化，增强 APC 对抗原的加工和提呈。
3. 刺激淋巴细胞的增殖、分化，增强和扩大免疫应答。

第三节 多克隆抗体的制备及应用

天然抗原分子中常含多种特异性的抗原表位（epitope）。含有多个抗原表位的抗原物质刺激机体免疫系统时，体内多个 B 细胞克隆可被活化，产生多克隆抗体。

一、免疫动物的选择

制备多克隆抗体的动物主要有哺乳类和禽类。常用的动物有家兔、绵羊、豚鼠、小白鼠和鸡等，有时根据需要可采用山羊或马。选择时要考虑如下因素：

1. 抗原与动物种属之间的关系 一般认为，抗原的来源与免疫动物的亲缘关系越远，免疫原性越强，产生抗体的效价越高。而同种系或亲缘关系较近者，产生抗体的效价低，甚至不产生抗体。

2. 动物的个体因素 选择用于制备免疫血清的动物应该是适龄、健壮（最好为雄性）、健康和体重合乎要求的，如家兔应选择年龄在 6 个月以上，体重最好在 2～3kg。

3. 抗原的性质与动物种类 不同动物种类对同一抗原有不同的免疫应答表现，因此对不同性质的抗原选用的动物也不相同。蛋白质抗原一般适用于大多数动物，常用的有家兔和山羊，但在某些动物体内因为有类似物质或其他的原因，蛋白质抗原对这些动物免疫原性极差，如家兔对胰岛素、绵羊对 IgE、山羊对多种酶类均不易产生抗体。甾体激素多选用家兔、酶多选用豚鼠。

4. 抗体的用量和要求 抗体需求量大时，选用马、驴和绵羊等大动物，需求量小则选用家兔、豚鼠和鸡等小动物。另外，根据免疫的动物不同，所获得的抗体分为 R（rabbit）型和 H（horse）型。R 型是用家兔及其他动物免疫产生的抗体，具有较宽的抗原 - 抗体反应合适比例范围，R 型抗体适用于做试剂；H 型是用马等许多大动物免疫获得的抗体，抗原 - 抗体反应合适比例较窄，因而很少应用，人类的抗体属于此型。

二、抗原剂量的选择

抗原的注射剂量应考虑抗原免疫原性的强弱、分子量大小、动物的个体状态和免疫时间。如想获得高效价的抗体，免疫抗原的剂量可适当加大，注射间隔时间可延长，但应避免注射过量抗原，以免引起免疫耐受。通常家兔首次免疫抗原剂量为 100～200μg，或由半抗原合成的免疫原 2mg（半抗原 20～200μg）。加强免疫的剂量，依据抗原的性质不同而不同。

三、免疫程序

动物产生抗体的过程符合抗体产生的一般规律，即初次免疫应答和再次免疫应答的规律。一般在首次接触抗原 7～10 天后，动物血清中才有抗体出现，并在 14～21 天内达到高峰，随后开始下降；在一定的时期内，如果相同的抗原再次进入动物体内，则产生的抗体比抗原第一次进入要高很多，并且抗体的类型也由 IgM 转换为 IgG。鉴于存在这样的规律，在进行免疫时，应合理安排免疫的次数和间隔的时间。通常首次免疫后 3 周左右进行加强免疫，加强免疫至少 2 次，必要时需 3～5 次。

四、采血方法

采集免疫血清（鸡是取鸡卵黄）前，要预先进行抗体效价测定，一般免疫 3～5 次后进行。常用免疫双向扩散法测定，若效价在 1∶16 以上即达到要求，应在末次免疫后 5～7 天及时采血，否则效价将会下降。如抗血清效价不理想，可追加免疫 1～2 次后，测定抗体效价，达到要求再行采血。采血应遵循动物伦理原则。放血前，动物应禁食 24 小时，以防血清中血脂过高。常用的动物采血法有以下 3 种：

1. 颈动脉放血法 这是最常用的方法，适用于家兔、绵羊、山羊等动物。此法采血量较大，动物不易中途死亡。先将动物仰面拴于动物固定架上，头部放低，暴露颈部，在颈外侧中部切开皮肤，分离颈总动脉，插入塑料放血管，将血液引入无菌的玻璃器皿。一只 2.5～3.0kg 的家兔可放血约 80～100ml。

2. 静脉采血法 家兔可用耳中央静脉，绵羊、山羊、马和驴可用颈静脉。静脉采血可隔日进行 1 次，可采集较多血液。绵羊采用静脉采血，1 次能放 300ml 血液。而后立即回输

100g/L 葡萄糖生理盐水，3 天后可再次采血。动物休息 1 周后，再加强免疫 1 次，又可采血 2 次。如此一只绵羊可获 1 500～2 000ml 血液。小鼠通常用断尾或内眦静脉采血，每鼠可获 1～1.5ml 血液。

3. 心脏采血法 将动物固定于仰卧位或垂直位，用示指触及动物胸壁以探明心脏搏动最明显处，用 16 号针头在该处与胸壁成 45° 角插入，针头刺入心脏时有明显的落空感和搏动感。待血液进入针筒后固定位置取血。此法常用于家兔、豚鼠、大鼠和鸡等小动物，2.5kg 家兔，心脏可采血约 50ml。本法要求操作技术熟练，如操作不当容易引起动物中途死亡。

采集血液后，应尽快分离出血清。血清分离通常采用 20～25℃环境中自然凝血，再置于 37℃温箱 1 小时，然后放入 2～8℃冰箱内一晚，待血块收缩后分离血清。

五、抗血清鉴定及保存

1. 抗体效价和纯度的测定 通常对颗粒性抗原采用凝集试验，对可溶性抗原采用双向免疫扩散试验或酶联免疫吸附试验（enzyme-linked immunosorbent assay，ELISA）等方法测定效价。对抗体的纯度鉴定可采用 SDS-PAGE 电泳、高效液相色谱、高压毛细管电泳等方法。

2. 抗体特异性的鉴定 特异性是抗体鉴定的一项非常重要的指标。抗体的特异性鉴定一般用特异性抗原及相似的抗原与待鉴定抗体进行双向免疫扩散试验。如果有交叉反应出现，说明待鉴定抗体中有杂抗体存在。

3. 抗体亲和力的鉴定 抗体的亲和力越高，则其对相应抗原的结合力越强。抗体亲和力的测定对抗体的筛选、确定抗体的用途和验证抗体的均一性等方面有重要意义。亲和力测定的常用方法有平衡透析法、酶联免疫吸附试验或放射免疫试验等。

4. 抗血清的保存 抗血清经过 56℃ 30 分钟灭活后，加入适当防腐剂。一般常用最终浓度为 1/10 000 的硫柳汞、1/1 000 的叠氮化钠或加入等量的中性甘油。小瓶分装并置于 −70～−20℃环境中，可保存 2～3 年抗体效价无明显下降，但要避免反复冻融。也可将抗血清冷冻干燥保存。

六、抗体的纯化

抗原免疫动物制备的免疫血清是多种成分的混合物，含有的主要特异性抗体是 IgG，还存在非特异性抗体和其他成分。因此，抗血清的纯化就是从血清中分离 IgG。下面简单介绍最常用的纯化 IgG 类抗体和特异性抗体的方法。

（一）IgG 类抗体的纯化

1. 盐析法粗提 γ- 球蛋白 多采用硫酸铵盐析法，因其溶解度高、受温度影响小，又不引起蛋白质变性。根据抗体的沉淀浓度区域，可以先用 20% 的硫酸铵饱和度沉淀纤维蛋白原，离心去沉淀后再使硫酸铵的饱和度增加至 45%～50%，沉淀 IgG。盐析分离的抗体中因含有大量盐分，使用前还需要对沉淀进行去盐处理。通常采用透析法或凝胶过滤法去盐。

2. 离子交换层析提取 IgG 离子交换层析多以纤维素衍生物作为离子交换剂，常用的有二乙胺基乙基纤维素（DEAE- 纤维素，为阴离子交换剂）和羧甲基纤维素（CM- 纤维素，为阳离子交换剂）。离子交换凝胶是目前分离蛋白质的一种较好的离子交换剂，常用的有 CM- 葡聚糖凝胶和 DEAE- 葡聚糖凝胶。在 pH 7.5 时，IgG 全部带正电荷，CM- 葡聚糖凝胶也带正电荷，因此它不能吸附 IgG，但能吸附血清中的多种蛋白质，所以 IgG 可直接通过层析柱得以纯化。该法既简便又不影响抗体活性，少量提取或大量制备都可使用。

3. 亲和层析法 采用亲和层析法提取 IgG 时，可将葡萄球菌蛋白质 A（SPA）交联琼脂糖（sepharose）制成层析柱，当抗血清通过亲和层析柱时，待分离的 IgG 的 Fc 段可与 SPA 结合，其余成分不能与之结合。当抗血清过柱后将层析柱充分洗涤，洗去未结合的蛋白，然后改变洗脱液的 pH 或离子强度，可使 IgG 从亲和层析柱上解离，收集洗脱液，即可得到纯化的 IgG（图 3-1）。

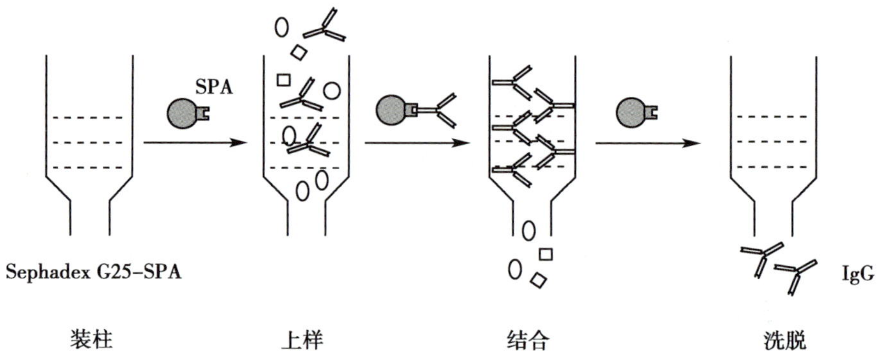

图 3-1　亲和层析法纯化 IgG 流程示意图

（二）特异性抗体的纯化

1. 亲和层析法　一种方法是将粗提的或纯化的抗原交联到 Sepharose 4B 制成亲和层析柱，抗血清通过亲和层析柱时，待分离的 IgG 的 Fab 段与抗原发生特异性结合，其余成分不能与之结合。收集洗脱液，即可得到纯抗原特异性的 IgG。另一种方法是将相应的杂抗原交联到 sepharose 4B 上，装入柱后，将欲纯化的免疫血清通过亲和层析柱，杂抗体吸附在柱上，特异性抗体随过柱液流出，收集过柱液即获得特异性抗体。

2. 吸附法　将非特异性 IgG 的相应抗原固相化，然后与抗血清共同孵育，非特异性 IgG 与相应抗原结合后，吸附于固相化介质而被去除。如血清、组织液或已知的某种杂抗原液，用双功能试剂（如戊二醛）将其交联，制备成颗粒状固相吸附剂。将此吸附剂直接加到免疫血清中（吸附剂与免疫血清的比例为 1∶10），使杂抗体和相应抗原结合，上清液则为无杂抗体的特异性抗体。如果杂抗体较多，必须处理两次才能完全去除。

七、多克隆抗体的特性和应用

多克隆抗体是机体发挥特异性体液免疫作用的主要效应分子，具有中和毒素、免疫调理、介导 ADCC 等重要作用。多克隆抗体的应用比较广泛：①用于某些疾病的紧急预防，例如破伤风和 Rh 血型不合的新生儿溶血病等；②用于某些感染性疾病和移植排斥反应等的治疗；③建立各种抗原检测的免疫测定方法；④用于免疫印迹（Western blot）和免疫组化等。

第四节　单克隆抗体的制备及应用

单克隆抗体（McAb）通常是指由单一克隆杂交瘤细胞产生的只识别某一特定抗原表位的同源抗体。McAb 的特点是理化性状高度均一、纯度高、特异性强、少或无血清交叉反应，易于实验标准化和大量制备。目前，McAb 在临床疾病的诊断和治疗方面显示出很高的应用价值。

一、杂交瘤技术的基本原理

从理论上讲，一个 B 细胞克隆分泌的抗体就是单克隆抗体，然而 B 细胞不能在体外无限制增殖，因此不能长期稳定地制备或生产单克隆抗体。杂交瘤技术是在细胞融合技术的基础上，将具有分泌特异性抗体能力的致敏B细胞与具有无限繁殖能力的骨髓瘤细胞融合为B细胞杂交瘤。这种杂交瘤细胞具有两种亲代细胞的特性，既保留了骨髓瘤细胞在体外培养无限增殖的特点，又继承了致敏B细胞可合成和分泌特异性抗体的能力。因此，用这种B细胞杂交瘤，可制备抗一种抗原表位（决定簇）的特异性单克隆抗体。

杂交瘤技术建立在杂交瘤细胞的选择培养基上。一般采用的选择培养基是在普通细胞培养液中加入次黄嘌呤（hypoxanthine，H）、氨基蝶呤（aminopterin，A）和胸腺嘧啶核苷（thymidine，T），所以取三者的字头称为HAT培养基。它是根据细胞内嘌呤核苷酸和嘧啶核苷酸的生物合成途径设计的，用于分离杂交瘤细胞的选择培养液。

细胞的DNA合成一般有两条途径。一条是主要途径，由糖和氨基酸合成核苷酸，进而合成DNA，叶酸作为重要的辅酶参与这一合成过程。另一条是应急途径或补救途径，在次黄嘌呤和胸腺嘧啶核苷存在的情况下，经次黄嘌呤-鸟嘌呤磷酸核糖基转移酶（hypoxanthine-guanine phosphoribosyl-transferase，HGPRT）和胸腺嘧啶核苷激酶（thymidine kinase，TK）的催化作用合成DNA，缺少其中一种酶，该途径便不能进行。HAT培养液中的氨基蝶呤是叶酸的拮抗剂，可阻断细胞内DNA合成的主要途径，但该培养液同时提供了次黄嘌呤和胸腺嘧啶核苷。目前杂交瘤技术常用的小鼠骨髓瘤细胞系都是缺乏HGPRT的。当进行细胞融合后，在HAT培养基中，骨髓瘤细胞及其相互融合的同核体细胞的DNA合成的主要途径被氨基蝶呤阻断，同时又因缺乏HGPRT，不能利用培养液中的次黄嘌呤，虽然有TK可利用胸腺嘧啶核苷，但不能完成完整的DNA合成过程，因此它们在HAT培养基中很快死亡；小鼠脾细胞及其相互融合形成的同核体细胞虽有HGPRT，但缺乏在组织培养液中增殖的能力，一般5～7天内也会死亡；只有骨髓瘤细胞与脾细胞相互融合形成的杂交瘤细胞由于具有两种亲代细胞的染色体，拥有HGPRT，可以在HAT培养基中选择性存活下来并增殖。

二、杂交瘤细胞的制备过程

单克隆抗体制备过程是将致敏B细胞和骨髓瘤细胞融合成杂交瘤细胞，选择能产生特异性抗体的杂交瘤细胞，克隆化培养，批量生产单克隆抗体等（图3-2）。

1. 亲本细胞的选择和融合 亲本细胞的一方必须选择经过抗原免疫的B细胞，由于脾是B细胞聚集的场所，因此常取免疫动物的脾细胞；另一方选择骨髓瘤细胞，骨髓瘤细胞为B细胞系恶性肿瘤，具有在体外长期增殖的特性，是最理想的脾细胞融合对象，并具备如下特点：①稳定，易培养；②自身不分泌免疫球蛋白或细胞因子；③融合效率高；④是HGPRT缺陷株。目前常用的骨髓瘤细胞主要有SP2/0细胞株及NS1细胞株。

细胞融合是制备单克隆抗体的关键环节。有多种方法可使细胞融合，包括生物学方法（如仙台病毒）、物理方法（如电场诱导、激光诱导）、化学方法（如PEG）以及受体指引型细胞融合法。目前仍以PEG法最为常用，PEG可致细胞膜上脂类物质的物理结构重排，使细胞膜之间易于融合。一般使用分子量为1 000、1 500和4 000的PEG作为细胞融合剂，浓度在30%～50%。

2. 选择培养基的应用 在小鼠脾细胞和小鼠骨髓瘤细胞混合细胞悬液中，经融合后将有以下几种形式：脾-瘤融合细胞、脾-脾融合细胞、瘤-瘤融合细胞、未融合的脾细胞、未融合的瘤细胞以及细胞的多聚体形式等。未融合脾细胞、脾-脾融合细胞及细胞的多聚体形式在培养基中存活几天即死去，不需要筛选。而未融合的瘤细胞及瘤-瘤融合细胞则通过HAT选择培养基去掉。最后只有骨髓瘤细胞与脾细胞相互融合形成的杂交瘤细胞在HAT培养基中存活下来并增殖。

3. 抗原特异性杂交瘤细胞的筛选 免疫动物时，所用的抗原往往有多个抗原表位，即

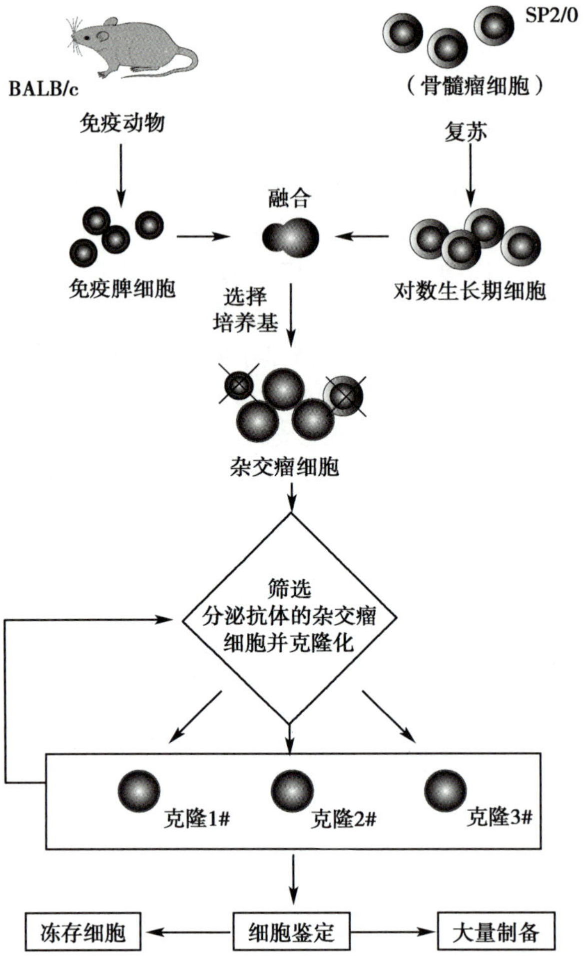

图 3-2 单克隆抗体制备技术流程示意图

可刺激机体多个 B 细胞克隆分泌抗体，因此，经 HAT 培养液筛选出的杂交瘤细胞产生的抗体的特异性是不同的，必须对杂交瘤细胞进行再次筛选，选出能产生特定抗体的杂交瘤细胞。抗原特异性克隆筛选通常采用有限稀释克隆细胞的方法，将杂交瘤细胞多倍稀释，接种在多孔的细胞培养板上，使每孔细胞不超过 1 个，通过培养让其增殖，然后检测各孔上清液中的细胞分泌的抗体，上清液可与特定抗原结合的培养孔为阳性孔。阳性孔中的细胞还不能保证是来自单个细胞，继续进行有限稀释，一般重复 3～4 次，直至确信每孔中增殖的细胞为单克隆细胞。细胞克隆化培养之初，须加入饲养细胞（如小鼠的腹腔细胞）以辅助杂交瘤细胞生长，饲养细胞不久会自然死亡。

上述传统杂交瘤筛选方法费时费力，近年来有公司建立了一株称为 Sp2ab 的骨髓瘤细胞，Sp2ab 是一种经过基因修饰的细胞系，其与致敏 B 细胞融合形成的杂交瘤不仅能将特异性抗体分泌到胞外，而且一部分抗体还能表达在杂交瘤细胞表面形成膜抗体。通过抗原与特异性膜抗体结合，使抗原特异性杂交瘤细胞被标记，然后通过流式细胞仪或磁珠进行有效分选。这种筛选方法省去了 HAT 培养基筛选的步骤，因此大大节省了抗原特异性杂交瘤细胞筛选的时间。

对筛选获得的抗体阳性杂交瘤细胞株应尽早液氮冻存，以防止杂交瘤细胞因污染、染色体缺失或细胞死亡等原因而丢失。因有些杂交瘤细胞会逐渐丢失染色体，使产生抗体的能力丧失或减弱，对在液氮中保存的细胞株或体外传代培养的细胞株都需要定期检查其染色体数和抗体产生能力。

三、单克隆抗体的生产

大量制备单克隆抗体的方法主要有两种，一种是体外细胞培养法，另一种是动物体内诱生法。

1. 体外细胞培养法 将杂交瘤细胞置于培养瓶中进行培养。在培养过程中，杂交瘤细胞产生并分泌 McAb，收集培养上清液，离心去除细胞及其碎片，即可获得所需要的 McAb。但这种方法产生的抗体量有限，主要用于实验室少量制备 McAb。近年来，各种新型培养技术和装置不断出现，大大提高了这种方法生产抗体的量。

2. 动物体内诱生法 目前大量制备 McAb 的主要方法。杂交瘤细胞具有从亲代淋巴细胞得来的肿瘤细胞的遗传特性，由于绝大多数杂交瘤细胞是由 Balb/c 小鼠的骨髓瘤细胞与同一品系的 B 细胞融合而成的，因此应优先选择 Balb/c 小鼠作为杂交瘤细胞的宿主来制备 McAb。首先向小鼠腹腔内注射弗氏不完全佐剂或液体石蜡，一周后将杂交瘤细胞悬液注入腹腔，1～2 周后小鼠腹腔液产生，无菌抽取腹腔液，离心取上清液即可，间隔一段时间可再次采集，以获得更多单克隆抗体。这种方法产生的抗体效价往往高于培养细胞上清液的 100～1 000 倍。

尽管鼠 McAb 获得广泛的应用，但鼠 McAb 的主要缺陷是小鼠免疫系统不能识别某些抗原，尤其是鼠源性的免疫原，而且鼠 McAb 的亲和力不如兔来源抗体的亲和力高。由于没有发现兔源性的浆细胞瘤，并且病毒体外转染兔 B 细胞存在困难，直到 1995 年，Spieker-Polet 等在 *c-myc*/*v-abl* 转基因兔体内成功地获得了兔浆细胞瘤，并建立了细胞系，得到了稳定的兔 - 兔杂交瘤，使兔 McAb 技术有了突破性进展。兔 McAb 与鼠 McAb 相比有如下优点：①兔 McAb 在 ELISA 试验和免疫组化中拥有更高的亲和力和特异性；②兔 McAb 能够识别许多在小鼠中不产生免疫应答的抗原；③由于兔脾较大，可以进行更多的融合实验，使得高通量筛选融合细胞成为可能；④与鼠 McAb 的人源化相比，兔 McAb 的人源化更容易。

四、单克隆抗体纯化

由于小鼠的腹腔液或者细胞培养上清液均含有脂蛋白、脂质和细胞碎片等杂质，在纯化前，一般均须对其进行预处理。常用的方法有二氧化硅吸附法和过滤离心法，以前者处理效果为佳，而且操作简便。预处理后，可根据对抗体纯度要求的不同，选用不同的纯化方法。如采用盐析、凝胶过滤、辛酸 - 硫酸铵法提取和离子交换层析等，但最有效的纯化法为亲和层析法，常用 SPA 或抗小鼠 Ig 与琼脂糖交联制备亲和层析柱，将 McAb 从层析柱洗脱，可获得高纯度的 McAb。

五、单克隆抗体鉴定

McAb 纯化后须对其抗体性质进行鉴定，主要有以下三个方面：

1. 抗体效价测定 可采用凝集反应、ELISA 或放射免疫测定等方法，不同的测定方法测定的效价数值不同。在凝集反应中，小鼠腹腔液效价可达 5 万以上；在 ELISA 中，其效价可达 100 万以上。

2. 抗体特异性鉴定 用特异性抗原和相关抗原来鉴定 McAb 的特异性。可以采用荧光免疫试验、ELISA、间接血凝试验和免疫印迹技术等方法进行鉴定。

3. Ig 类型鉴定 McAb 的 Ig 类型或亚类测定使用抗鼠 IgG1、IgG2a、IgG2b、IgG3、IgM 和 IgA 的抗体。常用的方法是免疫扩散、ELISA 和胶体金免疫层析法。

六、单克隆抗体的特性

单克隆抗体的特性主要包括以下五个方面：

1. 高度特异性 McAb 只针对一个抗原表位，一个表位一般只有 5～7 个氨基酸，所以 McAb 很少发生交叉反应，即特异性高。

2. 高度均一性 McAb 是由单个杂交瘤细胞株产生的均一性抗体。

3. 弱凝集反应和不呈现沉淀反应 McAb 与抗原反应不呈现沉淀反应，除非抗原上有较多的同一表位，这是因为抗单一抗原决定簇表位的单克隆抗体不易形成三维晶格结构。

4. 细胞毒作用较弱 由于单克隆抗体对细胞的凝集作用较多克隆抗体弱，所以单克隆抗体的细胞毒作用也较弱。其细胞毒作用不仅取决于单克隆抗体的种类，还取决于抗原表位在细胞表面的分布。两种或两种以上的单克隆抗体可使细胞表面的抗原表位集中，并使其细胞毒作用加强。

5. 对环境敏感性 单克隆抗体的活性易受环境的 pH、温度和盐类浓度的影响，环境条件的变化使其活性降低，甚至丧失，但单克隆抗体遇热后的聚合作用很低。

七、单克隆抗体的应用

目前 McAb 已经被广泛应用于医学的很多领域，主要应用于以下四个方面：

1. 临床检验诊断试剂 单克隆抗体以其特异性强、纯度高和均一性好等优点，广泛用于酶联免疫吸附试验、免疫组化、化学发光和流式细胞等技术。

2. 蛋白质的纯化 使用亲和层析法对蛋白进行纯化时，McAb 可以作为配体与琼脂糖交联，通过亲和层析柱对目标蛋白进行纯化。

3. 肿瘤的导向治疗 将针对某一肿瘤抗原的 McAb 作为载体，连接上化疗药物或放疗物质，利用 McAb 能特异性结合肿瘤抗原的特性，将药物或化疗物质运送至肿瘤组织，直接杀伤肿瘤细胞。

4. 放射免疫显像技术 将放射性核素与某一肿瘤抗原特异性 McAb 连接，然后注入患者体内，带有放射性核素的 McAb 与肿瘤细胞表面的抗原结合，而使肿瘤组织内放射源异常聚集，通过放射免疫显像来辅助肿瘤的诊断。

第五节 基因工程抗体及应用

基因工程抗体（genetic engineering antibody）又称重组抗体，是指利用重组 DNA 及蛋白质工程技术对编码抗体的基因按不同需要进行加工改造和重新装配，经转染适当的受体细胞所表达的抗体分子。主要包括利用 DNA 重组和蛋白工程技术对已有的 McAb 进行改造，例如人源化抗体、小分子抗体、双特异性抗体和抗体融合蛋白的制备；也包括用抗体库技术筛选、克隆新的 McAb 和多克隆抗体。

一、人源化抗体

人源化抗体（humanized antibody）是指利用基因克隆及 DNA 重组技术对产生鼠源 McAb 的杂交瘤细胞内抗体基因进行改造，使其分泌的 McAb 中大部分氨基酸序列被人源序列所取代，既保留了亲本鼠 McAb 的特异性和亲和力，又降低了其异源性，以利于临床应用。

1. 人 - 鼠嵌合抗体 **人 - 鼠嵌合抗体（human-mouse chimeric antibody）**是利用 DNA 重组技术，从杂交瘤细胞中分离出鼠源 McAb 功能性 IgV 区基因，与人 IgG C 区基因连接成嵌合基因后，插入适当的表达载体中，构建人-鼠嵌合的重链和轻链基因质粒载体，共同转染宿主细胞中表达的抗体（图 3-3）。这样整个抗体分子中重、轻链的 V 区是鼠源的，C 区是人源的，即抗体分子的近 2/3 部分都是人源的，其免疫原性比鼠源 McAb 明显减弱，但保留了亲本抗体特异性结合抗原的能力，同时含有人 IgG C 区的功能。目前已批准在临床用于治疗非霍奇金淋巴瘤的利妥昔单抗（rituximab）就属于此类抗体。

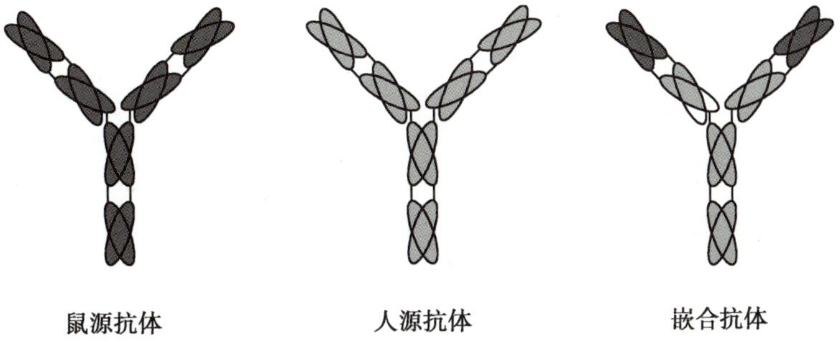

图 3-3 人-鼠嵌合抗体结构示意图

2. CDR 植入抗体 虽然嵌合抗体的免疫原性明显低于鼠 McAb，但由于可变区仍保留鼠源性，还可诱发人抗鼠抗体反应。为进一步降低抗体的免疫原性，人们应用基因工程技术将鼠源 McAb 中互补决定区（complementarity determining region，CDR）移植至人源化抗体可变区，替代人源化抗体 CDR，即为 **CDR 植入抗体（CDR grafting antibody）**。该抗体获得鼠源 McAb 的抗原结合特异性，同时减少其异源性。然而，抗原虽然主要和抗体的 CDR 接触，但人抗体可变区的骨架区（framework region，FR）也常参与作用，影响 CDR 的空间构型。因此换成人源 FR 区后，这种鼠源 CDR 和人源 FR 相嵌的 V 区，可能改变了 McAb 原有的 CDR 构型，其结合抗原的能力会下降甚至明显下降。因此，设计 CDR 植入抗体的关键在于选择合适的人抗体重链和轻链作为鼠 CDR 的移植框架。

二、小分子抗体

小分子抗体是指分子量较小但具有抗原结合功能的分子片段（图 3-4）。它的优点表现在以下几个方面：①分子量小，易于穿透血管或组织到靶细胞部位，可用于免疫治疗；②可在大肠埃希菌等原核细胞中表达，可发酵生产抗体，降低生产成本；③由于只含抗体的 V 区（或带有少部分恒定区），免疫原性要比原来的 McAb 弱得多，如果将 CDR 植入抗体构建成小分子抗体，更有可能消除其免疫原性；④不含 Fc 段，不会与带有 Fc 段受体的细胞结合，更能集中到达靶细胞部位，有利于作为靶向药物的载体；⑤半衰期短，周转快，有利于放射免疫显像检查肿瘤。

1. 抗原结合片段（Fab） 由一条完整的 L 链和约 1/2 的 H 链组成，具有与完整抗体相同的抗原结合特性，但只能结合一个抗原表位。将单克隆抗体重链 V 区和 C_H1 区 cDNA 与 L 链 cDNA 连接，可在大肠埃希菌直接表达有功能的 Fab 片段，该 Fab 段与木瓜蛋白酶水解特异性 IgG 获得的 Fab 段功能相同。

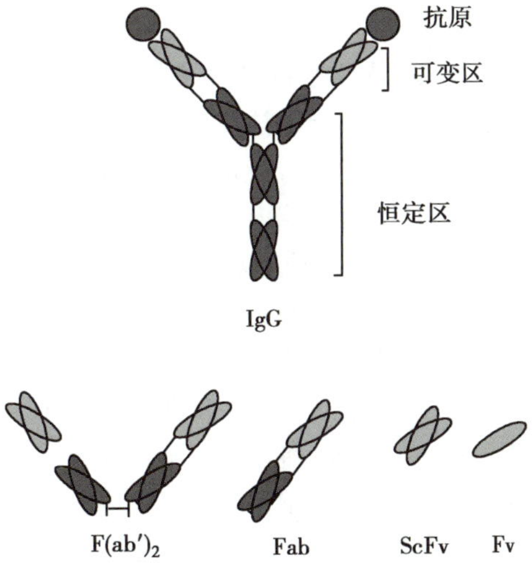

图 3-4 小分子抗体示意图

2. 可变区片段(Fv)和单链抗体(ScFv) Fv 是抗体分子中保留抗原结合部位的最小功能性片段，是由 V_L 链和 V_H 链以非共价键结合而成的单价小分子，其长度为完整抗体的 1/6。目前采用基因工程技术制备，通过大肠埃希菌表达 V_L 链和 V_H 链获得有功能的 Fv。V_L 链和 V_H 链需要连接，不然 V_H-V_L 在低浓度下很容易分解为 V_H 和 V_L 分子。常用的方法有三种：①戊二醛处理，使 V_L 和 V_H 交联；②在适当部位，通过点突变引入半胱氨酸残基，使 V_L 和 V_H 之间形成二硫键；③若将抗体 V_L 和 V_H 用一段寡核苷酸分子连接起来，使之表达为单一的肽链，即称为 ScFv。

Fv 和 ScFv 的特点为分子量小、穿透力强、免疫原性低，能较好地保持亲和性并易于进行基因改造。

3. 重链抗体 重链抗体(**heavy chain antibody, HcAb**)是指缺失 L 链的 H 链同型二聚体。1993 年比利时的 Hamers Casterman 在哺乳类骆驼科动物的体液免疫系统中发现其 IgG 有 2 类结构，一类是 IgG1，为 H 链和 L 链的异型四聚体，另一类是在血清 IgG 中占 50% 左右的 IgG2 和 IgG3，均为缺失 L 链的 H 链同型二聚体，即为 HcAb。通过基因工程可以获得保留抗原结合活性的重链抗体可变区，也称为单域重链抗体(single domain heavy chain antibody, sdHcAb)。由于单域重链抗体比单链抗体结构更简单，所以可以识别嵌入配体沟槽或夹在 2 个亚基之间的隐藏抗原表位。重链抗体以其分子量小、稳定性高、免疫原性弱、组织穿透力强，可以结合一些常规抗体无法接近的抗原表位等特点，显示出其与常规抗体相比在抗体 - 抗原结合及免疫防御中的优势。这些性质使重链抗体在基础研究、抗体药物和临床疾病的诊疗等领域具有广阔的应用前景。

三、双特异性抗体

双特异性抗体(**bispecific antibody, BsAb**)是指同时能与两种不同特异性的抗原发生结合的抗体。它不同于天然抗体，其两抗原结合部位具有不同的特异性。通过基因工程技术制备 BsAb 是在小分子抗体的基础上发展起来的，BsAb 可通过将特异性不同的两个小分子抗体连接在一起而制备。

(一)双特异性抗体分子的构建

1. 双特异性抗体分子片段的体外构建 利用一个二聚化结构域将两个 ScFv 组装成一个异二聚体分子，例如亮氨酸拉链(leucine zipper)为二聚化结构域，可连接两个小分子抗体。原癌基因产物 Fos 和 Jun 是典型的带亮氨酸拉链结构的蛋白质分子，在两个 Fab 的 CH1 末端分别剪接 Jun 和 Fos 亮氨酸拉链结构，而后分别连接至抗 CD3 和抗 IL-2R 的 Fab 的羧基端，构建成一个可介导 T 细胞对表达 IL-2R 进行杀伤的 BsAb。

2. 双特异性抗体分子片段的细胞内组建 通过对小分子抗体基因的改造修饰，使细胞直接表达双特异性抗体分子，较体外组建更为简便、有效。有以下几种方式：①在小分子抗体上设计半胱氨酸及能促进双聚体形成的结构域，使小分子抗体在大肠埃希菌的分泌型表达过程中在周质腔内形成双体；②在同一载体上将两种特异性的 ScFv 用一链间 linker 首尾相连，在同一启动子和信号肽作用下表达成一条长的肽链，经正确的折叠后可形成具有两个抗原结合位点的 BsAb；③将两个不同抗体(1 和 2)的 V_H 和 V_L 用 5 个氨基酸残基的 linker (Gly_4Ser)连接成两条不同的单链：V_{H1}-V_{L2} 和 V_{H2}-V_{L1}，它们共用同一个启动子，但带有各自的起始密码子和信号肽，在同一细胞中共表达后分泌至周质腔。由于短的 linker 使得同一条链的 V_H 和 V_L 难以配对，而仅与另外一条链，但实际上却是来源相同的 V 区相匹配，在周质腔中两种单链相互配对、折叠形成一个具有两个抗原结合位点的二聚体分子。

(二)双特异性抗体的应用

双特异性抗体不同于天然抗体在于其双特异性，它可以同时与两种性质不同的抗原发生结合，因而可介导标记物与靶抗原的结合，或使某种效应因子定位于靶细胞。临床应用主要有以下几个方面：

1. 在免疫检测中的应用 双特异性抗体的一个 V 区结合靶抗原，另一个 V 区结合酶，就可通过抗原 - 抗体反应特异地将酶引入检测系统，而无须用酶来标记抗体。

2. 在肿瘤放射免疫显像中的应用 双特异性抗体一个 V 区结合肿瘤细胞表面抗原，另一个 V 区结合半抗原螯合剂，后者可选择与放射性核素相结合。利用二次导向系统，使得清晰度和敏感性比常规放射免疫显像都有所增加。

3. 双特异性抗体介导的药物杀伤效应 肿瘤导向治疗的常规方法是将单抗与药物、毒素或放射性核素偶联，往往导致抗体或药物的活性下降。而双特异性抗体以抗原 - 抗体反应替代了化学交联，简化了操作，提高了疗效。

4. 双特异性抗体介导的细胞杀伤效应 双特异性抗体的一个 V 区结合免疫活性细胞表面的效应分子，活化该细胞，另一个 V 区结合肿瘤表面的抗原分子，起对细胞杀伤的导向作用。采用抗肿瘤相关抗原（TAA）及 CD3 和抗 TAA 及 CD16 的双特异性抗体，在荷瘤动物模型中无论是抑瘤试验还是杀伤试验均获得良好的效果。

四、抗体融合蛋白

抗体融合蛋白（antibody fusion protein）是指利用基因工程方法重组表达的抗体片段与其他生物活性蛋白融合的产物。抗体融合蛋白既具有单链抗体的抗原结合能力，又具有与之融合的蛋白的生物学特性。

1. 含 Fab 或 Fv 段的抗体融合蛋白 将 Fv 与某些毒素、细胞因子及酶等的基因拼接，通过 Fv 的引导可将其生物活性物质导向靶细胞特定部位，更有效地在局部发挥生物学功能而降低毒副作用。如果将抗体 Fab 段或 Fv 与某种特定抗原蛋白融合，可成为抗体抗原双功能试剂，用于临床检测。例如用抗人红细胞单抗的 Fab 段和 HIV-gp41 多肽形成的融合蛋白，建立了一种称为自身红细胞凝集试验（auto-erythrocyte agglutination test）的检测方法，其原理就是通过抗人红细胞单抗的 Fab 段和 HIV-gp41 多肽双功能试剂的桥联作用，在有 HIV 抗体存在的情况下，使红细胞特异性凝集到一起，呈现肉眼可见的凝集现象。用于人外周血抗 HIV 抗体的检测，其敏感性和特异性类似于 ELISA，且整个测定过程仅需 2 分钟，是一种简单、方便的快速免疫测定技术。

2. 含 Fc 的抗体融合蛋白 将某些功能性蛋白分子与抗体 Fc 段融合可产生两种效果：①延长该蛋白在体内的半衰期；②通过功能性蛋白与其配体的作用，将抗体 Fc 段的生物学效应引导至特定的目标。

五、噬菌体抗体库技术

抗体库技术（antibody library）是将某种动物的所有抗体可变区基因克隆在质粒或噬菌体中表达，利用不同的抗原筛选出携带特异性抗体基因的克隆，从而获得特异性的抗体。抗体库技术的产生基于两项关键技术的突破：①聚合酶链式反应（PCR）技术的出现和发展使人们能够使用一套引物扩增出全套免疫球蛋白可变区基因；②利用大肠埃希菌成功表达出具有抗原结合功能的抗体分子片段。根据使用的筛选技术不同，抗体库技术经历了组合抗体库、噬菌体抗体库、核糖体展示抗体库 3 个发展阶段。在此主要介绍噬菌体抗体库技术。

噬菌体抗体库（phage antibody library）技术就是用 PCR 技术从免疫细胞中扩增出整套的抗体重链可变区（V_H）和轻链可变区（V_L）基因，克隆到噬菌体载体上并以融合蛋白的形式表达在噬菌体外壳表面，即噬菌体 DNA 中有抗体基因的存在，同时在其表面又有抗体分子的表达，就可以方便地利用抗原 - 抗体特异性结合而筛选出所需要的抗体，并进行克隆扩增，使抗体基因以分泌的方式表达，则可获得可溶性的抗体片段。

噬菌体抗体库主要有 Fab 抗体库和 scFv 抗体库两种。在构建 Fab 抗体库时，V_H-C_H 链或 V_L-C_L 链与 P3 蛋白融合表达，另外一种以非融合形式进行共表达，然后两者在大肠埃希菌周质腔中通过聚合作用形成完整的 Fab 抗体片段。由于抗体片段融合在丝状噬菌体（如 M13）的外壳蛋白（主要为 P3 蛋白）的 N 末端，表达后在宿主细胞的周质腔中自发折叠成天然状态，所以不形成包涵体，具有抗原结合活性。这样通过固定抗原和进行亲和筛选就可捕获特异性 Fab 片段的基因。而构建 ScFv 抗体库时，抗体重链和轻链可变区基因通过一段连接肽基因连接起来，然后与噬菌体外壳蛋白融合表达。根据构建抗体库的抗体基因来源不同，可以将噬菌体抗体库分为 3 种。

1. 天然抗体库 天然抗体库（naive library）的抗体基因来源于未经免疫的动物或人体 B 细胞。从理论上讲，能够代表机体所有初级 B 细胞含有的抗体基因的多样性，使用任何抗原都可能从中筛选到相应的抗体。由于初级 B 细胞未经抗原的反复刺激，所以从天然抗体库中筛选的抗体分子的亲和力相对较低。

2. 免疫抗体库 免疫抗体库（immune library）的抗体基因来源于经过某种抗原免疫的，已分化的浆细胞和记忆性 B 细胞。由于这两种细胞分泌的抗体都已经过亲和力成熟，所以从免疫抗体库中筛选的抗体亲和力比天然抗体库抗体的要高，特异性要好。其缺点在于其通用性不如天然抗体库。

3. 合成抗体库 合成抗体库（synthetic library）包括半合成抗体库和全合成抗体库两种。半合成抗体库是由人工合成的一部分抗体可变区基因序列与另一部分天然抗体基因序列组合在一起构建的抗体库，而全合成抗体库则为人工合成全部的抗体可变区基因序列。发展合成抗体库的目的在于建立比天然抗体库更具有多样性，更为通用的抗体库，以克服生物来源的抗体库抗原多样性的偏向性。

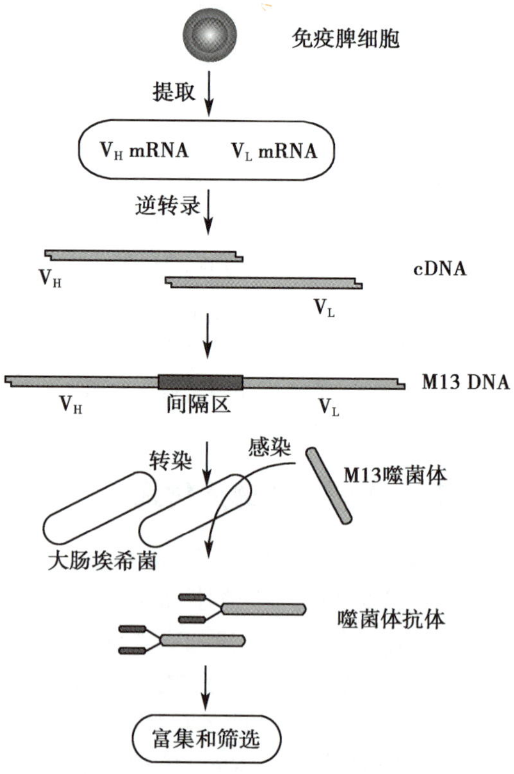

图 3-5 噬菌体抗体库构建流程

噬菌体抗体库主要工作流程如下（图 3-5）：①从外周血或其他免疫组织器官克隆出全套抗体基因或可变区基因，获得全部的 Ig 的 cDNA 文库；②利用噬菌体展示技术，使 Ig 在噬菌体表达，构建全部 Ig cDNA 的噬菌体抗体库；③筛选含有目的 Ig 表达的噬菌体；④建立目的 Ig 表达的噬菌体抗体库；⑤扩增制备噬菌体抗体；⑥纯化抗体。

噬菌体抗体库技术的主要特点为①方法简单易行，与单抗制备相比，既省去细胞融合的步骤，又避免因杂交瘤不稳定而需要反复亚克隆的烦琐；②筛选容量增大，用杂交瘤技术一般筛选能力在上千个克隆以内，而抗体库可筛选 10^6 以上个克隆；③直接得到抗体的基因，既无杂交瘤丢失之虞，又便于进一步构建各种基因工程抗体；④可模仿体内免疫过程，易于克隆针对任何抗原的抗体基因；⑤可以获得一些用传统方法难以制备的抗体，如针对弱抗原、毒性抗原的抗体以及人源化抗体等。

六、重组多克隆抗体

McAb 虽然在临床治疗中，特别是在肿瘤和自身免疫病的治疗上有明显疗效，但对复杂靶抗原，特别是对病原体感染性疾病的治疗效果比较差。现已证明抗不同抗原的抗体合用，或抗同一抗原上不同抗原表位的抗体合用都具有协同效应。例如美国研发的埃博拉(Ebola)病毒的抗体药物“Zmapp”就是针对该病毒不同抗原表位单克隆抗体的混合体。

1994 年，Sarantopoulos 首次提出了重组多克隆抗体(PcAb)的概念，重组 PcAb 模拟了天然 PcAb 的产生过程，能够克服抗血清和 McAb 的缺点，将成为治疗复杂疾病，如感染性疾病、肿瘤和自身免疫病的安全、有效的制剂。重组 PcAb 发展取决于两个主要技术：人抗体库的构建、筛选和位点特异性整合技术。

1. 人抗体库的构建、筛选 目前有多种方法可以克隆和分离抗原特异性的抗体的基因，例如用 PCR 扩增出人 B 细胞中抗体轻链和重链基因，在噬菌体、酵母或核糖体上表达展示抗体，然后用抗原进行筛选，获得特异性抗体基因。

2. 位点特异性整合技术 是通过重组酶识别基因组中特异性位点的特殊 DNA 序列，催化具有同源 DNA 序列的基因插入这一特异性的位点。该项技术可使每次转染后抗体基因整合在同一染色体的同一位置，大大降低了随机整合的位置效应。使抗体基因表达水平和细胞生长速率稳定，避免了表达各抗体的细胞在生产过程中出现生长差异，每个抗体基因的遗传稳定性也保证了重组 PcAb 制备过程中的批间一致性。

3. 制备流程 从抗体库中筛选有功能的抗体基因，克隆到定点整合系统的载体上，与重组酶表达载体一起共转染相应的宿主细胞，筛选稳定表达抗体基因的细胞克隆，分别冻存。根据需要混合若干克隆建成主细胞库和工作细胞库，它们是由若干表达不同抗体的来自同一母体细胞的细胞系混合而成的。

抗体作为治疗制剂时，抗血清对多表位抗原的中和能力较强，但抗血清安全性低、供应量有限、批次间差异大、有效抗体成分低；单抗药物特异性强、重复性好和安全性高，但在由多表位抗原或者是突变较快的病原体引起的疾病治疗中，单抗的疗效相对较差。而重组多克隆抗体几乎拥有抗血清和单抗的所有优点，在对多种疾病例如感染和癌症的治疗中将体现其巨大的优势和良好的临床应用前景。

七、基因工程抗体的应用

1. 用于肿瘤的治疗 恶性肿瘤的导向治疗是通过重组技术将抗肿瘤相关抗原的抗体与多种功能分子融合，这些分子在抗体结合靶分子后可提供重要辅助功能。这些分子包括：放射性核素、细胞毒性药物、毒素、小肽、酶和用于基因治疗的病毒。在肿瘤治疗上，双特异性抗体可有效针对低表达的肿瘤相关抗原，并将细胞毒物质输送到肿瘤细胞。

2. 肿瘤的影像分析 以标记抗体注入人体内，显示肿瘤部位抗原与抗体结合的放射性浓集称为放射免疫显像。其效果取决于抗体的亲和力、特异性及标记抗体对肿瘤的穿透性。传统全抗体(如 IgG)由于分子量大(约 150kDa)，抗体的清除速率慢，显像分析所需时间长，抗体非特异性结合使本底升高，影响显像分析效果。由于基因工程抗体，如 Fv 抗体、Fab 片段等分子量小、能很快清除、组织穿透力强，适用于放射免疫显像。

3. 抗感染作用 预防和治疗感染性疾病常用的药物是疫苗和抗生素，但对一些尚无有效预防及治疗手段的感染性疾病，如严重急性呼吸综合征(SARS)、艾滋病(AIDS)和埃博拉出血热(EHF)等，抗体治疗可作为首选方案。例如，2014 年夏季在非洲流行的埃博拉出血热，因为无药可治，导致大范围流行并且死亡人数众多，美国将处于研制阶段的埃博拉病毒的抗体药物“Zmapp”用在两例病毒感染者身上，其病情立即获得缓解；在治疗 AIDS 方面，HIV 病毒的单链抗体 ScAb2219，在 HIV 病毒感染的早期和晚期具有有效的抑制作用，并可望成为 AIDS 基因治疗的有效手段。

4. 细胞内抗体 一般的抗体在细胞内合成后分泌到细胞外，如果在抗体基因的 N 端或者 C 端加入引导序列就能使抗体表达定位在亚细胞区域，如细胞核、内质网或线粒体等部位。这种在细胞内合成并作用于细胞内组分的抗体称为细胞内抗体（intrabody）或内抗体。细胞内抗体可以提供一种其他方法不能做到的研究细胞内分子功能的方法，它可阻断细胞质或细胞核内某些分子的生物学功能及蛋白分泌途径；也可在细胞内抑制病毒复制，抑制生长因子受体或癌蛋白的表达。可用于 AIDS 和肿瘤的基因治疗。

5. 用于临床诊断 将单链抗体基因同酶蛋白质的基因连接在一起，构建成复合功能抗体基因，通过成熟的表达和纯化技术直接分离出能用于临床诊断的具有抗体和酶活性的融合蛋白，用于 ELISA 检测；抗体抗原双功能试剂可用于临床检测。

第六节 鸡抗体制备及应用

1893 年德国人 Klemperer 首次研究证明将破伤风梭菌注射给母鸡，在母鸡鸡蛋中产生破伤风外毒素抗体，该抗体具有特异性中和破伤风外毒素的能力。Klemperer 指出，在鸡的血液和产下的鸡蛋蛋黄中都存在抗体，并发现鸡可以通过鸡蛋向幼鸡转移抗体，据此线索，1962 年 Williams 等人在进一步的研究中发现，产蛋母鸡在受到外界抗原刺激后，母鸡血清中便会产生相应的特异性抗体，随后血清中的抗体在产蛋过程中被转移至卵黄中，使用不同的抗原就会产生与之对应的特异性免疫球蛋白。此项发现开启了卵黄抗体研究的新时代。禽卵黄抗体与哺乳动物 IgG 在结构特性、物理特性、化学特性和抗原特性上相似，因为其来源于卵黄（yolk），为了区分两者，卵黄抗体在 1969 年被定义为 IgY。

一、免疫球蛋白 Y 的结构和生化性质

IgY 存在于禽类、爬行动物、两栖动物和肺鱼中。IgY 分子的结构与 IgG 相似，有两条重链（H），每条的分子量为 67～70kDa，两条轻链（L），每条的分子量为 25kDa。轻链有一个恒定区（C_L）和一个可变区（V_L），类似于 IgG。IgY 和 IgG 的主要区别在于重链。IgG 在重链上有三个恒定区（C_H1～C_H3），而 IgY 有四个恒定区（C_H1～C_H4）（图 3-6）。

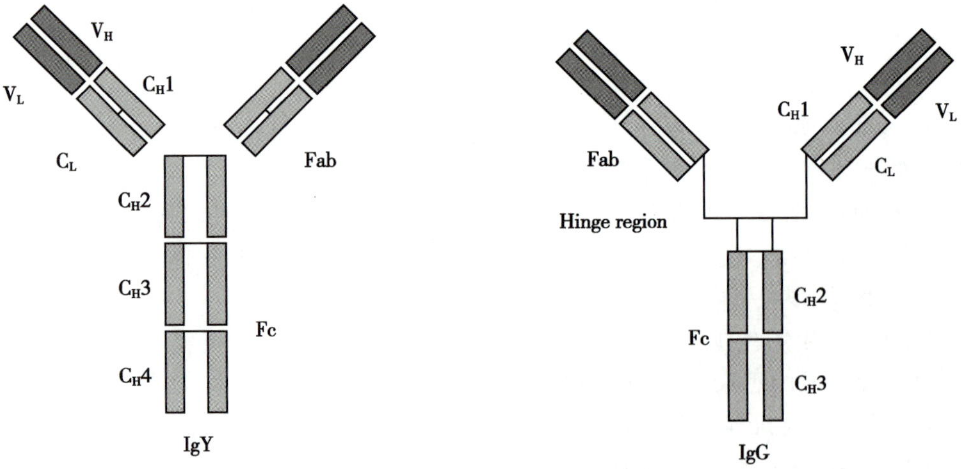

图 3-6 IgY 和 IgG 的结构示意图

IgY 具有更高的分子量(180kDa),比 IgG(150kDa)高。由于缺乏 C_H1 和 C_H2 之间的铰链区,IgY 的柔韧性不如 IgG,在这方面与 IgE 相似。甘氨酸和脯氨酸残基在 C_H1-C_H2 和 C_H2-C_H3 区域的存在也限制了 IgY 的柔韧性。这种柔韧性差的一个优点可能是与 IgY 对蛋白水解酶降解的抵抗力增加有关。此外,IgY 比 IgG 更疏水,其等电点在 5.7 和 7.6 之间。纯化的 IgY 半衰期为几个月,在室温下可保持活性 6 个月,在 37℃下可保持活性 1 个月。此外,亲和纯化的和生物素化的 IgY 在 4℃储存 5 年后仍保持高活性。IgY 和 IgG 之间的结构和系统发育差异表现在不同的分子和生物化学相互作用上。IgY 的 Fc 部分不能激活人补体,不能与类风湿因子和蛋白 G 结合,也不能与人抗鼠抗体(HAMA)和红细胞凝集素 A 和 B 反应。由于系统发育距离的关系,鸡对保守的哺乳动物蛋白产生更强的免疫反应。

尽管 IgY 是一种蛋白质分子,但它具有耐热性和 pH 耐受性,在 30～70℃之间保持稳定,在 pH 3.5～11 之间保持活性。然而,IgY 对其抗原的亲和力随着温度的升高而降低。蔗糖、麦芽糖和甘氨酸的加入保护 IgY 不受热变性的影响,而山梨醇则使其在酸性 pH 稳定。IgY 可抵抗蛋白水解酶(如胰蛋白酶和凝乳胰蛋白酶)的失活,但可被胃蛋白酶降解。用木瓜蛋白酶消化 IgY,与 IgG 一样,产生一个 Fc 片段和两个单价 Fab 片段。然而,与哺乳动物抗体不同的是,IgY 被胃蛋白酶消化会产生一个 pFc 片段和两个单价 Fab 片段,而哺乳动物抗体在被胃蛋白酶切割时会形成一个二价 Fab 片段。与 IgG 相比,IgY 的特征总结于表 3-1。已经开发了几种方法来保护 IgY 不被胃酸中的 pH 和胃蛋白酶降解,使其完整地到达小肠,这对于使用 IgY 对抗肠道病原体尤为重要。

表 3-1 IgY 与 IgG 比较

	IgY	IgG
物种	禽类、爬行动物、两栖动物和肺鱼	哺乳动物
来源	血清和蛋	血清
浓度	100～150mg/ 鸡蛋	200mg/40ml 血液
分子量 /kDa	180	150
恒定区(重链)/ 个	4	3
铰链区	无	有
pH 稳定性	3.5～11.0	2.0～11.0
热稳定性	高达 70℃	高达 75～80℃
蛋白水解酶降解	胃蛋白酶和木瓜蛋白酶	胃蛋白酶、木瓜蛋白酶、胰蛋白酶和凝乳胰蛋白酶
补体结合	无	有
类风湿因子结合	无	有
Fc 受体结合	无	有
与蛋白质 A 和 G 结合	无	有

基于禽类和哺乳动物之间的系统发育距离,IgY 技术的另一个优势是,它有可能获得针对高度保守的哺乳动物蛋白质或针对哺乳动物中通常逃避免疫系统的蛋白质的抗体。由于缺乏对哺乳动物 Fc 受体的识别,使用 IgY 可减少对类风湿因子的干扰。此外,IgY 在体外和体内都不会触发哺乳动物补体激活。

二、免疫球蛋白Y的制备

1. 免疫 产生的IgY抗体滴度受多种因素的影响，如抗原类型和剂量、使用的佐剂、免疫的途径、接种频率和禽龄等。几种抗原类型已被用于在禽类中产生特异性的IgY，如复合抗原（病毒、细菌和寄生虫）和单一抗原（蛋白质、多糖、多肽和核酸）。不同抗原浓度也可与佐剂结合使用，常见的做法是每毫升佐剂含有10～100μg抗原，在2～3个部位注射，鸡龄在7～8周龄之间。

诱导高抗体滴度取决于佐剂的使用。第一次接种通常使用弗氏完全佐剂，而随后的接种使用弗氏不完全佐剂。在鸡体内产生IgY最常见的抗原给药途径是肌内注射途径，通常是在胸部肌肉中接种。所需的接种次数取决于抗原的类型和剂量，以及所使用的佐剂。产蛋期前必须至少进行两次接种，间隔时间为4～6周。IgY滴度必须在最后一次免疫后14天进行评估。如果抗体滴度下降，则必须在整个产蛋期间进行进一步免疫，以全年保持高抗体滴度。从抗原接种后第2周至第5周开始，可以观察到蛋黄抗体滴度的增加。在持续增加后，抗体滴度出现稳定，达到平台期，并从那时起逐渐下降。通过加强接种，可以使蛋黄抗体的高滴度保持150天以上。

2. 提取纯化 IgY的提取包括去除脂质以形成水溶性部分，然后沉淀其中包含的抗体。从蛋黄中提取IgY有几种方法，选择合适的方法取决于目的。一种常用的提取IgY的方法是用聚乙二醇（PEG）6 000沉淀法：用3.5%的PEG 6 000将蛋黄稀释在磷酸盐缓冲液（PBS）中离心脱水后，将上清液与12%的PEG 6 000离心两次，沉淀抗体。另一种是硫酸铵沉淀法：将蛋黄在pH为5.0的水中稀释6倍，在4℃下孵育6小时，从蛋黄中去除脂质，然后用60%的硫酸铵沉淀IgY，获得高度纯化的IgY。

由于IgY的Fc区不与哺乳动物IgG亲和纯化常用的蛋白A和G结合，因此亲和层析纯化IgY的方法需要其他类型的配体。IgY可以通过将免疫抗原吸附到亲和柱的固相来纯化，产生单特异性抗体，可在酸性或碱性条件下洗脱。IgY的纯化也可以通过亲硫吸附色谱法进行。

母鸡能够通过蛋黄产生100～150mg的IgY，其中1%～10%是特异性抗体。在一年中，一只蛋鸡的总产量在17～35g。

三、免疫球蛋白Y抗体的应用

1. 抗菌活性 使用多克隆IgY抗传染病可将微生物耐药的风险降至最低，因为该抗体能够针对同一微生物的各种抗原。因此，面对耐药细菌的出现，特异性IgY抗体是人类健康中用作抗菌剂的相关替代方案。

2. 抗病毒活性 在小鼠感染H5N1和H5N2之前和之后，经鼻给药抗H5N1 IgY，可完全预防疾病发作。

3. 抗肿瘤活性 禽类和哺乳动物之间的系统发育距离保证了禽类对哺乳动物抗原的免疫反应更强。这种特性可能有利于产生针对人类肿瘤抗原的IgY。有学者针对肿瘤坏死因子相关凋亡诱导配体（TRAIL）受体TRAIL-R2（DR5）外域上的21个氨基酸序列产生了高度特异性的IgY。该抗体结合氨基酸序列，激活人乳腺癌细胞MCF7中的DR5受体，作为TRAIL激动剂，诱导细胞凋亡。

4. IgY在诊断中的应用 针对常用乳腺癌标志物肽抗原糖类抗原15-3（CA15-3）的IgY作为夹心ELISA检测CA15-3的二抗，用于临床检测。IgY检测人类和动物胃肠道病毒病原体的能力已被广泛研究。IgG的Fc部分与葡萄球菌A蛋白发生反应，而IgY的Fc部分不与蛋白A发生反应，这一事实使得IgY成为更特异性检测不同金黄色葡萄球菌菌株及其毒素的抗体。

第七节 核酸适配体技术及应用

核酸适配体(aptamer)又称为化学抗体，是指能与特定靶分子结合的寡核苷酸链，通过指数富集配体系统进化(systematic evolution of ligand by exponential enrichment，SELEX)技术筛选出的能与靶标分子具有较高亲和力和特异性的一种短的单链核酸DNA或者RNA分子。核酸适配体可以通过其独特的三维结构高选择性地与目标靶点结合，具有与抗原-抗体反应相类似的高亲和性、高特异性。核酸适配体又被称为人工抗体，但抗体和核酸适配体是两种不同的分子，其在结构、功能和应用等方面都存在一定的差异。

一、核酸适配体的特点

核酸适配体分子内碱基通过氢键、范德华力和疏水堆积等作用力形成稳定的三维结构，能够与金属离子、糖类、小分子、氨基酸、抗生素、多肽、蛋白质等靶标特异性结合。核酸适配体具有许多明显优势：

1. 易于合成和修饰 核酸适配体可以通过化学合成方法实现，并可以进行化学修饰以改变其亲和力和特异性。

2. 高度特异性 核酸适配体通过特异性的三维结构与目标分子结合，具有高度特异性，可以识别目标分子的特定结构和表面特征。

3. 高亲和力 通过循环筛选技术等方法筛选出具有高亲和力的核酸适配体，其亲和力可以与抗体相当甚至更高。

4. 结合的靶标广泛 核酸适配体能够与许多生物大分子、小分子物质和金属离子，甚至可以与特定的组织、细胞、细菌和病毒等生物体发生结合。

5. 易于储存和传输 由于核酸适配体是通过化学合成得到的，可以通过标准化的方式进行储存和传输。

6. 稳定性好 核酸适配体具有较好的稳定性，可以在不同的温度、pH和离子浓度等条件下保持其结构和亲和力。

二、指数富集配体系统进化技术

SELEX技术是一种基于体外演化的技术，可以在大量的核酸序列中筛选出对目标分子具有高亲和力的核酸适配体。其基本原理是通过多轮的筛选和放大，逐渐选择出对目标分子结构具有高度特异性和亲和力的核酸适配体。SELEX技术的优点在于可以用于筛选各种不同类型的分子，包括蛋白质、细胞、病毒和寄生虫等，这为治疗各种疾病提供了新的可能性。

常规SELEX筛选技术是由Ellington和Tuerk两个研究团队于1990年开发的。该方法以随机寡核苷酸文库作为筛选的基础，中间是随机序列，两端是引物区，经过反复筛选和富集，获得一条或多条与靶标物质具有较强亲和力的寡核苷酸序列。DNA适配体常规筛选包括孵育、清洗未结合的分子、PCR扩增，而RNA适配体筛选增加了体外转录和逆转录的过程(文末彩图3-7)。常规筛选通常需要进行20轮以富集对靶标有高亲和力的适配体，但由于该方法耗时耗力，所以需要开发新的筛选适配体的方法。目前已有多种筛选核酸适配体的SELEX新方法，包括毛细管电泳SELEX技术、微流控SELEX技术、细胞SELEX技术、捕获-SELEX技术和体内SELEX技术等。

三、核酸适配体在疾病诊断中的应用

目前已开发了一系列基于核酸适配体的诊断方法用于疾病早期筛查与诊断。

1. 基于核酸适配体的肿瘤标志物发现 通过细胞筛选获得与肿瘤细胞特异性结合的核酸适配体的方法是发现肿瘤细胞膜表面标志物的有力工具。由于 Cell-SELEX 靶向的是活细胞，被核酸适配体靶向的生物标志物可从细胞中分离出来，并通过质谱分析鉴定。

2. 基于核酸适配体的液体活检 液体活检能够监测肿瘤复发、评估疗效，而且具有标本易获得、创伤性小、非侵入性、可反复采集等优点。核酸适配体在液体活检中主要包括对蛋白质、细胞外囊泡、循环肿瘤细胞的检测。

3. 基于核酸适配体的分子成像 通过核酸适配体的分子靶向能力结合影像基团成像可以实现细胞和亚细胞中分子水平的可视化，为癌症的早期筛查和诊断提供有力的分子工具。

随着筛选技术的发展和核酸适配体性能的进一步提升，并且由于核酸适配体作为核酸分子具有可测序性，其相对抗体具备高通量、高灵敏检测的能力，未来在临床医学工作中核酸适配体将会得到更广泛的应用，成为保障人民健康的重要手段。

（王 辉）

本章小结

抗体制备的第一步是制备并纯化抗原，根据抗原的性质及来源不同，可选择不同的纯化方法。Ig 片段的制备可采用解离二硫键、溴化氰裂解法和酶裂解法等三种方法。半抗原 - 载体连接方法是由半抗原的化学结构决定的。免疫佐剂是指预先或与抗原同时注入体内，可增强机体对抗原的免疫应答或改变免疫应答类型的非特异性免疫增强性物质。制备多克隆抗体选择动物时要考虑：抗原与动物种属之间的关系、动物的个体因素、抗原的性质与动物种类、抗体的用量和要求等四个方面。抗原的注射剂量应考虑抗原的免疫原性的强弱、分子量大小、动物的个体状态和免疫时间。常用的动物采血法有三种：颈动脉放血法、静脉采血法和心脏采血法。抗血清的纯化就是从血清中分离 IgG，可采用盐析法、离子交换层析和亲和层析法。

McAb 制备过程是将致敏 B 细胞和骨髓瘤细胞融合成杂交瘤细胞，筛选杂交瘤细胞，克隆化培养，批量生产 McAb 等。大量制备 McAb 的方法主要有两种，一种是体外细胞培养法，另一种是动物体内诱生法。McAb 纯化后须对其抗体性质进行鉴定。McAb 主要应用于：临床检验诊断试剂、蛋白质的纯化、肿瘤的导向治疗和放射免疫显像技术。基因工程抗体包括应用 DNA 重组和蛋白工程技术对已有的 McAb 进行改造，例如人源化抗体、小分子抗体、双特异性抗体和抗体融合蛋白的制备；也包括用抗体库技术筛选、克隆新的 McAb 和多克隆抗体。近年来，IgY 抗体和核酸适配体也获得广泛研究和应用。

第四章　抗原抗体标记物的制备

通过本章学习，你将能够回答下列问题：

1. 临床免疫检验技术中常用的标记物有哪几类？
2. 常用的放射性核素有哪些？它们的特性是什么？如何制备放射性核素与抗原抗体的结合物？
3. 常用的荧光素有哪些？有什么特性？如何制备荧光素与抗原抗体的结合物？
4. 常用的酶及其作用底物有哪些？它们的特性是什么？如何制备酶与抗原抗体的结合物？
5. 常用的化学发光剂有哪些？它们有什么特性？如何制备化学发光剂与抗原抗体的结合物？
6. 如何制备胶体金，它有哪些特性？如何制备胶体金与抗原抗体的结合物？

免疫标记技术（immunolabeling technique）是指用荧光素、放射性核素、酶、胶体金及化学（或生物）发光剂作为示踪物，标记抗体或抗原进行的抗原 - 抗体反应，借助荧光显微镜、酶标检测仪等仪器，对实验结果直接镜检观察或进行自动化测定，可在细胞、亚细胞以及分子水平上，对抗原、抗体进行定性和定位研究；或应用各种液相和固相免疫分析方法，对体液中的半抗原、抗原或抗体进行定性、定量测定。

第一节　标记物的种类及特性

临床免疫分析技术常用的标记物可分为放射性核素和非核素两大类，后者包括荧光物质、酶、化学发光剂、胶体金和量子点等。

一、放射性核素

核素是指具有一定核电荷数和质量数，并且具有同一能态的一种原子核或原子。放射性核素也称不稳定核素，能自发地释放出粒子和 / 或光子成为另一种原子的核素，这一过程称为放射性衰变。标记抗原或抗体的放射性核素有 ^{125}I、^{131}I、^{3}H 和 ^{14}C 等，以 ^{125}I 最为常用，其特性为①理化性质活泼，标记方法简单，易获取高比活性的标记结合物；②衰变过程不产生电离辐射强的 β 射线，对标记多肽、蛋白抗原分子的免疫活性影响较小；③衰变过程中释放 γ 射线，可用 γ 计数仪测量，方法简便，易推广应用；④半衰期（60 天）适中、核素丰度（>95%）及计数效率相对较高。

二、荧光物质

常用的荧光标记物有三类，有机化合物荧光素、稀土螯合物和荧光底物（酶作用后产生荧光的物质）。

（一）荧光素

荧光素主要有异硫氰酸荧光素（fluorescein isothiocyanate，FITC）、四乙基罗丹明（rhodamine，RB200）、四甲基异硫氰酸罗丹明（tetramethylrhodamine isothiocyanate，TRITC）和藻红蛋白（phycoerythrin，PE），其中应用最广的是FITC，RB200、TRITC和PE常作为衬比染色或双标染色。

1. 异硫氰酸荧光素 FITC为黄色或橙黄色结晶粉末，易溶于水或乙醇等溶剂，在冷暗干燥处可保存数年。分子量为389.4g/mol，最大吸收光波长490～495nm，最大发射光波长520～530nm，呈明亮的黄绿色荧光。FITC有两种同分异构体，其中Ⅰ型异构体的荧光效率、稳定性以及与蛋白质结合力等方面都更良好。

2. 四乙基罗丹明 RB200为橘红色粉末，不溶于水，易溶于乙醇和丙酮，性质稳定，可长期保存。最大吸收光波长570nm，最大发射光波长595～600nm，呈橘红色荧光。与FITC的绿色荧光形成鲜明对比，常用于衬比染色或双标染色，但其荧光效率较低。

3. 四甲基异硫氰酸罗丹明 TRITC为罗丹明的衍生物，为紫红色粉末，较稳定。最大吸收光波长550nm，最大发射光波长620nm，呈橙红色荧光。与FITC的黄绿色荧光形成鲜明对比，常用于衬比染色或双标染色，但其荧光效率较低。

4. 藻红蛋白 PE是从红藻中分离纯化的一种藻胆蛋白，最大吸收光波长565nm，最大发射光波长578nm，呈红色荧光。在流式荧光免疫技术中，常用PE与FITC进行双标记。与传统化学荧光素相比，PE具有较宽的吸收光谱、荧光效率高、荧光强而稳定、敏感性高、不易猝灭等特点。

（二）稀土螯合物

镧系元素为三价稀土离子，包括铕（Eu^{3+}）、钐（Sm^{3+}）、铽（Tb^{3+}）、钕（Nd^{3+}）、镝（Dy^{3+}）和铈（Ce^{3+}）等，其中Eu^{3+}是时间分辨荧光免疫试验中应用最广的示踪元素。

（1）稀土离子的荧光特性：①具有较宽的斯托克斯（Stokes）位移[斯托克斯位移是指分子内电子跃迁导致的吸收光谱最强峰的波长和与其对应的发射光谱（包括荧光光谱和拉曼光谱）中最强峰的波长之间的差]，发射光谱和激发光谱不会相互重叠；②荧光寿命长，荧光半衰期介于10～1 000μs；③激发光波长范围宽，发射光谱带很窄，甚至不到10nm。

（2）信号增强：游离的稀土离子所产生的荧光强度较弱，但与适当的螯合剂如β-萘甲酰三氟丙酮（β-NTA）、三甲基乙酰三氟丙酮（PTA）等形成螯合物后，可使荧光信号增强。

（三）酶作用后产生荧光的物质

某些化合物本身无荧光效应，一旦经酶催化后便形成具有强荧光的物质。如4-甲基伞形酮-β-D-半乳糖苷（MUG），受β-半乳糖苷酶（β-Gal）的作用分解成4-甲基伞酮（MU），后者可发出荧光，激发光波长为360nm，发射光波长为450nm。其他如碱性磷酸酶（ALP）的底物4-甲基伞酮磷酸盐（MUP）和辣根过氧化物酶（HRP）的底物对羟基苯乙酸（HPA）等都具有荧光底物的性质，可用于荧光酶免疫分析。

三、酶和酶作用底物

常用的酶标记物有辣根过氧化物酶（horseradish peroxidase，HRP）、碱性磷酸酶（alkaline phosphatase，ALP）、β-半乳糖苷酶（β-galactosidase，β-Gal）等。每种酶可与相应的显色或发光底物作用，产生典型的有色反应物或化学发光反应，通过反应的颜色或发光强度对待测物进行定性、定量分析。

（一）常用的酶

1. 辣根过氧化物酶 HRP是从植物辣根中提取的一种过氧化物酶，分子量40kDa，由无色的酶蛋白（主酶）和亚铁血红素（辅基）结合而成的糖蛋白。辅基是酶活性基团，在403nm

处有最大吸收峰；而主酶则与酶活性无关，在275nm波长处有最高吸收峰。HRP是目前在ELISA中应用最为广泛的标记用酶之一。通常HRP的纯度用纯度数（reinheit zahl，RZ）表示，即HRP分别在403nm和275nm处的吸光度比值。用于标记的HRP，RZ值应>3.0。RZ值仅说明血红素基团在HRP中的含量，并非HRP制剂的真正纯度，而且RZ值高的HRP并不意味着酶活性也高，其与酶活性无关。酶活性以单位U表示，即1分钟将1μmol底物转化为产物所需的酶量。酶变性后，RZ值不变，但活性降低，因此使用酶制剂时，酶活性单位比RZ值更重要。强酸是HRP的强烈抑制剂，通常在比色测定前采用强酸（硫酸）作为终止剂。此外，为防止酶失活，应避免使用叠氮钠作为酶标复合物的防腐剂。

2. 碱性磷酸酶 ALP是一种磷酸酯水解酶，可从大肠埃希菌或小牛肠黏膜提取，但两种来源的ALP理化性质有所不同：菌源性ALP分子量80kDa，酶作用最适pH为8.0；肠黏膜来源ALP分子量为100kDa，最适pH为9.6；肠黏膜来源ALP的活性高于菌源性ALP。含磷酸盐的缓冲液对酶活性具有抑制作用，若试剂盒注明标记酶为ALP，则孵育和洗涤缓冲液不能使用磷酸盐缓冲液。

3. β-半乳糖苷酶 它是一种来源于大肠埃希菌，由β-半乳糖苷酶基因（*LacZ*）编码的四聚体蛋白，分子量540kDa，最适pH 6.0～8.0。因人体血浆中缺乏此酶，以其制备的酶标记物在测定时不易受到内源性酶的干扰，并且具有大量易得的底物，被用于均相酶免疫分析，是目前最常用的标记酶之一。

（二）常用的酶显色底物

1. HRP的显色底物 HRP催化反应式为$DH_2+H_2O_2 \rightarrow D+2H_2O$，式中供氢体$DH_2$通常被称为底物，受氢体为$H_2O_2$。常用的供氢体有邻苯二胺（orthophenylenediamine，OPD）、四甲基联苯胺（3,3,5,5-tetramethylbenzidine，TMB）、二氨基联苯胺（diaminobenzidine，DAB）及对羟基苯乙酸（4-hydroxyphenylacetic acid，HPA）等。

OPD被认为是HRP最为敏感的色原底物之一，在HRP的作用下显橙黄色；强酸终止反应后显棕黄色，最大吸收峰波长492nm。由于OPD稳定性差，易致癌，目前已基本不用。TMB是ELISA中最常用的色原底物，经HRP催化作用后显蓝色，强酸终止反应后呈黄色，最大吸收峰波长450nm。TMB具有性质稳定、检测敏感性高、不致癌等优点，但水溶性相对较差且见光易分解。DAB是辣根过氧化物酶膜显色最敏感、最常用的显色底物，反应产物为不溶于水、二甲苯和醇的棕色沉淀物，可应用于以膜为固相载体的酶免试验显色。HPA具有荧光底物性质，在H_2O_2存在下被HRP氧化成二聚体（荧光物质），在350nm激发光作用下，发出450nm波长的荧光。

2. ALP的显色底物 常用的ALP显色底物有对硝基苯磷酸酯（p-nitrophenyl phosphate，P-NPP）。P-NPP在ALP的催化下生成黄色的对硝基酚，经NaOH终止酶反应后，最大吸收峰波长405nm，呈色比较稳定。

3. β-Gal的显色底物 常用的β-Gal的底物为4-甲基伞酮基-β-D半乳糖苷（4-methylumbelliferyl-β-D-galactoside，4-MUG），经酶水解后，产生高强度荧光物质4-甲基伞形酮（4-MU），可用荧光计检测。

（三）常用的酶发光底物

HRP催化的发光底物为鲁米诺及其衍生物；ALP催化的发光底物为3-（2′-螺旋金刚烷）-4-甲氧基-4-（3-磷酰氧基）苯-1,2-二氧杂环丁烷（AMPPD）和4-甲基伞形酮磷酸酯。

1. 鲁米诺及其衍生物 鲁米诺（3-氨基苯二甲酰肼）、异鲁米诺（4-氨基苯二甲酰肼）及其衍生物都有化学发光特性，是HRP最常用的发光底物。在碱性环境中，HRP对鲁米诺和过氧化氢的反应起催化作用。通常以0.1mol/L、pH 8.6的三羟甲基氨基甲烷（Tris）缓冲液作为底物液，测定波长为425nm，发光反应式如图4-1所示。鲁米诺可用于HRP标记抗体的 Western Blot。

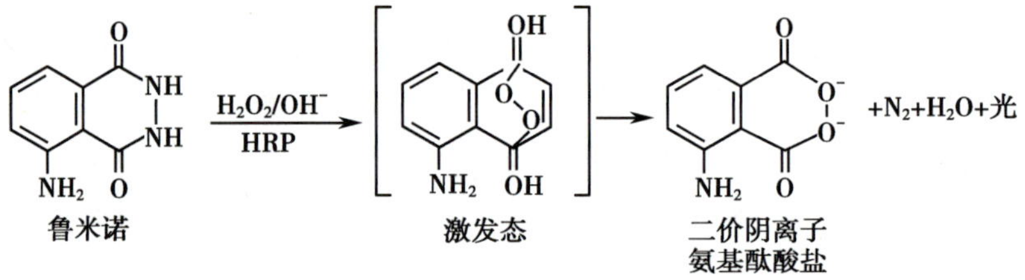

图 4-1 鲁米诺发光反应原理示意图

2. AMPPD AMPPD 是 ALP 常用的发光底物，其分子中有两个重要结构，一个是连接苯环和金刚烷的二氧四节环，它可断裂并发射光子；另一个是磷酸基团，它维持整个分子结构的稳定，并使整个分子失去发光特性。碱性条件下，ALP 使 AMPPD 脱去磷酸根基团，形成一个不稳定的中间体 AMPD。这个中间体随即自行分解（二氧四节环断裂），同时发出波长为 470nm 的持续光。这种发光物质发射的光稳定且持续时间长，便于仪器检测。发光原理见图 4-2。

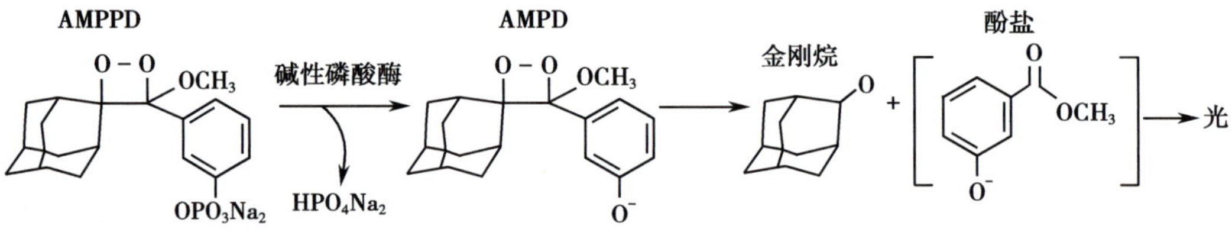

图 4-2 AMPPD 发光原理示意图

四、化学发光剂

常用化学发光剂有两类，一类是直接化学发光剂，如吖啶酯、三联吡啶钌；另一类是酶（HRP/ALP）促反应发光剂。

（一）直接化学发光剂

1. 吖啶酯 吖啶酯（acridinium ester，AE）为三环有机化合物，它是一类发光效率很高的发光剂，易氧化，且氧化反应无须催化剂，在碱性 H_2O_2 溶液中，吖啶酯的分子受到过氧化氢分子进攻时，生成不稳定的二氧乙烷，此二氧乙烷分解为二氧化碳（CO_2）和电子激发态的 N- 甲基吖啶酮，当其回到基态时，在 470nm 处释放出光子，反应就可产生化学发光现象。活化的吖啶酯具有发光效率高、背景小、可直接标记抗原和抗体的优点，发光过程快速，1 秒内光子散射达高峰，整个过程在 2 秒内完成，是化学发光分析中常用的发光标记物。发光原理如图 4-3 所示。

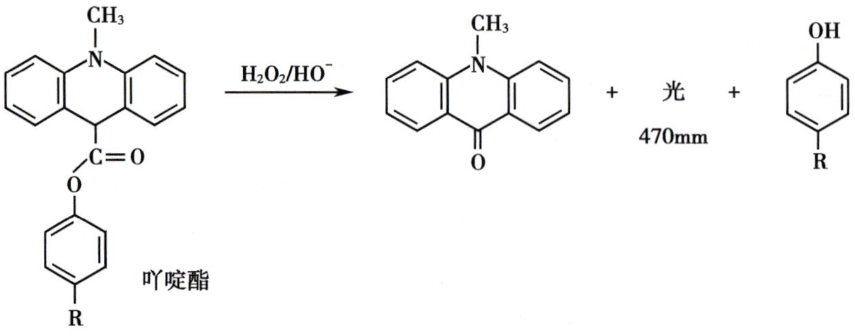

图 4-3 吖啶酯发光反应原理示意图

2. 三联吡啶钌 三联吡啶钌{$[Ru(bpy)_3]^{2+}$}是电化学发光中最常用的标记物。三联吡啶钌标记抗原、抗体时，三丙胺（TPA）作为电化学发光中的电子供体，参与氧化还原反应，氧化后生成的中间产物是形成激发态三联吡啶钌的化学能来源。$[Ru(bpy)_3]^{2+}$ 和电子供体 TPA 在阳性电极表面可同时失去一个电子而发生氧化反应。二价的$[Ru(bpy)_3]^{2+}$ 被氧化成三价，成为强氧化剂，TPA 失去电子后被氧化成阳离子自由基 TPA（$TPA^{+\cdot}$），它很不稳定，可自发地失去一个质子（H^+），形成自由基 $TPA^{\cdot}$，成为一种很强的还原剂，可将一个高能量的电子递给三价的$[Ru(bpy)_3]^{3+}$ 使其形成激发态的$[Ru(bpy)_3]^{2+\cdot}$。激发态的三联吡啶钌不稳定，很快发射出一个波长 620nm 的光子，恢复为基态的三联吡啶钌。这一过程可在电极表面周而复始地进行，产生许多光子，使光信号增强（图 4-4）。

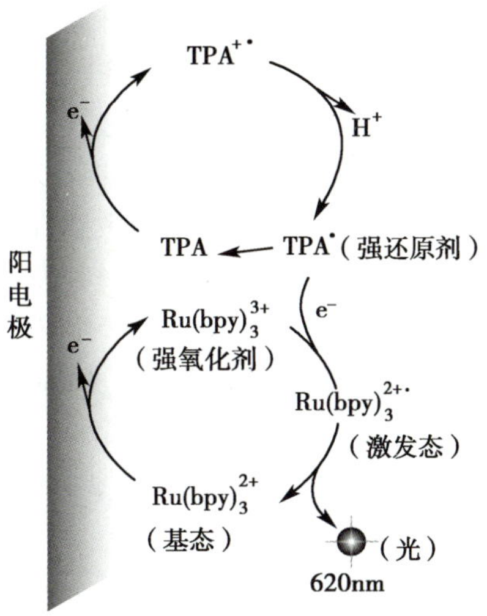

图 4-4 电化学发光剂反应原理示意图

（二）酶促反应发光剂

利用酶的催化作用，使发光剂发光，这一类需酶催化后发光的发光剂称为酶促反应发光剂。酶促化学发光免疫试验中常用的标记酶有 HRP 和 ALP。其发光底物见“（三）常用的酶发光底物”。

五、量子点

量子点（quantum dot，QD）是直径 1～10nm 的半导体纳米晶粒，尺寸小于或接近激子玻尔半径。它们由Ⅱ～Ⅵ族或Ⅲ～Ⅴ族元素组成，性质稳定，可接受激发光产生荧光，具有类似体相晶体的规整原子排布。广义的量子点还包括Ⅳ-Ⅵ族、Ⅴ-Ⅵ族元素组成的纳米晶以及金簇、银簇、硅点、碳点、复合型荧光纳米颗粒等。量子点可以与特定抗体或小分子结合，在不改变其化学特性的情况下，受到光源激发后可发出特定波长的荧光，实现对靶标的识别及检测。量子点与生物大分子如核酸、蛋白质等之间的结合，通常有以下几种方法：常规交联剂连接法及生物素 - 亲合素法等。

QD 的特殊结构导致它具有表面效应、量子尺寸效应、介电限域效应和宏观量子隧道效应，展现出许多独特的光学特性：①激发光波长宽，而发射光波长窄；②具有“调色”功能，不同粒径的量子点具有不同的颜色，一元激发多元发射；③荧光强度高、稳定性好、抗漂白能力强、荧光寿命长。

1. 量子点的制备 大致分为两种方法：物理制备法和化学合成法。物理制备法有蒸汽冷凝法、气相沉积、低温等离子法等，这类方法虽可以制得粒径易控的量子点，但所需实验设备昂贵，广泛使用受限。

化学合成法有水相和有机相合成法。在有机相体系中可制备性能优良的Ⅱ～Ⅵ族和Ⅲ～Ⅴ族的量子点，如单核量子点 CdSe 及核 / 壳结构量子点 CdSe/ZnS。此类方法制备的量子点分散性好、稳定性高、不易沉积，但水溶性差。水相体系中合成量子点的方法操作简单、成本低廉，具有量子点表面形貌及性质可控，比较容易修饰各种基团等优点而备受青睐。

2. 量子点表面修饰 无机壳层修饰法和化学修饰法是常用的量子点修饰方法。无机壳层修饰法就是合成核 / 壳结构的量子点，即在一种量子点的表面包裹一层晶体结构相似、带隙更大的纳米晶粒，如在 CdSe 量子点的外面包覆一层 CdS 或 ZnS 就构成了以 CdSe 为核，以 CdS 或 ZnS 为壳的量子点。

化学修饰法就是用含巯基的有机分子如二氢硫辛酸、巯基乙酸和聚乙二醇等对量子点进行表面修饰，其疏水端包裹量子点，而亲水端则使量子点具有良好的水溶性。

六、胶体金

胶体金（colloidal gold）也称金溶胶，是金盐被还原成金原子后形成的金颗粒悬液。胶体金颗粒由一个基础金核［原子金（Au）］及包围在外的双离子层构成（内层为负离子层 $AuCl_2^-$，外层是带正电荷的 H^+）。由于静电作用，金颗粒之间相互排斥而悬浮成为一种稳定的胶体状态，形成带负电的疏水胶溶液，故称胶体金。胶体金特性如下：①具有胶体的多种特性，特别是对电解质的敏感性，电解质能破坏胶体金颗粒的外周水化层，从而打破胶体金的稳定状态；②胶体金的吸收波长一般在 510～550nm 可见光谱范围之间，吸收波长随金颗粒直径增大而增加，同时产生从淡橙黄色到紫红色的颜色变化。

1. 胶体金制备原理 胶体金是氯金酸在还原剂的作用下，聚合成一定大小的金颗粒，形成带负电荷的疏水胶溶液。目前常用的还原剂有柠檬酸钠、鞣酸、维生素 C、白磷、硼氢化钠等。根据还原剂类型以及还原作用的强弱，可以制备 0.8～150nm 不等的颗粒直径的胶体金颗粒。

2. 胶体金制备方法 胶体金的制备主要采用化学还原法，即向氯化金水溶液内加入各种还原剂，使金离子聚合成胶体金。还原法可认为是一个结晶过程，颗粒的大小取决于还原剂所致晶核形成速度及结晶生长速度。常用的还原剂有柠檬酸钠、鞣酸、抗坏血酸、白磷、硼氢化钠等。以柠檬酸三钠还原法制备 16nm 的胶体金为例，取 0.01% 的氯金酸水溶液 100ml，加热至沸腾，磁力搅动下加入 1% 的柠檬酸三钠水溶液 2ml，此时可观察到淡黄色的氯金酸溶液在柠檬酸三钠加入后几分钟内很快变灰色，继而转为黑色，随后逐渐稳定成酒红色。继续煮沸 15 分钟，冷却后加蒸馏水恢复到原体积。金溶胶颗粒的直径取决于制备时加入的柠檬酸三钠量，保持其他条件不变，制备时加入不同剂量的柠檬酸三钠可获得不同粒径的胶体金颗粒。

第二节 常用的交联剂及特性

生物大分子之间的偶联，本质上是生物大分子中活性基团之间的连接。其连接类型主要有氨基与氨基、氨基与羧基、巯基与巯基、氨基与巯基、羰基与氨基等。免疫标记常用交联剂分子两端各有一个相同或者不同的活性基团，它们可与其他分子上的氨基、巯基、羟基等基团发生共价结合而产生交联作用。

根据交联剂两端的两个反应基团是否相同分为均一的和非均一的交联剂。均一的双功能交联剂，其两个反应基团相同；而在非均一的双功能交联剂中，两个反应基团不同，每个基团可能在不同的条件下反应。大分子抗原、抗体的标记是利用双功能交联剂使标记物与被标记物结构中的游离的氨基、羧基、硫氢基、酚基、羟基等基团形成不可逆连接。

一、均一的双功能交联剂

目前常用的均一的双功能交联剂（homobifunctional cross-linking reagent）有戊二醛、碳二亚胺等，该类交联剂中含有$-CHO$、$-N=C=O$、$-N=C=S$、$-SO_2CH=CH_2$ 等活泼双键，可与生物大分子中的$-NH_2$、$-OH$、$-SH$ 等进行交联反应。该类交联剂方法原理简单、反应温和、适用范围广；其缺点是反应条件难以控制，副反应较多，易发生多聚合和分子内交联，使交联物的生物活性显著下降，反应产物均一性差。下面主要介绍戊二醛的标记反应：

戊二醛分子中两个醛基可分别与两个相同或不同分子上的伯氨基形成席夫（Schiff）碱，将两个生物大分子以五碳链的桥连接起来。标记反应如图 4-5 所示。

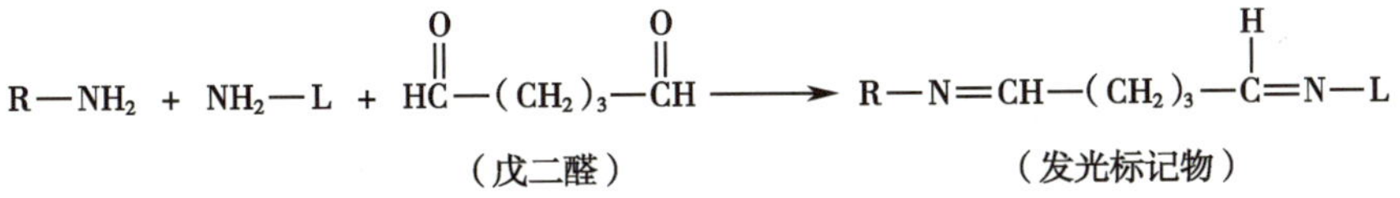

图 4-5　戊二醛法标记反应

二、非均一的双功能交联剂

N- 琥珀酰亚胺基 -3-（2- 吡啶基二硫）- 丙酸酯（SPDP）等属于非均一双功能交联剂（heterobifunctional cross-linking reagent）。SPDP 是目前常用的非均一双功能交联剂，常用于两种蛋白之间的交联。SPDP 分子结构式如图 4-6 所示。

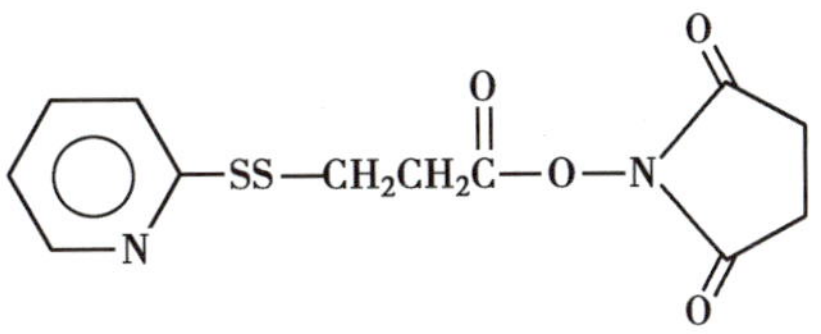

图 4-6　SPDP 分子结构式

SPDP 分子两端分别含有对脂肪链上的巯基和伯氨基十分敏感，有专一作用的二硫吡啶基和琥珀酰亚胺酯基，可将含巯基和氨基的两种蛋白质很容易地交联起来；如果两种蛋白质不含巯基，可用 SPDP 在其中一个蛋白质分子中引入二硫吡啶基，然后再用二硫苏糖醇（DTT）还原成游离巯基，最后使二者交联起来。

该交联剂的优点：对蛋白质的伯氨基和脂肪族链上的游离巯基反应敏感、专一性很强、反应容易控制、可避免副反应；交联的程度容易测定，相较于一般交联剂，用此交联剂交联后的生物大分子活性高；可通过还原裂解使其再生。

第三节　标记物与抗原抗体的结合物制备

免疫标记技术是将抗原 - 抗体反应与标记技术相结合，用标记物标记已知抗原或抗体，通过检测标记物以间接测定抗原 - 抗体复合物的一种技术。标记物是高灵敏免疫测定的物质基础，通常采用各种化学交联剂将其与特异抗原或抗体共价交联，从而得到标记物 - 抗原或抗体结合物，是标记免疫测定试剂的核心组分。

一、放射性核素与抗原抗体的结合物制备

放射性核素标记结合物的质量优劣直接影响测定结果。制备高比活度、高纯度和具备完整免疫活性的标记结合物是建立高质量放射免疫分析法的重要条件。本节主要介绍 ^{125}I 标记结合物的制备基本方法、纯化及鉴定。

1. 基本方法　碘标记的方法很多，氯胺 T（Ch-T）法是常用的标记方法，氯胺 T 是一种氧化剂，它能使 ^{125}I 液中带负电荷的碘离子氧化成带正电荷的碘，然后取代抗原酪氨酸残基芳香环上的氢，标记后再用还原剂偏重亚硫酸钠终止反应，该方法适用于携带酪氨酸残基的蛋白质，碘化反应过程如图 4-7 所示。

2. 放射性核素标记结合物的纯化　标记反应后形成的标记物不能直接使用，须去除游离 ^{125}I 和其他杂质。游离 ^{125}I 和 ^{125}I 标记抗体（抗原）分子大小相差悬殊，凝胶过滤法、离子交换层析法、聚丙烯酰胺凝胶电泳及高效液相色谱法均可分离。

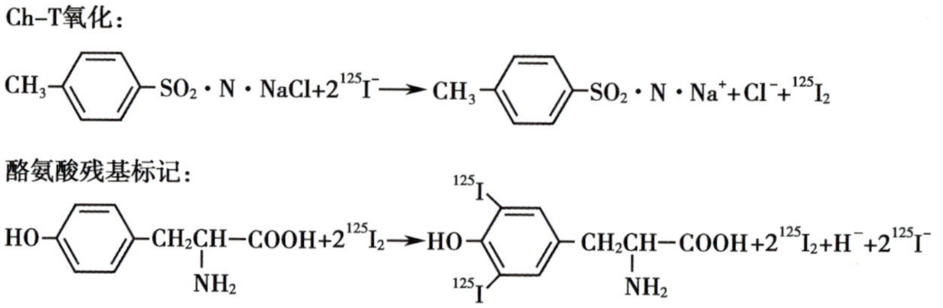

Ch-T氧化：

$$CH_3-\bigcirc-SO_2 \cdot N \cdot NaCl + 2^{125}I^- \longrightarrow CH_3-\bigcirc-SO_2 \cdot N \cdot Na^+ + Cl^- + ^{125}I_2$$

酪氨酸残基标记：

$$HO-\bigcirc-CH_2CH-COOH + 2^{125}I_2 \longrightarrow HO-\bigcirc \begin{matrix} ^{125}I \\ \\ ^{125}I \end{matrix}-CH_2CH-COOH + 2^{125}I_2 + H^+ + 2^{125}I^-$$
$$\qquad\qquad NH_2 \qquad\qquad\qquad\qquad\qquad\qquad NH_2$$

图 4-7　蛋白质 ^{125}I 标记反应示意图

3. 放射性核素标记结合物的鉴定　放射性核素结合物的鉴定包括放射化学纯度、比放射活性和免疫活性三个参数。

放射化学纯度指单位标记物中结合于被标记物上的放射性占总放射性的百分率，一般要求大于95%。

比放射活性是指单位质量标记物中所含的放射性强度，也可理解为每分子抗原（或抗体）平均所结合放射性原子数目，常用 μCi/mg 表示。标记物比放射性较高时，测定越敏感。但比放射性过高时，辐射自损伤大，标记物的免疫活性易受影响，且贮存稳定性差。

免疫活性指标记物与抗原或抗体反应的能力。免疫活性测定方法是用少量标记物与过量抗体反应，测定与抗体结合部分（B）的放射活性，并计算与加入的标记物总放射活性（T）的百分比（B/T×100%），一般情况下 B/T 应大于80%。

4. 放射性核素标记结合物的保存　放射性核素标记结合物应在 2～8℃ 环境下避光保存。注意放射防护，对废弃物须按放射防护条例规定处理。标记物长期贮存后会因脱碘和自身辐射造成蛋白质破坏而形成碎片，可采用上述方法对标记物重新进行纯化。

二、荧光素与抗原抗体的结合物制备

荧光素标记结合物是将荧光素与抗原或抗体通过化学共价键的方式结合而成。荧光素与蛋白质结合的化学反应基团主要有三种类型，即酰基氯，由磺酸制备；异硫氰酸和重氮盐类，这两种通常由相应的胺制备，通过化学键与相应的抗原、抗体结合。以下以 FITC 标记抗体（IgG）为例：

1. 基本方法　FITC 含有异硫氰基，在碱性条件下能与 IgG 的自由氨基结合，形成 IgG 与荧光素的结合物，即荧光抗体。常用的荧光抗体标记方法有搅拌法和透析法。

（1）搅拌法：将待标记的蛋白质（IgG）溶液用 0.5mol/L pH 9.0 的碳酸盐缓冲液平衡，随后在磁力搅拌下逐滴加入 FITC 溶液，在 25℃ 环境下避光持续搅拌 4～6 小时后离心，上清液即为标记结合物。此法适用于标记体积较大、蛋白含量较高（>40g/L）的抗体溶液。优点是标记时间短，荧光素用量少。但此方法影响因素较多，非特异性荧光较强。

（2）透析法：将待标记的蛋白质（IgG）溶液装入透析袋中，置于含 FITC 的 0.01mol/L pH 9.4 的碳酸盐缓冲液中反应过夜，以后再用 PBS 透析法去除游离色素。低速离心，取上清液。透析法适用于标记样品量少，蛋白含量低的抗体溶液。此法标记比较均匀，非特异性荧光较少。

2. 荧光素标记结合物的纯化　抗体标记完成后，还应对标记抗体进行纯化，以除去未结合的游离荧光素和过多结合荧光素的抗体。纯化方法可采用透析法和凝胶过滤法。

3. 荧光素标记结合物的鉴定　荧光素标记结合物的鉴定主要包括荧光素与蛋白质的结合比率以及抗体效价测定。

（1）荧光素与蛋白质的结合比率：荧光素与蛋白质的结合比率（F/P）是荧光素（F）结合到抗体蛋白（P）上的量，将 FITC 标记的荧光抗体适当稀释（使其 A_{280nm} 值约等于 1.0），分别测定 A_{495nm} 和 A_{280nm} 值，按下列公式计算 F/P。

$$F/P=\frac{2.87\times A_{495nm}}{A_{280nm}-0.35\times A_{495nm}}$$

F/P 是评价荧光抗体的重要指标。F/P 值高则抗体分子结合的荧光素多。固定标本染色以 F/P = 1.5 左右为宜，活细胞染色以 F/P = 2.4 左右为宜。

（2）抗体效价　荧光抗体制备完成后应鉴定其效价，通常采用双向免疫扩散试验测定，当抗原含量为 1g/L 时，抗体效价 > 1 : 16 者较为理想。

4. 荧光素标记结合物的保存　荧光抗体的保存既要防止抗体失活又要防止荧光淬灭。最好小量分装并注意避光，在 2～8℃环境中可存放半年以上，−20℃环境中可保存 2～3 年。真空干燥后可长期保存。稀释后的抗体不宜长期保存，在 2～8℃环境中可保存 1～3 天。

三、酶与抗原抗体的结合物制备

一般酶与抗体或抗原是通过交联剂相结合的，利用小分子上的活性部位与蛋白质上的氨基、羧基、巯基或羟基进行化学反应。主要包括戊二醛交联法和改良过碘酸钠法。

1. 基本方法

（1）戊二醛交联法：戊二醛是一种常用的同型双功能交联剂，通过它的两个醛基分别与 HRP 和抗体蛋白的氨基结合，形成 HRP- 戊二醛 -Ab 蛋白结合物。

戊二醛一步法是将酶和待标记抗体混合，同时加入戊二醛进行交联反应。戊二醛二步法是将酶先与戊二醛作用，形成酶 - 戊二醛结合物，经过透析或层析除去未结合的戊二醛，然后再与抗体结合。戊二醛一步法操作简便，可用于 HRP、ALP 标记抗体（抗原）。但酶标记物的产率低，酶标记物易聚合，而且酶与酶、抗体与抗体之间也会发生交联，影响标记物的质量。戊二醛二步法酶标记物均一，标记效率也较一步法提高。

（2）改良过碘酸钠法：此法是目前用于 HRP 标记抗体或抗原最常用的方法。过碘酸钠可将与酶活性无关的多糖羟基氧化为醛基，后者与抗体蛋白中的游离氨基结合形成 Schiff 碱，再加入硼氢化钠还原后，即生成稳定的酶标记物。为防止酶蛋白分子中氨基与醛基发生自身偶联反应，标记前须用 2,4- 二硝基氟苯封闭酶蛋白分子中残存的 α- 氨基和 ε- 氨基。改良过碘酸钠法酶标记物产率较戊二醛法高出 3～4 倍。

2. 酶标记结合物的纯化　标记完成后应除去反应液中的游离酶、游离抗体（抗原）、酶聚合物以及抗体（抗原）聚合物，避免游离酶增加非特异性显色，以及游离抗体（抗原）起竞争作用而降低特异性染色强度，常用的纯化方法有葡聚糖凝胶柱（G-200/G-150）层析法和饱和硫酸铵沉淀提纯法等。

3. 酶标记结合物的鉴定　每批制备的酶标记物都要进行质量和标记率的鉴定。质量鉴定包括酶活性和抗体（抗原）的免疫活性的鉴定。常用免疫电泳或双向扩散法，出现沉淀线表示酶标记物中的抗体（抗原）具有免疫活性，沉淀线经生理盐水反复漂洗后，滴加底物溶液，若能在沉淀线上显色，则表示酶标记物中的酶仍具有活性。也可直接用 ELISA 方法测定。酶标记率测定常用分光光度计法分别测定酶标记物中酶和抗体（抗原）蛋白的含量，再用公式计算其标记率。

4. 酶标记结合物的保存　酶标抗体中的酶和抗体均为生物活性物质，如保存不当，极易失活。高浓度的结合物较为稳定，冰冻干燥后可在普通冰箱中保存 1 年左右，但冻干过程中引起活力减低，而且使用时须经复溶。在结合物溶液中加入等体积的甘油可在低温冰箱或普通冰箱的冰格中保存较长时间。

四、化学发光剂与抗原抗体的结合物制备

发光物的标记方法一般是根据参与标记双方的结构特点进行选择的，同样也是利用蛋

白质上的氨基、羧基等。

1. 基本方法 按照标记反应的类型以及形成结合物的特点，可将标记反应分为直接偶联和间接偶联两种方式。

直接偶联是通过偶联反应，使标记物分子中的发光基团直接连接到被标记物分子的反应基团上，如碳二亚胺缩合法、过碘酸盐氧化法、重氮盐偶联法和混合酸酐法等。

间接偶联是通过交联剂在标记物和被标记物之间插入一条链或一个基团，通过“桥”可以在原有结构中引进新的活性基团，增加反应活性，减弱偶联双方分子结构中存在的空间阻碍效应。如琥珀酰亚胺活化法、O-(羟甲基)羟胺法、异硫氰酸酯衍生物和戊二醛法等。

2. 化学发光剂标记结合物的纯化 多数经偶联反应制备的结合物，为除去反应系统中存在的未结合的发光剂和交联剂，使用前须采用透析法、凝胶过滤法或盐析沉淀法等进行纯化。

3. 化学发光剂标记结合物的鉴定 由于标记过程的不规范或存放过程中可能出现的脱落现象，对新制备已纯化或经长时间保存的结合物，在使用前均须测定蛋白质的含量、免疫学活性和发光效率三项指标，以保证实验结果准确、可靠。

4. 化学发光剂标记结合物的保存 结合物一般可分装保存在 −70～4℃条件下，最好冷冻干燥保存，这样可保存数年不丧失活性。

五、稀土离子与抗原抗体的结合物制备

稀土离子不能直接与抗原或抗体分子结合，须利用具有双功能基团的螯合剂，其一端与镧系元素离子结合，另一端与抗原或抗体蛋白分子上的氨基结合，形成镧系元素离子 - 螯合剂 - 抗原(或抗体)复合物。

1. 基本方法 常用的双功能螯合剂有 1-(对 - 苯偶氮)-EDTA、异硫氰酸苯基 -EDTA、异硫氰酸苯甲基 -EDTA 和二乙烯三胺五乙酸(DTPA)等，此法可允许每个蛋白质分子上标记多个 EU^{3+}，而不影响其生物学活性和稳定性。螯合剂可先螯合 EU^{3+}，再连接蛋白质(一步法)，或先连接蛋白质，再螯合 EU^{3+}(二步法)。针对小分子半抗原，则须先将半抗原与大分子载体蛋白(牛血清白蛋白、多聚赖氨酸等)连接，再标记 EU^{3+}。

2. 稀土离子标记结合物的纯化、鉴定及保存 参照酶结合物、荧光素结合物及化学发光剂结合物相关纯化、鉴定及保存的方法。

六、量子点与抗原抗体的结合物制备

量子点与抗原、抗体等生物分子偶联的方法主要有静电吸附法、生物素 - 亲合素法及共价结合法。本节主要介绍共价结合法。

1. 基本方法 共价结合法亦称双功能交联试剂法，通过化学反应将量子点表面进行羧基、氨基、羟基或环氧基等活性基团修饰改性，使之能与生物分子共价偶联。量子点表面含有羧基的偶联方法主要是混合酸酐法和碳二亚胺法，含有氨基的偶联方法主要是戊二醛法，表面功能基团为羟基的量子点偶联主要通过琥珀酸酐法实现。

2. 量子点标记结合物的纯化 纯化目的主要是除去多余的交联剂、未交联的抗体以及未结合的量子点。对多余的抗体可采用凝胶柱层析法或 50% 饱和硫酸铵沉淀提纯法去除。对溶液中未反应的小分子，如交联剂、抗体、量子点分解产物等可采用透析法去除。对不同偶联比例量子点探针的分离，可根据颗粒大小不同，对其进一步纯化，纯化方法可采用凝胶过滤法、高效液相色谱等。

3. 量子点标记结合物的鉴定 量子点与抗原 - 抗体复合物的鉴定可从光谱学特征、凝胶电泳、荧光成像、凝胶柱层析、点印记亲和分析等方面展开。通过偶联前后量子点的紫外 - 可见吸收光谱和荧光光谱特征的变化、SDS-PAGE 凝胶电泳、荧光镜下成像等，可证明

结合物偶联成功。通过点印记亲和分析等抗原抗体结合试验可证明结合物的免疫活性。通过 G-100 葡聚糖凝胶柱可证实结合物偶联的有效性。

4. 量子点标记结合物的保存 量子点理想的储存环境为 2～8℃，避光保存。持续强光照射，长期暴露于潮湿的空气中会影响量子点材料的光学性能。

七、胶体金与抗原抗体的结合物制备

胶体金标记就是蛋白质等大分子被吸附到胶体金颗粒表面的包被过程。吸附机制尚不明确，目前认为是胶体金表面的负电荷能与蛋白质的正电荷基团静电吸附而牢固结合。这种结合过程主要是物理吸附作用，不影响被标记分子的生物活性。胶体金与抗原抗体等大分子物质的结合物称为金标记物。

1. 基本方法 胶体金对蛋白质的吸附主要取决于 pH，在接近蛋白质的等电点或者偏碱的条件下，两者容易形成牢固的结合物。如果胶体金的 pH 低于蛋白质的等电点时，则会聚集而失去结合能力。常用 0.1mol/L K_2CO_3 和 0.1mol/L HCl 溶液调定胶体金溶液的 pH，一般标记 IgG 时 pH 调至 9.0。

首先调试胶体金溶液至最适反应 pH，其次确定胶体金与蛋白质的最适反应比例，最后在磁力搅拌下，将蛋白质溶液逐渐滴入到胶体金溶液中，数分钟后再加入一定量的稳定剂，如 5% 牛血清蛋白（BSA）或加入 1% 聚乙二醇（PEG 20 000）。

2. 胶体金标记结合物的纯化 纯化的目的是除去未标记的蛋白、未充分标记的胶体金以及在标记过程中形成的聚合物，可采用超速离心法或凝胶过滤法。

3. 胶体金标记结合物的鉴定 一是用有支持膜的镍网蘸取金标记蛋白，在电镜下测量颗粒的平均直径；二是用免疫组化滤纸模型鉴定特异性和敏感性。

4. 胶体金标记结合物的保存 金标记物最终用稀释液配制成工作浓度保存。稀释液通常是含稳定剂的 PBS 或 Tris 缓冲液，PEG 和 BSA 是最常用的稳定剂，如在结合物内加入 50% 甘油并贮存于 −18℃条件下可保存 1 年以上。

（段相国）

本章小结

临床免疫分析技术常用的标记物有放射性核素、荧光素、酶、化学发光剂、胶体金、量子点、三价稀土离子等。标记抗原或抗体的放射性核素有 ^{125}I、^{131}I、^{3}H 和 ^{14}C 等，以 ^{125}I 最为常用。荧光素中应用最广的是 FITC。常用的酶标记物有 HRP、ALP 及 β-Gal 等。常用化学发光剂有两类，一类是直接化学发光剂，如吖啶酯、三联吡啶钌；另一类是酶（HRP/ALP）促反应发光剂。胶体金是金盐被还原成金原子后形成的金颗粒悬液，胶体金的制备主要采用化学还原法。量子点由Ⅱ～Ⅵ族或Ⅲ～Ⅴ族元素组成，其光学特性为激发光谱宽而连续、发射光谱窄而对称，发光效率高、光化学稳定性好，发射光颜色与粒径大小关联等。三价稀土离子铕是标记抗原抗体应用最广的镧系元素，其特性为有较大的斯托克斯（Stokes）位移，荧光寿命长。

交联剂分子两端各有一个相同或者不同的活性基团，它们可与其他分子上的氨基、巯基、羟基等基团发生共价结合而产生交联作用。根据其两个反应基团是否相同分为均一的和非均一的双功能交联剂。

标记结合物的纯化方法主要有凝胶柱层析、透析、硫酸铵沉淀法、离心法等，也可以采用高效液相色谱、电泳等方法进行分离纯化。标记结合物的鉴定主要从标记结合比率、免疫活性、标记物活性等方面进行。

05章

第五章 免疫凝集试验

通过本章学习，你将能够回答下列问题：

1. 什么是免疫凝集试验、直接凝集试验和间接凝集试验？
2. 正向间接凝集试验和反向间接凝集试验有何不同？
3. 免疫凝集试验和免疫凝集抑制试验有何不同之处？
4. 什么是协同凝集试验、间接血凝试验、自身红细胞免疫凝集试验？
5. 常用的几种颗粒免疫凝集试验类型有哪些？
6. 什么是直接库姆斯（Coombs）试验和间接库姆斯（Coombs）试验？其主要用途有哪些？
7. 免疫凝集试验在临床上有哪些主要用途？
8. 免疫凝集试验的主要影响因素有哪些？

免疫凝集试验（immune agglutination test）是指细菌、螺旋体和红细胞等颗粒性抗原或表面包被可溶性抗原（或抗体）的颗粒性载体，与相应抗体（或抗原）发生特异性反应，在适当电解质的存在下，出现肉眼可见的凝集（agglutination）现象。早在1896年，Widal就利用伤寒患者血清与伤寒沙门菌发生特异性凝集，有效地诊断伤寒病。1900年Landsteiner通过对特异性血凝现象的研究发现了人类ABO血型，并于1930年获得诺贝尔生理学或医学奖。

第一节 免疫凝集试验的基本原理

细菌、螺旋体或红细胞等颗粒性抗原在悬液中带负电荷，周围吸附一层与之牢固结合的正离子，外面排列了一层松散的负离子层，构成双层离子云。在离子云内界和外界之间的电位差形成ζ电位。反应必须在一定pH及适量电解质存在下才能发生。溶液中负离子强度愈大，ζ电位愈大。ζ电位使得各颗粒相互排斥。当特异性抗体与相应抗原颗粒互补结合时，抗体的桥联作用克服了颗粒表面的ζ电位而使颗粒聚集在一起。

免疫凝集现象的发生分为两个阶段：第一阶段是抗原抗体特异性结合阶段，此阶段反应快，仅需数秒到数分钟，但不出现肉眼可见的凝集现象；第二阶段是可见的凝集反应阶段，这一阶段抗原-抗体复合物在适当的环境（如电解质和离子强度）作用下，进一步聚集和交联，出现可见的凝集现象。此阶段反应慢，往往需要数分钟到数小时。实际上这两个阶段难以严格区分，所需反应时间亦受多种因素的影响。

第二节 直接凝集试验

细菌、螺旋体和红细胞等颗粒抗原，在适当电解质参与下直接与相应抗体结合出现肉眼可见的凝集现象，称为直接凝集试验（direct agglutination test）。免疫凝集试验中的抗原称为凝集原(agglutinogen);参与反应的抗体称为凝集素(agglutinin)。常用的方法有玻片凝集试验和试管凝集试验两种。

一、玻片凝集试验

玻片凝集试验(slide agglutination test)为定性的试验方法。一般用已知抗体作为诊断血清,与受检颗粒性抗原,如细菌或红细胞悬液,各加 1 滴于玻片上,混匀,如果抗原抗体对应,几分钟后即可用肉眼或低倍显微镜观察凝集结果,出现颗粒凝集为阳性反应。此方法操作简便、快速,适用于从患者标本中分离所得菌种的诊断或分型鉴定,也可用已知颗粒性抗原检测患者血清中相应的抗体。玻片凝集试验还常用于红细胞 ABO 血型的鉴定。

二、试管凝集试验

试管凝集试验(tube agglutination test)为半定量或定性试验方法。在微生物学检验中,常用标准定量已知颗粒性抗原与一系列倍比稀释的受检血清混合,温育后观察每管内抗原颗粒凝集的程度,通常以产生明显凝集现象的血清最高稀释度作为血清中抗体的效价,亦称为滴度。在试验中,由于电解质浓度和 pH 不适当等原因,可引起抗原发生非特异性凝集,出现假阳性,因此实验时必须设不含抗体的稀释液作为对照组。临床上常用的试管凝集试验为肥达试验(Widal test)和外斐试验(Weil-Felix test)等。在临床输血前也常用于受体和供体两者的红细胞和血清的交叉配血试验。

第三节 间接凝集试验

将可溶性抗原(或抗体)预先吸附或偶联于与免疫无关、大小适当的颗粒性载体表面,使之成为抗原(或抗体)致敏颗粒,然后与相应抗体(或抗原)作用,在适宜电解质存在的条件下,可出现肉眼可见的特异性凝集现象,称为间接凝集试验(indirect agglutination test)或被动凝集试验(passive agglutination test)。

一、间接凝集试验的类型

根据用于致敏载体的是抗原还是抗体以及凝集试验的方式,间接凝集试验可分为四类:

1. 正向间接凝集试验 用已知抗原致敏载体以检测标本中的相应抗体(图 5-1)。

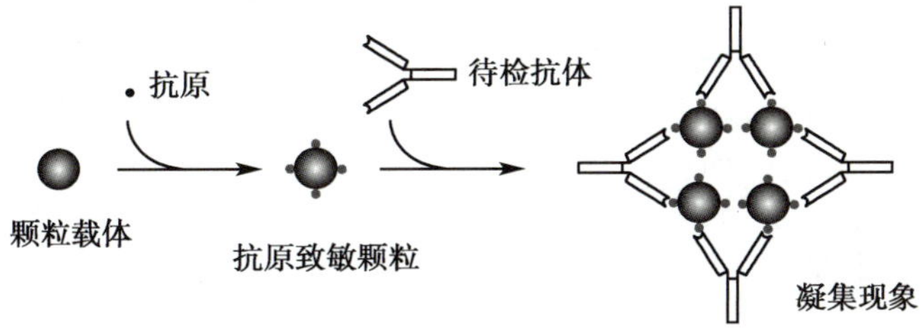

图 5-1 正向间接凝集试验原理示意图

2. 反向间接凝集试验 用已知特异性抗体致敏载体以检测标本中的相应抗原(图 5-2)。

3. 间接凝集抑制试验 以已知抗原致敏的颗粒载体及相应的抗体为诊断试剂,检测标本中是否存在和致敏抗原相同的抗原。先将标本与抗体试剂作用,然后加入致敏载体颗粒,若出现凝集现象,说明标本中不存在相同抗原,抗体试剂未被结合,因而与载体上的抗原作用而发生凝集。如标本中存在相同抗原,则先与抗体试剂结合,后续加入的致敏颗粒无相应抗体与之反应，凝集现象被抑制（图 5-3）。同理，如用已知抗体致敏的载体及相应的抗原作为诊断试剂，则可检测标本中的抗体，称反向间接凝集抑制试验。

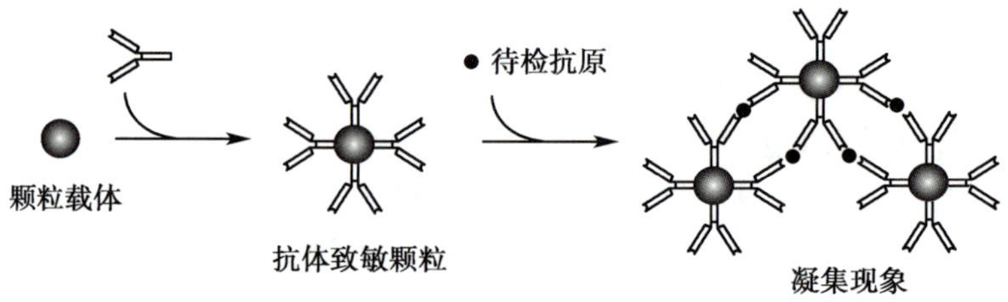

图 5-2 反向间接凝集试验原理示意图

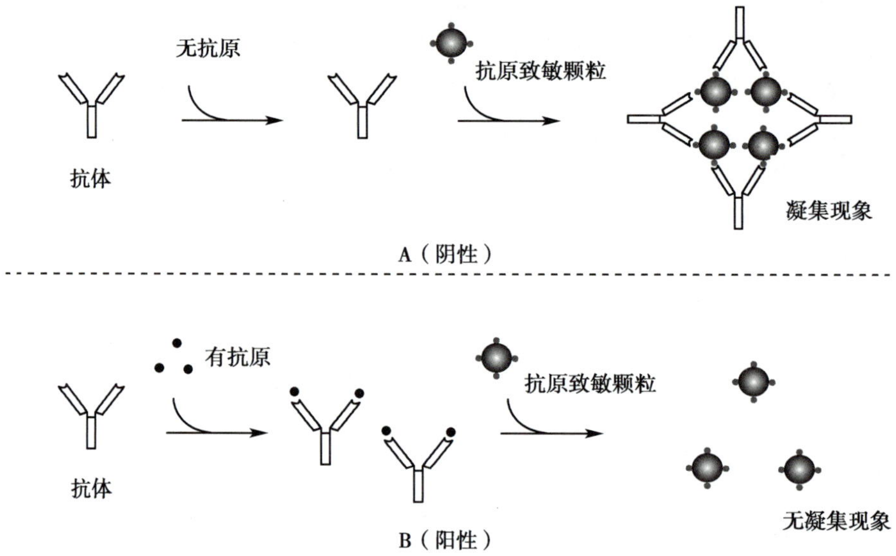

图 5-3 间接凝集抑制试验原理示意图

A. 标本中不含抗原；B. 标本中含抗原。

4. 协同凝集试验 协同凝集试验（coagglutination test）与间接凝集试验的原理相似，但所用载体是细胞壁含有葡萄球菌蛋白质 A（staphylococcus protein A，SPA）的金黄色葡萄球菌，SPA 具有与 IgG（IgG3 除外）的 Fc 段结合的特性。当这种葡萄球菌与 IgG 抗体通过 SPA 连接，就成为抗体致敏的颗粒载体，此时抗体的 Fab 段暴露于葡萄球菌菌体表面，仍保持与相应抗原特异性结合的特性，如与相应抗原接触，即出现凝集现象。该方法可用于毒素、细菌、病毒及各种可溶性抗原的快速检测。

二、间接血凝试验

间接血凝试验（indirect hemagglutination test）是以红细胞作为载体的间接免疫凝集试验。用已知抗原或抗体致敏红细胞，再与待检标本中相应的抗体或抗原在适当条件下发生反应，红细胞凝集则为阳性。根据红细胞凝集的程度判断阳性反应的强弱。红细胞是大小均一的载体颗粒，最常用的是绵羊、兔、鸡的红细胞和人 O 型红细胞。一般采用醛化红细胞作为载体颗粒，将抗原或抗体吸附或偶联于红细胞上制成致敏颗粒。

在微量滴定板或试管中将标本进行倍比稀释，同时设不含标本的稀释液做对照孔。在含有稀释标本的板孔（或试管）中加入致敏红细胞悬液，充分混匀，在室温（23～29℃）下静置一定时间，观察结果。抗原抗体对应，则红细胞凝集，为阳性；反之，红细胞沉积于孔底，集中呈边缘光滑的圆点，为阴性。根据红细胞凝集的程度判断阳性反应的强弱，以出现明显凝集的孔为滴度终点。

三、颗粒凝集试验

1. 胶乳凝集试验 胶乳凝集试验（latex agglutination test，LAT）也是一种间接凝集试验，所用的载体为聚苯乙烯胶乳颗粒，可将抗原（或抗体）直接吸附或化学交联于胶乳颗粒上，制成致敏胶乳试剂。1956 年 Singer 和 Plotz 将人 IgG 吸附在聚苯乙烯胶乳颗粒上，用于检测类风湿因子。胶乳为人工合成的载体，其性能比生物来源的红细胞稳定、均一性好。但其与蛋白质结合的能力以及凝集性能不如红细胞，因而作为间接凝集试验，胶乳凝集试验的敏感性不如间接血凝试验。

胶乳凝集试验分试管法与玻片法。试管法是先将待检标本在试管中用缓冲液做倍比稀释，然后加入致敏胶乳试剂，混匀反应后观察胶乳凝集情况。玻片法操作简便，一滴受检标本和一滴致敏的胶乳试剂在玻片上混匀后，连续摇动 2～3min 即可观察结果。出现凝集大颗粒者为阳性；保持均匀乳液状者为阴性。

2. 明胶凝集试验 明胶凝集试验（gelatin agglutination test，GAT）是间接凝集试验方法之一。将全病毒抗原或重组抗原吸附于粉红色明胶颗粒上，当致敏明胶颗粒与标本血清作用，如血清含有抗病毒抗体，则可形成肉眼可见的粉红色凝集。该方法具有高敏感性、简便、快速等优点，临床上广泛应用于抗人类免疫缺陷病毒抗体、抗肺炎支原体抗体和抗精子抗体检测等。

3. 炭粒凝集试验 炭粒凝集试验（charcoal agglutination test，CAT）（简称炭凝）是以炭粉微粒为载体制备致敏颗粒的间接凝集试验。将已知的抗体吸附于炭粉微粒上，形成炭粉抗体复合物，当炭微粒上的抗体与待检标本中相应抗原相遇，二者可发生特异性结合，形成肉眼可见的炭微粒凝集块。目前炭凝试验已用于炭疽、鼠疫和马副伤寒性流产等相关疾病病原体的检测。

4. 甲苯胺红颗粒凝集试验 是以甲苯胺红颗粒为载体的一种间接凝集试验方法。临床用甲苯胺红颗粒凝集试验检测受检血清中可能存在的，能与性病研究实验室（venereal disease research laboratory，VDRL）抗原发生凝集反应的反应素（非特异性抗心磷脂抗体），称为甲苯胺红不加热血清试验（toluidine red untreated serum test，TRUST）。采用纯化的心磷脂、卵磷脂、胆固醇配制的 VDRL 抗原重悬于含甲苯胺红的特制溶液中制成致敏甲苯胺红颗粒，将之与待检血清混合，如血清中有反应素存在，则可与其发生凝集，出现肉眼可见的粉红色凝块。本试验可用于献血员的筛选及梅毒患者的辅助诊断和疗效检测。

第四节 抗球蛋白试验

抗球蛋白参与的红细胞凝集试验，是在间接凝集试验的基础上进行改进的一种试验方法，于 1945 年由库姆斯（Coombs）建立，故又称为库姆斯（Coombs）试验。这是检测抗红细胞不完全抗体的一种经典方法。所谓不完全抗体，多数是 7S 的 IgG 类抗体，能与相应抗原牢固地结合，但因其分子量较小，不能起到桥联作用，在一般条件下不能出现可见凝集现象。机体受到某些抗原刺激后，可能产生不完全抗体。Coombs 用抗球蛋白抗体作为第二抗体，连接与红细胞表面抗原结合的不完全抗体，发挥桥联作用而使红细胞凝集。

Coombs 试验有两类常用方法。

一、直接抗球蛋白试验

用于检测结合于红细胞表面的不完全抗体。取患者红细胞制成悬液，直接加入抗球蛋白抗体试剂，若红细胞表面结合有不完全抗体，即可出现凝集现象（图 5-4）。此试验可用玻片法作定性测定，也可用试管法作半定量检测。临床常用于新生儿溶血病、自身免疫性溶血症、特发性自身免疫性贫血以及医源性溶血性疾病患者红细胞上存在的不完全抗体的检测。

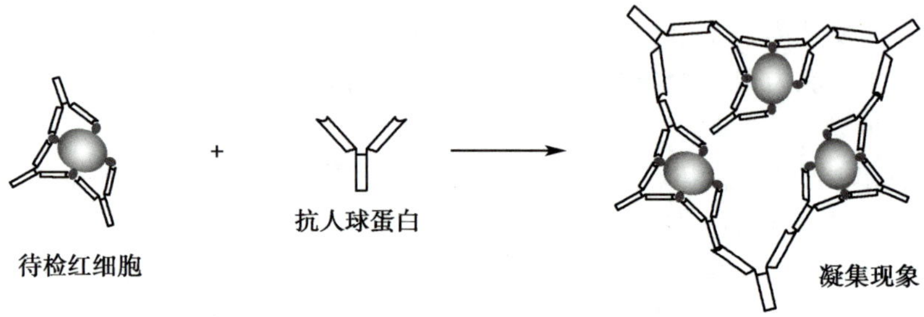

图 5-4 直接 Coombs 试验原理示意图

二、间接抗球蛋白试验

用于检测游离在血清中的不完全抗体。将受检血清与正常人 O 型红细胞混合，如受检血清中有不完全抗体，即可吸附于红细胞上，形成致敏红细胞，再加入抗球蛋白抗体，与致敏红细胞表面的不完全抗体结合，使红细胞凝集（图 5-5）。

此试验多用于检测母体 Rh（D）抗体，以便及早发现和避免新生儿溶血病的发生，也可用该方法对红细胞不相容输血后所产生的血型抗体进行测定。

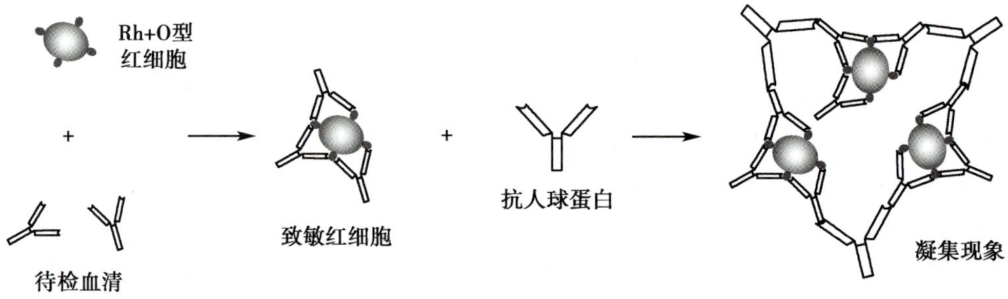

图 5-5 间接 Coombs 试验原理示意图

第五节 自身红细胞凝集试验

自身红细胞凝集试验（auto-erythrocyte agglutination test）与一般间接免疫血凝试验不同之处在于反应中的红细胞是未经致敏的受检者新鲜红细胞。主要试剂材料是抗人 O 型红细胞的单克隆抗体，该抗体能与不论何种血型的红细胞结合，但不出现凝集现象。

将这种抗体与另一种特异性抗体连接成双功能抗体，可以用于检测标本中相应抗原；如将这种抗体与特异性抗原连接，则可用于检测标本中的抗体（图 5-6）。待检标本采用受检者的全血。

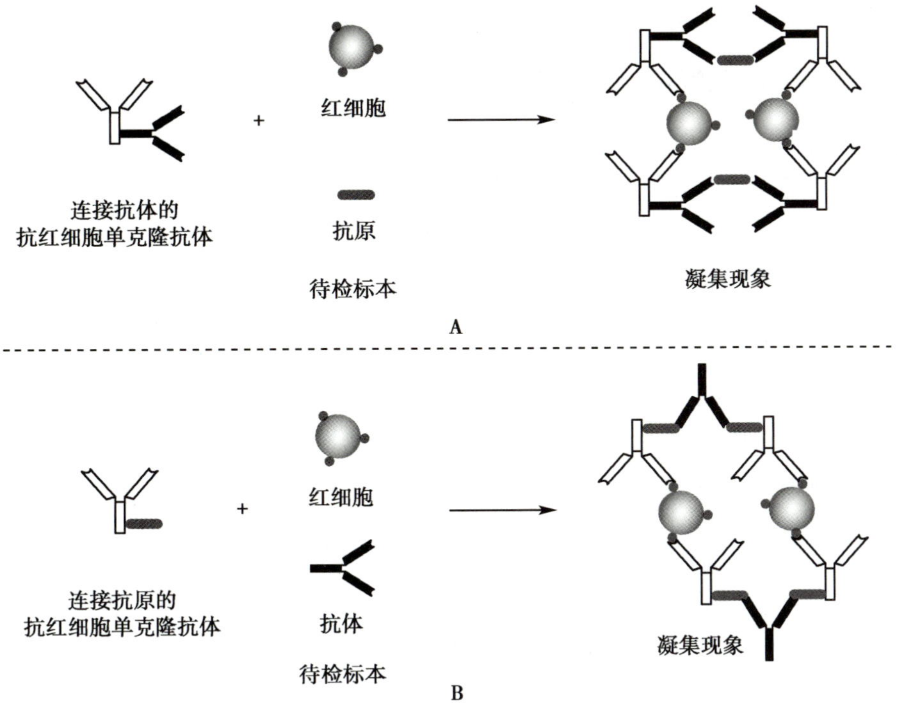

图 5-6 自身红细胞凝集试验原理示意图

A. 检测抗原；B. 检测抗体。

在白色塑料反应板上加血液标本一滴和上述试剂一滴，混匀，2 分钟后观察，出现红细胞凝集者为阳性。受检血液标本中的红细胞和抗原（或抗体）分别与试剂中的抗红细胞单克隆抗体和特异性抗体（或抗原）反应，形成网络结构而导致红细胞凝集。

该试验中受检标本为全血，无须分离血清，取手指血或耳垂血即可进行试验，受检者即刻可知检测结果。此试验现已成功地用于抗人类免疫缺陷病毒抗体的检测，也有用于检测乙型肝炎表面抗原，其敏感性与间接免疫血凝试验相似。

第六节 免疫凝集试验的临床应用

免疫凝集试验是一种定性检测方法，即根据凝集现象的出现与否判定结果阳性或阴性；也可进行半定量检测，即对标本做一系列倍比稀释后进行反应，以出现阳性反应的最高稀释度作为滴度。免疫凝集试验虽然敏感性不高，但操作简便，为迄今常用的免疫学技术之一，广泛用于临床检验。

一、直接凝集试验的临床应用

玻片凝集试验主要做定性检测，常用已知抗体检测未知的颗粒性抗原，主要用于细菌菌种的鉴定及分型、ABO 血型鉴定等。操作简便、快速，但敏感性较低。

试管凝集试验可作为一种半定量或定性试验，操作简单，敏感性不高。多用于测定血清中某种特异性抗体的效价，以协助临床诊断或供流行病学调查。临床上常用的有辅助诊断伤寒或副伤寒的肥达试验，辅助诊断斑疹伤寒和恙虫病等立克次体病的外斐试验以及辅助诊断布鲁菌病的瑞特试验（Wright test）等。在输血前也常用试管凝集试验进行红细胞 ABO、Rh 血型鉴定及受、供体双方红细胞和血清的交叉配合。用颗粒性抗原免疫动物后，可用该法测定免疫血清中特异性抗体的效价，判定抗体生成情况。

二、间接凝集试验的临床应用

间接凝集试验具有快速、敏感、操作简单、不需要特殊实验设备等特点，而且还能用于抗原或抗体的测定，因此在临床检验中应用较广，特别是对某些疾病的诊断、药物治疗效果的观察及疾病预后的判断等均有重要参考价值。

（一）抗原的检测

1. 用于病原体可溶性抗原的检测 如反向间接凝集试验检测病原体的可溶性抗原（如乙型肝炎表面抗原），协同凝集试验可用于细菌、腺病毒及流行性感冒病毒等的鉴定和细菌可溶性产物如外毒素的检测等。

2. 用于检测各种蛋白质成分 如胶乳凝集妊娠试验测定尿液绒毛膜促性腺激素，胶乳凝集试验测定血清中C反应蛋白，间接免疫血凝试验检测纤维蛋白原等血浆蛋白成分等。

间接凝集试验的敏感性虽较免疫沉淀试验高，但低于新发展的各种标记免疫测定，因此其在微量抗原测定中的实用价值取决于临床的要求。例如检测尿hCG的胶乳凝集妊娠试验，凝集法的敏感性约为300mIU/ml，凝集抑制法的敏感性约为1 000mIU/ml，停经40天左右的孕妇即可测得阳性结果。间接免疫血凝试验检测乙型肝炎表面抗原的敏感性一般在2～5ng/ml，对献血员的筛选已不符合要求。

（二）抗体的检测

1. 用于检测细菌、病毒、螺旋体、寄生虫等感染后产生的抗体 如间接免疫血凝试验或明胶凝集试验用于检测抗人类免疫缺陷病毒抗体以诊断艾滋病，胶乳凝集试验用于检测抗溶血素O、梅毒螺旋体抗体等。

2. 用于检测自身免疫病的抗体 如类风湿因子胶乳凝集试验、抗DNA抗体和抗甲状腺球蛋白抗体的间接血凝试验等。

3. 用于超敏反应患者的抗体测定 如青霉素抗体、某些花粉抗体的检测，有助于临床诊断青霉素过敏、花粉症等疾病。

第七节 临床常用免疫凝集试验试剂方法特点

免疫凝集试验是临床常用检测技术之一，试剂的良好质量是实验结果可靠性的重要保证。

一、诊断菌液

用直接凝集试验检测血清中细菌抗体（如肥达试验）时，须使用诊断菌液。菌种应使用标准株，制备菌液时须经无菌试验证实细菌确已被杀灭，并采用比浊法调整至所需浓度。

二、载体颗粒

间接凝集试验中，除参与特异性免疫结合反应的抗原和抗体外，载体是试剂中的重要组成部分，需要将已知可溶性抗原或抗体预先结合于载体颗粒上作为诊断试剂使用。可用作载体的颗粒种类很多，常用的有动物或人红细胞、细菌和多种惰性颗粒如聚苯乙烯胶乳（polystyrene latex）、皂土（bentonite）、明胶颗粒、活性炭、火棉胶等。

（一）红细胞

红细胞是大小均一的载体颗粒，最常用的为绵羊、家兔、鸡的红细胞及人O型红细胞。

新鲜红细胞能吸附多糖类抗原，但吸附蛋白质抗原或抗体的能力差。致敏的新鲜红细胞保存时间短，且易变脆、溶血和污染，只能使用2～3天。为此一般在致敏前先将红细胞醛化，可保存3个月不溶血。常用的醛化剂有甲醛、戊二醛、丙酮等。醛化红细胞具有较强的吸附蛋白质抗原或抗体的能力。醛化红细胞能耐60℃加热，并可反复冻融不破碎，在2～8℃的条件下可保存3～6个月，在−20℃条件下可保存1年以上。用蛋白质致敏红细胞的方法有直接法和间接法。直接法只需在低pH、低离子浓度下，用醛化红细胞直接吸附即可。间接法则须用偶联剂将蛋白质结合到红细胞上。常用的偶联剂为双偶氮联苯胺（bis-diazotized benzidine，BDB）和氯化铬，前者通过共价键，后者通过金属阳离子静电作用使蛋白质与红细胞表面结合而达到致敏的目的。

（二）胶乳颗粒

聚苯乙烯胶乳颗粒直径约为0.8μm，带负电荷，可物理性吸附蛋白质分子，但这种结合的牢固性差。也可采用具有化学活性基团（如羧基）的羧化聚苯乙烯胶乳颗粒，通过缩合剂碳化二亚胺将胶乳上的羧基与被交联物（抗原或抗体）上的氨基缩合在一起，将抗原或抗体以共价键交联在胶乳表面。这种用交联致敏的胶乳试剂性能稳定，保存期长。

白色胶乳在观察胶乳凝集试验结果时阴、阳性反应差别不大，为了提高胶乳的敏感性，制备了多种含氮彩色胶乳，将彩色席夫碱还原后与丙烯酸反应以制备彩色单体，然后将此彩色单体与苯乙烯共聚，经透析提纯得到粉红色胶乳，将这种胶乳结合抗体后检测相应抗原，敏感性为10μg/ml。

（三）炭粉粒子

炭粉粒子最佳大小在0.12～0.15mm，将市售炭粉过每英寸300目的标准筛以300r/min离心去沉淀，再以3 000r/min离心去上清液，收集沉淀物即得。取湿炭粉与免疫血清充分摇匀，置于37℃的条件下致敏30分钟，不时摇动，取出后用pH 7.2的PBS洗涤，最后一次用含1%硼酸和1%兔血清的PBS洗涤，离心去上清液即可。

三、其他

免疫凝集试验试剂盒一般应带有标准血清、阳性对照血清、阴性对照血清，以便对试验进行质量控制，如果阳性对照、阴性对照结果出现异常，则操作不可靠或试剂盒不可使用。试剂盒应于2～8℃的条件下保存，切勿冻存，使用前使试剂接近室温（23～29℃），摇匀后使用。试剂盒过期不得使用，不同批次试剂不得混用。对于可能出现生物学假阳性的试验（如甲苯胺红不加热血清试验）的阳性结果，应结合临床及特异性的确证试验方可做最后诊断。

第八节　影响免疫凝集试验的主要因素

免疫凝集现象的发生受到多种因素的影响。实验过程中，应严格控制试验的主要影响因素，尽可能地保证所得实验结果的稳定性、准确性、可靠性。

一、抗原因素

免疫凝集试验的敏感性可随所用抗原的不同而不同，如检测细菌相关的凝集试验，其敏感性受制备抗原的细菌种类和数量影响，不同的商品化类风湿因子检测试剂的敏感性也可存在较大差异。某些细菌有共同抗原，因此会出现交叉反应。抗原悬液不稳定易使抗原自动凝集，用盐水或缓冲液对照检查抗原是否发生非特异性凝集。

二、抗血清因素

抗原、抗体在比例适当时，才出现肉眼可见的凝集，凝集反应有时出现前带现象，这是由于抗体的浓度过高所致。另外，抗体的特异性也会对凝集反应的结果造成影响，凝集反应的前带现象也可由血清中的非特异性凝集抗体所引起。

抗体血清必须在有效期内使用，实验结束后应放置冰箱保存，以免细菌污染，使用前应平衡至室温（23～29℃）。

三、致敏颗粒试剂

未致敏的颗粒不应与试验血清起反应。致敏所用的抗原或抗体要求纯度高，并具有良好的免疫活性。间接免疫血凝试验中，致敏红细胞的可溶性抗原的量需要用化学或光学方法测定。致敏颗粒试剂在使用前应平衡至室温（23～29℃）并充分混匀。

四、待检标本

常用新鲜、无污染、无溶血的血清标本或清洁中段尿，标本可在 2～8℃的条件下短期保存。污染样本随着污染时间的延长，待测物浓度会逐渐下降，造成假阴性。

血清倍比稀释应仔细、准确加量，逐管操作勿漏加。加诊断试剂时，应从阴性对照管开始由低浓度向高浓度加，以免影响稀释血清的浓度。

所有标本应视为感染性物品，须采取相应的防护措施。

五、试验条件

试验过程中，反应时间、温度、酸碱度、离子强度、振荡等因素都可能对结果造成影响。试验应在室温（23～29℃）条件下进行，反应时间建议不少于 10 分钟，以免较弱的凝集不易出现，造成假阴性。反应 pH 一般为 6～8，过高或过低都可能影响抗原与抗体的理化性质，如 pH 达到或接近抗原等电点时，即使无相应抗体存在，也会引起颗粒性抗原非特异性凝集，造成假阳性。试验中需要混匀时，注意勿混用混匀器械（如牙签），以免产生错误结果。反应过程中应静置，以利于凝集团块的形成。观察结果时切勿先振荡试管，以免破坏试管内上清液的透明度和凝集块的大小与性状，影响结果判定。判断结果时，细菌或胶乳凝集试验应在暗背景下观察；白色背景利于观察红细胞凝集现象。

为促使肉眼可见的凝集现象出现，可采用如下措施：增加电解质或蛋白质，以降低溶液离子强度，缩短颗粒间的距离；增加反应溶液的黏滞度，如加入右旋糖酐或葡聚糖等；用胰酶或神经氨酸酶处理，改变细胞表面化学结构；以离心方法克服颗粒间排斥力等。

在免疫测定中，众多因素均可能对测定结果产生较大影响。所有实验技术人员在进行实验时，必须严格按照相应的标准操作程序（standard operating procedure，SOP）进行操作。同时可利用阴 / 阳性对照血清、标准抗原和参考血清，合理设立实验对照进行室内质量控制，并与临床标本的测定同时进行，以保证检测结果的可靠性。

（蒋红梅）

本章小结

免疫凝集试验是指颗粒性抗原或覆盖了可溶性抗原（或抗体）的致敏载体颗粒与相应抗体（或抗原）结合后，在适宜的电解质条件下出现肉眼可见的凝集现象。颗粒性抗原参与的反应为直接凝集试验，可溶性抗原（或抗体）致敏的载体颗粒参与的反应为间接凝集试验。

根据载体不同有多种试验类型，常用的有协同凝集试验、间接血凝试验、胶乳凝集试验、明胶凝集试验、炭粒凝集试验、甲苯胺红颗粒凝集试验等。Coombs 试验也是临床常用的免疫凝集试验之一。

免疫凝集试验是一种定性或半定量的检测方法，即根据凝集现象的出现与否判定结果阳性或阴性；或将标本做一系列倍比稀释后进行反应，以出现阳性反应的最高稀释度作为滴度。免疫凝集试验敏感性高，且操作简便，为迄今常用的免疫学检验技术之一，广泛用于临床检验。

在免疫测定中，除抗原、抗体外，反应试剂及多种条件因素均可能对测定结果产生较大影响，因此必须严格按照相应的标准操作程序进行操作，同时可利用阴 / 阳性对照血清、标准抗原和参考血清设立试验对照进行室内质量控制，与临床标本的测定同时进行，以判断检测方法的有效性，保证结果的可靠性。

第六章 免疫沉淀试验

通过本章学习，你将能够回答下列问题：

1. 什么是免疫沉淀试验？其反应原理是什么？它有什么特点？
2. 免疫浊度测定的原理是什么？如何分类？
3. 透射免疫比浊试验与散射免疫比浊试验的区别是什么？
4. 何谓 Mancini 曲线和 Fahey 曲线？
5. 双向免疫扩散试验的原理及应用是什么？
6. 何谓免疫电泳技术？该技术有何优势？
7. 简述免疫固定电泳的原理及临床应用价值。
8. 影响免疫沉淀试验的主要因素是什么？

免疫沉淀试验（immunoprecipitation test）是指可溶性抗原与相应抗体发生特异性结合，在适当条件下出现的沉淀现象。早在 1897 年，Kraus 发现霍乱弧菌、伤寒沙门菌、鼠疫耶尔森菌的培养液能与相应抗血清产生沉淀反应。1905 年，Bechhold 在凝胶介质中进行了免疫沉淀试验。1946 年，Oudin 建立了最早的凝胶内免疫沉淀试验。1953 年，Grabar 与 Williams 建立了免疫电泳技术。1965 年，Mancini 建立了单向免疫扩散试验，使免疫沉淀试验从定性向定量发展。20 世纪 70 年代免疫浊度测定的问世，使免疫沉淀试验满足了现代技术的快速、微量和自动化的要求，已成为临床快速定量检测的重要技术手段。

第一节 免疫沉淀试验的基本原理

免疫沉淀试验广泛应用于临床检测中，根据其基本原理发展出许多方法类型，而这些免疫沉淀试验具有共同的特点。

一、基本原理

免疫沉淀试验的基本原理是将可溶性抗原与相应抗体置于温度、酸碱度适宜的电解质溶液中，两者按适当比例形成沉淀，产生浊度，或在琼脂等凝胶中形成肉眼可见的沉淀线或沉淀环，并根据所形成的沉淀物的量计算待测抗原或抗体的含量。

二、免疫沉淀试验的分类

根据反应介质和检测方法的不同，免疫沉淀试验可分为液相免疫沉淀试验和凝胶内免疫沉淀试验。液相免疫沉淀试验包括絮状免疫沉淀试验、透射免疫比浊试验和散射免疫比浊试验；凝胶内免疫沉淀试验包括免疫扩散试验及与电泳相结合的免疫电泳技术。

三、免疫沉淀试验的特点

免疫沉淀试验的特点包括阶段性、特异性、抗原的可溶性及抗体的选择等。

1. 阶段性 免疫沉淀试验分两个阶段，第一阶段为抗原抗体特异性结合，此阶段可以在几秒到几十秒内完成并出现不可见的可溶性复合物，主要受抗原抗体特异性和结合力的影响。第二阶段则形成可见的免疫复合物，约需几十分钟到数小时完成。经典的沉淀反应是观察此阶段形成的沉淀线或沉淀环来判断结果。此阶段受抗原抗体比例、分子大小、绝对浓度、亲和力、电解质浓度和反应温度的影响。

2. 特异性 免疫沉淀试验为抗原与相应抗体发生特异性结合反应的过程。

3. 抗原的可溶性 参与免疫沉淀试验的抗原为可溶性抗原。

4. 抗体的选择 基于网格理论（lattice theory）的沉淀反应原理，大多数抗体为两价，天然抗原为多价，二者可相互交联成具有立体结构的巨大网格状聚集体，出现肉眼可见的沉淀物。多克隆抗体（动物免疫血清）可与抗原表面多个不同表位结合，很容易交联成网状结构而发生沉淀，非常适用于免疫沉淀试验，而单克隆抗体只与抗原的一种表位结合，不易形成交联，故一般不适用于免疫沉淀试验。但若抗原表面有两个以上相同的表位，单克隆抗体也可用于免疫沉淀试验。

第二节 液相免疫沉淀试验

液相免疫沉淀试验（**liquid phase immunoprecipitation test**）是指可溶性抗原与相应抗体在含有电解质的液相介质中反应，形成肉眼可见的沉淀物。根据实验方法和所形成的免疫复合物呈现的沉淀现象不同，可将液相免疫沉淀试验分为环状免疫沉淀试验、絮状免疫沉淀试验和免疫浊度测定。其中环状免疫沉淀试验和絮状免疫沉淀试验是经典的免疫沉淀试验，但环状免疫沉淀试验标本需要量大、敏感性低、分辨力差且只能定性，临床上几乎不用。免疫浊度测定又分为透射免疫比浊试验和散射免疫比浊试验，是目前临床常用的免疫沉淀试验。

一、絮状免疫沉淀试验

絮状免疫沉淀试验（**flocculent immunoprecipitation test**）是指可溶性抗原与相应抗体特异性结合，在电解质存在的条件下，形成肉眼可见的絮状沉淀物。该方法受抗原抗体比例的影响非常明显，常用于测定抗原 - 抗体反应的最适比例。常用的操作方法有抗原稀释法、抗体稀释法和方阵滴定法。

（一）抗原稀释法

抗原稀释法（Dean-Webb 法）是将抗原进行一系列倍比稀释，与一定浓度的相应抗体等量混合，在适当条件下反应后，形成沉淀物的量随抗原浓度的变化而变化，以出现沉淀物最多的管为抗原最适比例管。

（二）抗体稀释法

抗体稀释法（Ramon 法）是将抗体进行一系列倍比稀释，与一定浓度的相应抗原等量混合，在适当条件下反应后，形成沉淀物的量随抗体浓度的变化而变化，以出现沉淀物最多的管为抗体最适比例管。

（三）方阵滴定法

方阵滴定法，亦称棋盘滴定法，是上述两种方法的结合，是将抗原、抗体同时进行一系列倍比稀释，根据出现最大沉淀量时的抗原、抗体稀释度确定抗原 - 抗体反应的最适比。此方法可一次性完成抗原、抗体的滴定并找出抗原、抗体的最适比。

二、免疫浊度测定

免疫浊度测定（immunoturbidimetry）是利用抗原、抗体结合后，在液体中形成的免疫复合物干扰光线可用仪器检测的特点，将现代光学测量仪器与自动分析检测系统相结合，实现对各种液相介质中的微量抗原、抗体等进行定量测定。其检测原理是液相免疫沉淀试验，抗原、抗体在特定的电解质溶液中反应，形成小分子免疫复合物（<19S），在增浊剂（如聚乙二醇等）作用下，迅速形成大分子免疫复合物微粒（>19S），使反应液出现浊度。在抗体稍微过量且恒量的情况下，形成的免疫复合物量随抗原量的增加而增加，反应液的浊度亦随之增大，即待测抗原量与反应液的浊度呈正相关。根据其所检测的光信号性质不同，免疫浊度测定可分为透射免疫比浊试验（immunoturbidimetric assay）和散射免疫比浊试验（immunonephelometric assay），采用散射免疫比浊试验原理进行检测的分析仪为散射免疫比浊仪，而采用透射免疫比浊试验原理的分析仪常为生化分析仪。1977 年，Sternberg 建立的速率散射比浊试验（rate nephelometry）是目前定量测定微量抗原物质并广泛使用的一种高敏感性、快速的自动化免疫比浊测定方法。由于纳米技术的发展，目前还建立了超灵敏的纳米等离子体免疫比浊试验（nanoplasmonic immunoturbidimetry assay，NanoPITA）。

（一）透射免疫比浊试验

透射免疫比浊试验是指可溶性抗原与相应抗体在一定缓冲液中结合形成免疫复合物，使反应液浊度发生改变，当一定波长的光线通过反应液时，被其中的免疫复合物反射、吸收而引起透射光减少，可用吸光度表示，吸光度与免疫复合物的含量成正比，在保持抗体过量的条件下，吸光度与抗原量成正比。用已知浓度的标准品建立标准曲线，即可计算出待测标本中的抗原含量。透射免疫比浊试验操作简便、快速、结果准确性较好，能用全自动或半自动生化分析仪进行测试，敏感性比单向免疫扩散试验高 5～10 倍。但其抗体用量大，并且为保证反应体系中抗体始终保持过量，反应前必须预先测定抗体含量值；耗时长，抗原抗体结合后需几分钟到几小时才形成可见的复合物，速度太慢，目前多用增浊剂加速免疫复合物的形成；抗原或抗体极度过剩时易导致免疫复合物分离，严重影响结果的准确性；不宜用于药物半抗原的检测。

（二）散射免疫比浊试验

抗原、抗体在液相中特异性结合后产生一定大小的免疫复合物，当一定波长的光通过该反应液遇到免疫复合物时产生折射而形成散射光，散射光强度与免疫复合物的分子量、数目、大小及入射光强度成正比，与免疫复合物至检测器的距离、入射光波长成反比。应用标准品制作标准曲线，通过检测散射光强度即可计算出待测标本中的抗原含量。根据散射光检测时间及检测方式的不同，散射免疫比浊试验又分为终点散射比浊试验和速率散射比浊试验两种。

1. 终点散射比浊试验 终点散射比浊试验是在抗原 - 抗体反应达到平衡时测定散射光强度。在抗原 - 抗体反应的第一阶段，溶液中产生的散射光信号波动较大，所获得的信号计算出的结果会产生较大的误差。终点散射比浊试验避开了抗原 - 抗体反应的不稳定阶段，在抗原 - 抗体反应的最佳时段读数，将误差降到最低，且必须在免疫复合物相互聚合形成絮状沉淀前完成测定，否则光散射值降低，得出偏低的结果（图 6-1）。因此，终点散射比浊试验是在免疫反应进行到一定时间时测量其浊度，故亦称定时散射比浊试验。终点散射比浊试验检测敏感性较高，达 μg/L 水平，高于透射免疫比浊试验，但低于速率散射比浊试验；可自动化分析；在抗原 - 抗体反应的第一阶段，反应时间较长，不适用于快速检测；在微量测定时，本底的干扰会影响准确测定，计算时须减去本底值。

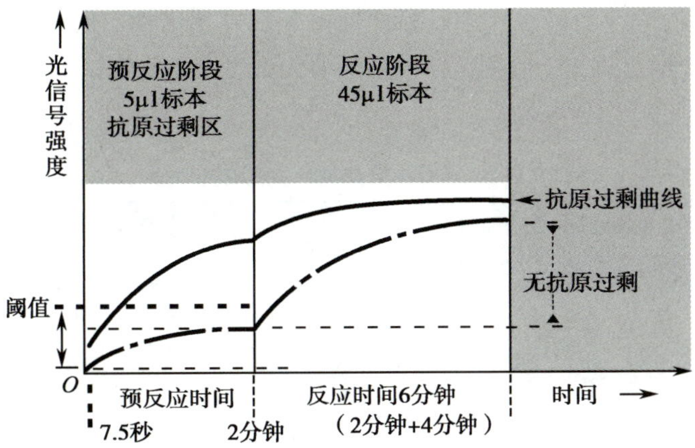

图 6-1　终点散射比浊试验测定原理示意图

终点散射比浊试验的自动化分析技术要点包括以下内容：

(1) 抗原抗体预反应阶段：将少量(标本总量的 1/10)标本与一定量抗体混合反应，在预反应时间段(7.5 秒～2 分钟)，抗原 - 抗体复合物产生的散射光信号值在预设阈值内，提示标本中待测抗原浓度合适，可继续进行测定。若超过预设阈值，说明抗原过剩，应将标本适当稀释后再测定。

(2) 反应阶段：加入全量标本，在 4 分钟内测量散射光信号。

(3) 信号检测：将获得的信号值，经计算机处理转换为待测抗原浓度。

为保证检测时所获取的信号峰值是由被检抗原产生的，应使所有未知抗原全部与抗体结合形成抗原 - 抗体复合物，在本方法中采用了两项保证措施。

(1) 抗体过量：将每一项检测的范围都预置很大，检测中抗体结合抗原的能力可达到相应待测标本正常血清浓度的 50 倍以上，从而保证在异常状态下的高浓度抗原均能与抗体形成复合物而产生特异性散射光信号。

(2) 对抗原过量进行阈值限定：在预反应时间段中先加入患者十分之一的标本与抗体反应，当预反应时间段抗原 - 抗体复合物的光散射信号超过预设阈值，提示该待测标本浓度过高，反应不会进行，须将待检标本进一步稀释后重做，如散射光信号未超过预设阈值，提示该标本浓度符合设计要求，可进行第二时间段的全量标本测定。从而避免在检测中出现因抗原过量导致的不准确检测。

2. 速率散射比浊试验　速率散射比浊试验是一种抗原抗体结合反应的动力学测定方法。所谓速率是指单位时间内抗原与抗体反应的速度或免疫复合物形成的量，而不是免疫复合物累积产生的量。抗原与抗体混合后的瞬间引发反应，在抗体过量的前提下，该反应速度由慢到快，单位时间内形成的免疫复合物不断增多，随后逐渐减少，连续动态监测此过程，可发现在某一时间抗原 - 抗体反应速率最快，单位时间内免疫复合物形成的量最多，散射光强度变化最大，即为所谓的速率峰(图 6-2)。表 6-1 表示随着抗原 - 抗体反应时间的延长，免疫复合物的总量逐渐增加，而速率的变化是由慢到快再由快逐渐变慢，在 20～25 秒这个单位时间内抗原 - 抗体反应的速率达到高峰，即出现速率峰，该峰值大小与抗原浓度呈正相关。选取速率最大，且与被测物浓度变化呈线性关系的速率峰值，制作剂量 - 反应曲线，通过计算

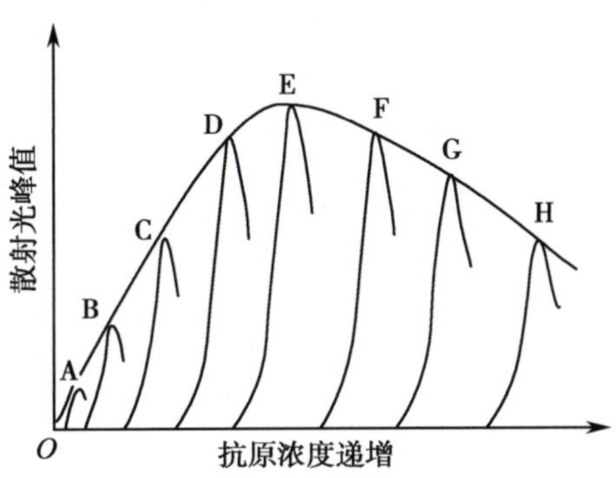

图 6-2　抗原 - 抗体反应散射光峰值的动态变化

机计算可获得被测物浓度的量。速率散射比浊试验具有速度快、敏感性（达 ng/L 水平）和精密度高、特异性强、稳定性好、检测范围宽、自动化程度高、节省试剂等优点；但仪器、试剂比较贵，对抗体的质量要求较高。

表 6-1 抗原 - 抗体复合物形成的速率

累计时间 /s	形成 IC 总量 /（ng·L^{-1}）	速率 /[ng·L^{-1}·$(5s)^{-1}$]	累计时间 /s	形成 IC 总量 /（ng·L^{-1}）	速率 /[ng·L^{-1}·$(5s)^{-1}$]
5	8	—	35	300	70
10	13	5	40	360	60
15	25	12	45	415	55
20	60	35	50	450	45
25	150	90	55	480	30
30	230	80	60	500	20

速率散射比浊试验的技术要点包括以下内容：

（1）抗原 - 抗体反应：将待测标本和抗血清分别放入标本盘和试剂盘，选择检测项目，仪器自动取一定量标本和适量抗血清混合，并动态监测抗原 - 抗体反应的速率，计算最大反应速率。

（2）结果计算：根据最大反应速率计算标本中待测抗原含量。

在整个测定过程中，抗原与抗体快速反应，在规定的时间内反应介质中的抗体应与待测抗原全部结合，无游离抗原存在。此时，再次加入已知的相同抗原，该抗原与剩余游离抗体结合形成复合物，可出现第二个速率峰值信号，由此证明第一次速率峰值信号是全部由待测抗原产生的；若加入已知相同抗原后不出现第二个速率峰值信号，表明反应介质中已无游离抗体存在，说明待测标本中抗原浓度过高，第一次速率峰值信号可能仅由部分待测抗原产生（图 6-3），其测定结果不准确，提示应将待测标本进一步稀释，重新进行测定，以保证检测结果的准确性。

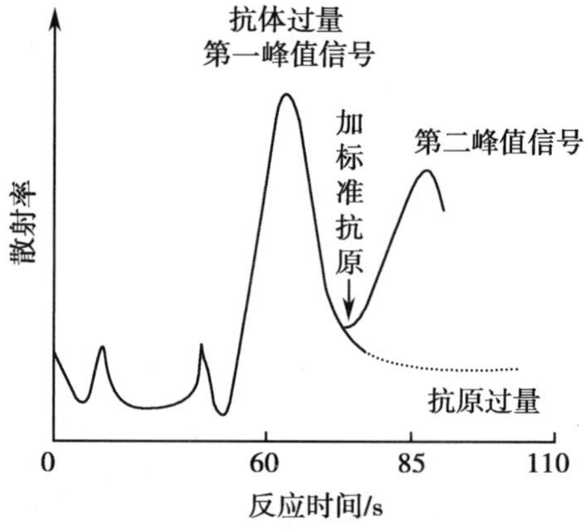

图 6-3 抗原过量检测示意图

（三）胶乳增强免疫浊度测定

无论是透射免疫比浊试验还是散射免疫比浊试验，免疫复合物产生量过少时均难以形成浊度，这是导致免疫浊度测定特别是透射免疫比浊试验敏感性不高的主要因素。采用胶乳增强免疫浊度测定，就克服了上述缺点。它是将抗体吸附于大小合适、均匀一致的胶乳颗粒上，当遇到相应抗原时，使胶乳颗粒发生凝集。单个胶乳颗粒在入射光波长范围内不阻碍光线透过，两个或两个以上胶乳颗粒凝聚时透射光减少，减少的程度与胶乳颗粒凝聚程度成正比，同时与待测抗原含量成正比。通过检测光强度变化即可计算出待测标本中抗原的含量。

（四）纳米等离子体免疫比浊试验

超灵敏的纳米等离子体免疫比浊试验（nanoplasmonic immunoturbidimetry assay，NanoPITA）是近年来在纳米技术发展中衍生出的一种新型免疫比浊技术。与胶乳增强免疫浊度测定原理相似，将抗体与纳米金结合，当遇到相应抗原时，金颗粒发生凝聚。凝聚时透射光减少，减少的程度与金颗粒凝聚程度成正比，同时与待测抗原含量成正比。通过检测光强度变化，即可计算出待测标本中抗原的含量。采用NanoPITA对C反应蛋白（CRP）进行高通量定量检测，检测限可低至0.54ng/ml，比常规免疫浊度测量提高了1 000多倍。此外，NanoPITA还适用于凝血酶、β淀粉样蛋白等的检测。目前，尚无商品化试剂。

第三节　凝胶内免疫沉淀试验

凝胶内免疫沉淀试验（gel phase precipitation test）是利用可溶性抗原和相应抗体在凝胶中扩散，形成浓度梯度，在抗原抗体相遇并且浓度比例适当的位置形成肉眼可见的沉淀线或沉淀环。常用的凝胶有琼脂、琼脂糖、聚丙烯酰胺凝胶等，适宜浓度的凝胶实际上是一种固相化的缓冲液，呈网络结构，抗原和抗体蛋白质在此凝胶内扩散，犹如在液体中自由运动。分子量在20kDa以上的大分子物质在凝胶中扩散较慢，利用此特性可识别抗原、抗体分子量的差别。此外，抗原抗体形成的复合物因分子量超过凝胶网孔的限度而被网络在凝胶中，形成沉淀，经盐水浸泡也只能去除游离的抗原或抗体，便于保留反应结果供后续分析。

根据抗原与抗体反应的方式和特性，凝胶内免疫沉淀试验可分为单向免疫扩散试验（single immunodiffusion test）、双向免疫扩散试验（double immunodiffusion test）和与电泳技术结合的免疫电泳技术（immunoelectrophoresis technique）。

一、单向免疫扩散试验

单向免疫扩散试验（single immunodiffusion test）是将一定量的已知抗体混于琼脂凝胶中制成琼脂板，在适当位置打孔并加入抗原，在适宜温度和一定时间后，孔内抗原呈环状扩散形成浓度梯度环，在抗原抗体比例合适处形成沉淀环。最后测量沉淀环的直径或计算环内圆面积，沉淀环的直径或面积的大小与抗原量呈正相关，抗原量与环直径的关系有两种计算方法。

1. Mancini 曲线　适用于处理大分子抗原和长时间扩散（>48小时）的结果，抗原浓度（C）与沉淀环直径的平方（d^2）呈线性关系，常数$K=C/d^2$，此为Mancini曲线。

2. Fahey 曲线　适用于处理小分子抗原和较短时间（24小时）扩散的结果。抗原浓度的对数（$\log C$）与沉淀环直径（d）呈线性关系，常数$K=\log C/d$，此为Fahey曲线。用半对数坐标纸画曲线。

本法为经典抗原定量技术，在检测标本的同时带入5～7个不同浓度的抗原标准品，并测量沉淀环的直径，按扩散时间的不同绘制出标准曲线，可从标准曲线中查出标本中的待测抗原含量。常用于IgG、IgA、IgM、C3、C4等血浆蛋白的测定。

二、双向免疫扩散试验

双向免疫扩散试验是在制成的琼脂板上打孔，孔径一般为3mm，孔间距通常在3～5mm，在对应孔中加入抗原或抗体，放置于湿盒中，37℃孵育18～24小时后，抗原和相应抗体在琼脂中各自扩散并在浓度比例适当处形成可见的沉淀线，观察沉淀线的位置、形状及对比关系，可对抗原或抗体进行定性或半定量分析。此法敏感性低，出现结果慢，不能精确定量，这些缺点在一定程度上限制了它的应用。

双向免疫扩散试验可有以下应用：

1. 判断抗原或抗体的存在以及估计相对含量　不出现沉淀线，可能为无相对应的抗体

(或抗原)存在或者抗原过量;沉淀线的形成是在抗原、抗体两者比例合适处,因为浓度高、扩散快、扩散距离远,所以沉淀线靠近浓度低的一方;沉淀线靠近抗原孔,说明抗体浓度较高;沉淀线靠近抗体孔,则表示抗原浓度较高。如图 6-4 显示 A、B、C 为抗原抗体浓度相同,D、E 为抗原浓度高,F 为抗体浓度高。

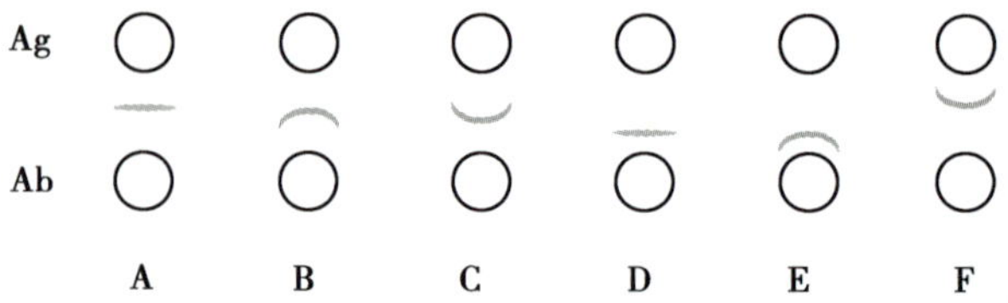

图 6-4 沉淀线形状、位置与抗原抗体分子量及浓度关系图

2. 分析抗原或抗体相对分子量 抗原或抗体在琼脂内自由扩散的速度受分子量影响。分子量越小扩散越快,反之越慢。因为慢者扩散圈小,局部浓度则高,形成的沉淀线弯向分子量大的一方;若两者分子量大致相等,沉淀线呈直线。如图 6-4 显示 A 沉淀线为直线说明抗原抗体分子量相等,B 沉淀线为抗体分子量大于抗原,C 沉淀线为抗原分子量大于抗体。

3. 分析抗原的性质 存在两种待检抗原的性质完全相同、部分相同或完全不同三种情况。在双向免疫扩散试验中表现如图 6-5 所示,图 A 两条沉淀线互相吻合相连,表明抗体与两个抗原中的相同表位结合形成沉淀,但不能说明两个抗原完全相同;图 B 两条沉淀线交叉,说明抗体与两个抗原中的不同表位结合形成沉淀;图 C 两条沉淀线相切,提示两个抗原之间有部分相同的表位与抗体结合形成沉淀。

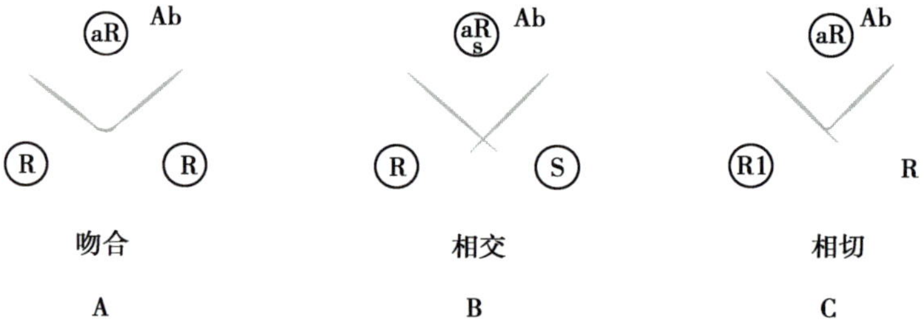

图 6-5 双向免疫扩散试验沉淀线形状与两种抗原性质的关系图

4. 滴定抗体的效价 双向免疫扩散试验是测定抗体效价的常规方法。固定抗原的浓度,稀释抗体;或者同时稀释抗原和抗体,两者经过自由扩散,形成沉淀线,以出现沉淀线的抗体最高稀释度作为该抗体的效价,如图 6-6 显示抗体的效价为 1∶16。

5. 鉴定抗原或抗体纯度 用混合抗原或抗体鉴定相应抗体或抗原的纯度,若仅出现一条沉淀线则表示待测抗原或抗体性质单一,若出现多条沉淀线则说明待测抗原或抗体性质多样。

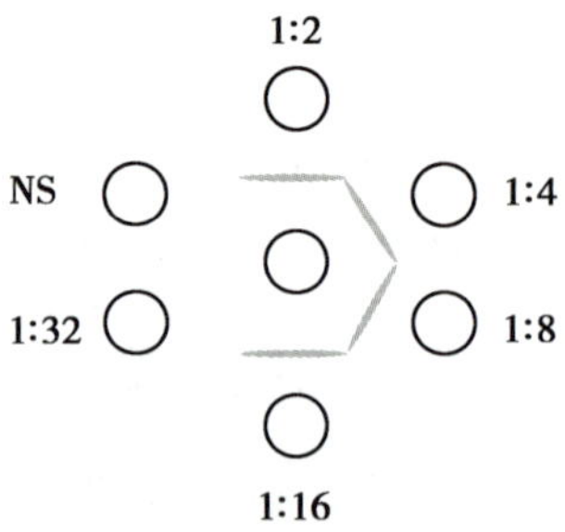

图 6-6 抗体效价滴定结果

NS:生理盐水。

三、免疫电泳技术

免疫电泳技术(immunoelectrophoresis technique)是电泳分析与免疫沉淀试验相结合的产物,是直流电场作用下的凝胶扩散试验,是将抗原 - 抗体反应的高度特异性与电泳技术

的高分辨率及快速、微量等特性相结合的一种免疫化学技术。该技术有以下优点：①加快了沉淀反应的速度；②抗原、抗体的扩散方向固定、集中，提高了敏感性；③可先利用蛋白组分所带电荷的不同而将其进行分离，再分别与抗体反应。随着免疫检测技术的不断发展，免疫电泳技术可分为对流免疫电泳、火箭免疫电泳、免疫电泳、免疫固定电泳、交叉免疫电泳和自动化免疫电泳等多项实验技术，并被广泛应用于科学研究和临床试验诊断分析。

（一）对流免疫电泳

对流免疫电泳（counter immunoelectrophoresis，CIEP）是将双向免疫扩散与电泳相结合在直流电场中定向加速的免疫扩散试验。在 pH 8.6 的缓冲液中，大部分蛋白质抗原等电点低，带较强的负电荷，分子量小，受到的电渗作用小，在电场中向正极移动；而抗体绝大多数为 IgG，等电点偏高，在 pH 8.6 时带负电荷较少，且分子量较大，移动速度慢，它向正极移动缓慢甚至不移动，但在电渗作用下，IgG 随水流向负极移动的速度超过了其向正极移动的速度，因此抗体向负极移动。抗原抗体相向运动，在两者浓度最适比处形成沉淀线，根据沉淀线相对于两孔的位置可大致判断抗原抗体的比例关系。试验时在琼脂板两端打孔，并标上正极和负极，将抗原溶液加在负极端的孔内，相应抗体加在正极端的孔内。通电后，带负电荷的抗原向正极泳动，抗体在电渗作用下向负极泳动，在两者之间或抗体的另一端（抗原过量）形成沉淀线。

IgG 在对流免疫电泳中有其特殊的电泳形式：一部分泳向正极，另一部分泳向负极。IgG3 和 IgG4 与一般蛋白质相同，泳向正极，IgG1 和 IgG2 带负电荷少，受电渗的作用力大于电泳，而泳向负极。因此所谓对流只是部分 IgG 的电渗作用所致。

本试验简便、快速，敏感性比双向免疫扩散试验提高 8～16 倍，可测定的蛋白质浓度最低限度达 μg/ml 水平。本法常用于对抗原或抗体的性质、效价和纯度的测定，但不适合于抗原为免疫球蛋白或抗原抗体迁移率接近的情况，否则会导致抗原抗体朝同一个方向泳动。

（二）火箭免疫电泳

火箭免疫电泳（rocket immunoelectrophoresis，RIE）是单向免疫扩散与电泳相结合的一项定向加速的单向免疫扩散试验。它是将抗体混于琼脂糖中，电泳时抗体不移动，抗原由负极向正极泳动，并随抗原浓度的下降，抗原泳动的基底区也逐渐变窄，抗原 - 抗体复合物形成的沉淀线也越来越窄，形成一个火箭状的不溶性免疫复合物沉淀峰。当琼脂糖中的抗体浓度保持不变时，沉淀峰的高度与抗原量呈正比例关系，用已知浓度的标准抗原作对照，制作标准曲线，即可根据沉淀峰的高度从标准曲线中计算出待测抗原的浓度。反之，固定抗原的浓度，便可检测抗体的含量（称为反向火箭电泳）。

火箭免疫电泳只能测定 μg/ml 以上的物质含量，低于此水平则难以形成可见的沉淀峰。但若加入 ^{125}I 标记的标准抗原共同电泳，则可在含抗体的琼脂糖中形成不可见的火箭峰，洗涤干燥后，经 X 线胶片显影，即可出现放射显影，这就是目前采用的免疫自显影技术，其敏感性可达 ng/ml。常用于 IgA、IgG 等蛋白定量。

（三）免疫电泳

免疫电泳（immunoelectrophoresis，IEP）亦称免疫区带电泳 - 免疫双扩散试验，是区带电泳与双向免疫扩散相结合的一种免疫分析技术。它是先将蛋白质抗原在凝胶中做区带电泳，根据其所带电荷、分子量和构型不同分成不可见的若干区带，再沿电泳方向挖一与之平行的抗体槽，加入相应抗体，进行双向免疫扩散，在两者浓度比例适合处形成弧形沉淀线。通过对沉淀线的数量、位置和形态与已知标准抗原抗体生成的沉淀线比较，即可对待测标本中所含成分的种类和性质进行分析（图 6-7）。抗原抗体的比例、抗血清的抗体谱及电泳条件如缓冲液、琼脂等均可影响沉淀线的分辨率。免疫电泳为定性试验，目前主要应用于纯化抗原和抗体成分的分析和正常及异常免疫球蛋白的识别与鉴定方面。

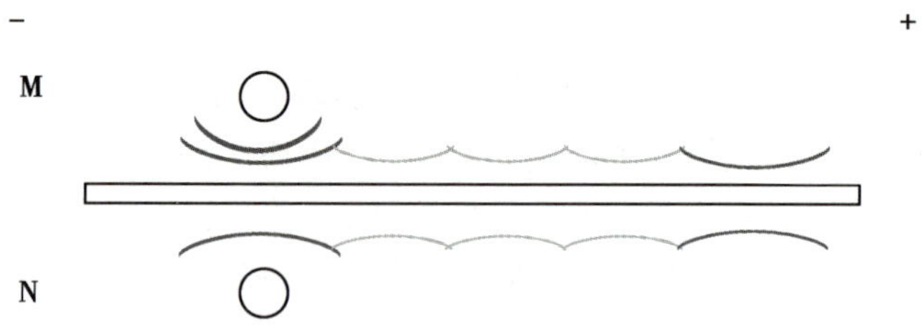

图 6-7 免疫电泳结果示意图

M：异常免疫球蛋白，N：正常免疫球蛋白。

（四）免疫固定电泳

免疫固定电泳（immunofixation electrophoresis，IFE）是区带电泳和免疫沉淀试验相结合的一种免疫化学分析技术。该方法的原理为先将血清蛋白质在琼脂糖凝胶介质上经区带电泳分离，再将固定剂和各型免疫球蛋白及轻链抗血清加在凝胶表面的泳道上，经孵育后，固定剂和抗血清在凝胶内渗透并扩散，抗原抗体直接发生沉淀反应，洗脱游离的抗体，形成的抗原 - 抗体复合物则保留在凝胶中。经漂洗和染色，参考泳道和抗原抗体沉淀区带被着色，根据电泳移动距离分离单克隆组分，可对各类免疫球蛋白及其轻链进行分型（文末彩图 6-8）。

免疫固定电泳具有分辨率高、敏感性高、操作周期短、结果易于分析等优点，目前广泛应用于迁移率相近的蛋白和 M 蛋白、免疫球蛋白轻链、尿液和脑脊液等微量蛋白、游离轻链、补体裂解产物等的鉴定。临床上最常用于 M 蛋白的鉴定。

（五）交叉免疫电泳

交叉免疫电泳（crossed immunoelectrophoresis，CIEP）是把琼脂凝胶电泳和火箭免疫电泳结合起来的一种方法。先将抗原样品在琼脂凝胶中进行电泳分离，然后使已分开的各抗原成分与原泳动方向呈 90° 角的方向泳向含抗体的琼脂凝胶中，于是该抗原样品中的各个抗原成分和它相对应的抗体依次形成若干锥形沉淀线，根据沉淀线的位置及面积（或高度）可确定该抗原的质和量。它一次可对多种抗原定量，分辨率较高，适用于比较各种蛋白组分，定性分析蛋白质遗传多态性、微小异质性、裂解产物和不正常片段等。

（六）自动化免疫电泳

近年来自动化免疫电泳仪的推出，使自动化免疫电泳技术得到广泛推广，它解决了传统电泳技术手工操作不易标准化和耗时长的问题，只需人工加标本、固定剂和抗血清，其余步骤均实现自动化，它包括电泳系统（自动化电泳仪）和光密度扫描系统，具有分辨率高、重复性好等优点。

第四节 免疫沉淀试验的临床应用

免疫沉淀试验方法众多，不同的方法各有其优势和劣势。经典的免疫沉淀试验如絮状免疫沉淀试验、单向免疫扩散试验、双向免疫扩散试验等均可用于抗原、抗体性质、效价、纯度及相对分子质量和浓度的分析，但因其有诸多缺点无法克服，如操作烦琐、敏感性低、精密度差、反应时间长及无法实现自动化等，现临床检测中这些方法的应用已逐渐减少。

随着现代科学技术的不断发展，自动化免疫浊度分析仪的出现，免疫浊度分析在临床检测中得到广泛应用。散射免疫比浊试验具有自动化程度高、快速、灵敏、准确等优点，目前以散射免疫比浊为原理的特定蛋白分析仪已在医学检验领域得到广泛应用。而透射免疫比浊试验经过胶乳增强技术的改进，近几年来，被广泛应用于全自动生化分析仪上，实现高速、灵敏和自动化。目前免疫浊度分析主要用于蛋白质的测定，如血液中的 IgG、IgA、IgM、κ 链、λ 链，补体 C3、C4，血浆蛋白，C 反应蛋白，类风湿因子等；尿液及脑脊液微量蛋白等的测定。

随着自动化免疫电泳仪的推出，免疫电泳技术在临床上的应用也变得更加广泛。对流免疫电泳与火箭免疫电泳技术因存在电渗作用，目前已不推荐使用。免疫电泳可用于分析纯化抗原和抗体的成分和正常及异常免疫球蛋白的识别与鉴定，但其扩散时间长，影响因素多，结果较难分析。免疫固定电泳技术因其分辨力强、敏感性高、结果易于分析，现常用于鉴定迁移率相近的蛋白和 M 蛋白，免疫球蛋白轻链，尿液、脑脊液等微量蛋白，游离轻链，补体裂解产物等。临床最常用于 M 蛋白的鉴定与分型，并已列入临床实验室的常规检测工作。

一、胶乳增强的透射免疫比浊试验在全自动生化分析仪中的应用

传统的透射免疫比浊试验存在敏感性较低的问题，直至开发出了胶乳增强技术，大大提高了敏感性，使该方法在全自动生化分析仪中得到广泛应用。目前用生化分析仪检测 IgG、IgA、IgM，补体 C3、C4，抗链球菌溶血素 O（ASO），铜蓝蛋白，C 反应蛋白，各种载脂蛋白，脂蛋白（a），尿微量蛋白，脑脊液蛋白，白蛋白及前白蛋白等均是利用胶乳增强的透射免疫比浊试验原理进行的。按其试剂分类有单试剂单 / 双波长法、双试剂单 / 双波长法。

（一）单试剂单波长法

单试剂单波长法是指在反应过程中只加一次试剂，用一个波长检测物质的光吸收强度的方法。该法预先将多种试剂混合配制成一种单一试剂，不利于试剂稳定，且存在试剂各种成分的自身化学变化和相互影响。另外，当测定体系中只有一种组分或混合溶液中待测组分的吸收峰与其他共存物质的吸收峰无重叠时，可用单波长检测。

（二）单试剂双波长法

单试剂双波长法是指在反应过程中只加一次试剂，用两个波长检测物质的光吸收强度的方法。该法与单试剂单波长法一样，存在单试剂不稳定的缺陷，但双波长检测可纠正混浊、色素、溶血等影响。

（三）双试剂单波长法

双试剂单波长法是指在反应过程中试剂分开配制和加入反应系统，用一个波长进行检测。双试剂设计避免了试剂间相互干扰和非特异性反应，稳定试剂，使检测结果更加准确。

（四）双试剂双波长法

双试剂双波长法是指在反应过程中试剂分开配制和加入反应系统，用两个波长检测，根据光吸收曲线选择最大吸收峰作为主波长，另一个为副波长，测定时主波长的吸光度减去副波长的吸光度可消除溶血、色素、脂浊等干扰物的影响，提高结果的准确性；且双试剂有利于试剂稳定，可消除试剂因素对结果的影响。

胶乳增强的透射免疫浊度测定应用于自动生化分析仪时，最适宜采用双试剂双波长法。一方面其试剂中含有抗体等较容易受损的免疫试剂，双试剂设计可避免混合试剂中其他化学物质损害抗体，有利于对抗体效价的保存；另一方面，胶乳增强的透射免疫浊度测定根据反应液浊度检测吸光度值，黄疸色素、脂血本身的浊度及溶血等都使标本反应前有一定的浊度，若不消除会影响结果准确性。而双波长设计时用主波长的吸光度减去副波长的吸光度可消除上述干扰物的影响，提高结果的准确性。且透射免疫比浊测定时副波长距离主波长越远越好，能有效提高检测敏感性。

二、胶乳增强的透射(散射)免疫比浊试验在血液凝固分析仪中的应用

应用血液凝固分析仪测定血浆中纤维蛋白原及其降解产物、D-二聚体、血管性血友病因子等都是根据胶乳增强的免疫浊度测定原理进行的。它因操作简便、准确性好、敏感性高、便于自动化等优点，目前已广泛应用于临床凝血功能检测。

三、免疫固定电泳在自动电泳仪中的应用

免疫固定电泳具有分辨力强、敏感性高、操作周期短、结果易于分析等优势，目前已被广泛应用于自动电泳仪进行血清及尿液M蛋白、免疫球蛋白轻链等的常规检测。

四、散射免疫比浊试验在特种蛋白免疫分析仪中的应用

透射免疫比浊试验若用自动生化分析仪进行，虽可达到快速、均匀的目的，但在离心式生化分析仪中，免疫复合物很可能在离心力的作用下沉淀，引起误差；抗原或抗体量大大过剩时会出现可溶性复合物引起误差，对于单克隆蛋白的测定，这种误差更易出现；另外还可能受血脂浓度的影响，造成假性升高。散射免疫比浊试验特别是速率散射比浊试验具有快速、准确、敏感性和特异性好的优点，现已有基于该方法原理的特种蛋白免疫分析仪出现，在临床上已推广应用。但特种蛋白免疫分析仪的仪器和试剂成本高、测试速度慢等限制了其在临床常规检查中的应用。而基于胶乳增强的透射免疫比浊法的自动生化分析仪试剂成本低，不需另配专用的特种蛋白免疫分析仪，试剂开启后稳定，检测费用低、快速、结果稳定，线性范围广且可与生化标本合并，目前已成为临床定量检测血液、尿液、脑脊液中特种蛋白的主要途径。

第五节　影响免疫沉淀试验的主要因素

免疫沉淀试验是抗原-抗体反应的一种类型，因此凡是可以影响抗原-抗体反应的因素均可对免疫沉淀试验造成影响。大致可分为抗原抗体本身因素、反应基质因素和实验环境因素，具体内容详见第二章。

（陈丽丽）

本章小结

免疫沉淀试验是指可溶性抗原与相应抗体在适当条件下发生特异性结合而出现可见的沉淀现象。免疫沉淀试验具有特异性、抗原可溶性、阶段性及抗体的多克隆性等特点。根据反应介质和检测方法的不同，免疫沉淀试验可分为液相免疫沉淀试验和凝胶内免疫沉淀试验。

免疫浊度测定是将可溶性抗原与相应抗体特异性结合，两者在比例合适和增浊剂作用下，可快速形成较大的免疫复合物，使反应液出现浊度。免疫浊度测定分为透射免疫比浊试验和散射免疫比浊试验两种，散射免疫比浊试验根据散射光检测时间及检测方式的不同，又分为终点散射比浊试验和速率散射比浊试验两种。

凝胶内免疫沉淀试验是利用可溶性抗原和相应抗体在凝胶中扩散，形成浓度梯度，在抗原抗体相遇并且浓度比例适当的位置形成肉眼可见的沉淀线或沉淀环。根据抗原-抗体反应的方式和特性，可分为单向免疫扩散试验、双向免疫扩散试验及与电泳技术结合的免疫电泳技术。

免疫电泳技术是电泳技术与免疫沉淀试验的结合产物，常见的有对流免疫电泳、火箭免疫电泳、免疫电泳、免疫固定电泳等。对流免疫电泳是双向免疫扩散与电泳相结合的免疫扩散技术；火箭免疫电泳是单向免疫扩散与电泳相结合的一项定量检测技术；免疫电泳是先将蛋白质抗原在凝胶中做区带电泳，然后再进行双向扩散；免疫固定电泳是区带电泳与免疫沉淀反应技术相结合，最常用于M蛋白的鉴定。

透射免疫比浊试验经胶乳增强技术改进后，大大提高其敏感性，利用此方法原理在自动生化分析仪上进行各种特种蛋白的检测，实现了高速、灵敏和自动化。胶乳增强免疫比浊测定在血液凝固分析仪中也有普遍应用。

第七章 放射免疫试验

通过本章学习，你将能够回答下列问题：

1. 放射免疫测定的原理是什么？
2. 免疫放射测定（IRMA）的原理是什么？
3. 放射免疫试验常用的分离技术有哪些？
4. 免疫放射测定与放射免疫测定主要区别有哪些？
5. 放射免疫试验主要用于医学检验的哪些方面？
6. 影响放射免疫试验的关键因素有哪些？

放射免疫试验是用放射性核素标记抗原或抗体分子，通过测定放射性强度评估抗原-抗体反应的情况，从而实现对待测物质的定量（或定性）分析。放射免疫试验将放射性核素的高敏感性与抗原-抗体反应的高特异性结合于一体，具有较高的分析敏感性和分析特异性。放射免疫试验开创了体液微量物质定量分析的新纪元，并为酶免疫试验、化学发光免疫试验等方法的建立奠定了理论和实践基础。放射免疫试验包括放射免疫测定和免疫放射测定。标记免疫分析分为竞争性免疫分析和非竞争性免疫分析两种模式，放射免疫测定是竞争性免疫分析的典型案例，免疫放射测定则是非竞争性免疫分析的典型案例。本章将重点介绍放射免疫测定和免疫放射测定。

第一节 放射免疫测定

放射免疫测定是用放射性核素标记小分子抗原，让待测抗原和标记抗原竞争性结合限量特异性抗体，通过测定与抗体结合的标记抗原的放射性强度，反映待测抗原的含量。放射免疫测定于20世纪50年代由Yalow和Berson两位学者首创，因其在超微量物质定量分析方面的巨大贡献，荣获1977年度诺贝尔生理学或医学奖。需要说明的是放射免疫测定是最早建立的一种放射免疫试验，其只是放射免疫试验的重要类型之一，与其他标记免疫分析如酶免疫试验（enzyme immunoassay，EIA）、化学发光免疫试验（chemiluminescence immunoassay，CLIA）的命名方式不同。

一、分析原理

如前文所述，放射免疫测定就分析模式而言属于竞争性免疫分析，基于标记抗原和待测抗原对同一抗体具有相同亲合力，在抗体限量的情况下，两种抗原与抗体发生竞争性结合。如标记抗原用“$^{*}Ag$”表示，待测抗原（Ag）和标记抗原（$^{*}Ag$）与特异性抗体（Ab）的竞争性结合反应式如下：

$$^{*}Ag+Ag+Ab \rightleftharpoons {}^{*}Ag-Ab+Ag-Ab$$

一般而言，体系中抗体分子的总结合位点数量须大于待测抗原或标记抗原各自所需的结合位点数量，但小于待测抗原和标记抗原所需结合位点数量的总和。当标本中无待测抗原时，标记抗原全部与抗体结合，并剩余一定量的游离标记抗原；当标本中含有待测抗原时，待测抗原与抗体结合，致使标记抗原与抗体结合受到抑制，抑制程度与待测抗原含量成正比关系；换言之，待测抗原含量与最终测量的结合标记物（*Ag-Ab）的放射性强度呈反比例函数关系。此时，如用一系列已知抗原含量的溶液作为标准品，分别与定量标记抗原和限量抗体反应，即可获得一条剂量（抗原含量）- 反应（放射性强度）曲线，也可称为标准曲线；将未知抗原含量的待测标本进行同样操作，测定结合标记物（*Ag-Ab）的放射性强度，再通过上述标准曲线（或函数）可获得标本中待测抗原的浓度。放射免疫测定原理如图 7-1 所示。

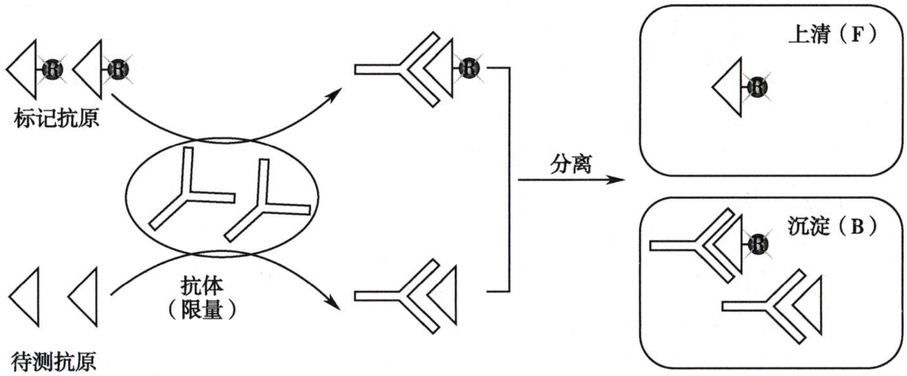

图 7-1　放射免疫测定原理示意图

放射免疫测定的主要试剂包括：标记抗原溶液、特异性抗体溶液、系列标准品抗原和分离剂溶液；标准品用于绘制标准曲线，获得函数；分离剂用于分离结合标记物和游离标记物。

放射免疫测定的操作流程包括：准备试剂和标本、抗原 - 抗体反应、分离结合标记物、测定结合标记物的放射性强度、数据处理。

二、抗原 - 抗体反应方式

在放射免疫测定中，抗原与抗体的竞争反应方式分平衡法和非平衡法。①平衡法：将标记抗原、待测抗原同时加入含有特异性抗体的检测体系中，标记抗原和待测抗原同时与特异性抗体发生特异性结合；②非平衡法：非平衡法也称顺序饱和法，将待测抗原优先加入含有特异性抗体的检测体系中，让待测抗原与特异性抗体结合并达到平衡，然后再向检测体系中加入标记抗原，标记抗原与剩余的特异性抗体结合并至平衡。平衡法较非平衡法操作简便，但是非平衡法较平衡法结果准确。

孵育温度和孵育时间可依据待测抗原的理化性质和所用抗体的亲合力等因素进行选择。若待测抗原性质稳定且含量高，抗体的亲合力较高，孵育时间可较短（数小时），温度可选择 25℃或 37℃；若待测抗原的性质不稳定（如小分子肽）或含量甚微，或抗体的亲合力较低，则应选择低温（4～8℃）长时间（20～24 小时）反应。

此外，欲获得理想的标准曲线，检测体系中特异性抗体和标记抗原的用量非常重要，二者的最佳浓度须根据临床所需待测抗原的检测范围经过浓度滴定试验来确定。

三、分离技术

放射免疫测定是在液相环境中进行的竞争性反应，达到平衡后形成的抗原 - 抗体复合物并不发生沉淀。此时，结合标记物（*Ag-Ab）和游离标记物（*Ag）均带有放射活性，且同时存在于液相中，只有将二者分离，并测定其中一个组分（一般测定结合标记物），才能获得标准曲线。因此，分离结合标记物和游离标记物也是放射免疫测定的重要环节，分离效果将直接影响测定结果的准确性和重复性。

较理想的分离方法须具有分离彻底、迅速、适合批量操作；分离过程不影响反应平衡，且分离效果不受反应介质干扰；操作简便、重复性好；成本低等优点。目前常用的分离法有以下三种。

1. 聚乙二醇法 聚乙二醇（PEG）可以破坏蛋白质水化膜，非特异性沉淀大分子蛋白质（抗原 - 抗体复合物），而小分子蛋白（游离抗原）则不会发生沉淀。抗原 - 抗体反应后，加入聚乙二醇溶液再经离心后小心弃上清液，所得沉淀为免疫复合物（*Ag−Ab 和 Ag−Ab）；测定沉淀物放射性强度即代表结合标记物（*Ag−Ab）的含量。选用分子量为 6 000Da 的聚乙二醇，终浓度为 7%～9%，pH 为 6～9，可取得较好的分离效果。

聚乙二醇沉淀法是经典的分离方法，其优点是分离完全、经济方便；缺点是非特异结合率较高，受温度、酸碱度、离子强度等的影响较大。

2. 第二抗体法 第二抗体法采用第二抗体作为分离剂。第二抗体又称二抗，即以第一抗体（针对待测抗原的特异性抗体）作为免疫原，经免疫动物获得的免疫血清（多克隆抗体）。如第一抗体是小鼠源性单克隆抗体（IgG 型），则第二抗体可用小鼠 IgG 免疫山羊后制备的羊抗小鼠 IgG 抗体（Ab2）；如第一抗体是兔源性多克隆抗体（IgG 型），则第二抗体可用兔 IgG 免疫驴后制备驴抗兔 IgG 抗体（Ab2）。

第二抗体法的分离原理是第二抗体特异性结合标记物中的第一抗体并形成共沉淀，但不能结合游离的标记抗原，离心后的沉淀为结合标记物。但因体系中第一抗体量很少，不易形成沉淀，还须加入一定量的抗第一抗体的 IgG，可提高分离效果。此外，因第二抗体是通用溶液，用量较大，一般采用较大动物作为宿主来制备抗体，如驴和山羊为常用动物。

第二抗体法的优点是分离的特异性强、重复性好、非特异结合少；缺点是第二抗体与第一抗体反应需要较长时间，第二抗体的用量较大会增加检测成本等。

3. 第二抗体 -PEG 法 第二抗体 -PEG 法是广泛应用的方法，指分离剂中同时包含聚乙二醇和第二抗体。此方法融合第二抗体法和 PEG 法的优点，既保持了第二抗体法的特异沉淀作用，又保持了 PEG 法快速沉淀的优点。同时，因减少第二抗体的用量可节省成本，因减少 PEG 的用量（2%～4%）可减少非特异性沉淀。

无论采用何种方法进行分离，最终需要水平离心，上清液中含有游离标记物，沉淀中含有结合标记物，小心弃掉上清液并倒置试管控干，沉淀用于测定放射性强度。

四、结果测定和数据分析

一般情况下，放射免疫测定须测定结合标记物（沉淀部分）的放射性强度。如采用放射性核素 ^{125}I 作为示踪物，^{125}I 释放 γ 射线，使用晶体闪烁计数仪进行测量，探测器输出的计数单位是每分钟计数（counts per minute，cpm）。

放射免疫测定可测到的数据有标记物的总放射强度（total，T）、标准品（含零标准管）和待测标本的沉淀部分（结合标记物）的放射强度（B）、上清液部分（游离标记物）的放射强度（F）。为观察系统非特异性结合情况，须单设非特异性结合（non-specific binding，NSB）管，操作与零标准管相同，但不加入特异性抗体（用零标准品溶液补足体积）。采用标准管抗原浓度和对应的放射性强度绘制标准曲线，建立函数关系。以标准品抗原的浓度值为横坐标，以各标准管测量的 B/B_0（%）为纵坐标，绘制标准曲线，其中 B_0 为不含抗原（零）标准管的测定值。测定数据也可经数据拟合模型软件处理后获得一个函数，并通过此函数可自动计算待测标本中抗原的含量。拟合方式多选择四参数 logistic 曲线拟合模型。

例如，在临床胃泌素测定中，测定数据如表 7-1 所示，数据采用拟合软件经四参数 logistic

获得标准曲线如图 7-2 所示。待测标本信号值 3 158cpm，$(B-NSB)/(B_0-NSB)=0.69$，胃泌素浓度为 89.7pg/ml。

表 7-1 胃泌素测定试验标准品各管放射性强度

管号	标准品浓度 /(pg·ml^{-1})	信号值 /cpm	$(B-NSB)/(B_0-NSB)$
T	/	9 038	/
NSB	/	340	/
B_0	0	4 420	/
B_1	25	4 036	0.91
B_2	50	3 656	0.81
B_3	100	3 022	0.66
B_4	200	2 302	0.48
B_5	600	1 244	0.22
B_6	1 200	834	0.12
标本	89.7	3 158	0.69

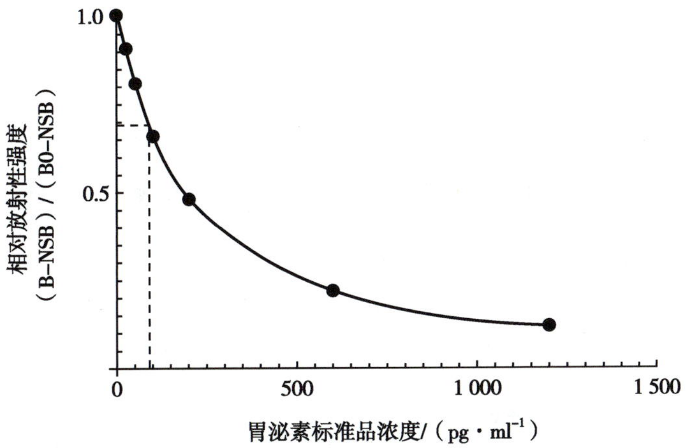

图 7-2 放射免疫测定（胃泌素）标准曲线

第二节 免疫放射测定

免疫放射测定（immunoradiometric assay，IRMA）于 1968 年由 Miles 和 Hales 首创，此方法的特征是用放射性核素标记抗体，待测抗原和过量标记抗体发生非竞争性免疫结合反应，采用固相免疫吸附方式分离结合标记物和游离标记物。免疫放射测定虽然也是用放射性核素为标记物，但为了与放射免疫测定相区别，发明者将其称为“免疫放射测定”，英文缩写用“IRMA”表示，如前文所述，此种命名方式只存在于放射免疫试验中。免疫放射测定有单位点法和双位点法，单位点法一般用于测定小分子抗原，双位点法用于测定大分子抗原。实际工作中以双位点法最为常用，本节主要介绍双位点法。

一、分析原理

双位点法也称为双抗体夹心法。通常大分子抗原往往具备多种抗原表位（抗原决定簇）。

这是采用双抗体夹心法的前提条件。选择一对针对同一抗原的不同抗原表位的单克隆抗体，其中一种单克隆抗体作为捕获抗体，与固相载体连接，并保留抗体活性；另一种单克隆抗体用放射性核素标记，制备成标记抗体。先让标准品抗原（或待测抗原）与固相材料表面的捕获抗体（过量）结合，于固相载体表面形成固相抗原 - 抗体复合物，而未参与反应的组分则分布于液相中；弃掉液相溶液并经洗涤可除去未结合物质；加入过量标记抗体，经温浴后标记抗体与抗原结合并形成捕获抗体 - 抗原 - 标记抗体双抗体夹心复合物，而剩余的标记抗体分布于液相中，倾倒液体并洗涤即可去除游离的标记抗体。免疫放射测定原理如图 7-3 所示。免疫放射测定属于非竞争性免疫分析，捕获抗体和标记抗体均为过量，同时设置一系列已知浓度的标准品溶液反应组，可以获得一条正向标准曲线或函数关系，如将待测标本进行同样操作，测定放射性强度，经标准曲线或函数计算，则可获得未知标本中的抗原浓度。

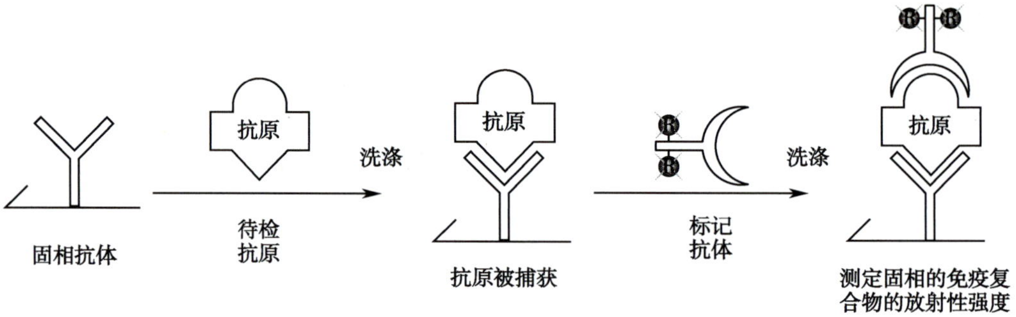

图 7-3　免疫放射测定（双位点法）原理示意图

免疫放射测定的主要试剂包括标记抗体溶液、预包被抗体的微孔板（或微球）、系列标准品抗原和洗液等，其中标准品用于绘制标准曲线或建立函数关系，洗液用于去除未结合的游离标记抗体。

免疫放射测定的操作流程包括试剂与标本准备、待测抗原与捕获抗体结合、标记抗体与待测抗原结合、洗涤分离、放射性测定、数据处理等。分离过程和数据处理与放射免疫测定不同。

二、固相免疫吸附分离技术

与放射免疫测定不同，免疫放射测定采用固相免疫吸附分离技术。**固相免疫吸附分离技术**采用聚苯乙烯材质的固相载体（如微孔板、微球等）作为反应容器，利用其能够吸附抗体但不影响抗体与抗原结合的特性，使抗体捕获液相中的抗原并于固相载体表面形成复合物，而未结合物质仍留存于液相中，将液体弃掉并洗涤即可达到分离抗原 - 抗体复合物的目的。此时加入标记抗体，标记抗体与复合物中的抗原结合，形成双抗体夹心复合物，未结合的标记抗体仍留存于液相中，将液体弃掉并洗涤同样可去除体系中的游离标记抗体。

固相吸附分离方法具有操作简便、节省时间、无离心步骤的优点。但需要指出的是，此技术的重点不是分离过程，而是固相吸附（也称包被）过程。抗体包被是指在不损伤捕获抗体生物活性的基础上，使抗体分子均匀涂布于固相材料表面。一般采用物理吸附法，即用 pH 9.6 的碳酸盐缓冲液将预包被抗体稀释到一定浓度（3～10μg/ml），加到固相载体上，于 22～25℃孵育过夜；弃包被缓冲液并洗涤去掉结合不牢固的抗体，再加入 1% 牛血清白蛋白溶液，以高浓度蛋白封闭固相载体表面未结合抗体的空白位点，防止在以后反应中发生非特异性吸附，此过程称为封闭。经上述处理的反应容器经真空干燥后保存备用。固相免疫吸附分离技术分离过程较为简单，反应结束后倾倒液体并控干反应容器，加入适量洗液，静置片刻倒掉，如此反复 3～5 次控干（倾倒的液体要收集在专用容器内）。

三、数据处理

免疫放射分析待测抗原含量与固相材料表面双抗体夹心复合物的总量呈正比例函数关系。分别测定标准品溶液反应管(结合标记物部分)的放射性强度，并以放射性计数为纵坐标(*Y*轴)，以标准品抗原浓度为横坐标(*X*轴)，可绘制标准曲线，此曲线为正向曲线。需要说明的是，在实际工作中，通过不同的数学模型经计算机处理，可获得不同的剂量-反应曲线。由于实验系统不同，各种数据处理方法的拟合程度不同；但不论何种方式，均应以获得较好相关系数(绝对值接近1)为标准。例如，采用免疫放射测定法测定血清甲胎蛋白浓度，获得标准曲线各管的放射性强度如表7-2所示，数据经四参数logistic拟合模式处理获得标准曲线如图7-4所示。待测标本信号值4 980，甲胎蛋白浓度为72.9ng/ml。

表7-2 甲胎蛋白标准品放射性强度测定

管号	标准品浓度/($ng \cdot ml^{-1}$)	信号值/cpm
NSB	—	245
B_0	0	256
B_1	10	894
B_2	20	1 645
B_3	50	3 684
B_4	100	6 125
B_5	250	8 790
标本	72.9	4 980

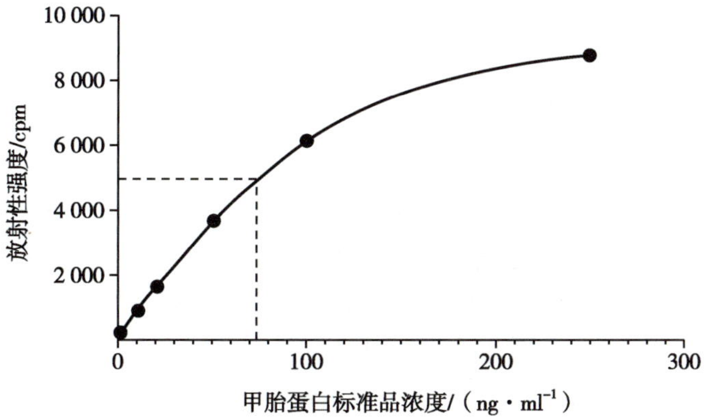

图7-4 免疫放射测定(甲胎蛋白)标准曲线

第三节 放射免疫测定与免疫放射测定的比较

放射免疫测定与免疫放射测定是放射免疫技术中的两种重要类型，分别是竞争性免疫分析和非竞争性免疫分析的典型案例，分析、理解二者特点对于掌握酶免疫试验、发光免疫试验中相似的分析模式具有重要意义。

放射免疫测定与免疫放射测定主要特征详见表7-3。

表 7-3 放射免疫测定与免疫放射测定的比较

类别	放射免疫测定	免疫放射测定
标记物	标记抗原	标记抗体
抗体用量	限量	过量
分析模式	竞争性免疫分析	非竞争性免疫分析
测定时间	十几小时	几小时
分离技术	第二抗体 -PEG 法	固相免疫吸附分离技术
函数	反比例函数	正比例函数
线性范围	较窄	较宽
应用范围	小分子抗原或半抗原	大分子抗原或抗体

此外，在放射免疫测定中，标记抗原、待测抗原和特异性抗体均处于液相中，抗原和抗体分子处于天然构象状态，能确保抗原和抗体的生物活性，标记抗原和特异性抗体具有较高的利用效率；同时，液相中的抗原和抗体分子呈现布朗运动，相遇并特异性结合的概率较高，在分子数相同的情况下，液相中的抗原 - 抗体更容易达到平衡。相反，在免疫放射测定中，由于采用固相吸附分离方式，捕获抗体分子被均匀涂布于固相载体表面，其分子构象不再是液相中的天然构象，而且也不是所有捕获抗体都具有结合抗原的原有活性；同时，固相表面的抗体分子处于相对静止状态，而待测抗原和标记抗体位于液相中，它们之间相互反应不同于液相中的反应规律，须通过振荡才能促进液相中抗原分子与固相表面捕获抗体的结合。上述这些特征，同样出现在采用固相吸附分离技术的酶联免疫吸附试验中，而采用纳米微粒作为固相载体的发光免疫试验，则部分克服了上述缺陷。

第四节　放射免疫试验的临床应用

放射免疫试验是三大经典标记免疫学技术之一，在 20 世纪 70—80 年代，临床上曾广泛用于包括各种激素、病毒抗原或抗体、肿瘤标志物（如甲胎蛋白、癌胚抗原等）、小分子药物（地高辛、吗啡）等标志物的临床检测，但放射免疫试验存在试剂半衰期短、放射性废物难以处理等缺点，在世界范围内已逐步被酶免疫试验和化学发光免疫试验取代。

放射免疫测定因在测定小分子半抗原方面的优势在科研实验室中仍在使用。放射性核素（^{125}I）分子量很小，标记小分子半抗原后对半抗原免疫活性影响小，能确保标记抗原和待测抗原具有同样结合抗体的活性，从而确保实现较理想的竞争性免疫分析。

第五节　影响放射免疫试验的关键因素

在放射免疫试验中被测物质浓度是根据标准曲线计算得来的。标准曲线的精确度直接影响测定结果的精确度。获得准确测定结果不仅需要高质量的检测试剂，同时也需要尽可能地从实验过程中把关，需要严格和精确的操作。

一、检测试剂

1. 标准品　标准品溶液是试剂盒的重要组分，也是未知抗原定量分析的基础，标准品的质量直接影响放射免疫试验的测定结果。要求标准品与被测物质的生物活性和免疫反应性要保持一致，稳定性好，容易保存；标准品中不能含交叉反应物质和干扰免疫反应的物质；标准品的赋值应准确并与国际标准品一致。同时，为最大限度地减少基质效应，用于配制标准品的基质须尽量与待测标本一致。如待测标本是血浆或血清，用于配制标准品的基质需要模拟血浆或血清的基质溶液。

2. 抗体 所用抗体品质优劣直接影响标准曲线的建立，单克隆抗体须保证有较好的亲合力，多克隆抗体须保证有较好特异性；同时，抗体效价也是评价抗体质量的关键指标。对于放射免疫测定，抗体为限量，须根据检测范围经过浓度滴定试验确定抗体最佳浓度；同样针对免疫放射测定，捕获抗体和标记抗体虽为过量，但也需要通过棋盘滴定法确定最佳用量。

3. 标记物 无论标记抗原还是标记抗体，较高比放射性的标记物是确保较高分析敏感性的基础，特别是在放射免疫测定中，标记抗原的比放射性越高，所需标记抗原的分子数越少，分析敏感性就越高。

二、操作过程

操作人员上岗前要经过基础理论和基本操作技术培训，包括通过加样一致性考核，加样误差要小于2%，要严格按照试剂盒的说明书及标准操作程序（standard operating procedure，SOP）在规定的实验室环境条件下进行操作。加样时，加样体积要尽量精准，对微量加样器需要定期校准。同时，为减少误差，加标准品与加标本时要使用同一加样器，要及时更换枪头以免污染。

三、测量仪器

在进行测量时，要使用效率高、本底低，稳定性好的放射性测量仪器，并要给予足够的测量时间。测量时试管上部的内、外壁应干燥，以防探头污染。选择探测器最佳工作条件可以获得较理想的标准曲线，从而获得可靠的测量结果，选择工作条件的方法通常有坪曲线测定或品质因素测定两种。测量仪器须经常维护和保养。

四、曲线拟合

曲线拟合是对标准品数据通过数学模型处理获得理想函数关系。决定系数 R^2 可作为评价拟合精度的指标，R^2 越趋于1，拟合精度就越高，要求 R^2 大于0.99。此外，也可通过拟合百分比偏差（$DEV\%$）判断每一标准品点的偏离情况，一般要求 $DEV\% < 10\%$。所谓百分比偏差是将各标准管的实测反应变量带入拟合方程，求得各标准点的反应剂量的结果（Xi'）与实际反应剂量值（Xi）的百分比，计算公式为 $DEV\% = [(Xi' - Xi)/Xi] \times 100\%$。须强调的是，在标准品给定的区间范围内，标准曲线拟合不能向外延伸；另外，无论采用什么方法进行拟合，都不可能改变结果本质，只有把好实验关，才能真正提高实验结果的精度。

（孙艳丽）

本章小结

放射免疫试验以放射性核素作为标记物，将放射性核素标记在抗原或抗体分子上，将免疫分析的特异性和放射性核素的敏感性完美结合。放射免疫试验开创体液超微量物质定量分析的崭新领域，并为酶免疫试验、发光免疫试验的建立和发展奠定理论和实践基础。放射免疫试验有两个重要类型：放射免疫测定和免疫放射测定（IRMA）。

放射免疫测定以标记抗原为特点，为竞争性免疫分析模式，基于标记抗原和非标记抗原对同一抗体有相同亲合力，常采用第二抗体-PEG对B或F进行分离。放射免疫测定多用于小分子抗原或半抗原（如甾体激素）的定量分析。免疫放射测定以标记抗体为特点，为非竞争性免疫分析模式，以过量标记抗体与待测抗原进行非竞争性免疫结合反应，采用固相免疫吸附方式对B或F进行分离；免疫放射测定以双位点（双抗体夹心）法较为常用，适用于大分子蛋白质（多肽）定量分析。

影响放射免疫试验的因素很多，优质的检测试剂、严格的技术操作、合理的数据处理是获得理想实验结果的重要条件。

第八章 荧光免疫试验

通过本章学习，你将能够回答下列问题：

1. 荧光免疫试验的组成要素是什么？
2. 间接荧光免疫试验的工作原理及基本步骤是什么？
3. 流式荧光免疫试验的基本原理是什么？
4. 荧光免疫试验有哪些类型？各有哪些方法？
5. 目前荧光免疫试验的临床应用有哪些方面？
6. 影响荧光免疫试验的主要因素有哪些？

荧光免疫试验（fluorescence immunoassay）是以荧光物质标记抗体或抗原，通过与相应抗原或抗体发生特异性结合反应，以此对待测物进行定位、定性和定量分析的检测技术，具有高度特异性、敏感性和直观性，是最早出现的免疫标记技术。目前，荧光免疫试验已经广泛应用于临床检验和科学研究中。

第一节 荧光免疫试验的组成要素

一、荧光及荧光物质基础知识

（一）荧光的基础知识

1. 发射光谱（emission spectrum） 发射光谱是指固定激发光波长，在不同波长下记录到的标本发射荧光的谱图。激发态电子回到基态的能级不同，发射的荧光波长就不同。荧光物质在吸收光能后，立即发射荧光，一旦停止供能，荧光随即消失。

2. 激发光谱（excitation spectrum） 激发光谱是指固定检测发射光（荧光）波长，用不同波长的激发光照射标本得到的荧光谱图，可以找出荧光效率最高的波长。

3. 荧光效率（fluorescence efficiency） 荧光物质分子将吸收的光能转变成荧光的百分率称为荧光效率。在一定范围内，荧光强度与激发光强度呈正相关，即激发光越强，荧光越强。

$$荧光效率=\frac{发射荧光的光量子数（荧光强度）}{吸收光的光量子数（激发光强度）}$$

发射荧光的光量子数亦称荧光强度，除受激发光强度影响外，也与激发光的波长有关。荧光物质分子有其特定的吸收光谱和发射光谱（荧光光谱），即在某一特定波长处有最大吸收峰或最大发射峰。当激发光的波长设在荧光物质的最大吸收峰，而发射光（荧光）波长设在最大发射峰时，可得到最高的荧光效率。

4. 荧光寿命（fluorescence lifetime） 荧光物质被激发后产生的荧光衰减到一定程度时所用的时间称为荧光寿命。各种荧光物质的荧光寿命不同，利用延时测定的方法可消除某些短寿命荧光的干扰，此为时间分辨荧光免疫试验的基础。

5. 荧光淬灭（fluorescence quenching） 荧光物质在某些理化因素（如紫外线照射、高温、苯胺、硝基苯、酚、I^- 等）作用下，发射荧光减弱甚至消退的现象称为荧光淬灭。这种现象是由于激发态的电子不能回复到基态，所吸收的能量无法以荧光的形式发射所致。在荧光免疫试验中，一方面要避免沾染这些物质，并注意避光保存荧光物质。另一方面，可利用荧光淬灭剂来消除非特异性荧光，如用硝基苯处理含荧光的镜油；用亚甲蓝、碱性复红、伊文思蓝或低浓度高锰酸钾、碘液等复染标本，可减弱非特异性荧光，使特异性荧光更加明显。

6. 荧光偏振（fluorescence polarization） 荧光偏振可用下式说明：

$$P=\frac{F_H-F_L}{F_H+F_L}$$

式中：P 表示偏振度，F_H 表示激发光起偏器和荧光检偏器的透射轴方向平行时测定的荧光强度，F_L 是上述两者方向相互垂直时测定的荧光强度。当 $P=0$ 时，说明完全不偏振；在 -1～$+1$ 之间即为部分偏振。

（二）荧光物质

很多物质都可产生荧光现象，但并非都可用作荧光色素。只有那些能产生明显荧光的有机化合物才能作为荧光色素。常用荧光色素有异硫氰酸荧光素（fluorescein isothiocyanate，FITC）、四乙基罗丹明（rhodamine B200，RB200）、藻红蛋白（phycoerythrin，PE）等。其他荧光物质如镧系螯合物、酶作用后产生的荧光物质等（见第四章）。

二、荧光显微镜

荧光显微镜能够发射出一定波长的激发光，对结合在待测标本上的荧光素进行激发，使之产生一定波长的发射荧光，从而对组织细胞的结构或其组分进行定性、定位或定量检测。荧光显微镜与普通光学显微镜主要结构基本相同，不同之处在于光源、滤光片、不吸收紫外线的聚光器和镜头等。

1. 光源 由于荧光物质的量子效率极低，需要一个强大的激发光源，通常用高压汞灯、氙灯或卤素灯作为激发光源。

2. 滤光片 正确选择滤光片是获得良好荧光观察效果的重要条件。滤光片分为隔热滤光片、激发滤光片和吸收滤光片。

（1）隔热滤光片：位于灯室的聚光镜前面，能阻断红外线通过，发挥隔热作用。

（2）激发滤光片：位于光源和物镜之间，能选择性地透过紫外线可见波长的光域，以提供合适的激发光谱。激发滤光片有两种，其中紫外线滤片（UG）只允许波长 275～400nm 的紫外线通过，最大透光度为 365nm；蓝紫外线滤片（BG）只允许波长 325～500nm 的蓝紫外线通过，最大透光度为 410nm。

（3）吸收滤光片：位于物镜和目镜之间，作用是阻断激发光谱而使发射荧光透过，使标本在暗的背景上呈现荧光以易于观察，也使眼睛免受强激发光刺激。吸收滤光片的透光范围为 410～650nm，有橙黄色（OG）和淡绿黄色（GG）两种。

观察 FITC 标记物，可选用激发滤光片 BG12，配以吸收滤光片 OG4 或 GG9。观察 RB200 标记物时，可选用激发滤光片 BG12 与吸收滤光片 OG5 配合。

3. 光路 荧光显微镜光路分为透射光和落射光两种形式。透射光的照明光线从标本下方经过聚光器汇聚后透过标本进入物镜，适于观察对光可通透的标本；落射光的照明光线则是从标本上方经过套在物镜外周的特殊的垂直照明器，从物镜周围落射到标本上，经标本反射而进入物镜，适用于观察透明度不好的标本以及各种活性组织等。落射光和透射光联合照明，可同时观察两种荧光素的荧光，或同时观察发荧光物质在细胞内的定位。

4. 聚光器 聚光器有明视野、暗视野和相差荧光聚光器等。聚光器不应吸收紫外线，并与光源、光路、激发滤片适宜组合，从而在暗背景下获得满意的荧光。

5. 镜头 目镜有氟处理镜头、消色差和复消色差镜头三类，常用的是消色差镜头。

三、荧光素标记抗体

荧光素标记抗体是荧光免疫试验的关键试剂，由荧光素和特异性抗体以共价键的形式结合而成。荧光素标记抗体的制备过程通常包括抗体标记、纯化和鉴定三个步骤，其具体的标记方法详见第四章。

1. 抗体要求 用于标记的抗体应具有高特异性和高亲和力，通常采用单克隆抗体。如采用多克隆抗体，所用的抗血清应纯化去除与标本中正常组织结合的抗体。通常用于荧光标记的是IgG型抗体。

2. 荧光素要求 用于标记的荧光素应符合如下条件：①具有能与蛋白质分子形成稳定共价键的化学基团，结合后不易解离，而未结合的荧光素及其降解产物易于清除；②荧光效率高，与蛋白质结合后，仍能保持较高的荧光效率；③荧光色泽与背景组织的色泽对比度高；④荧光素与蛋白质结合后不影响蛋白质原有的生化与免疫性质；⑤标记方法简单、安全无毒；⑥与蛋白质形成的结合物稳定，易于保存。目前最常用的荧光素是FITC和PE。

第二节 间接荧光免疫试验

荧光抗体技术是用荧光素标记抗体与组织切片、细胞或其他标本中的抗原反应，经洗涤分离后，在荧光显微镜下观察呈现特异性荧光的抗原 - 抗体复合物及其存在部位，借此对组织细胞抗原进行定位或定性检测。根据染色方法的不同，可分为直接法、间接法、双标记法，以间接荧光免疫试验最为常用。

一、基本原理

间接荧光免疫试验（**indirect immunofluorescence assay, IFA**）是用特异性抗体与标本中相应抗原反应，再用荧光素标记的第二抗体（抗抗体）与抗原 - 抗体复合物中第一抗体结合，洗涤、干燥后在荧光显微镜下观察特异性荧光，检测未知抗原或抗体（图 8-1）。该方法的优点是敏感性强，比直接法高 5～10 倍，且一种荧光二抗可检测多种抗原或抗体；缺点是容易产生非特异性荧光。

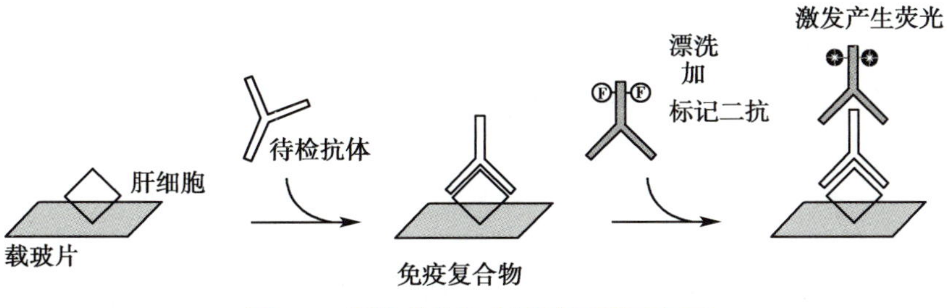

图 8-1 间接荧光免疫试验原理示意图

二、实验方法

染色程序主要分为两步：第一步，在待检标本的标本片上滴加适当稀释的特异性抗体，通常将标本片置湿盒中于 25～37℃温育 30 分钟，含不耐热抗原的标本应置于湿盒中于 4℃环境过夜为宜。待特异性抗体与相应抗原充分结合，然后用磷酸盐缓冲液（PBS）充分洗涤，除去未结合的抗体。第二步，再滴加适当稀释的荧光素标记的二抗，置湿盒中温育 30 分钟，用 PBS 充分洗涤后干燥、镜检。

三、注意事项

1. 荧光染色后一般在 1 小时内完成观察，或于 2～8℃的条件下保存 4 小时，时间过长会使荧光减弱。

2. 每次试验时，须设置以下三种对照：①阳性对照，阳性血清 + 荧光标记物；②阴性对照，阴性血清 + 荧光标记物；③荧光标记物对照，PBS + 荧光标记物。如果标本自发荧光对照和特异性对照呈无荧光或弱荧光，待检标本呈强荧光，则为特异性阳性染色。

3. 未知抗原标本片须在操作的各个步骤中，始终保持湿润，避免干燥。

4. 所滴加的抗体或荧光标记物，应始终保持在未知抗原标本片上，避免因放置不平使液体流失，从而造成非特异性荧光染色。

第三节　流式荧光免疫试验

荧光免疫试验除了利用荧光显微镜观察结果外，还可通过采用荧光检测仪器测定抗原 - 抗体复合物中特异性荧光强度，对液体标本中微量或超微量物质进行定量测定。本节介绍的**流式荧光免疫试验（flow cytometry and fluorescence immunoassay）**是一种采用人工微球（如胶乳颗粒）和流式检测方式对可溶性物质进行高通量分析的检测方法。关于对细胞或亚细胞结构特征及功能进行定性、定量或分选的流式细胞分析技术将在第十三章详细介绍，本节不再赘述。目前流式荧光免疫试验主要有两大类，一类是以**多指标同步分析（flexible multi-analyte profiling，xMAP）**为代表，该技术又称多功能**悬浮阵列（multi-analyte suspension array）或流式液相芯片技术**；另一类是以**流式微球阵列技术（cytometric beads array，CBA）**为代表。

一、基本原理

（一）多指标同步分析（xMAP）检测原理

xMAP 基本原理是结合了荧光编码微球技术和双激光流式分析技术，对在不同荧光编码的微球上进行抗原 - 抗体、配体 - 受体及核酸杂交反应后的样本通过多功能流式点阵仪进行定量检测。

xMAP 技术核心是荧光编码微球，作为液相芯片反应载体的微球直径 5.5～5.6μm，悬浮于液相体系中，构成液相芯片系统。微球内部加入 2 种荧光染料，通过荧光染料的不同配比（各 10 种浓度梯度的两种荧光染料组成 10 × 10 的荧光配比矩阵），对微球进行染色，形成 100 种荧光编码微球。如果微球内部添加第 3 种荧光染料则可制备 500 种不同编码的微球。

1. 荧光编码微球与待检靶分子结合　针对大分子蛋白质，其原理类似于 ELISA 的双抗体夹心法（见第九章）；而针对核酸，采用的是探针与 PCR 产物之间的核酸杂交。检测时，悬液中靶分子与微球表面交联的捕获分子（抗体、核酸探针）发生特异性结合形成复合物，每个反应孔内可以同时完成多达 100 种不同的捕获反应。

2. 待检靶分子与荧光标记物结合　加入标记荧光素（如藻红蛋白 PE 标记抗体），与荧光微球上待检靶分子复合物结合，使荧光微球又携带了报告荧光分子，最后上机检测。

3. 多功能流式点阵仪检测　检测时，微球在流动鞘液的带动下单个依次通过检测通道，双色激光系统照射微球进行检测。红色激光激发微球上的分类荧光，识别不同编码的微球，实现了对不同待测物的分辨（即定性）。绿色激光激发与待测物结合的报告荧光分子，检测信号的强度，根据荧光的强度来判断待测物的量（即定量）。红绿双色激光的同时检测，可以确定被结合的检测物的种类和数量，最终实现一个反应中同时检测多种指标的定量检测。

（二）流式微球阵列技术（CBA）检测原理

CBA 技术是基于 ELISA 和流式细胞仪检测系统的多重蛋白定性或定量检测方法。

1. 抗原抗体结合反应 对应的每一个检测指标都有不同的捕获微球，不同的捕获微球具有不同的荧光强度（目前有 75 种带有不同荧光强度的微球），微球上包被有特异性的捕获抗体。捕获微球与待测样品溶液混合后，微球上的特异性抗体与样品中的相应待测抗原结合。洗涤去除未结合标本，再加入藻红蛋白（PE）标记的检测抗体形成三明治夹心复合物（类似 ELISA 双抗体夹心法）。

2. 流式细胞仪检测 样本通过流式细胞仪进行荧光检测，每种捕获微球携带不同强度的红色荧光，根据检测微球的荧光强度差异，对目的蛋白结合微球进行定性；再通过检测抗体标记的 PE 荧光强度，确定待测蛋白的含量。

二、实验方法

1. 单克隆抗体最佳工作浓度的确定 将微球与经一定浓度梯度稀释后的单克隆抗体偶联，完成后每个浓度标本与生物素标记的抗抗体于 37℃温育，使用流式荧光检测仪测定荧光强度中位值（median fluorescent intensity，MFI），以 MFI 最大的浓度为单抗最佳工作浓度。

2. 单克隆抗体与微球的偶联 将最佳工作浓度的单克隆抗体与微球偶联，并进行封闭。应用流式荧光检测仪进行计数，封闭后取出，于 2～8℃保存。

3. 流式荧光免疫试验方法的建立 将偶联的微球混合液与待检标本 37℃温育，离心弃上清液后与已知抗原的抗体 37℃温育。再次离心弃上清液后依次与生物素标记的抗抗体和亲合素 - 荧光素温育，最后使用流式荧光检测仪测定 MFI。

4. 流式荧光免疫试验方法的优化 对实验结果影响显著的主要因素包括单抗、生物素标记的二抗、亲合素 - 荧光素的工作浓度和生物素标记的二抗与亲合素 - 荧光素反应的时间等进行优化。将每个因素设置多个水平，通过正交试验，确定最佳反应条件。

三、方法评价

与其他免疫分析方法相比，流式荧光免疫试验具有以下优势：①高通量，可同时对同一标本中多种不同的目标分子进行分析；②敏感性高、信噪比好，只需要微量的标本即可进行检测；③灵活性好，既适合做核酸分析又可做蛋白分析；④标准曲线线性范围宽和检测范围广等。同时该方法也存在着一些缺陷，如前期需要对多个反应条件进行优化，包括抗体对的匹配、交联条件的优化、交叉反应的避免、反应条件的优化等，并且检测需要特殊的仪器设备。

第四节 其他与荧光检测相关的免疫试验

其他常用的荧光免疫试验还有时间分辨荧光免疫试验、荧光偏振免疫试验和荧光酶免疫试验等，荧光酶免疫试验将在第九章第五节中介绍，这里重点介绍时间分辨荧光免疫试验和荧光偏振免疫试验。

一、时间分辨荧光免疫试验

时间分辨荧光免疫试验（time-resolved fluorescence immunoassay，TRFIA）是以镧系

元素如铕（Eu^{3+}）标记抗原或抗体，并与时间分辨测定技术相结合而建立起来的一种新型非放射性微量分析技术，具有敏感性高、发光稳定、荧光寿命长、自然本底荧光干扰少、标准曲线线性范围宽等特点，目前已在临床检测中被广泛使用。

（一）基本原理

1. 时间分辨 通常各种组织、蛋白或其他化合物，在激发光的照射下都能发出一定波长的自发荧光，如血清蛋白可发射出短波长荧光（激发光波长 280nm，发射光波长 320～350nm），胆红素发射出较长波长的荧光（激发光波长 330～360nm，发射光波长 430～470nm），这些荧光为非特异性荧光，会干扰荧光免疫测定的特异性和敏感性，但它们的荧光寿命通常较短（1～10ns），最长不超过 20ns。而镧系元素螯合物的荧光寿命较长（10～1 000μs）。因此，在检测时可在短寿命本底自发荧光完全衰变后，再测定镧系元素螯合物的特异性荧光信号，可有效地降低本底荧光的干扰，故称为时间分辨（图 8-2），这也是时间分辨荧光免疫试验具有高敏感性的原因之一。

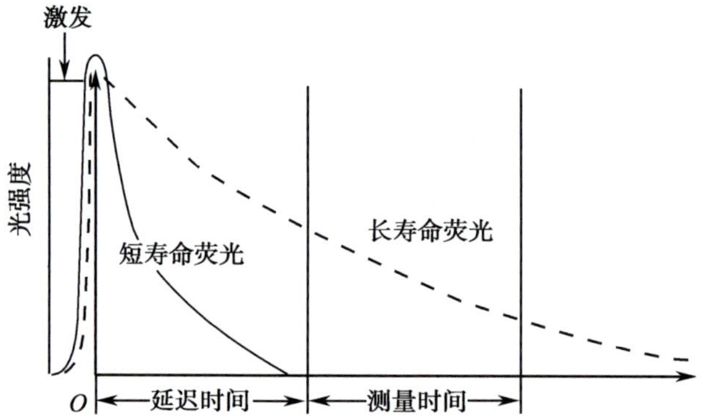

图 8-2 时间分辨检测原理示意图

2. 斯托克斯位移（Stokes shift） 选择荧光物质作为标记物时，必须考虑激发光谱和发射光谱的波长差，即斯托克斯位移。如果斯托克斯位移小，激发光谱和发射光谱常有重叠，相互干扰，从而影响检测结果的准确性。镧系元素的荧光光谱斯托克斯位移较大，通常为 273nm，很容易利用简单的滤光片把激发光和发射光分开，消除激发光的散射（由标本池、溶剂分子和溶液中胶体颗粒）引起的干扰（图 8-3）。

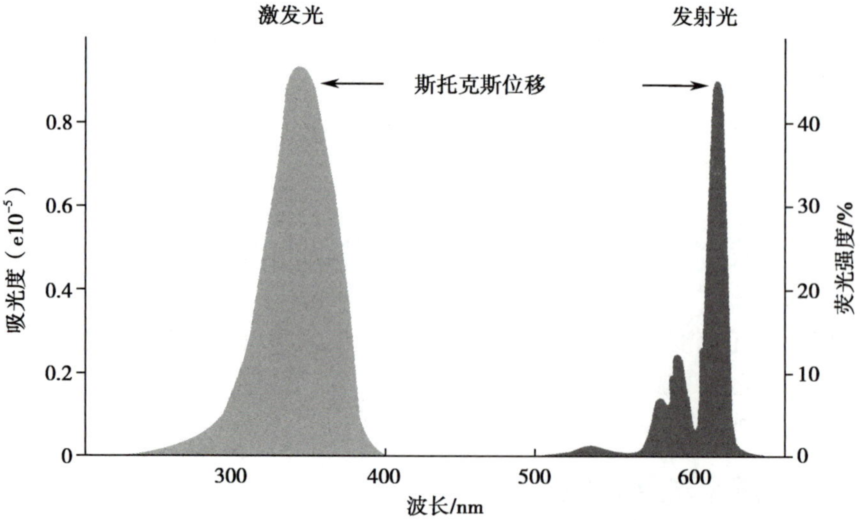

图 8-3 镧系元素的荧光光谱斯托克斯位移示意图

3. 发射光谱和激发光谱 镧系元素发射光谱带较窄，多在 613nm±10nm。利用 615nm±5nm 的滤光片只允许此波段的发射荧光通过，可排除其余波长的荧光。生物标本的本底荧光波长通常在 350～600nm，故在 615nm±5nm 波段内，来自生物标本的荧光干扰极少，可有效地降低本底荧光。

镧系元素激发光谱带较窄，通常为 300～350nm，非常有利于增加激发能，提高检测的敏感性。

4. 荧光标记物的相对比活性 测定 Eu^{3+} 螯合物发射荧光采用的荧光激发光源为脉冲氙灯，其工作频率为 1 000 次 /s，由光导纤维、积分器 PI 和闪光管触发器组成闪光管的控制系统，闪光管的确切数目由积分器 PI 控制，以保证闪光管的光子发射的积分强度不变，为荧光检测提供一个稳定的激发光源。

比活性是指单位时间内每个标记分子可被探测到的信号量。在测量时间内 Eu^{3+} 标记物可被反复激发，每次激发后，它由激发态很快回到基态，就有荧光发射，然后又可被重新激发，如此每秒可有 1 000 次激发，因此大大提高了荧光标记物比活性。

5. 信号增强 免疫反应完成后，形成的 Eu^{3+} 标记抗原 - 抗体复合物在弱碱性溶液中经激发后的荧光信号相对较弱，加入酸性增强液可使 Eu^{3+} 标记抗原 - 抗体复合物的 pH 降低至 2～3，Eu^{3+} 从复合物上完全解离下来，游离的 Eu^{3+} 可被增强液中的螯合剂所螯合，在协同剂等其他成分的作用下，与增强液中的 β- 二酮体生成一个以 Eu^{3+} 为核心的保护性胶态分子团，这是一个具有高强度荧光的稳定螯合物，信号的增强效果可达上百万倍。

（二）标记物和标记方法

用于时间分辨荧光免疫试验的标记物是镧系元素，其中 Eu^{3+} 最为常用。标记方法须利用具有双功能基团的螯合剂，主要有一步法和二步法。该部分内容详见第四章。

（三）TRFIA 的技术类型

目前常用的技术类型有三种，包括双抗体夹心法、固相抗体竞争法和固相抗原竞争法。其中双抗体夹心法常用于测定蛋白质类大分子化合物，后两种竞争法多用于小分子半抗原的测定。

1. 双抗体夹心法 将待检抗原与固相抗体结合，再与 Eu^{3+} 标记抗体结合，形成固相抗体 - 待检抗原 -Eu^{3+} 标记抗体复合物，洗涤除去未结合的物质，然后在酸性增强液作用下，复合物上的 Eu^{3+} 从免疫复合物中解离并形成新的微粒，在 340nm 激发光照射下，游离出的 Eu^{3+} 螯合物在 613nm 可发射很强的荧光信号。经时间分辨荧光检测仪测定并推算出待检抗原的含量（图 8-4）。

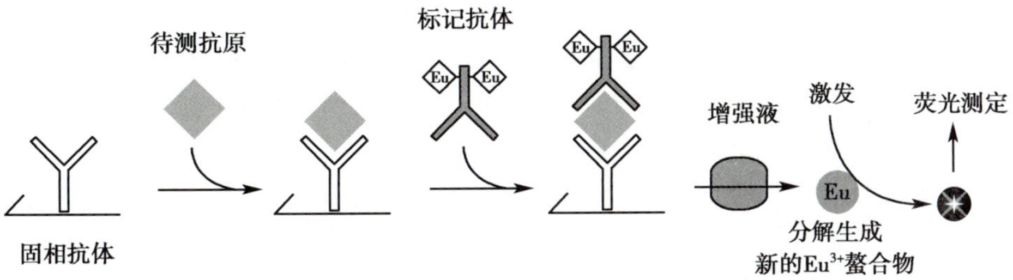

图 8-4 时间分辨荧光免疫试验（双抗体夹心法）原理示意图

2. 固相抗体竞争法 使待检抗原和 Eu^{3+} 标记抗原与固相抗体发生竞争结合，温育、洗涤后在固相中加入荧光增强液，测定荧光强度，所测得的荧光强度与待检抗原含量呈负相关（图 8-5）。

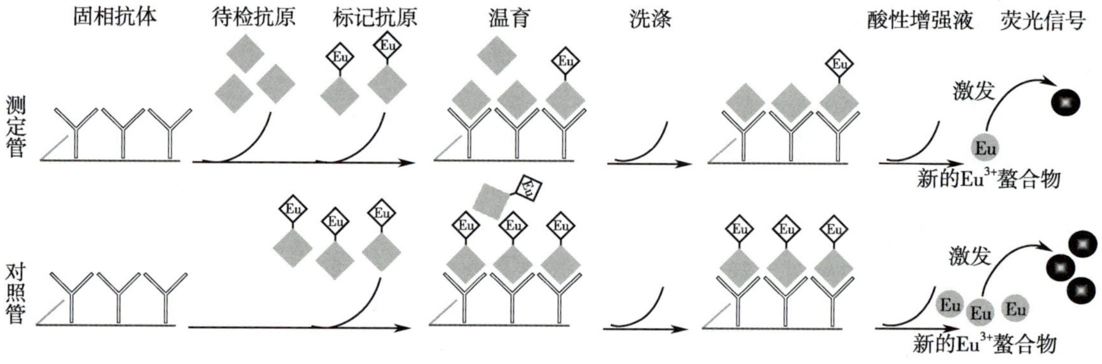

图 8-5 时间分辨荧光免疫试验（固相抗体竞争法）原理示意图

3. 固相抗原竞争法 使待检抗原和固相抗原竞争性结合定量的 Eu^{3+} 标记抗体，温育、洗涤后在固相中加入荧光增强液，测定荧光强度，所测得的荧光强度与待检抗原含量呈负相关（图 8-6）。

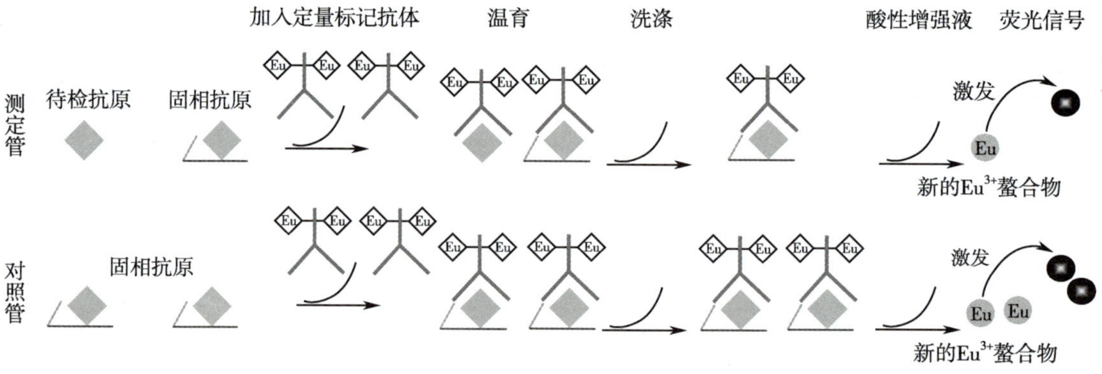

图 8-6 时间分辨荧光免疫试验（固相抗原竞争法）原理示意图

（四）方法评价

时间分辨荧光免疫试验敏感性高，检出下限为 10^{-18}mol/L（普通的荧光免疫试验只能达到 1×10^{-8}mol/L）；分析范围宽，可达 4～5 个数量级；标记结合物稳定，有效使用期长；测量快速，易于自动化；无放射性污染。其不足之处是易受环境、试剂和容器中的镧系元素离子的污染，使检测本底增高。

二、荧光偏振免疫试验

荧光偏振免疫试验（**fluorescence polarization immunoassay，FPIA**）是利用抗原抗体竞争反应原理，根据游离的荧光素标记抗原与荧光素抗原 - 抗体复合物之间荧光偏振程度的差异，测定小分子抗原物质的含量。

1. 基本原理 当光线通过偏振滤光片后，形成只有一个方向的平面光，称为偏振光。荧光物质经单一平面的偏振光（蓝光，485nm）激发后，吸收光能并发射出相应的偏振荧光（绿光，525～550nm），偏振荧光具有很强的方向性。

在反应体系中，荧光素标记的小分子抗原（Ag^F）转动速度快，偏振荧光弱；与抗体结合后，荧光素标记抗原 - 抗体复合物（Ag^F-Ab）分子量增大，转动速度减慢，受偏振光激发后发射出的偏振荧光信号强。当待检抗原浓度高时，由于竞争结合，形成 Ag^F-Ab 少，游离的 Ag^F 多，受偏振光激发后，发射出的偏振荧光弱，即待检抗原含量与偏振荧光强度呈负相关，通过标准曲线即可推算出待检抗原含量（图 8-7）。荧光偏振免疫试验常用 FITC 标记小分子抗原。

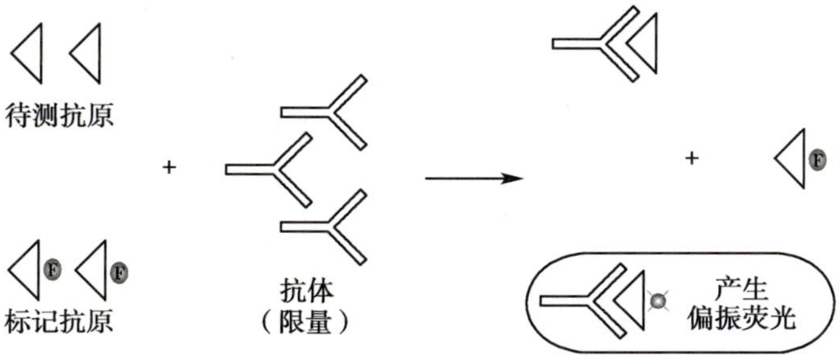

图 8-7 荧光偏振免疫试验原理示意图

2. 方法评价 荧光偏振免疫试验标本用量少，试剂盒专属性强，易于自动化；荧光素标记结合物稳定，使用寿命长；方法精密度高、重复性好；不足之处是不适宜于测定大分子抗原物质。

第五节 荧光免疫试验的临床应用

根据检测方法的不同，荧光免疫试验的临床应用主要包括以荧光显微镜作为结果观察手段的间接荧光免疫试验和以检测荧光信号作为结果分析手段的荧光免疫试验。

一、间接荧光免疫试验

间接荧光免疫试验在临床检验中可用于细菌、病毒和寄生虫的检验，组织细胞抗原、肿瘤特异性抗原的检测以及自身免疫病的诊断。

1. 血清中自身抗体的检测 其特点是能够用简单的方法同时检测抗体和与抗体发生特异反应的组织成分，并且能够在同一组织中同时检测抗不同组织成分的抗体。目前主要用于检测抗核抗体、抗线粒体抗体、抗平滑肌抗体、抗 dsDNA 抗体、抗甲状腺球蛋白抗体及抗肾上腺抗体等。

2. 各种病原体的快速检查和鉴定 在细菌学检验中主要用于菌种鉴定，如脑膜炎奈瑟菌、痢疾志贺菌、霍乱弧菌、布鲁菌和炭疽杆菌等的鉴定。此外，检测血清中的抗体可用于流行病学研究和临床回顾性分析。在细菌学检验中，间接荧光免疫试验比其他血清学方法速度快、操作简便、敏感性高，但是一般只能作为一种补充手段，不能代替常规方法。在病毒检测中采用间接荧光免疫试验可以检测病毒及其繁殖情况，如检测梅毒螺旋体抗体是梅毒特异性诊断的常用方法之一。在寄生虫感染的诊断中也具有重要地位，利用间接荧光免疫试验检测疟疾抗体是目前公认的最有效的方法，对肠外阿米巴尤其是阿米巴肝脓肿也具有很高的诊断价值。

3. 白细胞分化抗原的检测 利用白细胞分化抗原（CD 分子）相应的单克隆抗体可对血液中的淋巴细胞进行鉴定和分群。

4. 肿瘤组织中肿瘤标志物的检测 主要用于肿瘤组织中相关抗原或抗体的定位，如肿瘤相关抗原、癌基因蛋白、微小转移灶等的检测。

5. 激素和酶的组织定位。

二、其他荧光免疫试验

时间分辨荧光免疫试验和荧光偏振免疫试验目前均实现了检测自动化，可以自动进行试剂和标本条码识别，自动加样、温育、洗涤、分离、检测和处理数据，并发送报告等。流式荧光免疫试验的临床应用将在第十三章详述。

（一）时间分辨荧光免疫试验

该技术应用范围非常广泛，主要用于内分泌激素、肿瘤标志物、蛋白质、药物和病毒抗原等的测定以及各种体内或外源性超微量物质的分析。

1. 内分泌学中的应用 用于血清胰岛素、孕酮、雌二醇、睾酮、甲状腺激素、前列腺素的测定。

2. 肿瘤学中的应用 非竞争法检测促甲状腺激素、血清癌胚抗原、血清甲胎蛋白等。

3. 免疫学中的应用 检测某些免疫细胞，如 NK、LAK、T 细胞等的生物学活性；可用于自身免疫病检测，如补体的检测等。

4. 分子生物学的应用 镧系元素标记探针技术用于检测 HIV、前列腺特异性抗原的 mRNA、腺病毒 DNA、肺炎链球菌 DNA 和主要组织相容性抗原的等位基因等。

5. 微生物学中的应用 用于检测乙型肝炎病毒、丙型肝炎病毒、脑炎病毒、流行性感冒病毒、呼吸道合胞病毒、副黏病毒、风疹病毒、马铃薯病毒、轮状病毒、人类免疫缺陷病毒、出血热病毒和梅毒螺旋体的抗原、抗体以及某些细菌和寄生虫抗体。

（二）荧光偏振免疫试验

该技术特别适用于对血清或体液中小分子物质的测定，是临床药物浓度检测的首选方法。目前已经有多种药物、维生素、激素、毒品和常规生化检测项目可以使用 FPIA 进行定性和定量检测，如环孢素、卡马西平、苯妥英钠、丙戊酸、地高辛、氨茶碱、苯巴比妥、阿片等。

第六节 影响荧光免疫试验的主要因素

荧光免疫试验有着广泛的临床应用，控制好操作中的各个步骤和环节，才能获得满意的实验结果。影响荧光免疫试验检测结果的因素包括多个方面，主要包括荧光素 - 抗体结合物制备、待检标本制备以及试验条件等。

一、荧光素 - 抗体结合物

荧光免疫试验中荧光素标记抗体的制备涉及抗体的纯度、特异性、效价、荧光素 - 抗体结合物的结合比率以及抗体保存等多个方面，具体内容已在第四章第四节中详述。

二、待检标本制备

间接荧光免疫试验主要依靠观察标本上荧光抗体的染色结果进行抗原的鉴定与定位，因此，标本制作的好坏直接影响检测结果。在标本制备过程中，应力求保持抗原的完整性，并在染色、洗涤和封埋过程中尽量不发生溶解和变性，也不扩散至邻近细胞或组织间隙中。标本切片要求尽量薄，以利于抗原抗体接触和镜检。对标本中干扰抗原 - 抗体反应的物质要充分洗去，有传染性的标本要注意生物安全防护。

常见的临床标本主要有组织、细胞和细菌。按不同标本可以制作成组织切片、涂片或印片。

1. 组织标本的制备 材料可以制备成石蜡切片、冷冻切片和印片。石蜡切片有利于观察组织细胞的精细结构，并可用于回顾性研究与分析，但是对抗原的保存量不如冷冻切片，且操作烦琐，结果不稳定，非特异性荧光反应强，很少在荧光显微技术中应用；冷冻切片可使大量抗原完整保存下来，操作简便，自发荧光较少，缺点是组织结构欠清晰；组织材料也可以制成印片，方法是用清洁的玻片轻压组织切面，使玻片黏附 1～2 层组织细胞。

2. 细胞标本的制备 可制成涂片或爬片。要求涂片薄而均匀；对于培养的贴壁细胞，可以在玻片上直接培养形成单层细胞（爬片）；对于悬浮培养的细胞，可以制成涂片。

3. 细菌标本的制备 标本可以制成涂片，也可以利用病毒或含有病毒的患者血清感染培养细胞，制成涂片或爬片后，用间接荧光免疫试验进行检查。

除活细胞外，其他标本应在染色前做适当的固定。丙酮和乙醇是最常用的固定剂，尤其是丙酮对冷冻切片的固定较好，而乙醇加冰醋酸对于涂片抗原的固定效果较好。固定时间一般为5～15分钟。制备好的标本应尽快染色检查，或置于−20℃冷冻保存。

三、试验条件

1. 时间 染色时间根据不同的标本及抗原而变化，可以从10分钟到数小时，一般30分钟已足够。

2. 温度 染色温度多采用室温（20～25℃），高于37℃可加强染色效果，但对不耐热的抗原（如流行性乙型脑炎病毒）可采用2～8℃过夜。低温染色过夜较37℃温育30分钟效果好。

3. 溶液的pH H^+浓度对荧光强度影响较大，每种荧光素在其合适的pH下，才具有最高的发光强度。

4. 固定剂 某些细胞固定剂，如戊二醛、甲醛等，可减弱荧光强度，因此在染色前应用磷酸盐缓冲液（PBS）充分洗涤。

（毛旭虎）

本章小结

荧光免疫试验是将抗原-抗体反应的特异性与荧光技术的敏感性相结合，以此对抗原或抗体进行定性、定位或定量检测的免疫标记试验。主要包括以荧光显微镜作为结果观察手段的间接荧光免疫试验和以检测荧光信号作为结果分析手段的荧光免疫试验。

间接荧光免疫试验是用特异性抗体与标本中相应抗原反应，再用荧光素标记的第二抗体与抗原-抗体复合物中第一抗体结合，洗涤、干燥后在荧光显微镜下观察特异性荧光，检测未知抗原或抗体。

流式荧光免疫试验是一种采用人工微球（胶乳颗粒）和流式检测方式对可溶性物质进行高通量分析的检测方法。目前流式荧光免疫试验主要有两大类，一类是以多指标同步分析技术为代表；另一类是以流式微球阵列技术为代表。

其他荧光免疫试验还包括时间分辨荧光免疫试验和荧光偏振免疫试验。时间分辨荧光免疫试验是以镧系元素标记抗原或抗体，并与时间分辨测定技术相结合而建立起来的一种新型非放射性微量分析技术。Eu^{3+}是最常用于时间分辨荧光免疫试验测定的标记物。荧光偏振免疫试验是利用抗原抗体竞争反应原理。荧光素标记的小分子抗原（Ag^F）转动速度快，偏振荧光弱，与抗体结合后，荧光素标记抗原-抗体复合物（Ag^F–Ab）分子增大，转动速度减慢，受偏振光激发后发射出的偏振荧光信号强。待检抗原含量与偏振荧光强度呈负相关，通过标准曲线即可推算出待检抗原含量。

间接荧光免疫试验在临床检验中可用于细菌、病毒和寄生虫的检验，组织细胞抗原、肿瘤特异性抗原的检测以及自身免疫病的诊断。时间分辨荧光免疫试验和荧光偏振免疫试验目前均实现了检测自动化，应用范围非常广泛。

影响荧光免疫试验的主要因素分为三个方面，包括荧光抗体制备、待检标本制备及试验条件等。

第九章 酶免疫试验

通过本章学习，你将能够回答下列问题：

1. 什么是酶免疫试验？酶免疫试验如何分类？
2. 什么是均相酶免疫试验？酶放大免疫试验技术和克隆酶供体免疫试验原理是什么？
3. 什么是固相酶免疫试验？其特点是什么？
4. 酶免疫试验的组成要素有哪些？常用的固相载体、酶和底物有哪些？抗原或抗体如何包被？
5. 酶联免疫吸附试验（ELISA）的基本原理是什么？方法类型有哪些？ELISA 方法建立的基本步骤有哪些？
6. 酶联免疫斑点试验基本原理是什么？结果如何报告？
7. 什么是发光酶免疫试验？根据发光底物不同如何分类？基本原理是什么？
8. 影响酶免疫试验的主要因素有哪些？
9. 临床常采用酶免疫试验检测的项目有哪些？
10. 常用商品酶免疫试验试剂使用方法、特点及性能是什么？

酶免疫试验（enzyme immunoassay，EIA）是以酶标记抗体（或抗原）作为主要试剂，将酶高效催化反应的专一性和抗原 - 抗体反应的特异性相结合的免疫检测技术，和荧光免疫试验、放射免疫试验并称三大经典免疫标记技术。对体液标本中的抗体（或抗原）进行定性和定量检测的 EIA 称为酶免疫测定技术（本章仅介绍此技术），对组织或细胞标本中抗原进行定位分析的 EIA 称为酶免疫组织化学技术（详见第十二章）。EIA 具有敏感性高、特异性强、试剂性质较稳定、操作简便快速、无放射性污染、应用范围广等优点，广泛应用于医学、生物、环境等多个学科领域。

第一节 酶免疫试验的组成要素

酶免疫试验的组成要素包括固相载体、包被抗原或抗体、酶结合物和酶作用底物。除均相酶免疫试验外，各种非均相酶免疫试验最终都需要分离游离酶标记物和结合酶标记物。将抗原或抗体结合到固相载体的表面，是非均相酶免疫试验中分离游离酶标记物和结合酶标记物的主要方式。选择适当的固相载体和抗原或抗体的包被方法至关重要。

一、固相载体

（一）固相载体的要求

固相载体应具备下述条件：①结合抗体或抗原的容量大；②可将抗体或抗原及链霉亲合素等大分子蛋白质牢固地结合在其表面，经长期保存和多次洗涤也不易脱落；③不影响所固相化的抗体或抗原及链霉亲合素等大分子蛋白质的活性，而且为使反应充分进行，其活性基团最好朝向反应溶液；④固相化方法简便、易行、快速、经济。

（二）固相载体的种类和选择

1. 微孔板 目前国内外普遍使用聚苯乙烯塑料，此种材料具有很好的光透性和蛋白吸附能力，且很容易加工成微孔板、试管、微珠/球等形状，价格低廉。抗体或抗原以非共价或物理吸附方式结合到此载体上。用于酶联免疫吸附试验（ELISA）测定的微孔板通常称为酶标板，其规格有 8×12 的 96 孔板、8 孔或 12 孔反应板条等。酶标板的优点是便于批量标本测定，并可在特定的比色仪上迅速测定结果，易与自动化仪器配套使用，有利于 ELISA 操作步骤的标准化。此外，在一些全自动酶免疫定量分析仪中也有应用塑料珠、塑料小管或塑料吸头等作为固相载体。

2. 磁微粒 磁微粒是由一种由纳米磁性粒子与无机或有机分子结合形成的超顺磁性胶态复合材料，其粒径通常为 50nm～1μm，具有高稳定性。典型结构包含三层：①磁性核心层：如由 Fe_3O_4 或 γ-Fe_2O_3 构成，赋予超顺磁性；②中间层：如通过二氧化硅或聚苯乙烯等材料包覆，以增强稳定性并防止核心氧化；③表面功能层：修饰有氨基、羧基等活性基团，可与抗体、抗原及链霉亲合素等生物分子偶联。得益于超顺磁性，磁微粒在外加磁场下快速聚集，撤去磁场后重新分散，此特性使其广泛应用于化学发光免疫分析仪中，实现生物分子的高效分离与检测。

3. 膜载体 包括硝酸纤维素膜（NC 膜）、聚偏二氟乙烯膜（PVDF 膜）、玻璃纤维素膜及尼龙膜等微孔滤膜。它们通过非共价键吸附抗体或抗原，吸附能力较强，如 NC 膜对大多数抗体或抗原的吸附率接近 100%，而且当标本量微少（$<1\mu l$）时，也能完全吸附，广泛用做斑点酶联免疫吸附试验和免疫印迹试验的固相载体。PVDF 膜主要用于酶联免疫斑点试验（ELISPOT）中，可使呈色斑点集中、清晰、对比度高，大大提高了 ELISPOT 分析的敏感性。

二、包被抗原或抗体

将抗原或抗体结合在固相载体上的过程称为包被（coat）。由于包被液蛋白浓度很低，造成包被后固相载体表面会剩余少量未结合位点，可非特异性吸附标本中的蛋白质和酶结合物，形成非特异性结合，导致本底增高。为消除干扰，对包被后的微孔板或膜等还须用 1%～5% 牛血清白蛋白（BSA）、5%～20% 小牛血清或 2% 脱脂乳等再包被一次，此过程称为封闭（blocking）。

1. 直接包被 直接包被是将抗体或抗原直接吸附于固相载体表面。在 ELISA 中用包被缓冲液（常用 0.05mol/L pH 9.6 的碳酸盐溶液）将欲包被抗体或抗原稀释到一定浓度（一般为 3～10μg/ml），加到微孔板中于 4℃条件下过夜或者 37℃包被 2 小时，常用牛血清白蛋白或小牛血清进行封闭。在 ELISPOT 中用磷酸盐缓冲液（PBS）稀释包被抗体，加到底部覆以 PVDF 膜等的微孔板中于 4℃条件下过夜，常用脱脂乳封闭。用于包被的抗原或抗体最适浓度须经预实验筛选确定，浓度不宜过高，以免过多的蛋白质分子在固相载体表面形成多层聚集，洗涤时易脱落，影响试验时形成的抗原-抗体复合物的稳定性和均一性。

2. 间接包被 抗体或抗原直接包被于固相载体表面时，其构象不同于液相中构象，由于空间位阻效应，可能影响抗体（抗原）的利用率和生物活性。采用亲合素-生物素化抗体（抗原）模式或葡萄球菌 A 蛋白（SPA）-抗体模式将抗体或抗原间接吸附于固相上，可有效减少空间位阻效应，提高抗体（抗原）的利用效率。

三、酶结合物

酶结合物是指通过化学反应使酶与抗体或抗原形成结合物，也称酶标记物。它既参与高度特异的免疫反应，又起到生物催化放大作用。实际上，酶免疫试验测定的结果就是通过酶与显色底物或发光底物的相互作用，产生典型的有色反应物或发光反应，通过反应的颜色变化或发光强度对被检物进行定性或定量分析。常用的标记酶有辣根过氧化物酶（horseradish peroxidase，HRP）和碱性磷酸酶（alkaline phosphatase，ALP），还有β-半乳糖苷酶（β-galactosidase，β-Gal）等。

四、酶的显色底物与酶促发光底物

1. 酶的显色底物 HRP是酶免疫试验中常用的酶，其底物四甲基联苯胺（TMB）是ELISA最常用的显色底物，经HRP作用后显蓝色，对比清晰，还有邻苯二胺（OPD）等也是常用底物。此外，在ELISPOT中HRP可催化3-氨基-9-乙基咔唑（AEC）产生红色不溶性色素，在局部PVDF膜上形成斑点；ALP的显色底物5-溴-4-氯-3-吲哚-磷酸盐/氯化硝基四氮唑蓝（BCIP/NBT），催化后产生深蓝色至蓝紫色的不溶性色素，主要用于免疫组化或免疫印迹中。在ELISA测定中，ALP的显色底物最常用的是对-硝基苯磷酸盐（PNPP）。

2. 酶促发光底物 HRP的常用发光底物为鲁米诺、异鲁米诺及其衍生物和对羟基苯乙酸（HPA）。ALP的发光底物除AMPPD外，还有其卤素取代基衍生物CSPD等。此外，还有一些基于AMPPD的配方化产品，如Lumi-Phos 530（包含AMPPD和荧光剂）和Lumi-Phos Plus（包含AMPPD和增敏剂）等；其他ALP底物还包括4-甲基伞形酮磷酸酯（4-MUP）。

第二节 酶免疫试验的分类

酶免疫试验按实际应用可分为酶免疫测定技术和酶免疫组织化学技术（见第十二章）两大类（图9-1）。由于抗原-抗体反应为可逆反应，处于动态平衡，且反应体系中酶标记物常常是过量的，故反应结束后体系中通常存在未与抗原（抗体）结合的酶标记物，称为游离标记物；而与抗原（抗体）结合的酶标记物，称为结合标记物。在酶免疫试验中根据抗原-抗体反应后进行酶活性检测时，是否需要将游离的和结合的酶标记物分离，可分为均相和异相（非均相）酶免疫试验两种类型。

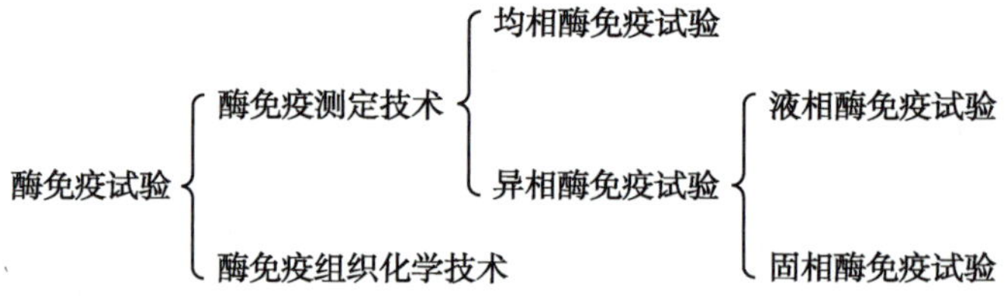

图9-1 酶免疫试验的分类

一、均相酶免疫试验

均相酶免疫试验是利用酶标记物与相应的抗原或抗体结合后，标记酶的活性会发生改变的原理，可以在不用分离结合酶标记物和游离酶标记物的情况下，通过测定标记酶活性的改变（酶活性增强或减弱），确定结合酶标记物的含量，进而推算出待测物的含量。以下介绍两种均相酶免疫试验技术。

(一)酶放大免疫试验技术

酶放大免疫试验技术(enzyme-multiplied immunoassay technique, EMIT)通过酶活性的改变来测定待测物含量，酶标记抗原与抗体结合后产生的空间位阻阻挡了酶与底物结合的部位，使得酶的活性受到抑制。

常用竞争法检测小分子半抗原，即反应体系中未标记抗原的量越多，相应地与抗体竞争性结合的也越多，此时酶标记的抗原与抗体结合相对较少，酶的活性受到的抑制也较少，酶的活性就高，加入底物后吸光度值越高。因此，最终测得的酶活性与未标记抗原的含量呈正相关(图 9-2)。

酶常用肠系膜明串珠菌来源的葡萄糖 -6- 磷酸脱氢酶(G6PD)，G6PD 可以使烟酰胺腺嘌呤二核苷酸(NAD^{+})转换为还原型烟酰胺腺嘌呤二核苷酸(NADH)，这种改变反映在 340nm 处吸光度值的改变。

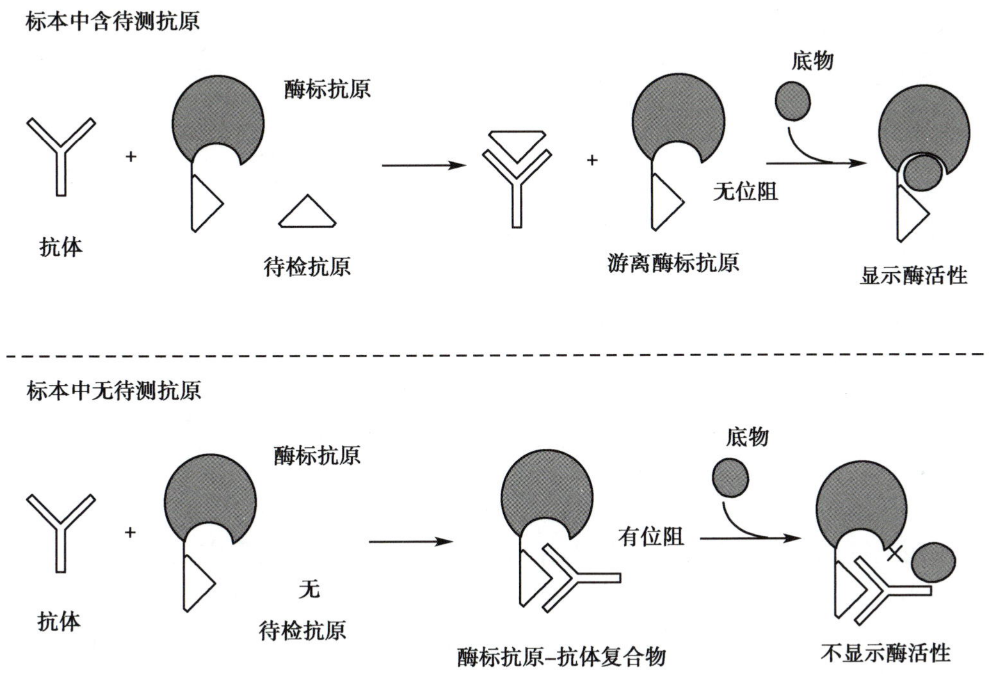

图 9-2 酶放大免疫试验技术原理示意图

(二)克隆酶供体免疫试验

克隆酶供体免疫试验(cloned enzyme donor immunoassay, CEDIA)基本原理：β- 半乳糖苷酶是由四个相同亚基组成的四聚体，利用基因重组技术分别表达 β- 半乳糖苷酶的两种片段，大片段称为酶受体(enzyme acceptor, EA)，小片段称为酶供体(enzyme donor, ED)。单独的 EA 和 ED 均无酶活性，但在一定条件下结合后显示酶的活性。CEDIA 即用 ED 标记抗原，标本中的待测抗原和 ED 标记抗原与特异性抗体竞争性结合，形成两种抗原 - 抗体复合物。当 ED 标记的抗原与抗体结合后，由于空间位阻，阻止了 ED 与 EA 的结合，从而不能形成有活性的全酶，使酶的活性受到抑制。反应平衡后，剩余的游离 ED 标记抗原与 EA 结合，形成具有活性的酶，加入底物测定酶活性，酶活性的强弱与标本中抗原含量呈正相关(图 9-3)。

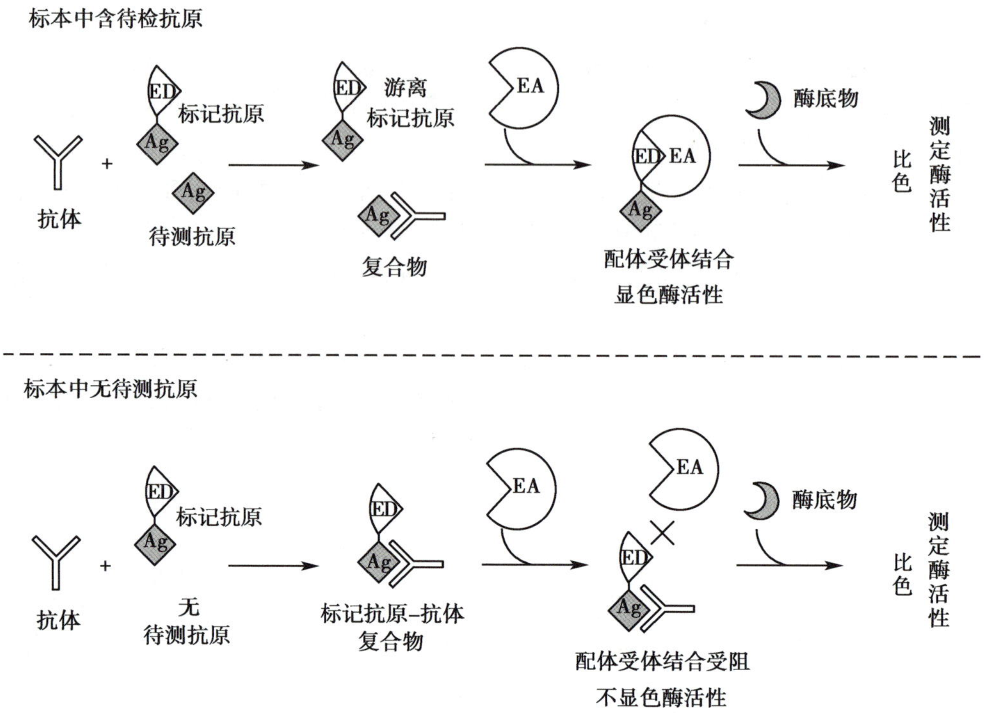

图 9-3 克隆酶供体免疫试验原理示意图

二、异相酶免疫试验

异相酶免疫试验在抗原 - 抗体反应平衡后，须采用适当的方法将游离酶标记物和结合酶标记物分离。根据分离方法不同，可分为使用分离剂分离的液相酶免疫试验和使用固相载体吸附的固相酶免疫试验，其中固相酶免疫试验最为常用。

固相酶免疫试验是将抗原（抗体）吸附在固相载体上，使免疫反应在固相载体表面上进行，待测物质（抗体或抗原）、酶标记抗体（抗原）均可通过免疫反应结合在固相载体表面，未结合物质（包括游离酶标记物）存在于液相。此时，弃去液相并经洗涤，就可去除游离酶标记物。加入底物，通过测定固相载体上的酶标记物催化底物的显色程度或发光强度，确定标本中抗原或抗体的含量。其特点是将抗原或抗体制成固相制剂，这样在与标本中抗体或抗原反应后，只需经过固相的洗涤，就可直接将抗原 - 抗体复合物与其他成分分离。结合在固相载体表面的抗原或抗体仍保持其免疫学活性，酶标记的抗原或抗体既保留其免疫学活性，又保留酶的活性。常见试验有酶联免疫吸附试验（ELISA）、酶联免疫斑点试验（ELISPOT）、化学发光酶免疫试验、荧光酶免疫试验、斑点酶联免疫吸附试验（dot-ELISA）和免疫印迹试验等（后二者见第十一章）。

第三节 酶联免疫吸附试验

酶联免疫吸附试验（enzyme linked immunosorbent assay，ELISA）是基于酶标板，以酶作为标记指示物，以抗原抗体免疫反应为基础的固相吸附测定方法，可对生物体液中微量抗原或抗体进行定性或定量分析。

一、酶联免疫吸附试验的基本原理

将待测标本（含待测抗体或抗原）和酶标记的抗体或抗原按一定程序加入反应体系中，与结合在酶标板上的抗原（用于捕获抗体）或抗体（用于捕获抗原）反应，形成固相化的抗原-抗体-酶复合物；用洗涤的方法将固相抗原-抗体-酶复合物与其他成分分离，结合在酶标板上的酶量与标本中待测物质的量成一定比例；加入酶反应底物后，底物被酶标板上的酶催化生成有色产物，产物的量与标本中待测物质的量有关联性，根据具体检测方法类型的不同，可能是正相关，也可能是负相关。因此，可以根据产物呈色的深浅进行定性或定量分析。

二、酶联免疫吸附试验方法建立的基本步骤

ELISA 方法的建立主要包括待测物选择、免疫原的设计与合成、抗体的制备、ELISA 方法类型的建立及对所建立的方法进行评价等步骤。其中免疫原的设计与合成、抗体的制备内容见第三章。

（一）ELISA 方法类型的建立

1. 初步确定方法类型 在建立针对某一特定检测对象的 ELISA 方法时，首先应根据待测对象的抗原或抗体特点，初步确定方法类型，如夹心法、间接法、竞争法或捕获法等。

2. 工作条件的优化 各种不同方法类型的 ELISA 以及不同的标记方法，其免疫反应的条件均不完全相同，所以必须进行预备试验，摸索出针对特定检测对象和既定实验方案的一整套基本参数，包括包被缓冲液、封闭液及其封闭条件、温育温度和温育时间、显色液及显色时间等的选择。为确保高敏感性和低背景，应对包被抗原或抗体的浓度以及酶标抗原或抗体的浓度予以选择，以达到最适合的测定条件和节省测定费用，通常采用棋盘滴定法来确定最佳的工作浓度。

3. ELISA 检测结果判定 可分为定性和定量两种。酶免疫分析仪（即酶标仪）是用于微孔板比色测定的光电比色计，专门用于 ELISA 检测结果判定。实验完成后通过酶标仪测定溶液的吸光度（absorbance，*A*）值或光密度（optical density，OD）值。

（1）定性测定：定性测定的结果在报告中表现为阴性和阳性。为了区分阴性和阳性反应，需要设定一个明确的分界线，即阳性判断值（cut-off 值），这是定性免疫测定结果报告的依据。cut-off 值也称为临界值，简写为 CO。常通过 S/CO 的比值判断检测阴性或阳性反应结果，S 为样本（sample）或标本（specimen）的简写，表示标本测定的吸光度值。在 ELISA 方法类型中夹心法、间接法和捕获法结果 $S/CO \geq 1$，判定为阳性反应，$S/CO < 1$，判定为阴性；而在竞争法中结果 $S/CO < 1$，判定为阳性反应。

在 ELISA 测定中，确定合适的 cut-off 值对避免结果判定为假阳性和假阴性具有重要意义。cut-off 值的变化，可导致结果被判定为假阳性或假阴性。选择合适的 cut-off 值，使判定结果假阳性和假阴性发生率最低，但是不可能完全避免。当测定结果位于判定阈值范围（即 cut-off 值附近的一个特定区间）内时，这些测定结果被视为可疑，难以明确判定为阳性或阴性。这个判定阈值范围也被称为“灰区”，测定结果处于“灰区”的标本，可通过确认实验或追踪检测来确定其最终结果。

（2）定量测定：需要用一系列已知浓度的抗原或抗体的标准品制备标准曲线（剂量反应曲线）。以双抗体夹心法测抗原为例：用 PBS 稀释抗原标准储备液，得到一系列不同浓度的抗原标准溶液（例如：0ng/ml、10ng/ml、25ng/ml、50ng/ml、100ng/ml、200ng/ml、400ng/ml 等），实验完成后用酶标仪检测，得到上述抗原标准溶液的吸光度值。以抗原标准溶液浓度为横坐标，吸光度值为纵坐标，绘制标准曲线。根据检测标本的吸光度值和标准曲线，获得样本中抗原浓度。

（二）对建立的方法进行评价

ELISA 在检测过程中可受到多种因素的影响，因此在建立了针对某一特定对象的 ELISA 方法后，需要对其进行性能评价，如正确度、精密度、敏感性、特异性、检出限等。

三、方法类型及反应原理

ELISA 既可用于测定抗原，又可用于测定抗体。根据检测原理及目的不同可分为夹心法、间接法、竞争法和捕获法四种基本类型。

（一）夹心法

1. 双抗体夹心法 其原理是包被于固相载体上的抗体和液相中酶标抗体分别与标本中待测抗原分子上两个不同抗原表位结合，形成固相抗体 - 待测抗原 - 酶标抗体复合物，洗涤去除游离的酶标抗体和其他成分，加入底物，酶催化底物变成有色产物，加入终止液后测定溶液吸光度值，对样本中抗原进行定性或定量检测（图 9-4）。产物颜色的深浅与标本中抗原的含量成正比。双抗体夹心法通常采用“两步法”，测定时将待测标本和酶标抗体分开加入反应体系中，进行两步温育和洗板步骤，避免相互干扰。双抗体夹心法适用于测定含有至少两个抗原决定簇的多价抗原，大多为大分子蛋白。

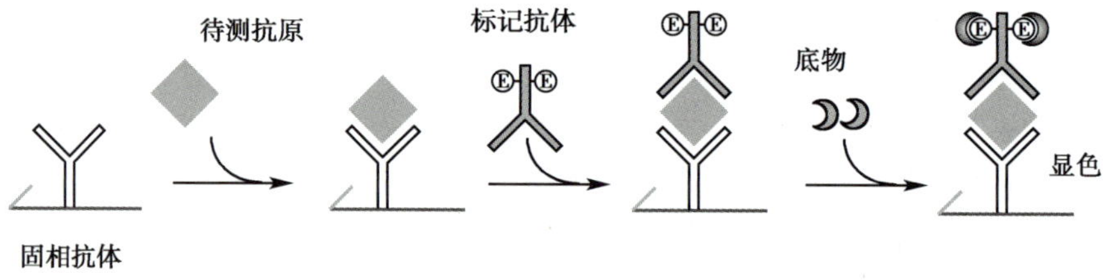

图 9-4 双抗体夹心法检测抗原原理示意图

实际工作中双抗体夹心法可采用双位点一步法进行检测。“双位点”指包被的固相抗体和酶标抗体分别针对待测抗原分子上两个不同且空间距离较远的抗原决定簇；“一步法”指将两步温育和洗板步骤合并为一步，即将待测标本和酶标抗体同时加入，仅有一步温育和洗板过程（图 9-5）。双位点一步法操作简单、节省时间。但当标本中抗原浓度过高时，过量的抗原可分别同固相抗体和酶标抗体结合而抑制双抗体夹心复合物的形成，出现钩状效应（hook effect），类似免疫沉淀试验中抗原过剩的后带现象，显色降低，严重时可出现阴性结果（假阴性）。必要时可将标本适当稀释后重新测定。

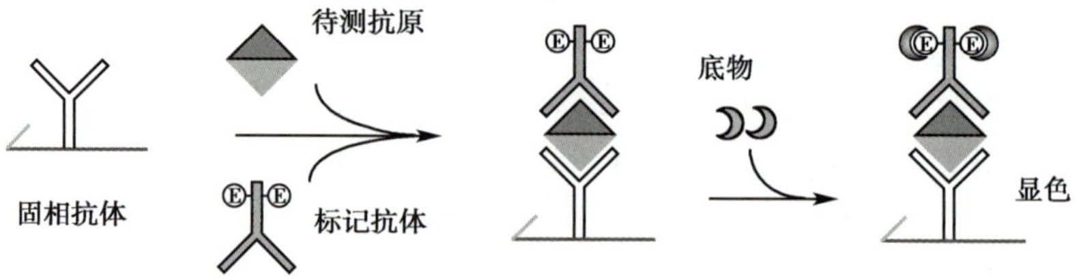

图 9-5 双位点一步法检测抗原原理示意图

2. 双抗原夹心法 原理类似双抗体夹心法，不同之处为包被在固相载体上和酶标记的均为特异性抗原。也可采用一步法，由于机体产生抗体的量有限，一般不会出现钩状效应（图 9-6）。临床上常用此法检测乙型肝炎表面抗体（HBsAb）、人类免疫缺陷病毒抗体。

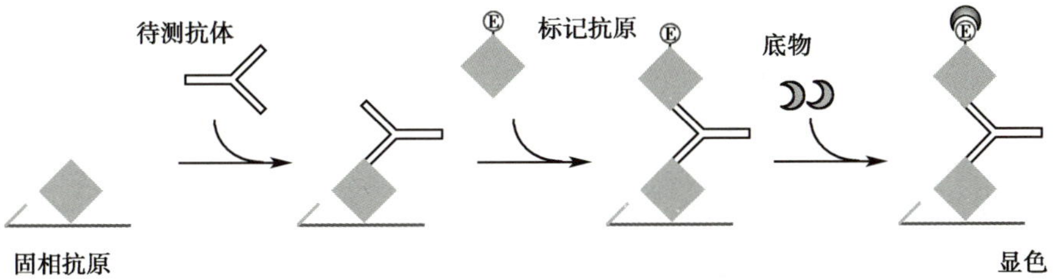

图 9-6 双抗原夹心法检测抗体原理示意图

（二）间接法

间接法是检测抗体最常用的方法，可用于感染性疾病和自身免疫病等的血清学检测。其反应原理是标本中待测抗体与固相抗原反应，形成固相抗原 - 待测抗体复合物；加入酶标记的抗人免疫球蛋白抗体（即酶标抗抗体或酶标二抗），形成固相抗原 - 待测抗体 - 酶标二抗复合物；加入底物，酶催化底物显色，加入终止液后测定溶液吸光度值，对样本中抗体进行定性或定量检测（图 9-7）。产物颜色的深浅与标本中抗体的含量成正比。

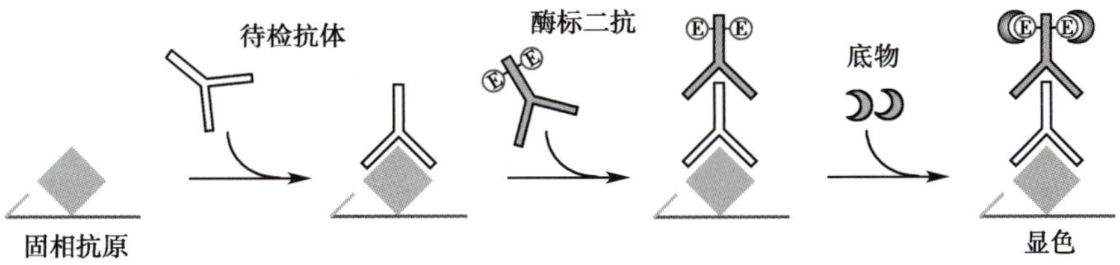

图 9-7 间接法检测抗体原理示意图

间接法采用的酶标二抗（如羊抗人 IgG）针对免疫球蛋白分子同种型抗原表位，能与该种属所有个体的同类免疫球蛋白分子结合，而与待检抗体的特异性无关。例如，酶标抗人 IgG 既可以与人抗甲型肝炎病毒 IgG 抗体结合，也可以与人抗丙型肝炎病毒 IgG 抗体，或人体感染其他病原体产生的 IgG 抗体结合，此时酶标二抗是抗人 γ 链抗体。因此，该法只需更换固相包被抗原，就可用一种酶标二抗检测标本中多种针对不同抗原的抗体，具有很好的通用性。但由于机体血液中 IgG 类抗体浓度较高，其中绝大部分为机体接受外界环境刺激所产生的非特异性 IgG，因此，为避免非特异性 IgG 吸附到固相载体导致的假阳性反应，通常将待测标本做一定程度的稀释后再测定。间接法也可检测病原体的 IgM 类抗体，其酶标二抗则是抗人 μ 链抗体。

（三）竞争法

1. 竞争法测抗原 其反应原理是标本中待测抗原和酶标抗原与固相抗体竞争结合，标本中待测抗原含量愈多，与固相抗体结合得愈多，酶标抗原与固相抗体结合得愈少。加入底物，酶催化底物显色，加入终止液后测定溶液吸光度值，对抗原进行定性或定量检测。产物颜色的深浅与标本中待测抗原的含量成反比（图 9-8）。该法特点是①酶标抗原和标本或标准品中的未标记抗原具有相同的与固相抗体结合的能力；②反应体系中，固相抗体和酶标抗原的量是固定的，且前者的结合位点数量少于酶标抗原和未标记抗原的分子数量总和。该法主要用于测定小分子抗原或半抗原，如地高辛、茶碱等药物和睾酮等激素。

2. 竞争法测抗体 通常不采用竞争法检测抗体，但当相应抗原材料中含有难以去除的杂质，不易得到足够的纯化抗原或抗原性质不稳定时，可采用竞争法检测抗体。该方法是标本中待检抗体和酶标抗体竞争结合固相抗原，酶催化底物显色，产物颜色的深浅与标本中待检抗体的含量成反比（图 9-9）。检测乙型肝炎核心抗体（HBcAb）常用此法。

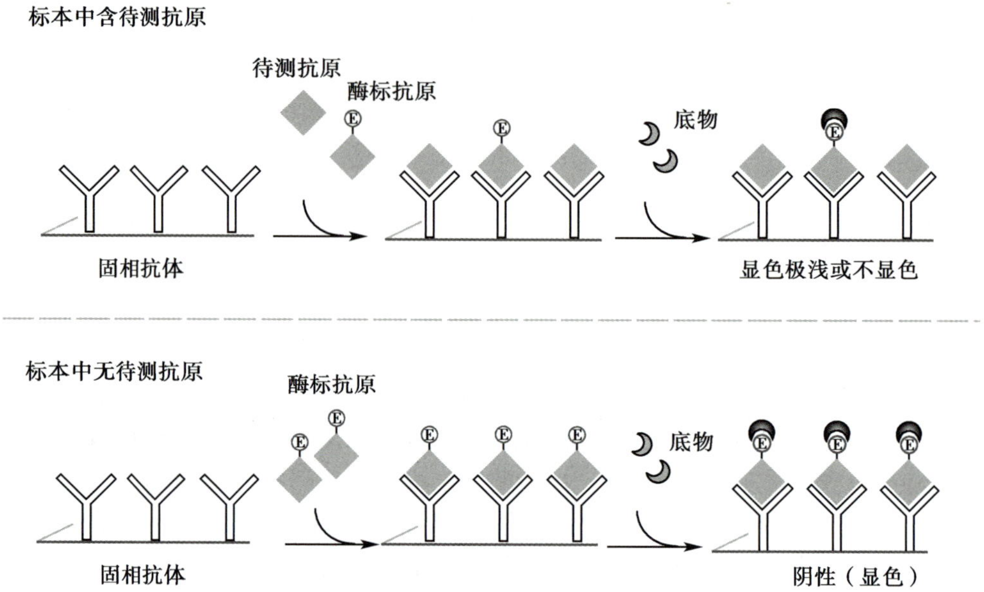

图 9-8　竞争法检测抗原原理示意图

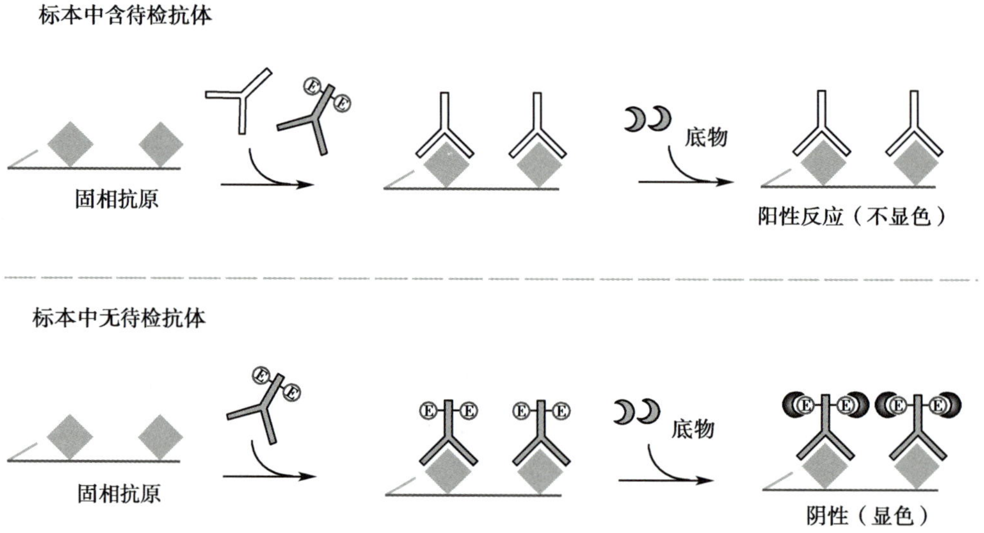

图 9-9　竞争法检测抗体原理示意图

某些抗原性质不稳定，在包被固相过程中易发生转变，导致测定误差。如乙型肝炎 e 抗原（HBeAg）比乙型肝炎核心抗原（HBcAg）多 29 个氨基酸，易转变为 HBcAg。因此，在测定这类抗原的相应抗体时，可提前将制备好的特异性抗体结合在固相载体上，检测方法有两种模式：①特异性抗体包被于固相载体，测定时加入待测标本和中和抗原，标本中待检抗体和固相抗体与中和抗原竞争性地结合，待测标本中抗体浓度越高，中和抗原与固相抗体结合越少，加入酶标抗体，酶催化底物显色，产物颜色的深浅与标本中待检抗体的含量成反比（图 9-10）。②间接包被抗原，即将抗原与固相上特异性抗体结合而被固相化，测定时加入待测标本和酶标抗体，待检抗体和酶标抗体与固相上抗原竞争结合，酶催化底物显色，产物颜色的深浅与标本中待检抗体的含量成反比（图 9-11）。

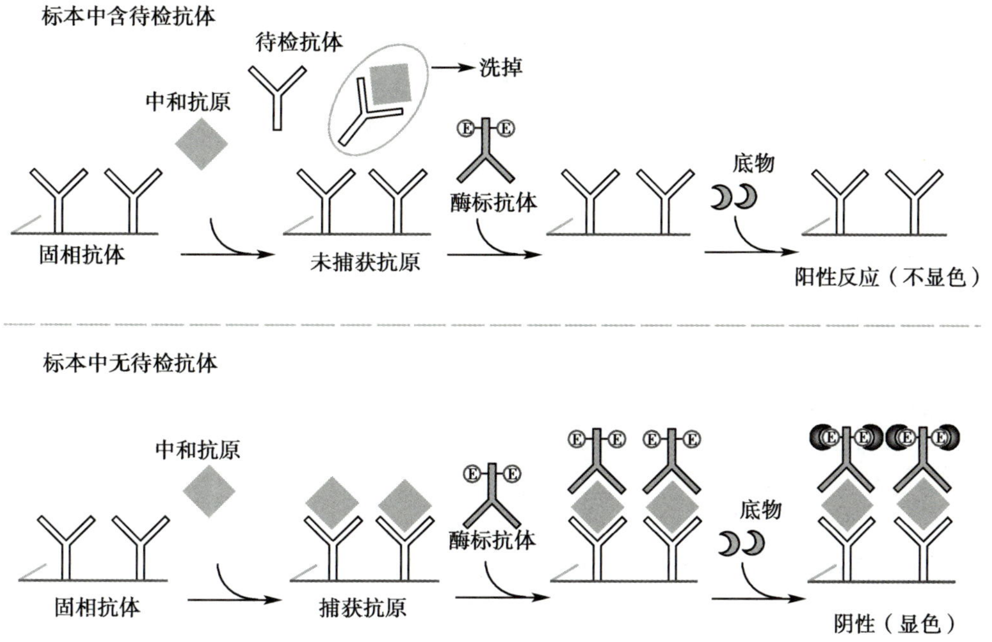

图 9-10 竞争法（加中和抗原）检测抗体原理示意图

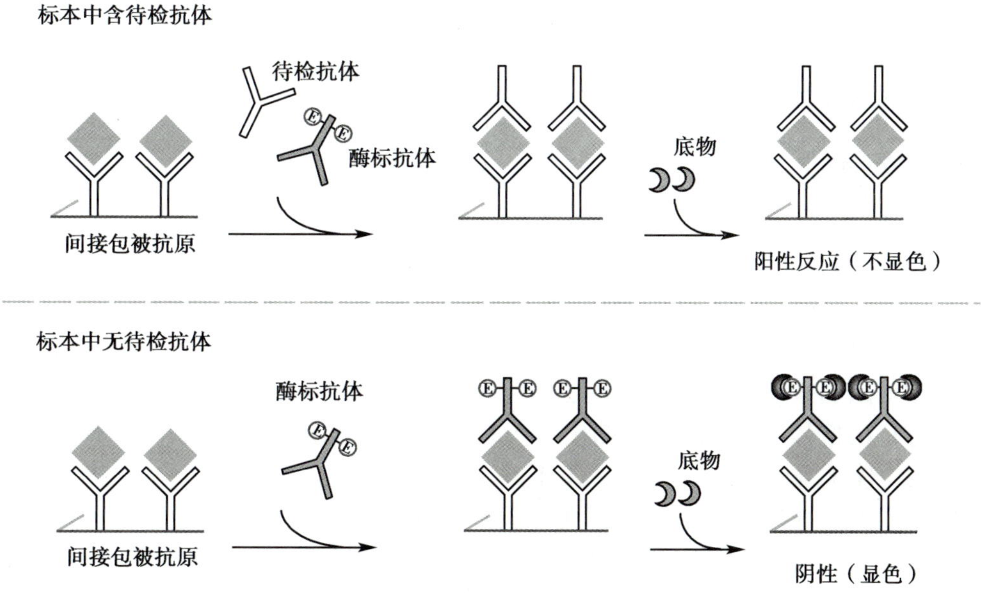

图 9-11 竞争法（间接包被抗原）检测抗体原理示意图

（四）捕获法

该法主要用于血清中 IgM 类抗体的检测，如抗 HAV IgM、抗 HBc IgM 和 TORCH 相关病原体的 IgM 检测等。捕获法是先将抗 IgM 抗体（如鼠抗人 μ 链抗体）包被在固相上，用以捕获标本中所有的 IgM（包括特异和非特异的），洗涤除去未结合的其他成分（包括特异的 IgG 抗体）；加入特异性抗原与固相载体上捕获的特异性 IgM 结合；加入酶标抗特异抗原的抗体，形成固相抗人 μ 链抗体 -IgM- 抗原 - 酶标抗体复合物；加入底物，酶催化底物显色（图 9-12）。产物颜色的深浅与标本中待测抗体的含量成正比。为减少类风湿因子（IgM 类）及其他非特异 IgM 抗体等因素的干扰，常将标本稀释后再进行检测。

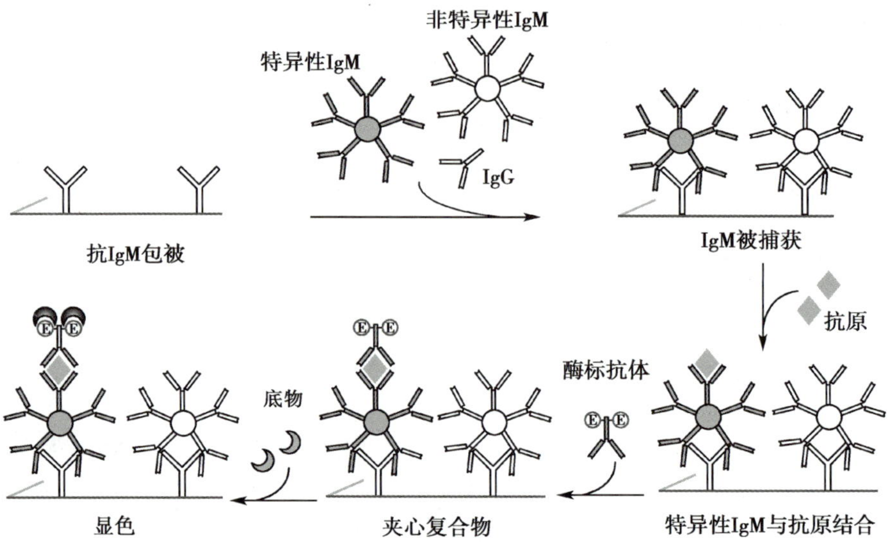

图 9-12 捕获法检测 IgM 抗体原理示意图

第四节 酶联免疫斑点试验

酶联免疫斑点试验（enzyme linked immunospot assay，ELISPOT）是从单细胞水平检测分泌抗体细胞或分泌细胞因子细胞的检测技术，结合了细胞培养技术和 ELISA 技术，是定量 ELISA 技术的延伸和发展，目前主要用于细胞因子分泌细胞的定量测定。

一、基本原理

其原理即用抗体捕获培养细胞所分泌的细胞因子，并以酶联免疫斑点显色方式将其表现出来。ELISPOT 操作在 96 孔微孔板上进行，微孔底部覆盖膜载体（如 PVDF 膜），膜上包被特异性单克隆抗体。在微孔内加入待检测细胞[如外周血单个核细胞（peripheral blood mononuclear cell，PBMC）]及抗原刺激物进行培养。细胞受抗原刺激后分泌细胞因子，在紧靠分泌细胞的周围被位于膜上的特异性抗体所捕获。微孔板中的细胞被移除并清洗后，加入生物素标记的抗体，与被捕获的细胞因子结合，加入酶标链霉亲合素，与生物素结合，形成膜特异性抗体 - 细胞因子 - 生物素标记抗体 - 酶标链霉亲合素复合物。加入显色底物，酶催化底物产生不溶性色素，在局部膜上形成斑点（图 9-13）。每一个斑点代表一个细胞因子分泌细胞，斑点的颜色深浅程度与细胞分泌的细胞因子量相关。

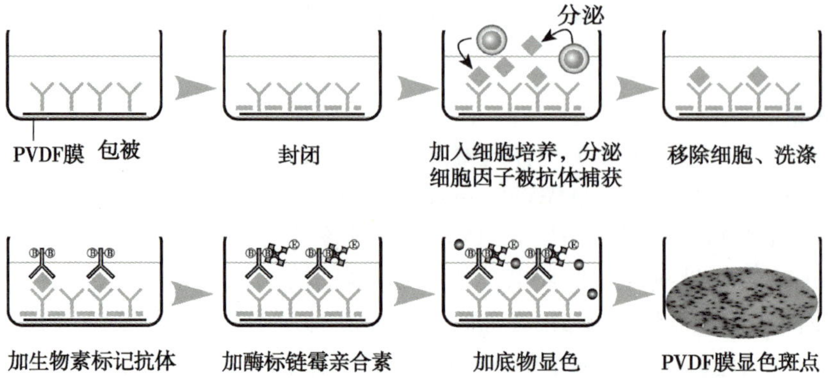

图 9-13 ELISPOT 原理示意图

二、数据处理及结果报告

ELISPOT 结果通过分泌细胞因子的细胞频率表达。试验开始时，在 ELISPOT 板中加入一定数量的细胞，试验完成后在显微镜下或采用酶联斑点分析仪计数斑点形成细胞（spot forming cell，SFC）数目。SFC 数目和加入细胞数量的比例为细胞因子分泌细胞频率。在双色标记系统中，可同时检测两种细胞因子的分泌细胞频率。

第五节　发光酶免疫试验

发光酶免疫试验（luminescent enzyme immunoassay，LEIA）将高敏感性的发光测定技术与高特异性的酶免疫分析技术结合，是一种用于检测微量物质的标记免疫分析技术。常用标记酶为 HRP 和 ALP，根据酶促发光底物的不同，可分为化学发光酶免疫试验（chemiluminescence enzyme immunoassay，CLEIA）和荧光酶免疫试验（fluorescence enzyme immunoassay，FEIA）两类，临床可通过自动化发光分析仪实现标本的自动化分析。

一、基本原理

LEIA 利用催化特定发光反应的酶来标记抗体或抗原。在抗原 - 抗体反应后，加入能被酶催化发光底物，由光检测仪检测发光强度，进行定性或定量检测。LEIA 反应原理与 ELISA 相似，但酶作用的底物为发光底物而不是显色底物，是区别于 ELISA 的主要特征。LEIA 常用方法类型包括用于大分子抗原检测的双抗体夹心法，用于抗体检测的双抗原夹心法和用于多肽类小分子抗原测定的竞争法。

二、化学发光酶免疫试验

（一）HRP 标记的酶促发光反应

以磁性微粒或塑料锥形小管作为固相载体，采用 HRP 标记抗体或抗原，鲁米诺或其衍生物作为发光剂，酶标记物与反应体系中的待测标本和固相载体上抗体或抗原发生免疫反应。碱性环境下，HRP 催化 H_2O_2 产生的自由基氧化鲁米诺，使之生成激发态物质并释放出光子。为提高发光信号的强度、延长发光信号时间，可在反应体系中使用增强剂，如 3- 氯 -4- 羟基乙酰苯胺等。以双抗体夹心法为例，图 9-14 展示了 HRP 标记的酶促发光反应原理。

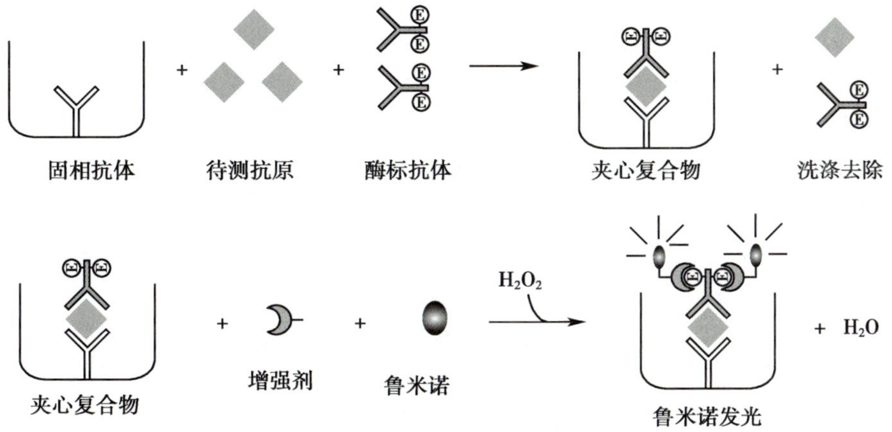

图 9-14　HRP 标记的化学发光酶免疫试验原理示意图

以双抗体夹心法检测抗原为例，HRP 标记 CLEIA 的自动化分析技术要点如下：

1. 加样 将单克隆抗体包被的磁性微粒和 HRP 标记的单克隆抗体试剂依次加入含有待检标本的反应杯中。

2. 抗原 - 抗体反应 在适宜的温度下孵育，待检抗原分别与两种抗体结合，在磁性微粒表面形成双抗体夹心复合物。

3. 洗涤分离 利用磁场分离磁性微粒，进行多次洗涤，去除未结合的抗原、酶标抗体等，确保只有结合状态的酶标记免疫复合物被保留。

4. 发光反应 向反应杯中添加发光底物液，其中包含鲁米诺和 H_2O_2。在碱性环境下，HRP 催化 H_2O_2 产生自由基，这些自由基进一步氧化鲁米诺，使之生成激发态物质并释放出光子。

5. 光信号检测及转换 利用分析仪读取光信号，光信号的强度与待检抗原含量成正比。仪器根据校准曲线自动计算出待检抗原的含量。

（二）ALP 标记的酶促发光反应

以磁性微粒作为固相载体，采用 ALP 标记抗体或抗原，AMPPD 及其衍生物作为发光剂，酶标记物与反应体系中的待测标本和固相载体上抗体或抗原发生免疫反应。与抗原 - 抗体复合物结合的 ALP 能够催化发光底物 AMPPD，使其脱去磷酸根基团生成不稳定的中间体 AMPD。AMPD 随后自行分解，从高能激发态回到低能量的稳定态，释放出光子，在 470nm 被光检测设备捕获。以双抗体夹心法为例，图 9-15 展示了 ALP 标记的酶促发光反应原理。

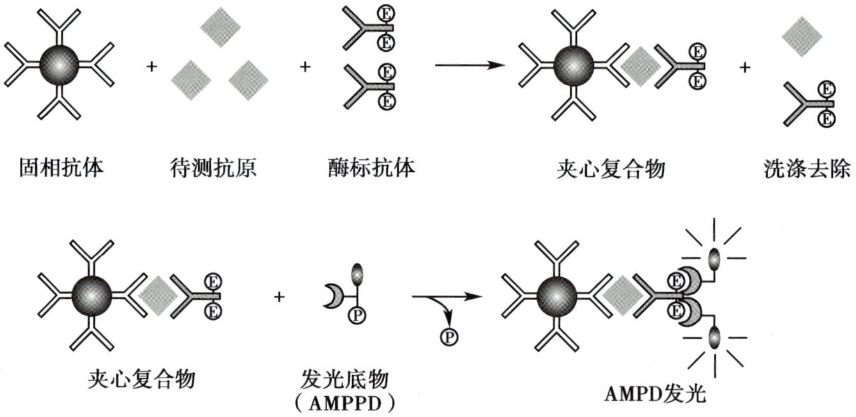

图 9-15 ALP 标记的酶促发光反应原理示意图

以双抗体夹心法检测抗原为例，ALP 标记 CLEIA 的自动化分析技术要点如下：

1. 加样 将单克隆抗体包被的磁性微粒和 ALP 标记的单克隆抗体试剂依次加入含有待检抗原标本的反应杯中。

2. 抗原 - 抗体反应 在适宜的温度下孵育，待检抗原分别与两种抗体结合，在磁性微粒表面形成双抗体夹心复合物。

3. 洗涤分离 利用磁场分离磁性微粒，进行多次洗涤，去除未结合的抗原、酶标抗体等，确保只有结合状态的酶标记免疫复合物被保留。

4. 发光反应 向反应杯中添加发光底物液 AMPPD。ALP 使 AMPPD 脱去磷酸根基团生成不稳定的中间体 AMPD，AMPD 很快分解发出光信号。

5. 光信号检测及转换 利用分析仪读取光信号，光信号强度与待检抗原含量成正比。仪器根据校准曲线自动计算出待检抗原的含量。

三、荧光酶免疫试验

荧光酶免疫试验最常用的标记酶是ALP，4-甲基伞形酮磷酸酯（4-MUP）是首选的荧光底物。固相载体可采用表面多孔的塑料微颗粒，或者固相容器（solid phase receptacle，SPR），如塑料吸头的内表面。ALP标记的抗体或抗原，与反应体系中的待测标本和固相载体上抗体或抗原发生免疫反应。与抗原-抗体复合物结合的ALP催化4-MUP，使其脱去磷酸根基团后形成4-甲基伞形酮（4-MU）。4-MU受到360nm波长的激发光照射，发出450nm波长的荧光。以双抗体夹心法为例，图9-16展示了荧光酶免疫试验原理。

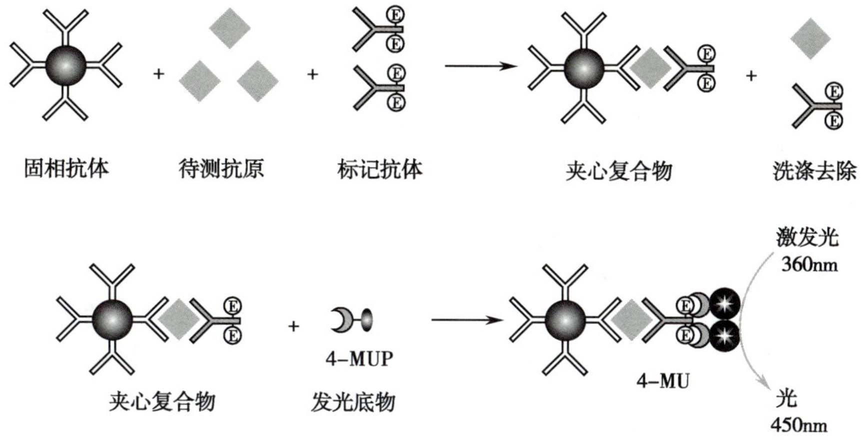

图9-16 ALP标记的荧光酶免疫试验原理示意图

第六节 影响酶免疫试验结果的因素

在EIA的检测过程中，有时会出现检测结果与预期不符的情况。引起这些差异的原因主要考虑以下因素：试剂盒原材料、标本、实验室环境及操作等。

一、试剂盒原材料因素

试剂盒质量是确保实验结果准确性的关键因素。不同制造商选择的原材料存在差异，可能影响EIA的检测结果，特别是在敏感性、特异性、稳定性和操作简便性等方面。

（一）抗原或抗体选择

1. 抗原的选择 抗原的纯度是决定测定特异性的重要因素。试验能否完全检出样品中的特异性抗体，依赖于所使用抗原（抗原决定簇）的完整性。商用酶免疫试剂中，通常使用基因重组抗原，例如HCV和HIV的基因重组抗原。然而，生产商试剂盒中使用的基因重组抗原通常只包含病原体的部分抗原。以HCV为例，病毒包含7个功能区：核心、E1、E2/NS1、NS2、NS3、NS4和NS5。目前商品试剂中基因重组抗原通常只包含核心、NS3、NS4和NS5功能区。使用这类基因重组抗原建立的免疫方法测定HCV相应抗体，敏感性可能存在局限。

2. 抗体的选择 抗体的特异性对于确保检测方法的准确性至关重要。此外，抗体的亲和力影响测定方法的敏感性和检测下限。不同制备方式获得的抗体存在特异性和亲和力的差异，最终会影响EIA的特异性和敏感性。

（二）固相载体及酶结合物

固相载体的种类和质量也影响固相酶免疫试验的结果。优质聚苯乙烯酶标板应具有吸附性能好，空白值低，孔底透明度高，板与板、孔与孔之间性能相近等特点。原材料质量和制作工艺的差别，可能导致 ELISA 结果孔间变异大、重复性差等问题。因此，必须在每一批号的 ELISA 板使用前进行性能检查。此外，酶结合物易受外环境影响，质量直接影响 EIA 的应用效果，其稳定性决定了 EIA 试剂盒的有效使用期限。酶底物的质量也对检测结果判定产生影响。

二、标本因素

患者标本中，可能存在影响 EIA 的干扰因素，导致结果出现误差。内源性干扰因素包括类风湿因子、嗜异性抗体、医源性诱导的抗鼠抗体、嗜靶抗原的自身抗体、补体、溶菌酶及交叉反应物质等。上述干扰物质在临床血样本中很可能出现，从而影响检测结果的准确性。可采用稀释标本，使用 IgG- 类风湿因子吸收剂、嗜异性抗体阻滞剂等措施减轻内源性干扰因素的影响。外源性干扰因素通常由血标本的不当采集或贮存引起，应当避免外源性干扰因素对 EIA 的影响（见第二十章）。

三、实验室环境因素

实验室环境对 EIA 分析质量具有显著影响，环境因素主要包括室内设施、温度、湿度、电源质量、采光照明、电磁干扰、振动等。环境因素不仅影响仪器的检测性能，也可能直接影响 EIA 反应过程。实验室温度对 EIA 具有关键影响，尤其是弱阳性标本的测定结果。例如，进行 ELISA 时，试剂及保存的标本在检测前须与室温（23℃±2℃）达到平衡。如果室温波动过大，在 25℃下能检出阳性结果的标本，15℃下可能无法检出。此外，不适宜的温度可能降低仪器性能，湿度过低可能引起静电效应加剧，导致塑料器皿吸附带电微粒，引起标本污染，湿度过高可能使仪器部件出现水汽凝结甚至生锈。因此，维持实验室内适宜的温度和湿度至关重要。

四、操作因素

操作不当是影响 EIA 结果准确性的常见原因之一。

（一）试剂准备

在临床实验室，ELISA 试剂准备工作可能被忽视。将试剂从冰箱中取出后立即使用，可能导致部分弱阳性标本检出假阴性结果。因此，从 2～8℃冰箱取出的试剂必须放置于室温下（23℃±2℃）20～30 分钟，使试剂与室温平衡。发光酶免疫试验试剂开启前须放置在 2～8℃冰箱中保存，避免冻存。此外，在商品试剂盒中的洗板液通常以浓缩液形式提供，需要稀释后使用，因此应严格保证稀释所用蒸馏水或去离子水的质量。

（二）加入标本及反应试剂

1. 微量加样器使用 微量加样器在长期使用过程中可能因机械磨损等原因导致加样不精确，必须定期进行维护和校准。使用加样器加样时，应缓慢操作以避免溅出或产生气泡，并确保不在孔壁上部加样。为保证加样的准确性并避免非特异性吸附及交叉污染，每次加不同的标本必须更换吸头。此外，在进行 ELISPOT 时，应避免在加样过程中接触孔底而损坏膜载体。

2. 滴加试剂的操作技巧 手工操作 ELISA 试剂盒时，采用滴加方式将试剂加入反应孔是常见操作。操作时应注意滴加的角度和滴加的速度，滴加过快，可能导致重复滴加或误加在两孔之间，在非包被区产生非特异吸附，从而引起非特异显色。

（三）温育

温育是酶免疫测定中必不可少的步骤，通常使用 37℃作为温育温度。在进行 ELISA

时，应严格保证在设定的温度下维持足够的反应时间。将微孔板从室温转移至水浴箱或温箱中后，孔内温度从室温（23℃±2℃）升至37℃通常需要一定时间，如果转移后立即开始计时，将导致实际温育时间不足，弱阳性标本可能无法检出。因此，临床实验室应评估在不同室温下，微孔板从室温达到37℃所需的具体时间，作为依据调整微孔板在水浴箱或温箱中的放置时间。

（四）洗涤

洗涤步骤是固相EIA与均相EIA的主要区别之一。洗涤的目的是从反应体系中去除与反应无关的成分，包括未结合的酶标记物以及反应过程中非特异性吸附于固相载体的干扰物质，从而保证反应的特异性。洗涤不是试验中发生化学反应的步骤，却是对反应特异性具有关键作用的重要步骤，必须严格按照操作要求进行。

（五）显色

从理论上讲，在ELISA测定中使样本于37℃下保持30分钟才可以使酶的底物催化反应完全，尽管在最初的10分钟内，绝大部分催化反应即可完成。因此，为使弱阳性标本孔能有充分的显色，建议在37℃下反应25～30分钟后，终止反应比色测定。此外，在加入底物前须检查底物溶液的有效性，如溶液出现颜色等异常变化则停止使用。为了保证结果的稳定性，不可随意改变温度和时间。同样在ELISPOT显色时也要注意上述问题，为保留颜色反应，风干的微孔板应保存在密封的塑料袋中，避免板孔暴露于空气和光线下。

（六）比色

ELISA的比色测定在酶标仪上进行，若使用不当会得到令人难以理解的结果。如使用酶标仪比色测定后，有许多阴性测定孔的吸光度值为负数或测定假阳性率大大增加等。因此，必须正确地理解和使用酶标仪。使用酶标仪进行比色测定时应注意以下两点。

1. 比色测定 一定要注意酶标仪的波长是否已调至合适或所用滤光片是否正确。ELISA试剂盒有的以TMB为底物，也有的以OPD为底物，前者比色波长为450nm，后者为492nm，滤光片须根据要求随时更换，避免错用滤光片。

2. 单波长或双波长比色的选择 较先进的酶标仪同时具有单波长和双波长比色功能。所谓的单波长比色即是通常的以对显色具有最大吸收的波长如450nm或492nm进行比色测定；而双波长比色则是酶标仪在敏感波长如450nm和非敏感波长如630nm下各测1次，敏感波长下的吸光度测定值为标本测定酶反应特异显色的吸光度与板孔上指纹、划痕、灰尘等脏物所致的吸光度之和；非敏感波长下测定即改变波长至一定值，使得标本测定酶反应特异显色的吸光度值为零，此时测得的吸光度即为脏物的吸光度值。最后酶标仪给出的数值为敏感波长下的吸光度值与非敏感波长下的吸光度值的差。因此，双波长比色测定具有排除由微孔板本身、板孔内标本的非特异吸收，指纹、划痕、灰尘等对特异显色测定吸光度的影响的优点，一般不必设空白孔。如在使用双波长比色时，仍设空白孔，就可能会造成前面提到的测定吸光度为负数的现象。由于ELISA测定中单个空白孔的非特异吸收具有一定程度的不确定性，也就是说每次测定或同次测定空白孔位置的不同均有可能得到不同吸光度测定值，故而在ELISA测定比色时，最好使用双波长比色，且不必设空白孔。

（七）结果判断

在ELISA结果判定时应严格依据试剂盒提供的阳性判断值（cut-off值）进行。厂家提供的说明书上列出的cut-off值是建立在一系列科学试验及统计学研究的基础上，不应随意更改。当然也要注意处于ELISA检测“灰区”标本，出现这种现象的原因可能是上述操作不当、温度不适宜、标本溶血、内源性干扰等。在EIA定量检测时，严格按要求对标准曲线进行校准，保证标准曲线的有效性，避免发生曲线漂移。

第七节 临床常采用酶免疫试验检测的项目

由于 EIA 具有高度的敏感性和特异性，操作简便以及试剂稳定，对环境没有放射性污染等特点，已经成为临床检验诊断中的常用技术。

一、均相酶免疫试验

酶放大免疫试验技术和克隆酶供体免疫试验临床上主要用于药物和小分子物质的检测，如他克莫司、环孢霉素、地高辛等。

二、异相酶免疫试验

（一）酶联免疫吸附试验

ELISA 在临床诊断中应用广泛，主要用于血液和其他体液标志物的定性检测，包括病毒性肝炎血清标志物，如甲型肝炎病毒抗体、乙型肝炎病毒相关标志物、丙型肝炎病毒抗体等以及梅毒螺旋体抗体和 HIV 感染筛查。

（二）酶联免疫斑点试验

ELISPOT 在多个领域中得到广泛应用，这些领域包括 T 细胞功能研究、自身免疫病诊断、器官移植术后监测、病毒学研究、感染性疾病的免疫监测、疫苗和药品的研发等。常用检测项目包括结核特异性抗原 T 细胞激活试验和 B 细胞分泌抗体功能检测等。

（三）发光酶免疫试验

发光酶免疫试验具有自动化程度高的特点，目前在临床上广泛用于各种激素、肿瘤标志物、心肌标志物、自身抗体、药物和微量物质等定量检测以及感染性疾病的辅助诊断。

第八节 常用商品酶免疫试验试剂使用方法、特点及性能

EIA 试剂生产厂家众多，不同类型的商品 EIA 试剂使用方法各具特点。

一、均相酶免疫试验

操作过程无须分离和洗涤程序，整个过程都在均匀的液相中进行，具有简便、快速、利于自动化等优点。然而，由于多数情况下抗原 - 抗体反应后不会导致标记物中酶的活性发生改变，且易受标本中非特异性的内源酶、酶抑制剂及交叉反应物等的干扰，均相酶免疫试验应用非常受限。

二、异相酶免疫试验

（一）酶联免疫吸附试验

ELISA 常用的商品试剂以聚苯乙烯塑料为固相载体，HRP 作为标记酶，采用 TMB 作为显色底物进行测定。ELISA 操作简单、结果易观察，既可手工操作通过酶标仪进行检测，亦可通过全自动酶免分析仪完成检测、分析，实现样本稀释、加样、孵育、加试剂、洗涤、振荡、结果判读等各个步骤全程自动化。

（二）酶联免疫斑点试验

ELISPOT 是一种灵敏的抗原特异性细胞的检测技术，能提供非常接近体内实验的环

境。该检测方法具有以下特点：①敏感性高，能在一百万个阴性细胞中检测出单个分泌细胞因子的阳性细胞，敏感性比传统的 ELISA 高 2～3 个数量级；②能够检测单个细胞分泌功能；③操作简便，无复杂的体外细胞扩增过程，检测效率远高于其他检测方法；④不破坏淋巴细胞的活性，分析后的淋巴细胞可在低温下储存，用于重复检测。

（三）发光酶免疫试验

不同厂家仪器采用的检测原理不尽相同。如化学发光酶免疫试验中，使用 HRP 时可使用鲁米诺衍生物作为发光剂，使用 ALP 时可使用 AMPPD 及其衍生物作为化学发光剂；荧光酶免疫分析系统中，常使用 4-MUP 作为 ALP 的荧光底物。试剂方法具有如下共同特点：①敏感性高，如发光底物可检测出 ALP 的浓度比显色底物要灵敏 5×10^5 倍，这对极低浓度的临床标志物的检测尤为有效；②线性范围宽，发光强度在 4～6 个数量级之间与测定物质浓度间呈线性关系，这有助于检测浓度较高的临床标本，并避免钩状效应，使检测的特异性和敏感性明显提高；③系统测试速度快，光信号持续时间长，容易控制，反应时间短；④检测系统直接发光，不需要其他外来光源的照射，避免了不稳定因素给分析带来的影响。

（王宏志）

本章小结

酶免疫试验（EIA）是一种常用的免疫标记技术，它以酶标记抗体或抗原作为主要试剂，将酶高效催化反应的专一性和抗原 - 抗体反应的特异性相结合。EIA 分为酶免疫测定技术和酶免疫组织化学技术。酶免疫测定技术主要用于液体标本中的抗原或抗体的定性与定量检测，根据反应后是否需要分离游离的和结合的酶标记物，分为均相和异相 EIA 两种类型。均相 EIA 包括酶放大免疫试验技术（EMIT）和克隆酶供体免疫试验（CEDIA）。异相 EIA 根据反应体系中是否使用固相载体作为抗体或抗原的载体，分为液相和固相 EIA。固相 EIA 的特点是将抗原或抗体制成固相制剂，与标本中抗体或抗原反应后，通过固相洗涤步骤，可直接将抗原 - 抗体复合物与其他成分分离。

EIA 的组成要素包括固相载体、包被抗原或抗体、酶结合物和酶作用底物。常用标记酶包括辣根过氧化物酶（HRP）和碱性磷酸酶（ALP），常用酶促显色底物如 TMB、BCIP/NBT 等，酶促发光的常用底物为鲁米诺及其衍生物、AMPPD 和 4-MUP 等。固相载体主要包括微孔板、磁微粒和膜载体。抗原或抗体的包被方法包括直接包被和间接包被两种形式。为减少非特异性结合导致的干扰，通常使用牛血清白蛋白、小牛血清或脱脂乳进行封闭处理。

临床常用的固相 EIA 主要包括 ELISA、ELISPOT、发光酶免疫试验等。ELISA 可用于抗原或抗体的检测，主要包括夹心法、间接法、竞争法和捕获法四种基本类型。ELISPOT 结合了细胞培养技术和 ELISA 技术，主要用于定量分析分泌细胞因子的细胞。发光酶免疫试验结合高敏感性的发光测定技术与高特异性的酶免疫分析技术，广泛应用于标本中微量物质的自动化定量检测。

EIA 在临床诊断中应用广泛，市场上存在多种商品化试剂，每种试剂方法各具特点。在 EIA 过程中，可能发生检测结果与预期不符的情况，主要受试剂盒原材料、标本、实验室环境及操作等因素影响。

第十章 化学发光免疫试验

通过本章学习，你将能够回答下列问题：

1. 化学发光产生的条件是什么？
2. 常用的化学发光剂有哪些？
3. 化学发光免疫试验的类型？
4. 直接化学发光免疫试验方法学评价内容有哪些？
5. 电化学发光免疫测定方法学评价内容有哪些？
6. 发光氧通道免疫试验的原理是什么？
7. 不同化学发光免疫试验的区别是什么？

化学发光免疫试验（chemiluminescence immunoassay，CLIA）是将高灵敏的化学发光测定技术与高特异性的免疫反应相结合，用于各种抗原、半抗原、抗体、激素、酶等的检测分析技术。由抗原 - 抗体反应系统和产生信号的标记物系统两部分组成，标记物是化学发光剂，检测信号是光子强度。随着新型标记物和标记技术、磁颗粒等新型固相材料以及免疫测定的自动化的发展，CLIA 已成为临床实验室的重要常规免疫检验技术。

第一节 概 述

发光是指分子或原子中的电子吸收能量后，由基态（较低能级）跃迁到激发态（较高能级），然后再返回到基态，并释放光子的过程。根据形成激发态分子的能量来源不同可分为光照发光、生物发光和化学发光。

一、发光的分类

光照发光（photoluminescence）是指发光剂（荧光素）经短波长的入射光照射后，跃迁到激发态，当其回复至基态时，发射出较长波长的可见光（荧光）。

生物发光（bioluminescence）是指发生在生物体内的发光现象，如萤火虫的发光，反应底物为萤火虫荧光素，在荧光素酶的催化下，利用 ATP 能，生成激发态氧化型荧光素，它在回复基态时多余的能量以光子的形式释放出来（文末彩图 10-1）。

化学发光（chemiluminescence）是指伴随化学反应过程所产生的光的发射现象，由于化学反应产生电子能级处于激发态的物质，后者通过跃迁释放能量产生光子，从而导致的发光现象。

二、化学发光产生的条件

化学发光根据发光物质的不同分为直接化学发光和间接化学发光。

直接化学发光由两个关键步骤组成：激发和辐射。如 A、B 两种物质发生化学反应生成 C 物质，反应释放的能量被 C 物质的分子吸收并跃迁至激发态 C^*，处于激发态的 C^* 在回到基态的过程中产生光子(hγ)。这里 C^* 是发光体，此过程中 C^* 直接参与反应，反应过程可简单地表示如下：

$$A+B \rightarrow C^*$$
$$C^* \rightarrow C+h\gamma$$

式中 A 或 B 表示待测标本中反应物，C^* 表示 C 处于单线激发态，A、B 通过化学反应产生电子激发态的 C^*，当 C^* 回到基态 C 时发射出光子 $h\gamma$（h 是普朗克常数，γ 为发射光子的频率）。

间接化学发光又称为能量转移化学发光，在化学反应中，激发能传递到另一个未参加化学反应的分子上，使该分子达到电子激发态，再由激发态分子返回到基态时发光；或反应首先生成一种高能量的中间体，此中间体再将能量转移给另一个未参加化学反应的分子，使该分子达到电子激发态，再由激发态分子跃迁回到基态时发光的过程。它主要由三个步骤组成：首先反应物 A 和 B 反应生成激发态中间体 C^*；当 C^* 分解时释放出能量转移给 D，使 D 被激发而跃迁至激发态 D^*，最后，当 D^* 回到基态时发射出光子(hγ)。

反应过程可表示如下：

$$A+B \rightarrow C^*$$
$$C^*+D \rightarrow C+D^*$$
$$D^* \rightarrow D+h\gamma$$

三、化学发光免疫试验的分类

化学发光免疫试验，根据待测分子的大小可设计成多种反应模式，如夹心法、竞争法等；根据游离物和结合物是否需要分离，可分为均相和非均相测定两种；根据化学发光免疫试验中标记物的不同及反应原理的不同，大体可分为四种类型：直接化学发光免疫试验、化学发光酶免疫试验、电化学发光免疫试验、发光氧通道免疫试验。

四、化学发光免疫试验的非均相分离方式

为实现游离标记物和免疫复合物标记物的分离，各系统采用的方法各有不同，主要采用固相、过滤、珠式、磁性颗粒分离等方式。

1. 固相分离 通过免疫反应而使标记的免疫复合物固相在反应载体中，通过冲洗，达到分离游离标记物的方法。主要应用于板式或管式的化学发光免疫分析系统（图 10-2）。

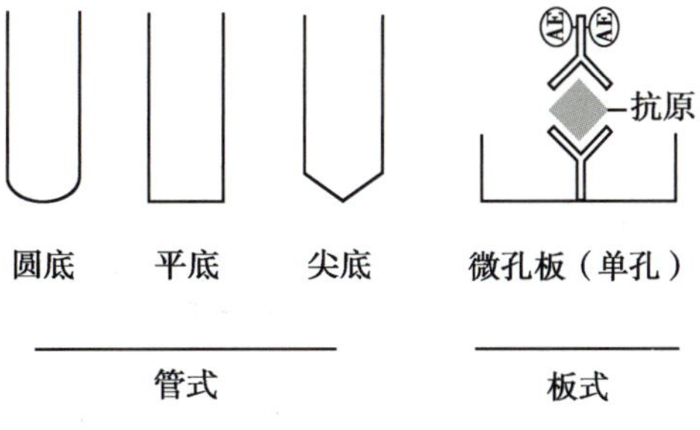

图 10-2 固相分离示意图

2. 过滤分离 是指免疫反应完成后，获得的标记的免疫复合物和游离的标记物混合物被吸取到专用的过滤杯中，标记的免疫复合物因为分子量较大而被留在过滤膜表面，游离的标记物则顺利经过滤膜滤过，通过几次冲洗，可达到分离结合标记物及游离标记物的目的。

3. 珠式分离 用聚苯乙烯等实验材料制成小珠，在小珠上包被抗原或抗体，经抗原-抗体反应后，将结合和游离状态的标记物进行分离（图 10-3）。

4. 磁颗粒分离 用抗原或抗体包被的磁颗粒与标本中相应抗体或抗原和酶标的抗原或抗体通过一定模式的免疫学反应结合后，最终通过磁场将结合标记物和游离标记物进行分离的技术。磁颗粒分离是固相分离方式的一种，只不过固相载体变成了颗粒更小、内含三氧化二铁的聚苯乙烯小颗粒，这些小颗粒的直径通常在 500nm 左右。

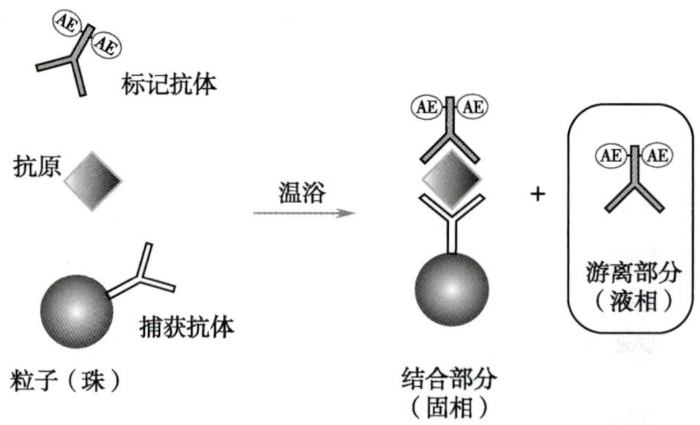

图 10-3　珠式分离示意图

第二节　化学发光剂

在化学发光反应中参与能量转移并最终以发射光子的形式释放能量的化合物，称为化学发光剂。能作为化学发光剂的化合物必须具备下列条件：①发光的量子产率高；②它的物理、化学特性要与被标记或测定的物质相匹配；③能与抗原或抗体形成稳定的偶联结合物；④其化学发光常是氧化反应的结果；⑤在所使用的浓度范围内对生物体没有毒性。

直接参与发光反应的标记物在化学结构上有产生发光的特有基团，可直接标记抗原或抗体来制备标记结合物。常见的直接化学发光剂有吖啶酯（acridinium ester，AE）、鲁米诺（luminol）及其衍生物异鲁米诺（反应原理见第四章）。电化学发光剂最常用的标记物为三联吡啶钌{$[RU(bpy)_3]^{2+}$}（反应原理见第四章）。

第三节　化学发光免疫试验的类型

根据化学发光方式不同，CLIA 分为直接化学发光免疫试验、化学发光酶免疫试验、电化学发光免疫试验、发光氧通道免疫试验等。四种不同类型化学发光免疫试验的比较见表 10-1。

表 10-1　四种不同类型化学发光免疫试验的比较

类别	直接化学发光免疫试验	化学发光酶免疫试验	电化学发光免疫试验	发光氧通道免疫试验
化学发光剂	吖啶酯	ALP/HRP 作用后使鲁米诺或 AMPPD 发光	三联吡啶钌	感光微粒
免疫反应模式	夹心法、竞争法	夹心法、竞争法	夹心法、竞争法	夹心法、竞争法
光信号	闪光	辉光	电激发闪光	激发光
反应速度	快速	较快速	快速	快速
影响结果的因素	少	较多	少	少
检测成本	高	低	高	低
均相/非均相反应	非均相	非均相	非均相	均相

一、直接化学发光免疫试验

直接化学发光免疫试验是用化学发光剂直接标记抗原或抗体的免疫分析方法。

（一）直接化学发光免疫试验原理

用化学发光剂（吖啶酯）直接标记抗体（或抗原）与待测标本中相应的抗原（或抗体）、磁颗粒包被的抗体（或抗原）反应，通过磁场把结合状态和游离状态的化学发光剂标记物分离，然后在结合状态部分中加入发光促进剂（NaOH-H_2O_2）进行发光反应，通过对结合状态发光强度的测定进行定量或定性检测（图 10-4）。

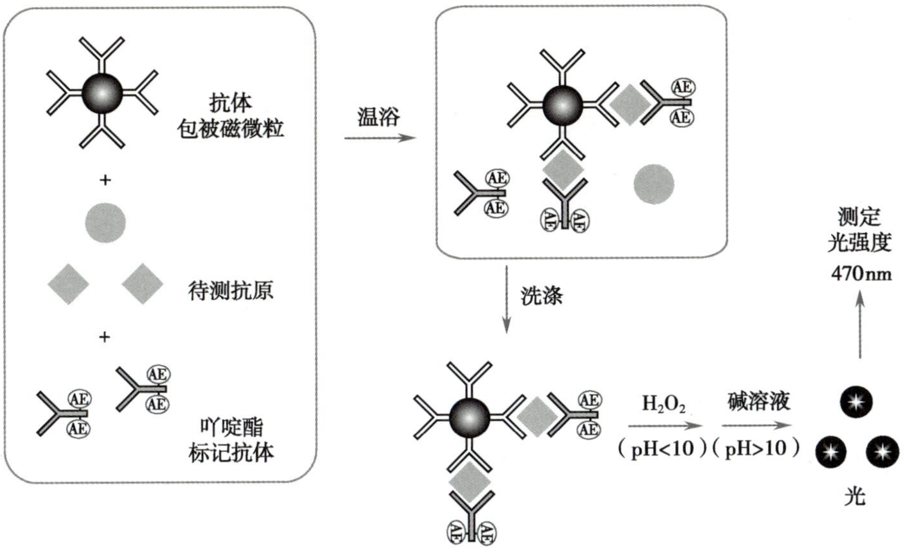

图 10-4 直接化学发光免疫试验反应原理（双抗体夹心法）示意图

（二）直接化学发光免疫试验方法学评价

1. 无须催化剂，化学反应简单，所用分离剂为磁颗粒，可增大包被面积，加快反应，同时使洗涤及分离简便、快捷。

2. 没有或极低的本底发光，能较好地测定低水平的标记物。

3. 可直接标记抗原或抗体，不影响标记物的生物学活性和理化特性，结合稳定，试剂有效期长。

4. 发光过程快速，在 1 秒内光子散射达到高峰，整个过程在 2 秒内完成。

5. 发光时间极短，且无稳定的坪区（发光信号稳定期），因此一般采取时间积分的方式，即描记整个发光周期内的完整信号峰。因此，一定要在发光分析系统中加入一套原位进样泵，并与检测器协同配合，以保证发光信号峰的完整描记，但其加工精度和控制技术要求很高。

二、化学发光酶免疫试验

见第九章。

三、电化学发光免疫试验

电化学发光免疫试验（electrochemiluminescence immunoassay，ECLIA）是电化学发光和免疫测定相结合的产物。其标记物的发光原理是一种在电极表面由电化学引发的特异性化学发光反应，电化学发光与一般化学发光的差异性在于电化学发光是由电启动发光反应，而一般化学发光是通过化合物反应启动的发光反应。

（一）电化学发光免疫试验原理

在电化学发光免疫分析系统中，磁性微粒为固相载体包被抗体（抗原），用三联吡啶钌标记抗体（抗原），在反应体系内与待测标本中相应的抗原（抗体）发生免疫反应后，形成磁性微粒包被抗体 - 待测抗原 - 三联吡啶钌标记抗体复合物，这时将上述复合物吸入测量室，同时引入三丙胺（tripropylamine，TPA）缓冲液。当磁性微粒流经电极表面时，被安装在电极下面的电磁铁吸引住，而未结合的标记抗体和标本被缓冲液冲走。与此同时电极加压，启动电化学发光反应，使三联吡啶钌和 TPA 在电极表面进行电子转移，产生电化学发光（图 10-5）。光强度与三联吡啶钌标记抗原 - 抗体复合物的量呈线性关系，由光电倍增管检测光强度，可计算出待测物的含量。

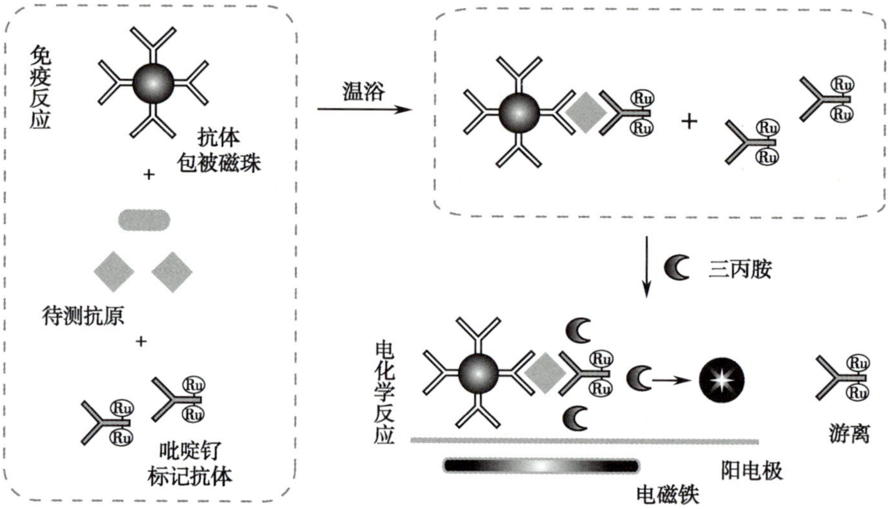

图 10-5 电化学发光示意图（双抗体夹心法）

ECLIA 中，所采用的固相载体顺磁性微粒是以三氧化二铁为核心，外包一薄层聚苯乙烯组成，直径 1～2μm，由于顺磁性微粒体积小，微粒的表面积比等量的固相载体表面积大得多，可以吸附更多的抗体，加快了免疫反应的速度。利用免疫磁珠可制成一个容易更新的反应柱，其原理是把抗原或抗体固定在带有磁性的微珠表面，在电磁场的作用下微珠附着于反应器表面进行免疫反应。反应结束撤去磁场，微珠则被载流清洗掉，然后开始下一个循环。发光信号检测的宽线性加上电化学发光独特的标记物自身循环发光和链霉亲合素 - 生物素包被技术的信号放大作用，使电化学发光测定的线性范围最大超越 7 个数量级。

（二）电化学发光免疫试验方法学评价

1. ECLIA 整个过程在一个全封闭的反应体系中进行，全自动控制，检测速度快，采用磁场分离待测物技术，提高检测敏感性。

2. 三联吡啶钌在电场中因不断得到三丙胺提供的电子，可周而复始地发光，持续时间长、信号强度强、容易测定、容易控制。

3. 三联吡啶钌正常状态下非常稳定，只有电压存在的情况下才会被激活，启动电化学发光反应。

4. 三联吡啶钌直接标记抗原或抗体，结合稳定，不影响标记物的理化特性，试剂稳定性好，2～8℃可保持 1 年以上。

5. 三联吡啶钌可与蛋白质、半抗原、激素、核酸等各种化合物结合，因此电化学发光检测项目广泛。

6. 检测标记物时需要三个电极（一个金 / 铂激发电极，两个测定电极），须定期更换，成本较高。

7. 仪器采用的流动比色池，存在交叉污染的潜在可能。

四、发光氧通道免疫试验

发光氧通道免疫试验（luminescent oxygen channeling immunoassay，LOCI）是以纳米微粒为基础的无需固相分离的均相化学发光免疫技术。

（一）发光氧通道免疫试验原理

LOCI 技术基于抗原 - 抗体反应，此检测体系中包括两种带特殊涂层的乳胶微粒，生物素化抗体试剂。乳胶微粒包括感光微粒和发光微粒（图 10-6），微粒直径约 188nm，表面覆盖多糖水凝胶。每个微粒的表面黏附着成百上千个生物分子，用于捕获目标分子。

1. 感光微粒 感光微粒是覆盖有亲合素和酞菁染料的乳胶聚苯乙烯微粒，可以吸收 680nm 的光，生成高能单线态氧。

2. 发光微粒 发光微粒含有烯烃染料和特异性抗体（抗原），可以与单线态氧反应，放出 612nm 光信号。复合物释放的化学光在 612nm 被 LOCI 检测器读取。不同的波长、单线态氧生成的时机，以及 LOCI 检测器是整个反应敏感性和特异性的关键。只有两种粒子形成二聚体才能生成化学光信号。

3. 生物素化抗体 特异的抗体与生物素结合后，形成生物素化抗体，可以与含有亲合素的感光微粒结合。

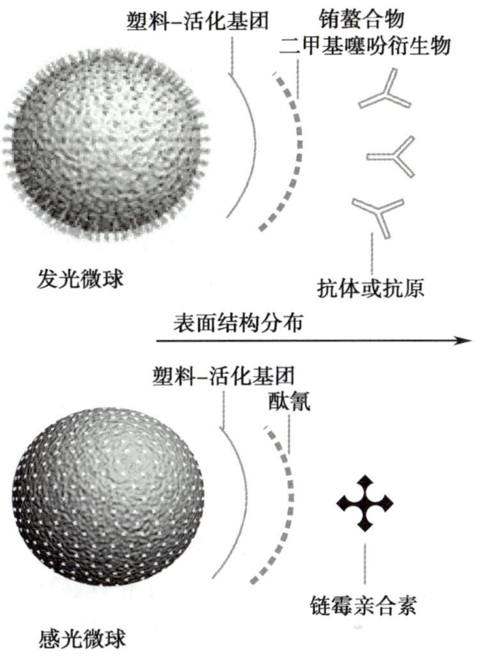

图 10-6 感光微粒和发光微粒

LOCI 技术的核心原理是高能单线态氧的产生和传递。在受到红色激光（680nm）照射后，感光微粒能使周围环境中的氧转化为高能单线态氧，高能单线态氧的生存时间仅为 4μs。短暂的生存时间决定了高能单线态氧的传播直径很小（约为 200nm），所以发光微粒如果在 200nm 范围之内接受高能单线态氧，并发出高能级的光（612nm），就能产生信号；相反，如果在 200nm 直径范围内没有发光微粒，高能单线态氧就会回落到基态氧而没有信号产生。这种依赖于两种微粒相互接近的化学能量传递是 LOCI 均相反应的基础。通常在 LOCI 反应体系中，微粒的浓度是很低的，两种微粒相互随机碰撞的概率很低，因此，反应体系的本底非常微弱。如果包被在微粒表面的生物分子相互作用，拉近了两个微粒的距离，例如形成免疫夹心复合物，这样就能产生能量的有效传递并发出光信号。

在 LOCI 系统中，包被有特异性抗体的发光微粒、生物素化的特异性抗体与待测物结合形成发光微粒 - 待测物 - 生物素化抗体复合物，该复合物可以与含有亲合素的感光微粒结合，从而拉近了感光微粒与发光微粒的距离，使得距离 <200nm。当 680nm 的光照射时，感光微粒使周围环境中的氧转化为高能单线态氧，高能单线态氧被发光微粒捕获，与化学微粒发生反应，释放出 612nm 光信号，被 LOCI 检测器读取（图 10-7）。

（二）发光氧通道免疫试验方法学评价

1. 反应时间 LOCI 的免疫反应属于均相反应模式，包被有抗体或抗原的感光微粒与发光微粒均匀分布在反应体系中，能更快速、充分地完成免疫反应，所以 LOCI 的免疫反应时间更短。

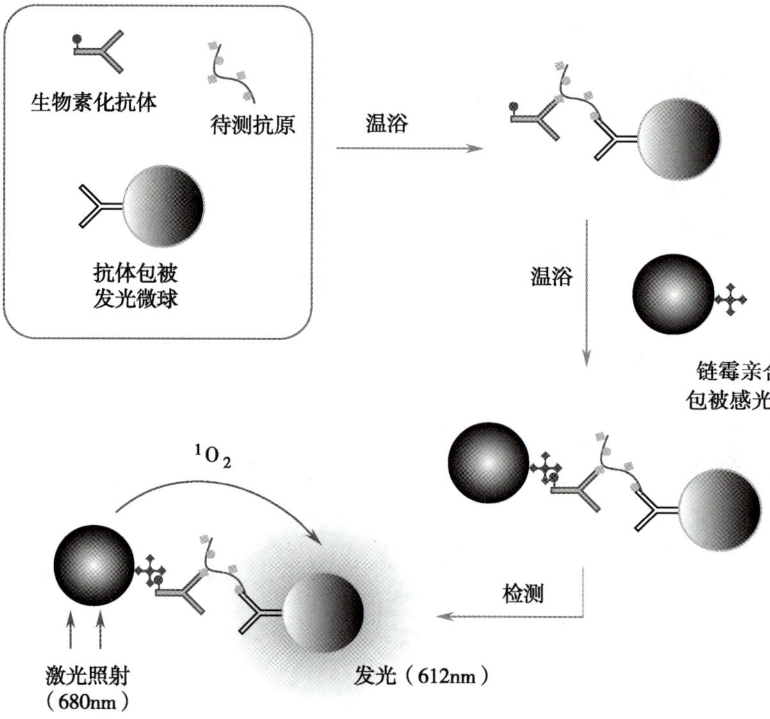

图 10-7　LOCI 检测原理图

2. 敏感性　整个反应过程无须清洗和分离未结合的标本和试剂，降低了反应的系统误差。从激发光→高能单线态氧→发光微粒→光信号四个反应的信号传递过程具有放大效应，且发光迅速，提高了检测的敏感性。

3. 稳定性　整个能量（光）的产生、传递和放大过程十分稳定，不易受到 pH、离子强度和温度的影响。

4. 目标分子的多样性　使用 LOCI 能实现对多种生物分子的测定。酶的活性、受体 - 配体反应、低亲和力的反应、第二信使水平、DNA、RNA、蛋白质等都能用 LOCI 进行测定。

5. 能够检测任意结合强度的生物分子　LOCI 技术适用于低亲和力生物分子的检测，解决了低亲和力分子难以检测的问题。

第四节　化学发光免疫试验的影响因素

影响 CLIA 结果的因素包括仪器、试剂、检测方法等直接因素，还包括标本、环境、操作等间接因素。间接因素对结果的影响通常是更重要的。

1. 临床样本　新鲜标本的检测结果更能准确反映机体的真实情况，应在采血后 24 小时内完成检测；血液标本采集后必须使其充分凝固后再分离血清，血液还未开始凝固时即强行离心分离血清，使血清中仍残留部分纤维蛋白原，易造成假阳性结果；标本反复冻融，容易造成假阴性结果。

若待测抗原浓度过高，易出现钩状效应，使结果偏低，应对标本进行适当稀释。

2. 检测试剂　化学发光免疫检测试剂厂家较多，不同厂家生产的试剂敏感性与特异性存在一定的差别，选择高质量的试剂是保证结果准确的关键之一。试剂应按照说明书要求保存，不同批号试剂盒中组分不能混用。

临床常用化学发光免疫试验试剂包括：直接化学发光试剂、化学发光酶免疫试剂、电化学发光试剂和LOCI试剂，不同试剂各有其特点：

（1）直接化学发光试剂：吖啶酯标记的直接化学发光免疫分析系统采用化学发光微粒子免疫分析原理，主要用于测定蛋白质、病毒抗原等大分子物质。

该类分析试剂通常采用磁颗粒包被抗原或抗体，使反应表面积增加，提高反应敏感性，缩短反应时间。应用磁力吸附分离，冲洗彻底，提高反应的特异性。

有的化学发光免疫分析试剂还采用专利技术的吖啶酯类（N-磺酰基）羧基氨基化合物作为标记物，由于其分子结构特性，使得其在非竞争性免疫分析模式中有极好的测试敏感性和极宽的线性范围。更主要的是，此复合物所结合的N-磺丙基，提供了极佳的水溶性，使得背景噪声极大降低，从而使检测敏感性大大提高；同时，该复合物还有极好的稳定性，有更长的试剂有效期和全面的、极好的试剂表现。

（2）化学发光酶免疫试剂：详见第九章。

（3）电化学发光试剂：电化学发光试剂采用独特的磁性微粒子固相载体技术、专利的链霉亲合素-生物素间接包被技术以及独到的信号检测系统，使得检测反应速度快、敏感性高、线性范围宽。

（4）发光氧通道发光试剂：LOCI试剂主要由感光微粒、发光微粒和生物素化的抗体三部分组成。感光微粒与发光微粒均匀分布在反应体系中，能更快速、充分地完成免疫反应，所以LOCI的免疫反应时间更短。由于反应原理的特殊性，整个反应过程稳定，不易受到pH、离子强度和温度的影响。

3. 校准 化学发光免疫试验的校准应按照使用说明书规定的校准周期执行校准操作程序。当使用试剂批号更换、与检测相关的部件维修或更换、关键辅助试剂批号更换时应按照需要重新执行校准；室内质量控制异常，疑似因校准曲线漂移所致时，需要重新校准。

4. 干扰物质 某些因素对发光或荧光存在干扰，如温度的波动会影响发光反应和荧光效率；直接化学发光可因反应体系的pH值改变产生的影响；金属离子（如Mg^{2+}）也会严重干扰发光反应和荧光效率。同时，标本中常用的防腐剂和抗凝剂也会干扰免疫反应或者通过抑制酶活性以及发光或荧光效率干扰结果的稳定性。

5. 其他化学发光免疫试验的影响因素 基于生物素-亲合素系统（biotin-avidin system，BAS）的化学发光通过可被测量的光信号对待测物质进行测定。可被测量的光信号由生物素标记物-待测物质-发光物质标记物-链霉亲合素磁微粒复合物产生，该复合物的多少与光信号成正比。外源性生物素和试剂来源的生物素会竞争性地与链霉亲合素磁微粒（streptavidin-coated magnetic microparticles）结合，当外源性生物素达到一定量时，反应体系中的生物素总量超过了链霉亲合素磁微粒的结合能力，导致发光物质被捕获减少，光信号减弱，可能干扰检测。外源性生物素对基于BAS化学发光的干扰与多种因素相关，如反应模式、检测项目、检测平台、反应体系中的相关要素（包括外源性生物素的量、试剂来源的生物素的量、链霉亲合素磁微粒的量）等。这些因素任何一种发生改变都将对检测结果产生不同影响。

第五节 化学发光免疫试验的临床应用

由于CLIA技术具有无放射性污染、可自动化、高敏感性、高准确度、高特异性的特点，因此已被广泛应用于感染免疫血清学检测、内分泌疾病免疫学检测、肿瘤免疫学检测、药物浓度定量分析、超敏反应相关检测、心肌损伤相关检测等方面。常见的检测项目见表10-2。

表 10-2 化学发光免疫试验在临床检验诊断中的应用

临床应用分类	应用举例
肿瘤标志物	癌胚抗原、甲胎蛋白、糖类抗原 125、糖类抗原 15-3、糖类抗原 242、糖类抗原 50、糖类抗原 19-9、糖类抗原 72-4、胃蛋白酶原Ⅰ，胃蛋白酶原Ⅱ、胃泌素 17、细胞角蛋白 19 片段、总前列腺特异性抗原、胃泌素释放肽前体、鳞状细胞癌抗原、神经元特异性烯醇化酶等
心肌标志物	超敏肌钙蛋白、N 末端 B 型尿钠肽前体、肌酸激酶同工酶、肌红蛋白、脂蛋白相关磷脂酶 A2 等
甲状腺激素	总三碘甲腺原氨酸、总甲状腺素、游离三碘甲腺原氨酸、游离甲状腺素、促甲状腺素
感染性疾病标志物	衣原体抗原、脲原体抗原、弓形虫 IgG 抗体、弓形虫 IgM 抗体、风疹病毒 IgG 抗体、风疹病毒 IgM 抗体、巨细胞病毒 IgG 抗体、巨细胞病毒 IgM 抗体、降钙素原(PCT)、C 反应蛋白(CRP)等
性激素 / 生殖标志物	促黄体生成素(LH)、催乳素(PRL)、孕酮、睾酮、雌二醇、促卵泡激素(FSH)、人绒毛膜促性腺激素、抗米勒管激素(AMH)、硫酸脱氢异雄酮等
骨代谢标志物	25- 羟基维生素 D、骨钙素、全段甲状旁腺素等
高血压标志物	肾素、醛固酮、皮质醇等
病毒标志物	乙型肝炎表面抗原、表面抗体、e 抗原、e 抗体、核心抗体、HIV 抗体、HCV 抗体等
治疗药物监测	茶碱、地高辛、环孢素、巴比妥等
细胞因子	白细胞介素(IL)-1、IL-2、IL-2 受体，IL-4、IL-5、IL-6、干扰素、IL-8、IL-10、IL-17、肿瘤坏死因子等

与其他标记免疫分析技术相比，化学发光免疫试验具有敏感性高、特异性强、线性范围宽等技术优势，试剂有效期一般可以达到 1 年以上，能满足临床应用需求。随着自动化检测系统的出现，化学发光免疫试验的临床应用越来越广泛，检测性能也日趋稳定。

第六节 化学发光免疫试验的进展

常规化学发光免疫试验虽可满足一般检测需求，但在实际应用过程中，仍有可能出现特异性不足以及信噪比不高等情况。近年来，基于纳米粒子发展而来的新型化学发光免疫试验取得了较好的进展，各类纳米粒子的引入可缩短检测时间、降低背景干扰值、提升检测的敏感性及特异性等。常用的纳米粒子包括磁性纳米粒子、金纳米粒子等。同时，通过与化学发光共振能量转移技术、微阵列芯片技术、免疫层析技术、流动注射技术的联合，可有效提升化学发光免疫试验的敏感性及特异性，并实现多组分同时检测。近年来，化学发光免疫试验逐步发展了一些新的技术，简要介绍如下：

单分子免疫检测是将纳米孔检测技术与磁珠酶联免疫反应结合，实现单分子蛋白检测，通过分析发出信号的微孔数量对目标分子浓度进行定量，可达到 1 000 倍于 ELISA 的超高检测敏感性，用以检测疾病早期极低丰度的血清蛋白标志物，揭示疾病相关生物标志物的微小变化。

多重荧光免疫分析技术原理是利用荧光标记的抗体与待检测的抗原结合，不同的检测抗体可以标记不同的荧光染料，从而实现多重检测。目前包括基于微球的液相悬浮芯片分析方法（Luminex 液相悬浮芯片检测、微流控 ELISA 法和流式细胞微球阵列检测法）和基于固相芯片的多重检测（代表性检测技术为微阵列技术）。该技术的应用可以有效减少样本用量，大大提升检测通量。

量子点电致化学发光是利用粒径范围介于 2～20nm 的分子或原子团簇发光的技术，量子点有非常大的比表面积，表面活性非常高，能够在比较宽的波长范围下被激发，发射出狭窄且对称的发射光谱。因此不同于传统荧光分子，不同种类或尺寸的量子点可以由单波长光源同时激发，得到不同发光的荧光分辨光谱，为实现多通道快速检测提供了新的解决方案，拓展了荧光物质在离子检测、生物成像、免疫分析和细胞传感器等方面的应用。

（陈 捷）

本章小结

发光是指分子或原子中的电子吸收能量后，由基态跃迁到激发态，然后再返回到基态，并释放光子的过程。化学发光是吸收了化学反应过程中所产生的化学能使分子激发而发光。根据发光方式不同分为直接化学发光免疫试验、化学发光酶免疫试验、电化学发光免疫试验、发光氧通道免疫试验四个类型。直接化学发光试验是用直接化学发光剂标记抗体（抗原），在与待测标本的抗原（抗体）发生免疫反应后，在反应体系中加入 H_2O_2 和 NaOH 后即可发光。电化学发光试验是以电化学发光剂标记抗体（抗原），以三丙胺为电子供体，在反应体系中与待测物形成磁性微粒包被抗体 - 待测抗原 - 三联吡啶钌标记抗体复合物，在电极表面进行电子转移，产生化学发光。发光氧通道免疫试验以发光微粒包被特异性抗体，与待测物、生物素化抗体反应后形成发光微粒 - 待测物 - 生物素化抗体复合物，使得感光微粒与发光微粒的距离 $<$200nm，当 680nm 的光照射时，感光微粒使周围环境中的氧转化为高能单线态氧，高能单线态氧被发光微粒捕获，与化学微粒发生反应，释放出 612nm 光信号，被检测器读取。

第十一章 固相膜免疫分析技术

通过本章学习，你将能够回答下列问题：

1. 固相膜免疫分析技术概念是什么？
2. 免疫层析试验的原理是什么？常用的免疫层析试验有哪些？
3. 胶体金免疫技术概念是什么？技术类型有哪些？
4. 什么是荧光免疫层析试验？荧光免疫层析试验常用的标记物有哪些？
5. 荧光免疫层析试验与胶体金免疫层析试验的主要区别是什么？
6. 免疫渗滤试验的原理是什么？
7. 斑点酶联免疫吸附试验的原理是什么？
8. 重组免疫印迹试验（RIBA）的原理是什么？

固相膜免疫分析（solid phase membrane-based immunoassay）技术是在酶联免疫吸附试验、胶乳凝集试验、单克隆抗体技术、胶体金免疫技术和新材料基础上发展起来的一项免疫检验技术，其特点是简便、快速，无需特殊仪器设备，试剂稳定，便于保存和运输，结果判断直观等，属于快速免疫检验技术，主要用于患者床旁、野外现场及家庭自我检测等，广泛应用于医学、动植物检疫、食品安全监督等各领域。

第一节 概 述

固相膜免疫分析技术是以微孔膜为固相载体，包被已知抗原或抗体，加入待测样本后，经微孔膜的渗滤作用或毛细管虹吸作用使标本中的抗体或抗原与膜上包被的抗原或抗体结合，再通过胶体金标记物或酶标记物与之反应形成肉眼可见的显色结果。样本中的待测抗原或抗体通过毛细作用在纤维膜上泳动，从而使液相反应试剂同固相试剂紧密接触，同时液、固相试剂的相对运动可使液相试剂在整个动态层析过程中以较大的浓度与固定在膜上的固相试剂反应，从而赋予固相膜免疫试验快速的特点。现已建立了多种类型的快速膜免疫分析技术，目前常见的两种形式是：侧向横流形式，称为免疫层析试验；另一种为穿流形式，又称为免疫渗滤试验。

一、常用的固相膜和标记物

用于免疫分析的固相材料范围很广，较常见的材料有微粒状的葡聚糖、琼脂糖、胶乳颗粒；容器状的聚苯乙烯试管、聚苯乙烯微孔板、聚乙烯微孔板；膜状的玻璃纤维素（fiberglass）膜、尼龙（nylon）膜和硝酸纤维素（nitrocellulose，NC）膜。以膜形式存在的固相材料在免疫分析领域有不可取代的独特地位，常用的固相膜为 NC 膜或尼龙膜，其本身为疏水性，在膜的制作过程中加入了表面活性剂，成为亲水性，对蛋白质有很强的吸附性能。

固相膜免疫分析技术中常用的标记物有酶和各种有色微粒子，如彩色胶乳、荧光素、胶体金和胶体硒等，其中以胶体金和荧光素最为常用。常用的荧光素标记物有：荧光素（镧系元素较常用)、量子点、有机纳米粒子、磁性纳米颗粒和碳纳米管等。

(一)胶体金

胶体金(colloidal gold)也称为金溶胶(gold solution),胶体金可以和蛋白质等各种大分子物质结合,在免疫组织化学技术中,习惯上将胶体金结合蛋白质的复合物称为金探针。

用于免疫测定时胶体金多与免疫活性物质(抗原或抗体)结合,这类胶体金结合物常称为免疫金复合物,或简称免疫金(immunogold)。

(二)荧光标记物

1. 镧系元素 镧系元素又称为稀土金属元素,两种不同镧系元素离子(分别作为光吸收子和发射子)掺杂入亚微米尺寸的陶瓷颗粒(作为主基质)中,会构成一类能上转换发光产生荧光的特殊材料——上转换发光(up-converting phosphor,UCP)颗粒。UCP颗粒主要含有主基质(氧硫化物、氟化物、硅酸盐)、吸收子(Yb^{3+}、Er^{3+}、Sm^{3+})以及发射子(Er^{3+}、Ho^{3+}、Tm^{3+})三种成分。

2. 量子点(quantum dot,QD) 是一种半导体荧光纳米颗粒,直径通常在1～20nm,一般由Ⅱ～Ⅵ或Ⅲ～Ⅴ族元素组成。与有机染料荧光标记材料相比,量子点具有斯托克斯位移大,激发光谱宽、发射光谱窄,荧光发射强度强而稳定,量子产率高,耐光漂白等特点。

3. 有机纳米粒子 是指由有机物质制备而成的纳米材料,如壳聚糖纳米粒子、聚乳酸纳米粒子等。荧光素衍生物等荧光染料类有机纳米粒子是早期常用于免疫层析技术的一大类标志物,如异硫氰酸荧光素,标记原理基本都是利用荧光分子中的异硫氰酸根为反应基团,与蛋白分子中的氨基结合,实现对蛋白质的标记,同时以分子中的荧光素为检测信号,有机纳米粒子的荧光发射依赖于粒子本身的化学发光基团,不具有无机纳米粒子的波长可调控的尺寸效应。

4. 磁性纳米颗粒(magnetic nanoparticle,MN) 也被称为超顺磁颗粒,是由磁性元素(如铁、镍、钴、铬、锰、钆)及其化合物组成的纳米材料。它结合了磁性粒子和纳米材料的优点,具有粒径小、超顺磁性和比表面积大等特性。典型的是以磁性材料(主要为四氧化三铁等)为固相载体,在其表面引入活性基团,通过偶联反应与酶、抗体等生物分子结合形成生物标志物。

5. 碳纳米管(carbon nanotube,CNT) 是一种管状的碳分子,管上每个碳原子采取sp^2杂化,相互之间以碳-碳σ键结合起来,形成由六边形组成的蜂窝状结构作为碳纳米管的骨架。每个碳原子上未参与杂化的一对p电子相互之间形成跨越整个碳纳米管的共轭π电子云。按照管子的层数不同,分为单壁碳纳米管和多壁碳纳米管。结构可看成是石墨的六角形网格结构发生一定弯曲而形成的空间拓扑结构。CNT作为生物分子标志物的原理与胶体金类似,其黑色在定性或半定量检测中肉眼即可见。

二、固相膜的技术要求

膜是固相膜免疫分析试剂的主要原材料,其性质和质量在快速免疫试验中至关重要,作为固相支持物它会影响到整个试验的质量,因此在选择膜时应注意膜的孔径、流速、蛋白质结合力和均一性等。

1. 孔径 即能通过粒子的大小,以微米(μm)表示。用于穿流法的膜一般选择0.4μm左右,用于横流法的膜可选择5～10μm。

2. 流速 以ml/(cm^2·min)表示,孔径大小和分布结构会影响膜上液体的流动速率,孔径大,流速快,在横流法中选择合适的膜时,流速较孔径更有参考价值。

3. 蛋白质结合力 吸附力很强,以μg/cm^2表示。

4. 均一性 优质的膜应具有良好的均一性,这样才能保证试剂批内的均一性。

第二节 免疫层析试验

根据标记物的不同，免疫层析试验（immunochromatography assay，ICA）可分为胶体金免疫层析试验（gold immunochromatography assay，GICA）和荧光免疫层析试验（fluorescent immunochromatography assay，FICA）等。

一、原理

以 NC 膜等为固相载体，样品溶液借助毛细作用在层析条上泳动，同时样品中的待测物与层析材料上待测物的受体（抗原或抗体）发生高特异性、高亲和性的免疫反应，层析过程中免疫复合物被富集或截留在层析材料的一定区域（检测带），通过目测或仪器检测标记物——胶体金颗粒或荧光素等，在 20 分钟以内聚集而得到直观的实验结果（显色），而游离标记物则越过检测带，与结合标记物自动分离。

二、测定模式

（一）胶体金免疫层析试验

GICA 多用于检测抗原，但亦可用于检测抗体。常用的测定模式有双抗体夹心法检测大分子抗原、竞争法测小分子抗原、间接法测抗体和双抗原夹心法测抗体等。

1. 双抗体夹心法检测大分子抗原 G 处为金标特异性抗体，T 处为包被特异性抗体，C 处为包被抗免疫球蛋白抗体（注意：此处包被的抗体，由金标特异性抗体来源的种属决定，如果特异性抗体来源于兔，则该处包被的抗体是抗兔免疫球蛋白抗体，反之亦然），B 处为吸水纸。测试时在 A 端滴加待测标本，通过层析作用，待测标本向 B 端移动，流经 G 处时将金标抗体复溶，若待测标本中含待测抗原，即形成金标抗体 - 抗原复合物，移至 T 区时，形成金标抗体 - 抗原 - 抗体复合物，金标抗体被固定下来，在 T 区显示红色线条，呈阳性反应，多余的金标抗体移至 C 区被抗金标抗体捕获，呈现红色质控线条（图 11-1）。

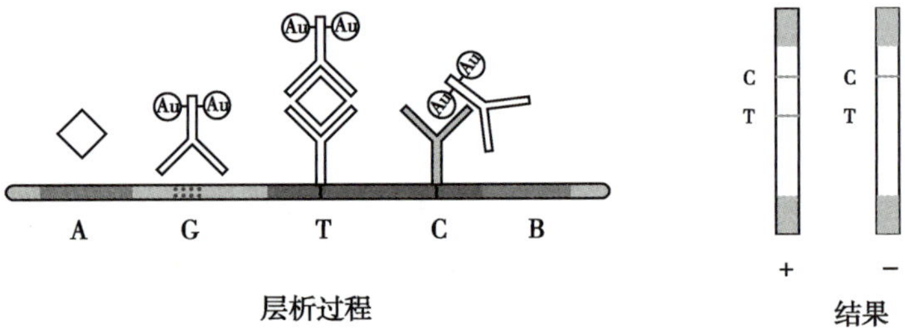

图 11-1 免疫层析试验双抗体夹心法原理示意图

2. 竞争法测小分子抗原 G 处为金标抗体，T 处包被标准抗原，C 处包被抗金标抗体，测试时将待测标本加于 A 端，若待测标本中含有待测抗原，流经 G 处时结合金标抗体，当混合物移至 T 处时，因无足够游离的金标抗体与膜上标准抗原结合，T 处无红色线条出现，实验结果为阳性，游离金标抗体或金标抗体复合物流经 C 处，与该处的抗金标抗体结合出现红色的质控带，若标本中不含待测抗原，金标抗体则与 T 处膜上的标准抗原结合，在 T 处出现红色的线条，实验结果为阴性（图 11-2）。

3. 间接法测抗体 利用间接法检测抗体时，待测血清标本中大量的非特异性 IgG 可以与特异性 IgG 竞争性结合胶体金标记的抗人 IgG，从而影响试验的敏感性，为了消除其影响，常采用反流免疫层析试验排除非特异性抗体对测试的干扰（文末彩图 11-3）。

测试卡分成左右折叠的两部分，右面中央纵向贴有硝酸纤维素膜，T 处包被有已知抗原，C 处包被羊抗兔免疫球蛋白抗体，E 处为含能与蛋白结合的有色染料的标本加样区，F

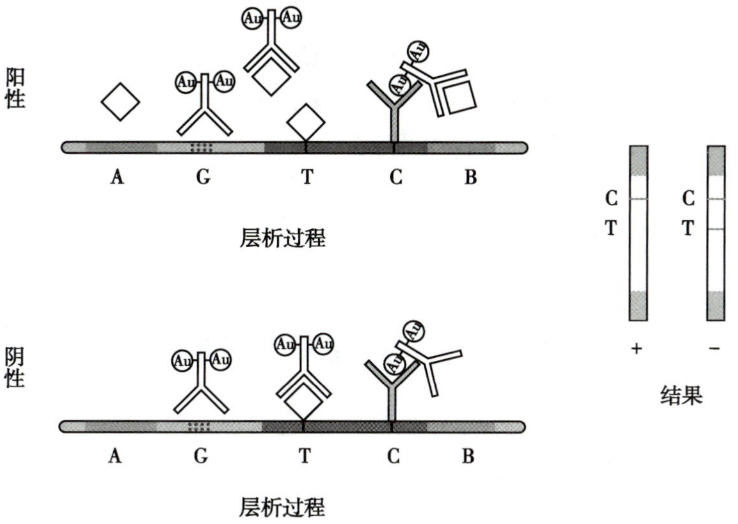

图 11-2 免疫层析试验竞争法原理示意图

处为吸水材料；左面中央开有观察窗口，G 处固定有金标记兔抗人免疫球蛋白抗体，A、B 处为吸水材料。检测时先将缓冲液加在 B 处，层析至 G 处使金标记兔抗人免疫球蛋白抗体复溶，然后将标本加在 E 处使其与染料一起在膜的层析作用下向 F 端移动，若标本中有待测抗体存在，则与膜上包被的抗原结合形成抗原 - 抗体复合物，待有色染料延伸至膜上标记 M 处时，在 F 处加缓冲液，合上测试卡，A 处强大的吸水作用使膜上液体反流，标本中非特异性 IgG 及无关物被洗回 E 处，随后而来的金标兔抗人免疫球蛋白与抗原 - 抗体复合物结合，在 T 处出现红色线条，过量的金标记兔抗人免疫球蛋白抗体层析至 C 处，与羊抗兔免疫球蛋白结合，出现红色质控线。若标本中不含待测特异性抗体，金标兔抗人免疫球蛋白则不能固定在膜上 T 处已知抗原上，故 T 处不出现红色线条，实验结果为阴性，而质控带仍然出现红色线条。该法可有效地排除非特异性抗体对检测的干扰。

4. 双抗原夹心法测抗体 原理与双抗体夹心法类似，这里不再赘述。目前临床上常用于检测幽门螺杆菌抗体、日本血吸虫抗体、梅毒螺旋体抗体等。

（二）荧光免疫层析试验

荧光免疫层析试验是在免疫层析试验的基础上，采用荧光素标记相应的抗体或抗原，然后利用荧光检测仪检测试剂条上富集的反应结合物激发产生的荧光强度，从而对标记物浓度进行检测的一种方法。该方法利用荧光持续、稳定的特性，在一定程度上提高了检测的敏感性。荧光免疫层析试验与胶体金免疫层析试验的基本步骤是一样的，只是所用的标记物不同。常用的方法有夹心法、竞争法等。

三、技术要点

（一）胶体金免疫层析试验

1. 加样 将试剂条标记线一端浸入待测标本中 2～5 秒或在标本加样处加一定量待检标本，平放于水平桌面上。在 5～15 分钟内观察结果。

2. 结果判定 夹心法在质控处出现一条棕红色条带为检测阴性，出现两条棕红色条带者为检测阳性，无棕红色质控条带出现则为试剂失效；竞争法出现两条棕红色条带为检测阴性，出现一条棕红色条带为检测阳性，无棕红色质控条带出现为试剂失效。

（二）荧光免疫层析试验

1. 加样 将试剂条标记线一端浸入待测标本中 2～5 秒或在标本加样处加一定量待检

标本，平放于水平桌面上。

2. 检测 5～15分钟后，将检测卡插入荧光检测仪，仪器自动读取并显示结果。标本中被检测物含量越高，检测线上积聚的复合物越多，相应的荧光染料就越多，荧光信号也越强，荧光信号的强弱与被检测物的浓度呈正相关。

3. 注意事项 不同的荧光标记物具有不同的检测波长，须根据试剂盒的荧光标记物的特性，选择合适的检测波长，或使用试剂盒提供的专用荧光检测仪器。

第三节 免疫渗滤试验

免疫渗滤试验（immunofiltration assay，IFA）出现于20世纪80年代末，是将胶体金标记技术和免疫渗滤技术与固相载体相结合的检测方法，其标记物用胶体金即称胶体金免疫渗滤试验（gold immunofiltration assay，GIFA）。

一、原理

斑点金免疫渗滤试验（dot immunogold filtration assay，DIGFA）是将抗原或抗体点加在固相载体NC膜上，制成抗原或抗体包被的微孔滤膜并贴置于吸水材料上，依次在膜上滴加样品、免疫胶体金及洗涤液等试剂并与NC膜上的相应抗原或抗体发生反应，起到亲和层析的浓缩作用，达到快速检测的目的。抗原-抗体反应后，形成大分子胶体金复合物，从而使阳性结果在膜上呈现红色斑点。

二、测定模式

1. 双抗体夹心法测抗原 将抗体包被在NC膜上制成检测试纸，取待检样品滴加到膜上，依次滴加洗涤液和金标记抗体，最后用洗涤液洗涤后，阳性者即在膜中央呈红色斑点（胶体金聚集），否则判为阴性反应。斑点呈色的深浅相应地表示阳性反应的强弱。

2. 间接法测特异性抗体 将标准抗原固定于NC膜上制成检测试纸，取待检样品滴加到膜上，依次滴加洗涤液和胶体金标记抗人IgG抗体，最后用洗涤液洗涤后，阳性者即在膜中央呈红色斑点（胶体金聚集）。由于人血清标本中非目的IgG的干扰，该法易导致假阳性结果，临床上较少用。

三、技术要点

（一）试剂盒组成

试剂盒主要由渗滤装置、胶体金标记物、洗涤液、抗原参照品或抗体阳性对照品四部分组成。其中渗滤装置是IFA测定的主要组成部分之一，由塑料小盒、吸水垫料和已点加抗原或抗体的NC膜片三部分组成（图11-4A、B）。试剂盒一般都设有质控点，为了便于区分，质控点的大小或形状都不同于检测点，有的用大小点区分，有的用点横线区分，有的用横竖线区分（图11-4C）。

（二）技术要点

1. 加样 将渗滤装置平放于实验台面上，于小孔内滴加待测样品1～2滴，待完全渗入，与膜上的抗体充分反应；于小孔内滴加胶体金标记物试剂1～2滴，待完全渗入，使胶体金标记抗体与结合在膜上的抗原反应；于小孔内滴加洗涤液2～3滴，待完全渗入，洗去未结合的胶体金标记抗体。

2. 结果判定 在膜中央有清晰的淡红色或红色斑点者判为阳性反应，反之则为阴性反应。

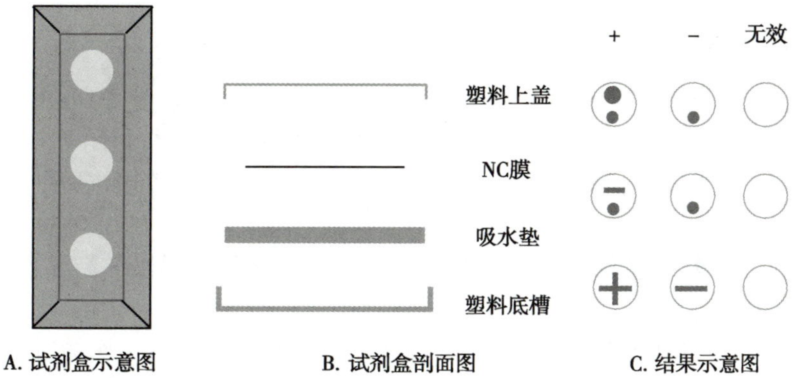

图 11-4　DIGFA 结构示意图

第四节　斑点酶联免疫吸附试验

斑点酶联免疫吸附试验（dot enzyme linked immunosorbent assay，Dot-ELISA）是以微孔滤膜为固相载体的酶免疫分析技术。

一、原理

Dot-ELISA 的实验原理与常规的 ELISA 相同，不同之处在于 Dot-ELISA 所用载体为 NC 膜。其原理为样品中的抗体或抗原与预先包被在 NC 膜上的抗原或抗体发生抗原 - 抗体反应，然后再加入相应的酶标二抗进行反应，反应结束后，通过酶催化底物，形成有色的沉淀物，产生显色反应，根据染色条带或斑点的有无或深浅，对抗体或抗原进行检测。阳性者即可在膜上出现肉眼可见的染色条带或斑点（图 11-5）。临床上可以根据检测目的，在 NC 膜上包被多种抗原，同时检测多种抗体。

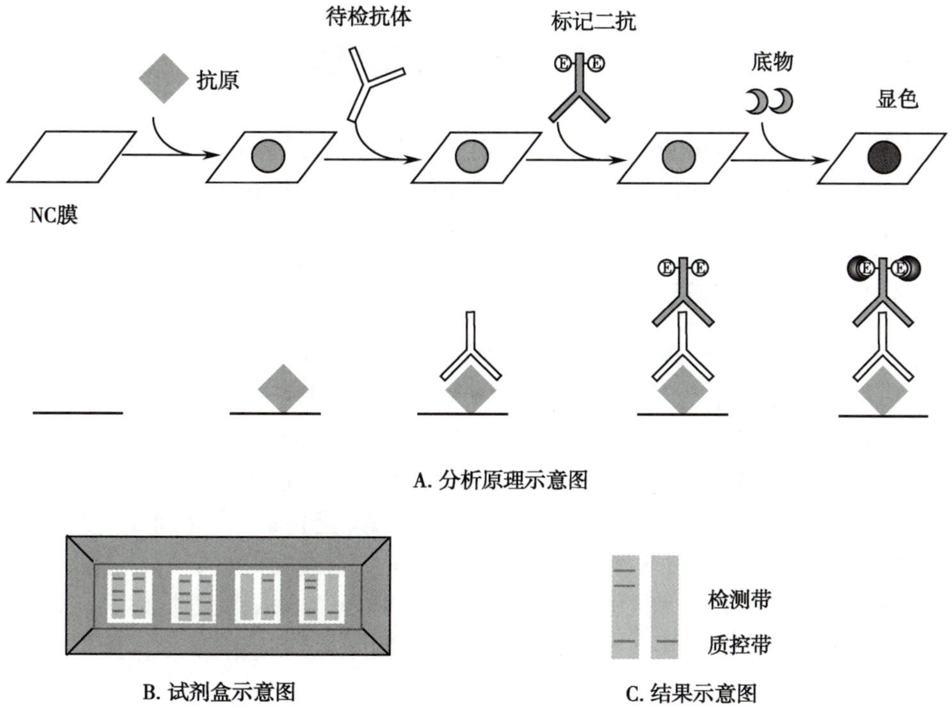

图 11-5　Dot-ELISA 示意图

二、技术要点

1. 抗原包被 包被时，需要对抗原的浓度进行优化，包被浓度过高或过低都会使显色减弱、敏感性下降，同时因为NC膜的吸附能力强，包被后需要进行封闭。

2. 抗原-抗体反应 滴加样品血清，其中的待检抗体与NC膜上抗原结合，洗涤后再滴加酶标二抗。

3. 确定酶结合物最佳稀释度 一般以阴性样品不显色而阳性样品显色最强的酶结合物稀释度为最佳稀释度。

4. 显色反应 在Dot-ELISA方法中，盐酸联苯胺和过氧化氢为底物时，无论以何种缓冲液配制，加底物后，溶液pH应在5.8～6.0，此时反应最灵敏，强阳性出现蓝黑色斑点，弱阳性出现淡绿色斑点。当pH>6.5时斑点显色为棕黄色，敏感性稍低。当pH过高时，因过氧化氢自动氧化而显色减弱。当pH过低时，底物生成可溶性沉淀，斑点褪色。

Dot-ELISA在测定不同的样品时，其标准化的结果不同，只有在确定了每一步的最佳反应条件后，才能充分发挥本方法敏感性高、特异性强的优点。

三、方法学评价

Dot-ELISA除有传统ELISA的优点外，还具有吸附蛋白能力强、可同时检测多种抗体等特点。

1. 吸附蛋白能力强 在中性缓冲液条件下，一般蛋白质包括某些不易被酶标板吸附的大分子及核酸都能被膜吸附；微量抗原吸附完全，故检出敏感性较普通ELISA高6～8倍，试剂用量较ELISA节约约10倍。

2. 可同时检测多种抗体 只要把多种抗原包被在一条薄膜上，便可对同一份样品中的多种抗体进行检测；如果检测多个样品中的同一抗原，则不如ELISA简便。

3. 其他 试验和结果判断不需要特殊设备条件，结果可长期保存。

第五节 免疫印迹试验

免疫印迹试验（immunoblotting test，IBT）是一种将高分辨率凝胶电泳和免疫反应相结合的检验技术，因与Southern早先建立的检测核酸的印迹方法Southern blot相类似，又称为Western blot。

一、蛋白质免疫印迹试验

蛋白质免疫印迹试验原理是将混合抗原样品在凝胶上进行单向或双向电泳分离，然后取固定化基质膜与凝胶相贴，在印迹膜的自然吸附力、电场力或其他外力作用下，使凝胶中的抗原组分转移到固相载体上，如NC膜、尼龙膜等。固相载体以非共价键形式吸附蛋白质，且能保持电泳分离的多肽类型及其生物学活性不变。以固相载体上的蛋白质或多肽作为抗原，与对应的抗体进行抗原与抗体反应，再与酶、荧光素、发光剂或放射性核素等标记的第二抗体进行反应，经过底物显色、荧光或发光检测或放射自显影对特异性蛋白进行检测和分析（图11-6）。用于病原体特异性抗体如人类免疫缺陷病毒抗体确认试验的商品试剂，则是将病毒天然抗原以上述方式预先转印于膜上，实际应用时，直接进行后续的检测步骤。

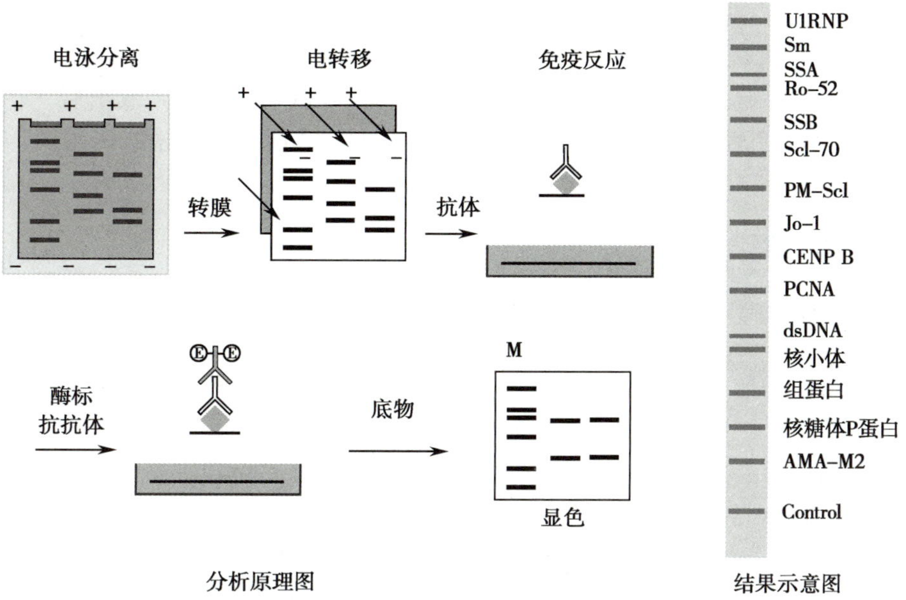

图 11-6 免疫印迹试验原理示意图

二、重组免疫印迹试验

重组免疫印迹试验（recombinant immunoblot assay，RIBA）属于免疫印迹试验，在临床检测中将一种或多种诊断抗原包被在NC膜条上，用于病原体抗体的确认试验和自身抗体的检测等。

利用基因重组的方法，将各种抗原利用大肠埃希菌或酵母等宿主菌表达、纯化后，以横线条的形式将抗原分别吸附或包被在NC膜条上，直接作为检测试剂条，用于临床疾病的诊断和检测；也可以直接合成抗原多肽，吸附或包被在NC膜条上，用于疾病的诊断和检测。临床检测时，直接将膜条放于特制的长条凹槽反应盘中与标本（一抗）和酶标二抗温育和洗涤，经过底物显色后，根据显色的区域即可判断抗体的有无以及类型，还可以根据条带的粗细和颜色的深浅，粗略估计抗体效价。

RIBA 检测特异性较 ELISA 高，但敏感性稍逊，因此临床上常用于病原体的确认试验和含复杂抗原成分的病原体抗体的分析，如血清抗 -HCV 抗体的测定和分析，HCV 抗原成分复杂，包括有特异性的非结构区抗原、结构区抗原、核心抗原和非特异性的 G 抗原。临床上常用 ELISA 的方法进行大样本的初筛，对阳性或可疑标本进行确认和抗原成分分析时，经常用 RIBA 方法。除此之外，RIBA 在临床上还用于对不同自身免疫病的诊断与鉴别诊断，如对可提取性核抗原（extractable nuclear antigen，ENA）自身抗体谱（包括抗 Sm、抗 U1RNP、抗 SSA、抗 SSB、抗 Jo-1、抗 Scl-70 等）的检测，有助于对多种系统性自身免疫病的诊断与鉴别诊断，同时也有助于对患者疾病的疗效判别和预后进行客观评价（图 11-6）。

第六节 影响固相膜免疫分析技术的主要因素

固相膜免疫分析技术应用广泛，在具体操作中，由于试剂、标本、操作等因素可直接影响实验结果的准确度。

一、试剂方面

1. 试剂的选择 试剂选择是保证临床检测质量的关键要素。不同厂家出产的试剂敏感性与特异性存在一定的差别，选择试剂时，应注意试剂的注册号、批号、有效期和检验合格证等；不同批号的试剂不能混用；不能使用过期的试剂。

2. 试剂的准备 由于低温会降低抗原与抗体反应，试剂从冰箱中取出后，如果直接使用，会导致一些弱阳性标本的检测出现假阴性。因此，试剂盒从冰箱取出来后，要在室温（18～25℃）下平衡20～30分钟。

二、标本方面

1. 标本处理 临床检测的标本有痰液、尿液、粪便、咽拭子、血清和血浆等，因此，在检测标本时，需要对标本进行前处理。标本是痰液、粪便或咽拭子时，要用缓冲液或生理盐水稀释后，低速离心，取上清液进行检测；尿样混浊时，需要先离心、过滤或待其沉淀后取上清液检测。

溶血、脂血、黄疸是临床上经常碰到的现象，通过正确采血和正确保存标本，大部分的溶血现象是可以避免的。

2. 标本保存 标本保存时间不能过长，如不能立即检测，需要保存在2～8℃的环境中，且保存时间不超过24小时，若保存时间超过24小时，则需要保存在-20℃以下的环境中，忌反复冻融。标本保存时不能污染细菌，有些细菌会分泌过氧化氢酶、碱性磷酸酶等，会促使底物显色，容易造成假阳性结果。

三、试验过程

1. 试剂条平衡 试剂条在检测前要平衡至室温（18～25℃）后再开袋使用，高温或低温、湿度都可能影响检测的敏感性和特异性。

2. 温度及反应时间的影响 无特殊说明，检测时的环境温度为室温，一般温度为18～25℃。在相应的规定检测时间内静置，等待反应线是否出现，判定检测结果的阴、阳性。绝大多数诊断试剂的检测时间为30分钟以内，在未到规定的时间若出现阳性的反应线，可以直接判定阳性结果，因为反应线一旦出现，不会消失。阴性结果需要到规定的时间才能判定。

3. 结果判定 诊断试剂条都具有质控线，质控线位于检测线的上部，如果检测时没有质控线出现，无论检测线是否出现都视为无效。

第七节 固相膜免疫分析技术的临床应用

固相膜免疫分析技术作为简便、快速的检验方法，已在临床得到广泛应用，近年来由于制备技术的改进和试剂原料的提高，应用范围更加广阔，主要用于激素、自身免疫病、感染性疾病、肿瘤、心血管疾病、过敏原和毒品相关标志物的检测（表11-1）。

表11-1 固相膜免疫分析技术在临床检测中的应用

应用领域	常用检验项目
心肌标志物检测	心肌酶谱、肌钙蛋白、N末端B型利钠肽前体（NT-proBNP）、B型利钠肽（BNP）等
感染性疾病标志物检测	
细菌感染	结核分枝杆菌抗体、幽门螺杆菌抗体、霍乱弧菌抗原、降钙素原等

续表

应用领域	常用检验项目
病毒感染	乙型肝炎表面抗原、丙型肝炎病毒抗体、人类免疫缺陷病毒抗原/抗体、SARS-Cov-2 抗原/抗体、甲/乙型流行性感冒病毒抗原/抗体、腺病毒抗原、诺如病毒抗原等
寄生虫感染	血吸虫抗体、疟原虫抗原等
其他病原体感染	梅毒螺旋体抗体、肺炎支原体抗体、肺炎衣原体抗体等
自身抗体检测	抗核抗体谱、肌炎抗体谱、血管炎抗体谱、自身免疫性肝病抗体谱、磷脂抗体谱等
肿瘤标志物检测	前列腺特异性抗原(PSA)、甲胎蛋白(AFP)、癌胚抗原(CEA)、人绒毛膜促性腺激素(hCG)、糖蛋白抗原等
过敏原检测	各种过敏原、总 IgE、特异性 IgE、总 IgG 等
毒品检测	吗啡、甲基安非他明、氯胺酮等

（张文玲）

本章小结

固相膜免疫分析技术是在酶联免疫吸附试验、单克隆抗体技术、荧光免疫技术、胶体金免疫技术和固相膜的基础上发展起来的一项新型体外诊断技术，常用的有胶体金免疫层析试验、荧光免疫层析试验、免疫渗滤试验、斑点酶联免疫吸附试验和蛋白质免疫印迹试验等。其具有检测速度快、敏感性高，样品不需要特殊处理，试剂和样本用量极小，操作简单，不需要贵重仪器，既可用于抗原检测，也可用于抗体检测的优点，已在临床得到广泛应用，是即时检验的主要方法。其主要用于激素、自身免疫病、感染性疾病、肿瘤、心血管疾病等相关标志物以及一些蛋白质等方面的检测。

第十二章 免疫组织化学技术

通过本章学习，你将能够回答下列问题：

1. 什么是免疫组织化学技术？其分为哪些种类？其基本过程是什么？
2. 直接法和间接法酶标记抗体免疫组织化学染色技术的基本原理分别是什么？
3. 非标记抗体酶免疫组织化学染色包括哪些常见类型？其原理是什么？
4. 荧光免疫组织化学技术中常见的标本类型有哪些？如何保存？
5. 何为亲和组织化学技术？其分为哪些类别？
6. 免疫标记电镜技术的基本原理是什么？
7. 免疫组织化学技术的抗原修复方法有哪些？如何进行抗体的选择、稀释与保存？
8. 如何做好免疫组织化学技术的结果判断？如何做好质量控制？

免疫组织化学技术（immunohistochemistry technique）又称免疫细胞化学技术，简称免疫组化技术，是指用标记的特异性抗体在组织细胞原位通过抗原 - 抗体反应和组织化学的呈色反应，对相应抗原进行定性、定位和定量测定的一项免疫学检测方法。它把免疫反应的特异性、组织化学的可见性和分子生物学技术的敏感性等巧妙地结合在一起，借助显微镜（包括荧光显微镜和电子显微镜等）的显像和放大作用，在细胞、亚细胞水平检测各种抗原物质（如蛋白质、多肽、酶、激素、病原体以及受体等），甚至能使单一静止的形态学描述，上升到结构、功能和代谢为一体的动态观察，为疾病的诊断、鉴别诊断和发病机制的研究提供强有力的手段。

根据标记物的不同，免疫组织化学技术可分为酶免疫组织化学技术、荧光免疫组织化学技术、免疫金（银）组织化学技术、亲和组织化学技术和免疫标记电镜组织化学技术等。一般而言，主要根据实验目的、检测标本类别以及实验设备条件等选用合适的免疫组织化学技术。不同的免疫组织化学技术，各具有独特的试剂和方法，但其基本原理相似。主要是通过特异性的抗体与组织、细胞的相应抗原结合，在背景或本底尽可能低的情况下，通过光学显微镜或电子显微镜实现抗原的定性、定位和定量。近几年来，原位 PCR、组织芯片、显微切割技术和活细胞原位荧光杂交等新技术与免疫组织化学相结合，使免疫组织化学技术进入一个新的发展阶段。

免疫组织化学技术的基本过程包括：①抗原的提取与纯化；②免疫动物或细胞融合，制备特异性抗体以及抗体的纯化；③将标记物与抗体结合形成标记抗体；④标本的处理与制备；⑤抗原抗体免疫学反应以及标记物呈色反应；⑥观察结果。

第一节 酶免疫组织化学技术

酶免疫组织化学技术是在一定条件下，应用酶标抗体（抗原）与组织或细胞标本中的抗原（抗体）发生反应，催化底物产生显色反应，通过显微镜观察标本中抗原（抗体）的分布和性质达到定位和定性的目的，也可通过图像分析技术达到定量的目的。与荧光免疫组织化学技术相比，酶免疫组织化学技术具有染色标本可长期保存，可用普通光镜观察结果，可观察组织细胞的细微结构等优点。酶免疫组织化学技术可分为酶标记抗体免疫组织化学技术和非标记抗体酶免疫组织化学技术两种类型。

一、组织处理

常用的标本有组织切片、组织印片和细胞涂片等。常用的标本来源、固定及制作方法见本章第六节。

二、酶标记抗体免疫组织化学技术

借助交联剂将酶通过共价键直接连接在抗体上，酶标抗体与靶抗原反应后，通过酶对底物的特异性催化作用，生成不溶性有色产物，沉淀在靶抗原位置，达到对抗原定位、定性和定量检测的目的。常用的方法有直接法和间接法。

（一）直接法

将酶直接标记在特异性抗体上，与组织细胞内相应的抗原进行特异性反应，形成抗原-抗体-酶复合物，最后用酶底物显色。直接法的优点在于操作简便及特异性强，缺点是敏感性低，一种酶标抗体只能检测一种抗原。

（二）间接法

将酶标记在第二抗体上，先将第一抗体（特异性抗体）与相应的组织抗原结合，形成抗原-抗体复合物，再用第二抗体（酶标记的抗体）与复合物中的特异性抗体结合，形成抗原-抗体-酶标抗体复合物，最后用底物显色剂显色。间接法的优点是检测敏感性高，制备一种酶标二抗可用于多种抗原或抗体的检测。缺点是特异性不如直接法，操作较为烦琐。

三、非标记抗体酶免疫组织化学技术

非标记抗体酶免疫组织化学技术中，酶不是标记在抗体上，而是首先用酶免疫动物，制备效价高、特异性强的抗酶抗体，通过免疫学反应将抗酶抗体与组织抗原联系在一起。或者通过葡聚糖或多聚糖螯合物将多个酶分子与多个抗体分子螯合在一起。该方法避免了酶标记时对抗体活性的影响，同时也提高了方法的敏感性。它有以下几种技术类型：

（一）酶桥法

抗酶抗体作为第三抗体，通过桥联抗体（第二抗体），将特异性识别组织抗原的第一抗体与第三抗体连接起来，形成酶联的抗原-抗体复合物，加底物显色（图 12-1）。

酶桥法较酶标法的敏感性有所提高，但操作分四步，较为复杂。在酶桥法中，如果抗酶抗体与酶结合弱，在操作中酶常被冲洗掉；如果酶标记在非特异性抗体上易导致背景着色；如果抗酶抗体的非特异性成分可与桥联抗体结合，就会与抗酶抗体竞争桥联抗体结合位点，影响方法的敏感性。

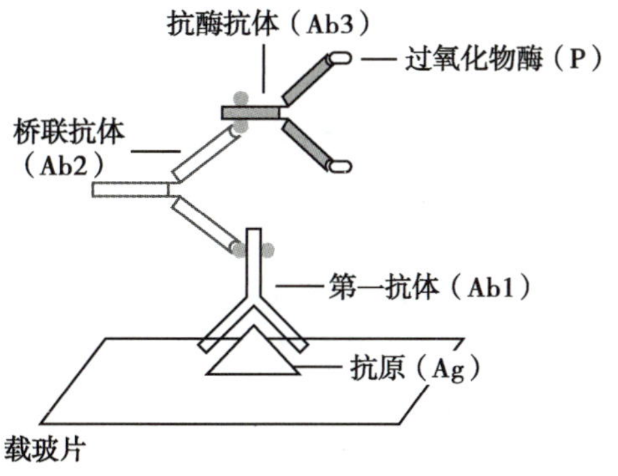

图 12-1 酶免疫组织化学（酶桥法）原理示意图

（二）过氧化物酶-抗过氧化物酶法

过氧化物酶-抗过氧化物酶（peroxidase-antiperoxidase，PAP）法是在酶桥法基础上加以改良的。PAP 法首先将酶桥法的第三抗体（抗酶抗体）与酶组成可溶性复合物（PAP 复合物，图 12-2）。该复合物由 2 个抗酶抗体和 3 个过氧化物酶分子组成，呈五角形结构，非常稳定。

通过桥联抗体（第二抗体），将特异性识别组织抗原的第一抗体与 PAP 复合物的抗酶抗体连接起来，此时要求特异性第一抗体与第三抗体的动物种属相同（图 12-3）。

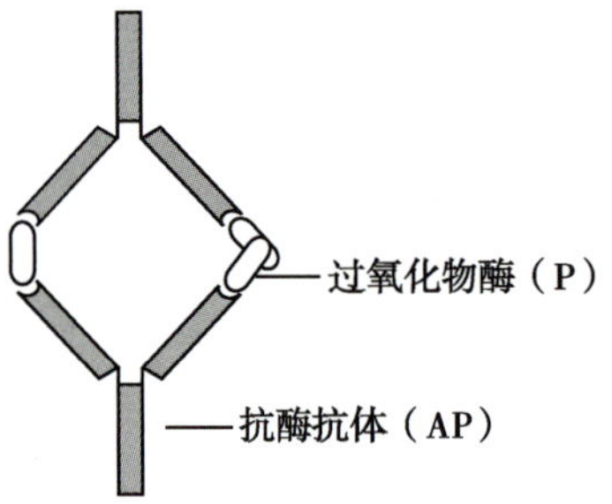

图 12-2 PAP 复合物示意图

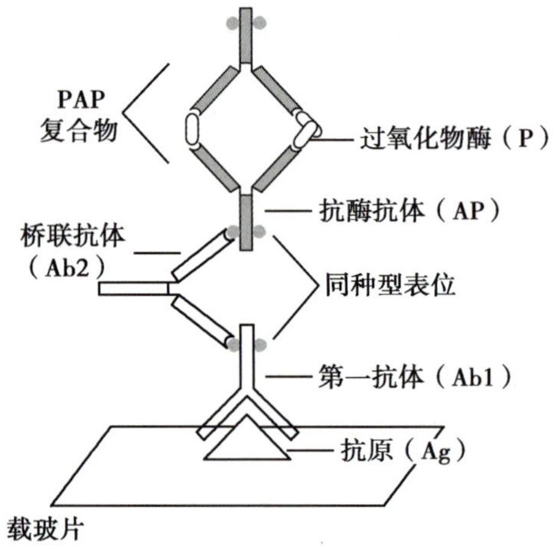

图 12-3 酶免疫组织化学（PAP 法）原理示意图

与酶桥法相比，PAP 法操作简便，分三步；PAP 复合物结构稳定，避免了酶桥法中标记物易脱落的弊端；敏感性高；背景着色淡，因为即使桥联抗体存在非特异性抗体的可能，但因其与第一抗体并非同种属，故不能与抗酶抗体结合。并且，如果抗酶抗体中存在着非抗酶抗体，当其与桥联抗体或组织成分结合时，由于其不能与酶结合，也不会产生非特异性反应。

（三）双桥 PAP 法

该法建立在 PAP 法的基础上，其基本原理是在 PAP 法中通过两次连接桥联抗体和 PAP 复合物而建立起来的，通过双桥可结合更多的 PAP 复合物于抗原分子上，以增强敏感性。这种放大方式重复使用桥联抗体，使桥联抗体与 PAP 复合物中抗酶抗体的未饱和的 Fc 段结合，或桥联抗体与特异性第一抗体尚未饱和的 Fc 段结合。此法对抗原有明显放大作用，对于组织细胞微量抗原的检测有实用价值。

（四）碱性磷酸酶 - 抗碱性磷酸酶法

辣根过氧化物酶（horseradish peroxidase，HRP）是免疫组化的首选用酶，但有些组织细胞含内源性过氧化物酶限制了 HRP 的广泛应用，尽管用甲醇、过氧化氢进行处理可以抑制内源性过氧化物酶的活性，但同时也会影响抗原的显示。骨髓等造血组织由于含有大量的类过氧化物酶，染色时不宜使用 HRP 结合物。为此须选用其他酶免疫组织化学反应。最常见的是用碱性磷酸酶（alkaline phosphatase，ALP）代替 HRP 建立的碱性磷酸酶 - 抗碱性磷酸酶（APAAP）法，其技术要点与 PAP 法相似。

（五）酶抗体螯合法

通过葡聚糖或多聚糖将酶和第二抗体螯合在一起，检测时先将第一抗体（特异性抗体）与相应的组织抗原结合，形成抗原 - 特异性抗体复合物，然后第二抗体（与酶螯合的抗体）与复合物中的特异性抗体结合，形成抗原 - 特异性抗体 - 第二抗体 - 酶的复合物，最后用酶的底物进行显色。酶抗体螯合法是当前免疫组织化学技术中最常用的方法，其基本原理与间接法类似，只是用酶抗体螯合物替代了酶标抗体，去除了酶对抗体活性的影响，同时由于多个第二抗体分子与多个酶分子螯合在一起，不仅能提高检测的敏感性，而且能降低背景信号与非特异性染色（图 12-4）。

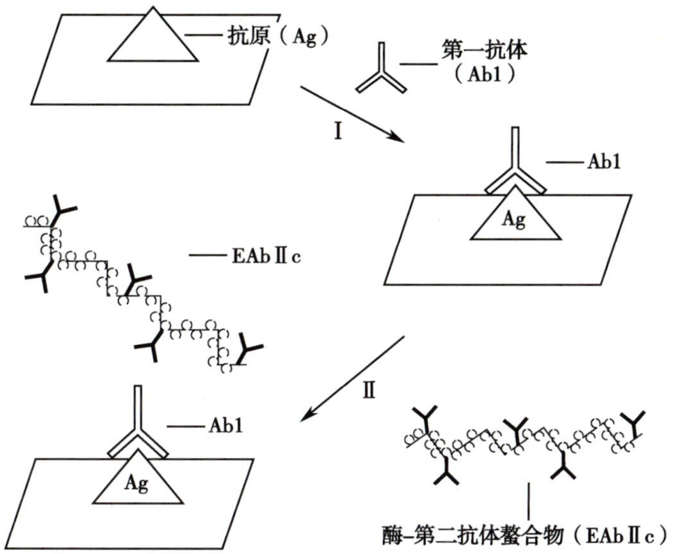

图 12-4 酶免疫组织化学（酶抗体螯合法）原理示意图

四、酶免疫组织化学染色中的常用酶及显色底物

酶免疫组织化学技术中最常用的酶是 HRP，常用的供氢体有二氨基联苯胺（3,3′-diaminobenzidine，DAB），反应产物呈棕色；3- 氨基 -9- 乙基卡巴唑（3-amino-9-ethylcarbazole，AEC），反应产物呈橘红色；4- 氯 -1- 萘酚，反应产物为灰蓝色。

ALP 为磷酸酯的水解酶，可通过两种反应显色：①偶氮偶联反应，底物 α- 萘酚磷酸盐，经水解的 α- 萘酚，与重氮化合物如快蓝（fast blue）或快红（fast red）形成不溶性沉淀，分别呈深蓝色或红色；②靛蓝四唑反应，溴氯羟吲哚磷酸盐（5-bromo-4-chloro-3-indolyl phosphate，BCIP）经酶水解并氧化形成靛蓝，而氮蓝四唑（nitroblue tetrazolium，NBT）在此氧化过程中被还原成不溶性紫蓝色沉淀。

其他标记酶还有葡萄糖氧化酶（glucose oxidase，GOD）、β- 半乳糖苷酶等，前者底物为葡萄糖，配以 NBT 和吩嗪硫酸甲酯（PMS），呈蓝色沉淀。

对含有丰富内源性过氧化物酶的组织切片（如淋巴组织和肿瘤组织），则首选 ALP 标记的免疫组化技术。理论上 ALP 最为敏感，但 HRP 比 ALP 染色结果保存时间长。GOD 则存在敏感性不够高、显色底物不易保存等缺点。ALP 和 HRP 结合可进行双重或三重免疫组化标记。

第二节 荧光免疫组织化学技术

荧光免疫组织化学技术是采用荧光素标记的已知抗体（或抗原）作为探针，检测待测组织和细胞标本中的靶抗原（或抗体），形成的抗原 - 抗体复合物上带有荧光素，在荧光显微镜下，可以分辨出抗原（或抗体）所在位置及性质，并可利用荧光定量技术计算其含量，实现靶抗原（或抗体）定位、定性和定量测定。

一、组织处理

荧光免疫组织化学技术主要靠观察标本的荧光抗体染色结果对抗原进行鉴定和定位，因此标本的制作十分重要。在制作标本过程中应力求保持抗原的完整性，并在染色、洗涤和包埋过程中不发生溶解和变性，也不扩散至邻近细胞或组织间隙中。标本要求尽量薄，以利抗原与抗体结合和镜检。对标本中干扰抗原 - 抗体反应的物质要充分洗去，有传染性的标本要注意生物安全。

（一）标本类型

基质标本是指固定在玻片上用做抗原的组织、细胞和微生物等，常见的标本类型见本章第六节。

（二）标本保存

标本固定、干燥后最好立即进行荧光染色及镜检。如必须保存时，则应保持干燥，置于2～8℃保存。一般细菌涂片或器官组织切片经固定后可保存一个月以上。但病毒和某些组织抗原标本的抗原性丧失很快，数天后就失去其抗原性，须在 −20℃以下的环境中保存。具体的标本保存方法见本章第六节。

二、荧光抗体的标记及染色

常用的荧光素包括异硫氰酸荧光素（fluorescein isothiocyanate，FITC）和藻红蛋白（phycoerythrin，PE）等。荧光抗体的标记及纯化详见第四章。荧光素通过共价键与抗体连接后，荧光抗体与标本中的靶抗原特异性结合，抗原 - 抗体复合物中的荧光素在荧光显微镜下呈现特异性荧光。根据染色方法的不同，荧光免疫组织化学技术可区分为直接法和间接法，其基本原理同酶标记抗体免疫组织化学技术中的直接法和间接法，只是用荧光抗体代替了酶标抗体。荧光抗体染色的结果一般用“−”或“+”表示。借助荧光显微镜，可判断抗原的有无、抗原所在位置，还可通过荧光定量技术计算抗原含量，从而实现抗原的定性、定位及定量（染色及结果判读详见第八章）。

第三节　亲和组织化学技术

亲和组织化学（affinity histochemistry）是利用两种物质之间的高度亲和力而建立的方法。一些具有双价或多价结合力的物质如凝集素（lectin）、生物素（biotin）和葡萄球菌 A 蛋白（staphylococcal protein A，SPA）等，具有高亲和力的配体或受体，且能与标记物如荧光素、酶、放射性核素、铁蛋白及胶体金等结合，采用光学显微镜、荧光显微镜、电子显微镜或放射自显影技术，在细胞或亚细胞水平对靶分子进行定位、定性或定量检测。广义的亲和组织化学包括：抗原与抗体、凝集素与糖类、生物素与亲合素、SPA 与 IgG、阳离子与阴离子、配体与受体等。此类方法具有高敏感性、操作简便且省时的特点，能对抗原进行定性、定位或定量分析，具有结果准确和清晰等优点。

一、生物素 - 亲合素法

生物素即维生素 H，是一种小分子有机化合物。亲合素（avidin）也被称为抗生物素蛋白，它是由 4 个相同亚基组成的大分子糖蛋白，具有 4 个与生物素亲和力极高（较抗原抗体亲和力高 100 万倍）的结合位点，能够彼此牢固结合而不影响彼此的生物学活性。此外，它们还具有与其他示踪剂结合的能力。常用的技术类型有三种：

（一）亲合素 - 生物素 - 过氧化物酶复合物技术

亲合素 - 生物素 - 过氧化物酶复合物技术的原理是按一定比例将亲合素与酶标生物素结合，形成可溶性亲合素 - 生物素 - 过氧化物酶复合物（avidin-biotin-peroxidase complex，ABC）。当其与检测反应体系中的生物素化抗体（直接法，图 12-5）或生物素化第二抗体（间接法）相遇时，ABC 中未饱和的亲合素结合部位即可与抗体上的生物素结合，使抗原 - 抗体反应体系与 ABC 标记体系连成一体进行检测。

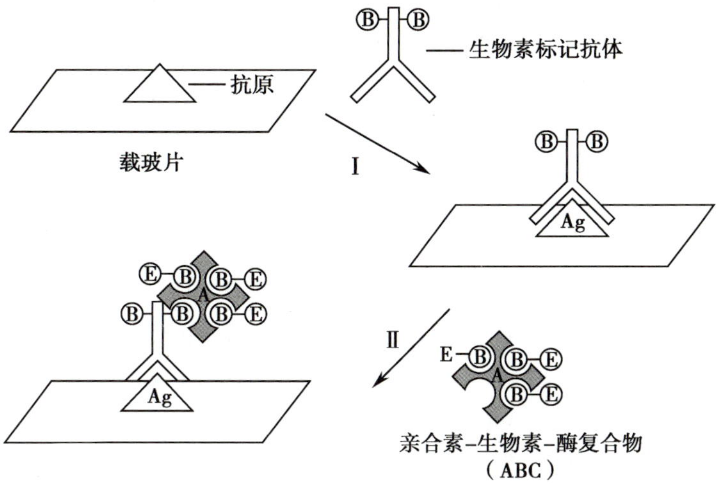

图 12-5　亲和组织化学（ABC 直接法）原理示意图

ABC 法敏感性高，其是将亲合素作为“桥”把生物素化的抗体与生物素结合的酶连接起来。生物素与亲合素的结合十分牢固，并且 1 个亲合素分子有 4 个生物素结合位点，可以分别和生物素化的抗体和酶结合，1 个过氧化物酶或免疫球蛋白分子又可结合多个生物素分子，从而形成网络状复合物。因此，将 ABC 复合体应用于免疫检测体系时，可极大提高酶在抗原 - 抗体反应中的浓度，提高检测敏感性。同时，ABC 复合物分子量较 PAP 要小，易于渗透，如此也大大增强了方法的敏感性。此外，ABC 法尚具有亲和力强、特异性高、一抗和二抗工作浓度低、操作时间短、可以多重标记等特点。须注意的是，有些组织如肝、肾、白细胞、脂肪组织和乳腺等含有内源性生物素活性，染色时需要用亲合素对组织进行封闭处理；ABC 复合物在中性环境中带正电荷，容易与细胞核等带负电荷结构非特异结合；亲合素为糖蛋白，其也可与凝集素等碳水化合物结合。

（二）桥联亲合素 - 生物素技术

桥联亲合素 - 生物素技术（bridged avidin-biotin technique，BRAB）不同于 ABC 法，是以游离的亲合素作为桥联剂，利用亲合素的多价性，将检测反应体系中抗原、生物素化抗体复合物与标记生物素（如酶标生物素）联结起来，达到检测抗原的目的。由于生物素化抗体分子上连有多个生物素，因此，最终形成的抗原 - 生物素化抗体 - 亲合素 - 酶标生物素复合物可积聚大量的酶分子；加入相应酶作用底物后，即会产生强烈的酶促反应，从而提高检测的敏感性。间接 BRAB 法则是在抗原与特异性抗体结合反应后，再用生物素化的第二抗体与抗原 - 抗体复合物结合，使反应增加一个层次，从而使敏感性进一步提高。

（三）标记亲合素 - 生物素技术

标记亲合素 - 生物素技术（labelled avidin-biotin technique，LAB）是以标记亲合素直接与免疫复合物中的生物素化抗体连接进行检测。该法具有相当高的敏感性，由于省略了加标记生物素步骤，操作较 BRAB 法简便。间接 LAB 法采用的是生物素化的第二抗体，可以进一步提高检测敏感性。

二、葡萄球菌 A 蛋白法

SPA 是一种从金黄色葡萄球菌细胞壁分离的蛋白质，该技术是根据 SPA 能与多种动物 IgG 的 Fc 段非特异结合的原理，用 SPA 的标记物（酶、荧光素、放射性物质等）显示抗原与抗体结合反应的免疫检测实验。SPA具有和人及多种动物如豚鼠、兔、猪、犬、小鼠和猴等IgG结合的能力，可解决不同动物标本检测时，须分别标记相对应的二抗的问题。SPA结合部位是Fc段，因此不会影响抗体Fab段结合抗原的活性。SPA具有双价结合能力，每个SPA分子可以同时结合两个IgG分子，也可一方面同IgG相结合，一方面与标记物如荧光素、过氧化物酶、胶体金和铁蛋白等结合。但SPA对IgG亚型的结合有选择性，如SPA与人IgG1、IgG2和IgG4可发生结合，但不结合IgG3；结合IgA2，但不结合IgA1。SPA与禽类血清IgG不结合。因此应注意可能出现的假阴性结果。SPA常用HRP标记，可应用于间接法。SPA法的染色程序同酶标抗体法基本一致，仅二抗改用SPA-HRP。

三、凝集素法

凝集素（lectin）是一类从各种植物种子、无脊椎动物和较高等动物组织中提纯的糖蛋白或结合糖的蛋白质。它可使红细胞凝集，故称凝集素。凝集素的命名多按照其提取植物的名称命名，如花生凝集素（peanut agglutinin，PNA）、刀豆素A（concanavalin A，ConA）等。凝集素具有与特定糖基专一结合的特性，同时所有生物膜都有含糖结合物，主要以糖蛋白或糖脂形式存在。因此，凝集素可以作为一种探针来研究细胞上的糖基，特别是细胞膜的微小化合物结构，从而探索细胞的生物学结构和演变过程。

凝集素受体是存在于细胞膜上的糖蛋白和糖脂中的寡糖，其在胚胎不同发育阶段、细胞成熟过程及代谢改变、细胞恶性转化等过程中都有不同程度的改变，因此，凝集素是研究肿瘤细胞膜糖分子变化的一种理想工具。

对凝集素可采用直接法和间接法进行细胞化学染色。直接法是将标记物直接结合在凝集素上，使其与组织细胞相应的糖蛋白或糖脂相结合；间接法是先将凝集素与组织细胞膜糖基结合，然后再用标记的抗凝集素抗体与结合在细胞上的凝集素反应。间接法还有糖-凝集素-糖法，该方法是利用生物细胞膜的特殊糖基与凝集素结合后，再用标记的已知糖基与其反应，形成一个“三明治”样结合物。

四、生物素－链霉亲合素法

链霉亲合素（streptavidin，SA）是从链霉菌培养物中提取的一种纯蛋白，不含糖基，有4个生物素结合位点，并且具有高度的亲和力，其功能类似亲合素。利用生物素结合的二抗与酶标记的链霉亲合素蛋白就构成了酶标链霉亲合素-生物素方法（labelled streptavidin-biotin technique，LSAB），主要具有四个特点：

1. 敏感性高 由于酶直接标记链霉亲合素，它与生物素结合的所有位点都呈游离状态，与ABC法相比，可结合更多的生物素化的二抗，因此放大效应远远超过ABC法。同时，链霉亲合素分子量小，易于穿透组织、细胞，也可增强其敏感性。

2. 低背景着色 链霉亲合素的等电点为6～6.5，而亲合素的等电点为10，因此LSAB法所带正电荷比ABC复合物少得多，从而与组织内结缔组织的负电荷静电吸引少，明显减少非特异着色，染色背景清晰。

3. 一抗工作浓度低 与ABC法相比其一抗的工作浓度更低，不仅节约了抗体用量，也明显降低了背景着色。

4. 操作简便 ABC法的流程大约需近100分钟，而LSAB法加微波技术仅需35分钟，对于快速诊断较实用。

第四节　免疫标记电镜技术

随着免疫组织化学技术的发展，高电子密度的标记物（如胶体金、铁蛋白等）被用于标记抗体，电子显微镜开始应用于该领域，并形成了免疫标记电镜技术。与其他光学显微技术相比，免疫标记电镜技术在亚细胞结构定位的应用方面更广泛。

一、免疫标记电镜技术的原理

免疫标记电镜技术是利用高电子密度的颗粒性标记物（如胶体金、铁蛋白等）标记抗体，或用经免疫组织 / 细胞化学反应能产生高电子密度产物者如 HRP 标记抗体，在电子显微镜下对抗原 - 抗体反应中的高电子密度标记的抗原（抗体）进行亚细胞水平定位的技术。与其他免疫组织化学技术是在光镜下进行抗原定位不同，免疫标记电镜技术在电子显微镜下的定位更为精确，可定位至细胞膜、细胞器，在探索病因、发病机制、组织发生等方面有其独特的优点。

二、免疫标记电镜技术标本的制备要求

免疫标记电镜技术标本制备的要求是既要保存良好的细胞超微结构，又要注意保持组织的抗原性，因此在组织固定时不宜使用过强的固定剂。在取材方面，免疫电镜技术较光镜免疫化学技术要求更迅速、更精细。

在免疫染色方面，又分为包埋前染色、包埋后染色和超薄切片染色三种。

1. 包埋前染色法　优点是切片染色前不经过锇酸固定、脱水及树脂包埋等过程，抗原未被破坏，易于获得良好的免疫反应；可在免疫反应阳性部位定位作超薄切片，提高电镜下的检出率。特别适用于含抗原量较少的组织。但由于经过一系列的免疫染色步骤，常出现一定的超微结构损伤。

2. 包埋后染色　优点是超微结构保存较好，方法简便，阳性结构有高度的可重复性，还能在同一张切片上进行多重免疫染色。但抗原活性在电镜生物标本处理过程中可能减弱甚至丧失或者抗原性质发生改变。

3. 超薄冷冻切片　是将组织置于 2.3mol/L 蔗糖液中，以液氮速冻，在冷冻超薄切片机上切片，切片厚度可略厚于常规树脂切片。冷冻超薄切片由于不需经固定、脱水、包埋等步骤，直接进行免疫染色，所以抗原性保存较好，兼有包埋前和包埋后染色的优点。

三、常用的免疫标记电镜技术

（一）胶体金免疫技术

胶体金免疫技术是以胶体金作为示踪标志物应用于抗原抗体检测的一种新型的免疫标记技术。胶体金是由氯金酸在还原剂如白磷、抗坏血酸、柠檬酸钠、鞣酸等作用下，聚合成为特定大小的金颗粒，并由于静电作用成为一种稳定的胶体状态。胶体金在弱碱环境下带负电荷，可与蛋白质分子的正电荷基团牢固结合，这种结合是静电结合，故不影响蛋白质的生物特性。胶体金除了与蛋白质结合以外，还可以与许多其他生物大分子结合，如 SPA、植物血凝素（phytohemagglutinin，PHA）和 ConA 等。

粒子大小不同的胶体金水溶胶颜色不同。颗粒在 5～20nm 之间，吸收波长为 520nm 时，呈葡萄酒红色；颗粒在 20～40nm 之间，吸收波长为 530nm 时，呈深红色；颗粒为 60nm，吸收波长为 600nm 时，呈蓝紫色；若离心去掉较大的金颗粒后，溶胶呈红色。

胶体金既可用于透射电镜（transmission electron microscope，TEM），又可用于扫描电镜（scanning electron microscope，SEM），其最大优点就是可以通过应用不同大小的颗粒或结合酶标进行双重或多重标记。

1. 在 TEM 中，根据染色步骤，可将胶体金标记方法分为直接法和间接法；根据标记与包埋前后的关系，可分为包埋前标记法和包埋后标记法。

2. 在 SEM 中，由于胶体金颗粒有很强的发射二次电子的能力，用作标记物尤为合适。但因为 SEM 分辨率的限制，用于 SEM 的金颗粒不能太小，也不能太大（太大会因空间位阻影响标记率），故常选用 20～75nm 的胶体金进行 SEM 标记。到目前为止，胶体金 SEM 标记技术，主要应用于细胞表面成分的标记，它是研究细胞表面成分的理想方法。

在电镜水平，胶体金技术还可与其他技术结合。如胶体金技术与冷冻蚀刻技术结合，可对细胞膜的不同膜蛋白颗粒或细胞膜表面的其他成分进行精细定位；与荧光技术结合，可将荧光素和胶体金同时结合于某种生物大分子，制成探针，同时进行荧光显微镜和电镜定位，使定位方便、准确，提高了工作效率；与分子杂交技术相结合，产生了电镜原位杂交技术，在超微结构水平上精确定位出基因位点，为深入研究生物体功能提供了有利的工具。

（二）胶体铁免疫细胞化学染色法

胶体铁是一种阳离子胶体，将抗体分子标记上胶体铁，通过普鲁士蓝反应呈色，胶体铁颗粒有一定大小，具有一定的电子密度，可用在电镜和光镜水平上的抗原（抗体）定位研究。

（三）酶免疫电镜技术

酶免疫电镜技术是利用酶的高效率催化作用，对其底物的反应形成不同的电子密度，借助于电子显微镜观察，通过对酶的定位来对抗原（抗体）进行定位。

第五节　免疫组织化学技术的临床应用

免疫组织化学技术在生物学领域尤其是医学领域发挥着重要作用，为疾病特别是肿瘤的诊断、鉴别诊断及发病机制的研究提供了强有力的手段。

一、荧光免疫组织化学技术的应用

1. 在自身免疫病中的应用　对自身免疫病患者进行组织或器官的细针穿刺，用获得的组织细胞为标本制片，检测组织中的自身抗体。补体荧光法等可检测免疫复合物沉积在组织、器官和细胞上的位置，对于了解肾小球肾炎、类风湿关节炎病变侵犯和病变基础与程度极有帮助。

2. 细菌和病毒的快速鉴定　在细菌学诊断方面，可用于淋病奈瑟球菌、百日咳鲍特菌等的快速诊断。荧光免疫技术在病毒诊断领域应用更为广泛，可用于病毒和病毒抗原在感染细胞内的定位，也可用于病毒感染过程的研究。

3. 寄生虫的检测与研究　荧光免疫技术在寄生虫研究方面应用极广，可用于疟原虫、阿米巴、利什曼、纤毛虫、滴虫、钩虫、绦虫和蠕虫等的诊断工作。近来在血吸虫及疟原虫方面研究较多，诊断效果肯定。通常用尾蚴和成虫作为血吸虫抗原，用感染的或实验动物的血清作疟疾抗原。

二、酶免疫组织化学技术的应用

由于酶免疫组织化学技术的特点，其在临床诊断中较荧光免疫技术有着更为广泛的应用。

1. 提高病理诊断的准确性 石蜡切片病理诊断仅仅依靠形态学的判断可能误诊。采用酶免疫组织化学技术对肿瘤特异性 / 相关抗原进行识别、定位，可以大大提高肿瘤的诊断水平。譬如用免疫组化技术对肿瘤的组织起源进行鉴别诊断，如上皮性、间叶性、肌源性、血管源性和淋巴细胞源性等。

2. 癌基因蛋白的临床应用 癌基因（oncogene）在肿瘤生物学中的价值已有大量的研究，其常表现为癌基因的扩增、突变和移位等，活性异常可通过癌蛋白（oncoprotein）的 mRNA 及蛋白水平变化显示，采用酶免疫组化技术可对这些癌蛋白进行定位和定量检测，以探讨其临床意义。

3. 对肿瘤细胞增殖程度的评价 肿瘤细胞增殖的活跃程度直接影响着临床的治疗和预后。传统方法是依靠病理组织学观察细胞分裂象的多少来决定的，但由于计数不准确以及影响因素太多，临床应用价值有限。其他方法还有核仁组成区嗜银蛋白的染色、^{3}H- 胸腺嘧啶摄入放射自显影、流式细胞术等，但实践证明其中以酶免疫组化法对瘤细胞增殖抗原进行定位和定量最为简便、可靠，如利用 Ki-67、PCNA 等判断肿瘤细胞的增殖活性。

4. 发现微小转移灶 用常规病理组织学方法要在一个组织中识别单个或少数转移性肿瘤细胞非常困难，而采用酶免疫组化技术则有助于对微小转移灶的发现，这对于进一步的治疗和预后都十分有意义。

5. 在肿瘤分期上的意义 酶免疫组织化学技术有助于临床判断肿瘤是原位癌还是浸润癌，以及有无血管、淋巴管转移，这对临床选择治疗方案、预后判断有十分重要的意义。

6. 指导肿瘤的治疗 目前肿瘤的靶向治疗已经引起人们的重视，许多靶向药物逐渐应用于临床治疗。如西妥昔单抗（cetuximab），一种抗表皮生长因子受体（epidermal growth factor receptor，EGFR）的嵌合性单抗，可用于治疗标准化疗无效、EGFR 阳性的转移性结直肠癌。曲妥珠单抗（trastuzumab），一种人源化单抗，用于治疗人表皮生长因子受体 -2（HER2）高表达的乳腺癌、卵巢癌、前列腺癌和非小细胞肺癌等实体瘤。程序性死亡蛋白 -1（programmed death-1，PD-1）及其配体（PD-L1）是肿瘤免疫治疗的重要靶点，其抑制剂已在黑色素瘤、非小细胞肺癌及淋巴瘤的治疗中发挥重要作用。对 EGFR、HER2、PD-1 和 PD-L1 可以用酶免疫组织化学技术或荧光免疫组织化学技术检测。应用免疫组织化学方法，对肿瘤组织的各种激素受体与生长因子进行定位和定量分析，可以预测他莫昔芬等药物对乳腺癌患者的疗效；另外应用免疫组织化学方法还可检测错配修复蛋白 MLH1、MSH2、MSH6 和 PMS2 等，其中任一蛋白的缺失将影响错配碱基的修复并可能导致微卫星的不稳定性。错配修复蛋白的检测不仅有助于筛查林奇（Lynch）综合征，还可用于预测结直肠癌及子宫内膜癌等肿瘤的免疫治疗的疗效，如出现错配修复蛋白的缺失，对免疫检查点抑制剂的治疗效果更好。

三、免疫组织化学技术的拓展

（一）荧光激活细胞分选仪

荧光激活细胞分选仪（fluorescence-activated cell sorter，FACS）是将免疫荧光与细胞生物学、流体力学、激光和微机信息处理系统等多学科高新技术融为一体的一种多功能自动分析仪器，其可用于细胞和分子水平的研究。具体内容见“第十三章　流式细胞分析技术”。

（二）共聚焦显微镜技术

随着免疫荧光技术在生物学研究领域的广泛应用，人们注意到，荧光显微照片的分辨率较低。传统光学显微镜使用的是场光源，入射光照射到整个标本的一定区域，标本上每一点的图像都会受到邻近结构（细胞或亚细胞结构）产生的衍射光或散射光的干扰，使图像的信噪比降低，影响了图像的清晰度和分辨率。激光扫描共聚焦显微镜（laser scanning confocal microscope，LSCM）可以解决以上问题。

1. LSCM的工作原理 利用激光作为光源，激光经照明针孔后形成点光源，对标本内焦平面上的每一点进行扫描，标本上的被照射点在探测针孔处成像，由探测针孔后的光电倍增管或冷电耦合器逐点逐线接收，迅速在计算机屏幕上形成荧光图像。

2. 光源特征 LSCM的光源和探测器前方各有一个针孔（pinhole），分别称为照明针孔和探测针孔。两者的几何尺寸一致，为0.1～0.2μm；照明针孔与探测针孔相对于物镜焦平面是共轭的，即焦平面上的光点通过一系列的透镜最终可同时聚焦于照明针孔和探测针孔，这正是"共聚焦"含义所在。其他来自焦平面上方或下方的散射光，都被挡在探测针孔之外而不能成像。以激光逐点扫描标本，探测针孔后的光电倍增管也逐点获得对应光点的共聚焦图像，转为数字量传输至计算机，最终在屏幕上聚合成清晰的整个焦平面的共聚焦图像。

3. 光学薄片与光学切片 每一幅焦平面图像实际上是标本的光学横断面，这个光学横断面总是有一定厚度的，又称为光学薄片（optical slice）。共聚焦显微镜光学分辨率及其光学薄片厚度与光的波长有关，也取决于物镜的孔径和针孔的直径。如果探测器的针孔较大，光学薄片即变得较厚，那么所获得的图像与传统的荧光显微镜无异。LSCM以一个微动步进马达（最小步距可达0.1μm）控制显微镜载物台的升降，使焦平面依次位于标本的不同层面上，从而逐层获得物体光学横断面的图像，这称为光学切片（optical sectioning）。LSCM可获得真正意义上的标本的三维数据，可以利用多种计算机图像处理及三维重建软件，沿*X*、*Y*、*Z*轴或其他任意角度来表现标本的外形剖面，十分灵活、直观地进行细胞或组织各个横断面的形态学观察。

4. LSCM在医学、生物领域有广泛应用范围，主要包括以下几个方面：

（1）细胞器研究：特异性的荧光探针能够渗透到细胞内，选择性地与细胞器结合，不但可以获得线粒体、内质网、溶酶体和高尔基复合体等细胞器的清晰荧光图像，而且可以动态观察活细胞的形态学变化。

（2）细胞间通信研究：LSCM可用于测定细胞间通信与由细胞缝隙连接介导的分子转移，其在研究细胞的增殖和分化中起非常重要的作用，是肿瘤学研究的重点之一。某些癌基因和化学物质便是通过细胞间通信来启动肿瘤细胞生长的。

目前，LSCM在肿瘤细胞间通信研究中主要用于以下几个方面：①从形态学上观察细胞间连接的结构变化以及某些连接蛋白的变化，阐明肿瘤细胞间通信的形态学基础；②测量由缝隙连接介导的分子转移；③测定某些因子对肿瘤细胞间通信的影响；④荧光淬灭后的恢复技术（fluorescence redistribution after photobleaching，FRAP）：借此监测荧光标记分子通过缝隙连接的情况；⑤通过测定某些药物对肿瘤细胞间通信的影响，寻找破坏肿瘤细胞间通信的方法，抑制肿瘤细胞的无限制生长，筛选有效的抗肿瘤药物。

（3）分层扫描、三维重建生物结构分析：LSCM可对标本进行无损伤的光学切片，即所谓分层扫描的"细胞CT"功能；可将多层影像进行叠加，经计算机的三维重建得到标本的三维立体结构图像，并可以从任意角度进行观察；可同时研究细胞核和染色体的三维立体形态；可利用光学切片功能对DNA、RNA、蛋白质的含量、分子扩散和细胞骨架等进行准确定性、定量和定位。

（4）免疫荧光定位、定性及定量：LSCM借助荧光免疫标记方法，可对细胞内荧光标记的物质进行定性、定量和定位的监测；可测定细胞的周长及面积等，使形态学研究量化；可采用荧光免疫标记对肿瘤细胞的抗原表达、细胞结构特征、抗肿瘤药物的作用及机制等进行定量观察和监测。

（5）细胞内离子测定：使用多种荧光探针，LSCM可以准确地对细胞内各种离子如Ca^{2+}、K^{+}、Na^{+}、Mg^{2+}及pH等做定量分析。应用最为广泛的是细胞内Ca^{2+}的测定。因为Ca^{2+}在细胞生命活动中作为信息传递、递质合成与释放等的第二信使，明显影响诸如细胞运动、分化、增殖及电兴奋等生理功能的改变。

（6）细胞膜流动性测定：LSCM 有专用的软件用于细胞膜流动性的定量和定性测定。细胞膜荧光探针受到激发后，其发射光极性依赖于荧光分子的旋转，而此运动的自由度依赖于荧光分子周围的膜流动性，因此极性测量可间接反映细胞膜的流动性。细胞膜流动性测定在膜的磷脂酸组成分析、药物效应和作用位点、温度反应测定等方面有重要作用。

（7）其他：LSCM 还可用于荧光光源漂白恢复 - 活细胞的动力学参数测定、激光显微外科手术和光陷阱（optical trap）技术等。

LSCM 是一项全新的实验手段和强有力的研究工具，随着应用的拓展、软件的开发及多学科间的相互渗透，必将拥有更为广阔的发展前景，并将生命科学的基础研究引向深入。

（三）免疫组织化学 - 显微切割技术

显微切割技术是在显微状态或显微镜直视下通过显微操作系统对欲选取的材料（组织、细胞群、细胞、细胞内组分或染色体区带等）进行切割分离并收集用于后续研究的技术。

在分子病理学研究中，常常遇到两个比较棘手的问题，一是选取的研究材料需要具有一定程度的同质性，而人体的各种组织绝大多数是由实质、间质的多种不同细胞组成的异质性细胞群体；二是随着研究的不断深入，需要的研究材料日趋微小，如一些细胞内的特殊组分：核仁、包涵体或染色体的某一区带等，常规分离手段往往不易做到。采用免疫组织化学 - 显微切割技术便可以解决这些棘手的问题。

显微切割的材料可以是以各种方式贴附于固相支持物上的组织细胞成分，来源可以相当广泛，如石蜡组织切片、冷冻组织切片、细胞铺片、细胞爬片、细胞甩片、培养细胞和常规制备的染色体等均可采用。显微切割时究竟选择什么样的细胞完全取决于研究的目的，但如何识别欲切割的细胞及如何对已切割的细胞进行分析，则需要和其他方法相结合。免疫组织化学 - 显微切割技术正因此应运而生。

除了与免疫组织化学技术结合外，显微切割技术尚可与多种分子生物学、遗传学及病理学技术结合使用。根据研究的需要，可在显微切割前应用原位杂交、原位末端标记、原位 PCR、FISH 等方法对需要切割的组织内成分进行标记，显微切割后获得的材料可以用于提取蛋白质、DNA 和 RNA 等，用于 Western blot、Southern blot、Northern blot 和 PCR 等蛋白质和核酸的相关分析。近年来，激光捕获显微切割技术在分子病理学研究中的应用不断深入，特别是在肿瘤基因突变检测、肿瘤特异基因表达分析、杂合性丢失检测、微卫星序列不稳定性分析、新基因发现、核酸及蛋白质的定量研究、染色体畸变分析、细胞局部病变病因学研究等多个领域有了广泛的应用。

第六节　影响免疫组织化学技术的主要因素

在实际操作过程中，若干因素会影响免疫组织化学的结果及其判断。这些因素包括：标本的处理，抗原的保存与修复，抗体选择、稀释与保存，试剂及操作过程的质量控制，结果判读等。在日常操作中，要根据工作需要和实验室条件，根据不同类型的免疫组织化学技术的特点，采用合适的方法，充分考虑免疫组化的影响因素，以期取得满意的结果。

一、标本的处理

（一）标本的主要来源

组织材料的处理对于免疫组织化学技术至关重要。在组织细胞材料准备的过程中，不仅要求保持组织细胞形态的完整，更要保持细胞或组织成分的抗原性。标本的来源主要有以下几种：

1. 活体组织 包括各种实验动物和人体活检组织。标本应取材于病变组织及病变与正常组织交界处，大小适中，应减少对组织标本的损伤与多余的挤压。常用于石蜡切片与冷冻切片的制备，也可用于制备组织印片。

2. 活细胞 包括各种培养细胞、血液或组织中的活细胞，可用于制备细胞涂片和细胞爬片，固定后可用于免疫组织化学检测，也可以在活细胞状态下直接进行荧光抗体染色及分选。

3. 各种体液及穿刺液 包括血液、细菌培养物、脑脊液、体腔渗出液和细胞悬液等，均可直接涂片或经离心后取沉淀物涂片，干燥、固定后可用于免疫组织化学检测。

（二）标本的固定与保存

1. 标本固定的目的 良好的固定是免疫组织化学结果可靠的重要保证。固定的意义在于使细胞内蛋白质凝固，抑制细胞内蛋白酶等的自溶作用，保持细胞的形态和结构；保存组织细胞的抗原性；防止标本脱落；除去妨碍抗体结合的类脂，便于保存；抑制组织中细菌的繁殖，防止组织腐败和在后续组织制备中的细胞结构和成分的改变。标本的固定应以不损伤细胞形态、不干扰固定后抗原的识别和结合为原则。

2. 固定剂的选择 国际上最通用且适应性较广泛的固定液为中性 10% 缓冲福尔马林或多聚甲醛，但在实际临床工作中，标本固定须根据其性质及所进行的组织化学反应选择适当的固定剂。对蛋白质类抗原，可用乙醇或甲醇固定；对微生物抗原，可用丙酮或三氯甲烷固定；如需除去病毒的蛋白质外壳，可使用胰蛋白酶；对多糖类抗原，用 10% 甲醛固定或以微火加热固定；如有黏液物质存在，应用透明质酸酶等处理除去；对类脂质丰富的组织进行蛋白、多糖抗原检测时，须用有机溶剂（乙醚、丙酮等）处理除去类脂。

3. 制片方法的评价 冷冻和石蜡切片是免疫组化最常用的制片方法。为了使抗原得到最大限度的保存，首选的制片方法是冷冻切片。其操作简便，可避免石蜡切片因固定、脱水、浸蜡等对抗原所造成的损失，适用于不稳定的抗原。石蜡切片是研究形态学的主要制片方法，它不但是观察组织细胞结构的理想方法，而且可用于陈旧石蜡包埋材料免疫组化的回顾性研究。石蜡切片薄而有连续性，可长期保存，但对抗原的保存不如冷冻切片。

二、抗原的保存与修复

在制片过程中，由于广泛的蛋白交联可使组织中某些抗原决定簇发生遮蔽，致使抗原信号减弱或消失。因此，使组织抗原决定簇重新暴露，即抗原修复是免疫组织化学技术中的重要步骤。常用的抗原暴露、修复方法有五种。

1. 酶消化法 根据消化能力强弱可分为轻度消化酶（如无花果蛋白酶）、中度消化酶（如胰蛋白酶）和强消化酶（如胃蛋白酶）。

2. 盐酸水解法 操作中应注意掌握盐酸浓度、水解温度及水解时间，以最大限度暴露抗原而又不破坏抗原性为目的。

3. 微波法 将石蜡切片置于缓冲液中，凭借微波辐射产生的高热效应及高速分子运动能量解开交联蛋白，暴露被掩盖的抗原决定簇。

4. 高压锅法 其利用加热暴露抗原，经济简单，适用于大批切片的加热处理。

5. 煮沸法 也是利用热效应恢复抗原性。

实际操作中，不同的方法可能适用于不同类别抗原的修复，须通过预实验探索适宜的抗原修复方法及实验条件，如温度、酶浓度等。但抗原修复效果是有限的，在可能的情况下最好采用冷冻切片。

三、抗体的处理与保存

（一）抗体的选择与验证

抗体选择应综合考虑抗体的敏感性、特异性、稳定性、纯度和种属等，才能确保实验的准确性和可靠性。①抗体的敏感性和特异性：首先应选择敏感性高与特异性强的抗体，至于选择单克隆还是多克隆抗体应根据检测的抗原而定，其中多克隆抗体广泛用于石蜡包埋的组织切片，敏感性高，但特异性不如单克隆抗体，有时会造成抗体的交叉反应，而单克隆抗体仅针对目标抗原某一特定抗原表位，存在相同或相似的抗原表位的概率低，因此出现交叉反应的概率相对较低，特异性强，但敏感性不够高。②抗体的稳定性：稳定性高的抗体能够在运输、保存和使用过程中保持其活性和特异性，从而确保实验结果的稳定性和可重复性。③抗体的纯度：抗体纯度越高，非特异性染色就越弱，实验结果就越清晰。④抗体的种属，通常第一抗体的动物种属要尽量避免与组织标本的种属相同，而第二抗体的种属要根据第一抗体的种属来决定。

抗体选择完成后，应对选择的抗体进行验证，验证的方法有多种：①最佳的验证方式是选择人工敲除靶抗原的细胞株进行培养，制备细胞爬片并进行免疫组织化学染色。野生株信号强而敲除株信号完全丢失表明抗体具有良好的敏感性与特异性。②基于靶抗原过表达细胞株或敲减细胞株进行免疫组织化学染色，根据其与野生细胞株信号强度的差异判断抗体的敏感性与特异性。③先用已知靶抗原吸附抗体，然后再用吸附后的抗体进行免疫组织化学染色，观察信号强弱的改变。④在日常检测工作中，通常缺乏前述三种细胞株和纯化的靶抗原，可考虑进行比对实验，一种是与已知检测性能的抗体进行比对，另一种是采用新抗体检测已知结果的组织样本，从信号强度、信号分布和非特异性染色等方面对已选择抗体的性能进行验证。

（二）抗体的稀释

抗原 - 抗体反应要求有合适的比例，过量或不足均不能达到预期结果。实际操作中须进行预实验，摸索抗体的最佳稀释度，以便达到最小背景染色下的最强特异性染色。

（三）抗体的保存

抗体是一种具有生物活性的蛋白质，在保存抗体时，要特别注意保持抗体的生物活性，防止抗体蛋白变性，否则会降低抗体效价，甚至失效。

四、免疫组织化学的结果判断

（一）对照的设立

设立对照的目的在于证明和肯定阳性结果的特异性，主要针对第一抗体进行，常用的对照有阳性对照和阴性对照。

1. 阳性对照 采用已知抗原阳性的标本与待检标本同时进行免疫组化染色，对照切片的阳性将证明整个显色程序的正确。特别在待检标本呈阴性结果时，阳性对照尤为重要。

2. 阴性对照 用确证不含已知抗原的标本作对照，结果呈阴性。只有在阴性对照成立时，方可判定检测结果。主要目的在于排除假阳性。

3. 其他

（1）空白试验：用 0.01mol/L、pH 7.4 的磷酸盐缓冲液（PBS）代替第一抗体进行免疫组化染色，以排除组织细胞内所含的生物素或内源性酶等。

（2）替代试验：即用与待测抗原同种属动物的免疫前血清或非免疫血清，替代第一抗体进行免疫组化染色，以确认阳性反应不是异嗜性抗原所致的非特异性反应。

（3）吸收试验：也称阻断试验，是一种确证试验。先用过量已知抗原（可溶性抗原）与第一抗体在 2～8℃下充分反应，离心后再进行免疫组化染色。此时的已知阳性对照应呈阴性或弱阳性反应。其目的在于确认免疫组化的阳性反应是与天然抗原相同的抗原 - 抗体反应。

（二）阳性结果

阳性细胞的显色可位于细胞质、细胞核和细胞膜表面。免疫组织化学的呈色深浅可反映抗原存在的数量，可作为定性、定位和定量的依据。阳性细胞可呈散在、灶性和弥漫性分布。由于组织细胞的异质性，即使只有少数细胞阳性（只要是在抗原所在部位）也应视为阳性表达。

（三）阴性结果及抗原不表达

阴性结果常表示该组织细胞中不表达靶抗原，但当组织细胞靶抗原的表达水平低于检测下限，也可呈现阴性结果。

（四）特异性和非特异性显色的鉴别

1. 分布位置 特异性反应常分布于特定抗原部位，如细胞质、细胞核和细胞表面，具有结构性。非特异性反应无一定的分布规律，常为切片边缘、刀痕或皱褶部位，坏死或挤压的细胞区域，常成片均匀着色。

2. 显色强度 特异性反应由于细胞内抗原含量不同，显色强度不一。如果细胞之间显色强度相同或者细胞和周围结缔组织无明显区别的着色，常提示为非特异性反应。

3. 其他 过大的组织块，中心固定不良也会导致非特异性显色，有时可见非特异性显色和特异性显色同时存在，过强的非特异性显色背景可影响结果判断。

（五）免疫组化结果与 HE 切片结果

当免疫组化检查结果与苏木精 - 伊红（HE）切片诊断不一致时，应结合临床资料如性别、年龄、部位、X 线等影像学及实验室结果综合分析，不能简单地用免疫组化检查结果推翻 HE 切片诊断。

五、质量控制

试剂和操作步骤的质量控制是取得满意的免疫组化染色结果的必要条件。

（一）试剂质量控制

抗体的质量是免疫组化染色技术成功的关键。使用前应了解第一抗体（即特异性抗体）和第二抗体（桥联抗体）的特异性和敏感性；通过预实验决定抗体的最佳稀释度；在已知阳性和阴性的标本上观察实验结果的符合情况。此外，试剂的质量控制还包括合适的稀释度、稀释剂、孵育温度和孵育时间等。

（二）操作过程质量控制

1. 实验操作 须严格按照标准化操作步骤进行，关注日间和操作人员间的变异情况。此外，还应包括对试剂的复溶及试剂的有效性进行质量控制。直接染色法可选择空白试验和替代试验；间接法、三步法可采用替代试验和吸收试验进行质量控制。

2. 标本的质量控制 标本的留取、保存、固定和处理对免疫组化染色至关重要。用于质量控制的标本包括阴性、阳性或自身组织对照三种类型。质控品的设置可有助于监控标本制备、操作过程、染色步骤和试剂质量等问题引起的误差。有时需要对标本进行前处理，以消除内源性过氧化物酶的干扰。

（三）技术设备、仪器和器具的质量控制

应定期对相关设备和器具进行校准。操作相关工具如吸管、试管和加样枪等须进行清洁、消毒，以减少对抗体污染的机会。

（李一荣）

本章小结

免疫组织化学技术主要采用了标记抗体在组织细胞原位通过抗原-抗体反应和组织化学的呈色反应，对相应抗原进行定性、定位、定量测定。该技术的应用便于在细胞、亚细胞水平检测各种抗原物质（如蛋白质、多肽、酶、激素、病原体以及受体等），为疾病的诊断、鉴别诊断和发病机制的研究提供了强有力的手段。

经过近几十年的迅速发展，免疫组织化学技术从荧光标记技术、酶抗体螯合技术、过氧化物酶-抗过氧化物酶技术发展到胶体金（银）标记技术、胶体铁标记技术和亲和细胞化学技术，特别是与基因探针、核酸分子杂交、原位 PCR、组织芯片、显微切割技术、活细胞原位荧光杂交等技术相结合，使免疫组化技术进入了一个全新的发展阶段。

在免疫组织化学技术的实际操作中，标本的处理、抗原的保存与修复、抗体的选择与处理保存、仪器和操作过程的质量控制以及结果判断等，均直接影响免疫组织化学技术的应用。免疫组织化学技术目前在临床上应用非常广泛，主要应用于自身免疫病、细菌和病毒鉴定、寄生虫检测、肿瘤抗原检测、血液中淋巴细胞及其亚群鉴定、特殊染色体鉴定、激素和酶的局部组织定位等领域。

总之，免疫组织化学技术目前在生物学、医学各个领域的应用中，已显示出越来越强大的生命力和广阔的前景，成为现代生物医学研究和实际工作特别是临床检验工作中不可缺少的工具。

第十三章　流式细胞分析技术

通过本章学习，你将能够回答下列问题：

1. 经典流式细胞仪有哪些基本结构？其分析或分选是基于何种原理？
2. 近年来有哪些新型的流式细胞仪？其主要有哪些特点？适用于哪些方面？
3. 流式细胞术分析时主要有哪些参数？这些参数的意义是什么？可以采用何种形式展示这些参数？
4. 在流式细胞术中哪四种荧光染料最为常用？其主要特点有哪些？
5. 如何准备单细胞悬液？如何进行荧光染色？
6. 流式细胞术在临床主要有哪几个方面的应用？
7. 流式细胞术的质量控制主要有哪几个方面？

流式细胞分析技术，简称**流式细胞术（flow cytometry，FCM）**，是基于流式细胞仪的一项快速、精确、高通量针对微粒（细胞）的特征或功能进行多参数定性、定量分析和分选的新型技术。通过分析反映出微粒（细胞）群体的生物学特征或功能，或根据微粒（细胞）的特征进行分选，进而研究其生物学特征和功能。

近20年来，随着学科的交叉和融合，新型流式细胞仪不断面世，新型荧光标记物的发现、软件开发等推动流式分析和分选方法的日臻完善，FCM也成为当今生命科学研究和实践中不可或缺的重要手段。本章主要介绍FCM在免疫学检验中的应用。

第一节　流式细胞仪的分析及分选原理

流式细胞仪（flow cytometer）是多学科交叉融合的产物，是集光学、化学、材料学、流体力学、自动化控制、光电测量、细胞生物学、生物化学、免疫学和计算机图像分析等技术于一体的现代化新型分析仪器。流式细胞仪作为一种先进的微粒（细胞）定性和定量分析仪器，具有以下特点：①速度快，每秒可测量数万个微粒；②精度高；③准确性好；④多参数测量，可以同时对同一个微粒做物理、化学和生物特性的多参数测量。

目前流式细胞仪主要分为经典流式细胞仪（包括分析型和分选型）和量化成像分析流式细胞仪。本节就其主要结构和工作原理做简要介绍。

一、经典流式细胞仪

流式细胞仪可对细胞悬液中的单个细胞的大小、细胞内颗粒复杂度、细胞表面分子、内部超微结构、蛋白、染色体、核酸等进行多参数快速分析，分选型的流式细胞仪还可以按实验设计要求分选出具有相同特征的细胞群体，用于培养或进一步研究。

（一）基本结构

经典分析型的流式细胞仪主要由液流系统，信号检测、转换及放大系统、信号处理系统、光学系统和光电转换系统组成，而分选型的流式细胞仪在此基础上增加了分选系统（图13-1）。

1. 液流系统 主要包括液流驱动系统、流动室、鞘液流和标本液流。液流驱动系统由空气泵、压力调节、压力传感器等组成。它驱动系统液流，使鞘液在流动室入口处形成液流聚焦，将细胞液流约束在液流中央，形成单细胞液流。流动室是单细胞液流形成部位，也是细胞信号的检测区域。

2. 光学系统 主要由光源、光束形成器（流动室前光学系统）、流动室后光学系统组成。流式细胞仪都采用激光光源，其作用是在细胞通过流动室时激发荧光标记物。光束形成器的作用是将激光发出的横截面为圆形的激光光束聚焦成能量成正态分布的椭圆形激光光束，且使得流动室中央位置的细胞流与激光束呈正交，且相交于激光能量分布峰值处。流动室后光学系统主要由多个透镜和多组滤光片组成，其作用是调整光路，并过滤掉不需检测的光波。

3. 信号检测及光电转换系统 主要由光电转换器、放大器和信号处理电路组成。光电转换器包括光电二极管（photodiode，PD）和光电倍增管（photomultiplier tube，PMT）两种，其功能是将光信号转换成电流信号。放大器主要有线性和对数放大器，主要将检测到的信号进行放大。信号处理电路包括前置放大电路、脉冲峰值检测器和模 / 数转换电路，其可把电信号转换成脉冲信号和数字信号，并传送给计算机处理。

4. 分选系统 常采用**荧光激活细胞分选仪（fluorescence activated cell sorter，FACS）**，其由电荷加载系统、超声压电晶体、液流断点监控系统、偏转电极、细胞收集系统和气溶胶控制系统组成。电荷加载系统是给检测系统发现的带特定荧光信号的目的细胞加载电荷。超声压电晶体主要引起流动室高频震动，使液流形成连续、均匀的单细胞液滴。偏转电极使带电细胞在电场中发生偏转，进入收集系统。液流断点监控系统是对分选过程进行系统监控。

5. 信号处理系统 实现对实验数据的分析、存储、显示，对于成像分选型流式细胞仪还具有图像重建分类决策功能。

（二）分析工作原理

在荧光染色的待测单细胞悬液加载于进样器系统后，在液流驱动系统作用下，细胞流与鞘液在交汇处形成一定角度进入流动室，经液流聚焦作用，鞘液裹挟着细胞流高速流动。通过调节液流的压力，使细胞成单排列逐一通过检测区域。激光束在光束形成器的调整下垂直照射到细胞流上，细胞上的荧光标记物被激发出荧光。同时，细胞因大小和细胞内颗粒的不同而产生不同的散射光。这两种光信号被 PMT 和 PD 检测器接收，信号经放大和转换输送给计算机。计算机将数字信号转换、储存和分析（图 13-1）。

（三）分选工作原理

细胞分选是根据实验需要获取具有某种特征的细胞，进一步培养和研究。当细胞液流通过流动室时，流动室耦合的超声压电晶体产生稳定的高频振动，将液流断裂成连续、均匀的含单细胞液滴。FACS 采用荧光探针与细胞特异性结合，因此，当单细胞队列经过激光束时，荧光探针被激发出特定波长的荧光，根据滤光片和光探测器所检测到的散射光和荧光信号，仪器对细胞群体特征进行判断，确定某一特征群体为目的群体，随即产生控制信号，给细胞液滴充电，使其带上正或负电荷。当其流经偏转高压静电场时，带电液滴分别向负极和正极偏转，进入分选收集管中，没有充电的液滴垂直下落，落入废液收集器中，从而实现细胞分选。细胞分选有一定的技术要求。细胞活率应在 95% 以上；分选速度通常在 5 000 个 / 秒，大型高速分选仪，最高可达数万个 / 秒；分选纯度一般应在 90% 以上；分选收获率常设定在 95% 以上；分选得率是指从目的细胞的总量中实际收获的目的细胞比例，该指标应在满足上述要求的前提下越高越好（图 13-1）。

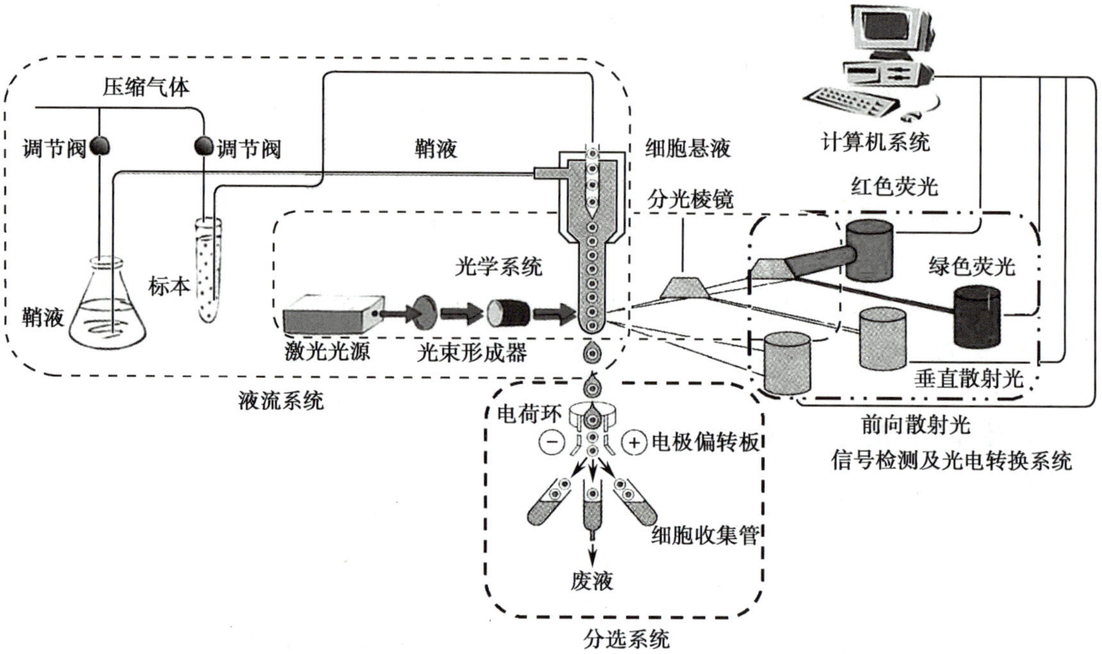

图 13-1 流式细胞仪的基本结构和工作原理图

二、量化成像分析流式细胞仪

（一）基本结构

量化成像分析流式细胞仪（imaging flow cytometer）是荧光显微成像的形态学量化分析系统与经典流式细胞仪的结合体，可以对通过流动室中的每个细胞进行成像，实现对细胞图像进行多参数量化分析，获得全新的细胞形态统计学数据。其硬件部分由液流系统、光学系统和检测系统三大部分组成（文末彩图 13-2）。

1. 液流系统 与经典流式细胞仪的液流系统非常相似。包括注射泵、流动室、鞘液流和细胞流。注射泵是将细胞悬液和系统鞘液注入流动室。流动室的作用与经典流式细胞仪相似。但鞘液流采用了极限层流技术，无搏动，最大限度地抑制了细胞在液流中的翻转。

2. 光学系统 该流式细胞仪采用了两种光源，其一是 LED 灯，用于观察明场细胞显微图像；另一是功率可调的全固态激光器，用于激发细胞产生荧光信号，供荧光显微系统和流式细胞仪荧光信号检测。

3. 检测系统 采用的是基于时间延迟积分技术的高速时间延迟电荷耦合器件（time delay and integration charge coupled device，TDI CCD）。TDI CCD 通过多级时间积分来延长曝光时间，大大提高了光通量，提高了相机的敏感性和信噪比。

（二）分析工作原理

量化成像分析流式细胞仪通过注射泵将细胞悬液和系统鞘液注入流动室中，通过液流聚焦作用，鞘液将细胞约束在液流的中心。由于采用极限层流技术，因此细胞在逐个流过检测窗口时不会发生搏动和翻转。通过检测窗口的细胞由 LED 照射和固态激光照射，产生图像、散射光和荧光信号；TDI CCD 直接记录细胞的图像和光信号，再传递给计算机分析系统，每个细胞图像可以被快速捕捉，细胞的各种形态学参数及物质定位信息可被用于后续分析，丰富了细胞的形态学统计数据。

该流式细胞仪最大的特点是在捕获流式参数的同时，可获取相应细胞的图像资料，并在图像直视下对参数进行分析，有利于通过形态学的识别，了解细胞亚群的性质，特别是在细胞内信号转导、转录因子核转位，细胞的吞噬、凋亡（DNA 损伤）和自噬，药物、炎症、肿瘤相关基因等导致细胞形态和功能改变的研究，以及对稀有细胞或新发现的细胞亚群研究中具有更为独特的优势。此外，TDI CCD 的荧光敏感性更高，捕获参数更多，使得实验结果更加真实、可靠（文末彩图 13-2）。该设备在血液病、免疫学和免疫相关性疾病、病原体及其致病机制、肿瘤的发生 / 发展机制、干细胞分化机制和功能、海洋生物、毒理学和药物研发等方面的研究具有广阔的应用前景。

第二节　数据的显示与分析

流式细胞仪先将采集的光信号转换为电压脉冲，经放大后再转换成为数字信号，最后以图像形式表示。其数据以一定格式存储，存储格式包括三类文件：标本获取文件、数据设置文件和数据分析结果。数据采集、存储完毕后，可以几种不同格式显示。目前流式细胞仪的数据显示方式主要包括单参数直方图（histogram）、二维点图（dot plot）、二维等高图（contour）和假三维图（pseudo 3D）等。

一、参数

流式细胞仪检测的信号分两类：散射光信号与荧光信号。散射光信号不依赖于任何荧光染料，是细胞的自然属性的反映，因此，散射光信号可在细胞未受任何损伤的情况下检测，并能够提供大量信息。荧光信号则由激光激发标记的荧光染料、载体转染的荧光蛋白或细胞自身发出，反映细胞生物学特性。荧光信号的强度反映了细胞含有某种目标分子的相对数量。

二、散射光的测定

散射光信号的产生是垂直方向的激光束照射到依次通过流动室的细胞而产生的散射光。

（一）前向散射光

散射光是围绕细胞 360° 发散的，但仅有沿与细胞切线方向小角度的散射光能反映细胞形状和体积大小，这一散射光被称为**前向散射光（forward scattered light，FSC）**。流式细胞仪在激光束的正前方设置了 FSC 检测器以收集 FSC，其电压脉冲信号与检测器接收到的光强度成正比。FSC 信号比较强，经过分光后直接由 PD 进行接收、分析。

（二）侧向散射光

被检测的细胞除了大小不同外，还有其他特性不同，如胞质内细胞器种类、数量，细胞核的大小、形态等，当激光照射到这些胞内容物时，可以产生方向不同和强弱不等的散射光，而垂直方向散射光对细胞膜、胞质、核膜的折射率更为敏感，可提供被检测细胞内精细结构和颗粒性质的信息。这一散射光被称为侧向散射光（side scattered light，SSC）或垂直散射光。SSC 通过与光径成 45° 角的分色棱镜和滤光片，实现荧光分离，SSC 和荧光信号比较弱，经过分光后由 PMT 进行接收、分析。

三、荧光测量

荧光染料的发射光谱和激发光谱不相同。每种荧光染料都有特定的最大激发波长，激发后产生特定的荧光光谱。通过流动室后光学系统将不同波长的散射光和荧光信号区分开，送到检测器。荧光信号通常根据其检测通道不同用 FL1～FLn 表示。散射光和荧光的强度决定了峰值脉冲信号的高度，荧光的分布则决定了脉冲信号的宽度。散射光和荧光检测器接收到的峰值电压脉冲信号，经信号转换、放大、数字化处理后在计算机上直观地展示不同荧光染色细胞群体的比例。根据检测目标细胞的已知特征，选择不同荧光素标记抗体（荧光抗体）或单独的荧光素染色，可在流式细胞仪上检测同一细胞群体上的多个不同特征，并区分出不同表型的细胞亚群。

（一）荧光信号测量与放大器

荧光信号的测量常使用线性和对数放大器。线性放大器对信号的输出与输入是线性关系，输入信号放大几倍，输出信号也放大相同倍数；对数放大器对信号的输入与输出是 10 的对数关系，当输入信号增加 10 倍时，其输出信号由 1 转变为 2。FSC 与 DNA 染色后的荧光信号强度变化范围较小或为线性，主要采用线性放大器测量。然而，不同的细胞会因表达的某种抗原的丰度和位置分布的不同，出现阳性细胞群和阴性细胞群所表达的荧光强度差异很大。同时测量阴性和阳性细胞亚群的荧光信号时，线性放大器很难将不同强度信号展现及分开，而对数放大器能将信号进行足够的放大，并区分不同荧光强度的细胞亚群，同时对数测量使得超出线性测定范围的强信号落在可测量的范围内。因此，对数放大器主要用在 SSC 和强度变化范围大且复杂的荧光信号测量中。

（二）荧光补偿

荧光素的发射光谱波长比较宽泛，从而导致许多荧光素的激发光谱重叠，即使采用滤光片，它们只能去除不希望检测到的波长的光波，但是并不能区别光波的来源。例如异硫氰酸荧光素（fluorescein isothiocyanate，FITC）和藻红蛋白（phycoerythrin，PE）发射的荧光分别由 BP530/30nm（中心波长 530nm，带宽 30nm）和 BP585/42nm（中心波长 585nm，带宽 42nm，用于检测橙色或红色荧光）滤光片过滤后送入 FL1 和 FL2 探测器中。但在检测中发现约有 15% 的 FITC 荧光信号出现在 FL2 检测器中，而 PE 有 2% 的荧光信号出现在 FL1 检测器中，这部分信号被称为荧光渗漏。由此可见 FL1 和 FL2 检测器检测到的荧光信号存在重叠信号，影响检测结果的准确性（文末彩图 13-3）。

为了避免检测到这种交叉信号，通过调节，从 FL2 检测器中减去 15% 的 FITC 信号，那么经校准后的 FL2 检测器检测的是真正的 PE 荧光信号，而无 FITC 荧光。同样在 FL1 检测器中去除 2% 的 PE 荧光信号，FL1 检测器检测到的就是真正的 FITC 荧光信号了，从而确保了检测的准确性。这一过程即为**荧光补偿（fluorescence compensation）**。当补偿处理不完全时进行标本检测，获得的是不准确的结果，将严重影响实验结果的分析，甚至造成临床误诊或误导科学研究。荧光补偿原理很简单，但当测定的荧光信号越多时，荧光补偿的复杂性就越大。以往流式细胞仪常采用人工调节补偿，但目前多数流式细胞仪采用软件自动跟踪补偿，使检测的精确性大大提高。

发射光谱是在 488nm 激光光源照射下产生的。FITC 产生的绿色荧光的最大发射波长为 515nm，标配的 FITC 滤光片为 BP530/30nm。PE 产生橙红色荧光，最大发射波长为 575nm 左右，检测它的滤光片为 BP585/42nm。通常 FITC 有 15% 的发射光落在 FL2 检测器（文末彩图 13-3A）。PE 只有 2% 的发射光落在 FL1 检测器中（文末彩图 13-3A）。B 图为二维散点图，当补偿过度时会造成部分 FITC 荧光不显示，当补偿不足时则不能正确显示 FITC 的位置，部分细胞被显示为 FITC 和 PE 双阳性细胞。

四、数据显示方式

（一）单参数数据的显示

单参数直方图在一维数据中广泛使用，主要由单维参数（荧光或散射光）与细胞数量（count）构成，用于 FSC、SSC 和荧光（FL1～FLn）等单参数的数据显示（文末彩图 13-4A）。在单色数据显示中，横坐标用来反映相对荧光强度，纵坐标反映的是细胞在某一荧光强度下出现的频率或相对数量。处在同一通道的每一细胞均符合该通道的信号值，且具有相同的信号密度。通道右侧信号的荧光强度高于左侧。单参数直方图可用于定性或定量分析。

（二）双参数图

双参数图能够显示两个独立参数与细胞相对数之间的关系。目前主要有散点图、密度图和等高图。象限标记将双参数图分为四个部分，以区分细胞群为阴性、单阳性或双阳性。

1. 二维点图 常用二维散点图（文末彩图 13-4B）和二维密度图（文末彩图 13-4C）。其横坐标和纵坐标分别表示与被测的细胞相关的两个独立参数，平面上每一个点表示同时具有两个坐标值意义的一个细胞，双参数信号通常采用的是对数值。尽管根据一个二维点图可以获得两个单参数直方图，但在单参数直方图中具有相同坐标值的多个细胞表现为具有某一特征的细胞数量的累加，并不能反映其具有的其他特性，而在二维点图中可以获得其更多的信息，因此，一个二维点图所包含的信息量要大于两个单参数直方图的信息量。密度图要比散点图更能直观地反映具有某些特征的细胞的分布状况和集中的趋势。

2. 二维等高图 表示法类似于地图上的等高线。其中每一条连续曲线表示具有相同细胞数，即“等高”。曲线层次所处的位置越趋近于图形中央，其所代表的细胞数愈多。等高线层次间表示的是细胞数间隔是相等的，因此等高线越密集则表示细胞变化频率越大，等高线越疏则表示细胞变化频率越小（文末彩图 13-4D）。

（三）多维参数的显示

1. 假三维图 是利用计算机技术模拟出来的，是对二维等高图的一种视觉直观的表现方法。它能使原二维点图中的隐坐标——非实质参数细胞数同时显现。假三维图可以通过旋转、倾斜等操作，以便多方位地观察“山峰”和“谷地”的结构和细节，有助于对各类细胞特征的数据的全面分析（文末彩图 13-4E）。

2. 三参数点图 是三维坐标均为实质性参数（散射光或荧光），如 *X* 轴 FL1（FITC）和 *Y* 轴 FL2（PE）显示的是被检测细胞所表达的某两种分子的荧光强度（相对量），而 *Z* 轴（SSC-H）显示细胞复杂度的参数。同样地，三参数点图也可以做全方位旋转以便仔细观察，更直观显示了不同细胞群体的细胞大小、内部复杂度和相对荧光强度等更多的生物学信息（文末彩图 13-4F）。

3. 三参数以上的显示 多种荧光抗体标记的细胞在流式细胞仪上可获得散射光和多种荧光信号。要充分展示各个参数之间的相关关系，就涉及细胞的多参数显示和分析，但多数流式细胞仪的软件尚不能通过一个图显示三个以上的参数。通过设门（gating，G）技术，采用多个双参数图或单参数直方图组合展示参数之间的关系是目前多参数分析的主要手段。以膜联蛋白Ⅴ（annexin Ⅴ）和碘化丙啶（propidium iodide，PI）染色分析细胞凋亡为例（文末彩图 13-4G），左图显示的是 FSC 和 SSC 参数下细胞的分布，通过设门圈定活细胞群体（R1 门内的细胞），再分析其中被 annexin Ⅴ-FITC 和 PI 染色的细胞（右图）。从图中就可以看出，尽管 R1 内的细胞存在着四个群体：①未发生凋亡的群体（双阴性群体）；②早期凋亡的群体（annexin Ⅴ-FITC 单阳性群体）；③中、晚期凋亡的群体（annexin Ⅴ-FITC 和 PI 双阳性群体）；④晚期凋亡的群体（PI 单阳性群体）。但这些细胞群体在 FSC-SSC 双参数图中不能展示出来，只有通过设门后用二维点图才能展现出在设定的 FSC-H 和 SSC-H 参数条件下 annexin Ⅴ-FITC 和 PI 两参数的相互关系，从而展现出四个不同细胞群体所发生的生物学变化。

（四）设门分析技术

随着高通量检测越来越普及，如何准确分析数据成为一个突出的问题。设门技术是应数据图形化而产生的，它的产生与发展使流式细胞仪数据多参数分析有了突破性进展。设门指在某一张选定参数的直方图或散点图上，根据图中细胞群分布特征，选定其中想要分析的特定细胞群，从而对该群细胞进行单参数或多参数分析。例如，在含有混合细胞群的血液样本中，将分析限制为仅淋巴细胞，或基于细胞大小和细胞内部精细结构的颗粒性质，在 FSC 与 SSC 图上设置门以用于淋巴细胞的分析。设门可根据细胞群的位置、分布特征和软件提供的设门的曲线方式将门设定成矩形、椭圆形、多边形或采用十字象限等多种形态。文末彩图 13-4G 中首先在散射光散点图（左图）中根据细胞的 FSC 和 SSC 特点设门（R1）排除死细胞碎片，然后在 R1 中针对在荧光散点的分布按十字象限划分成四个门（右图），分析每个象限中细胞凋亡的特点。这样就可避免死细胞碎片对活细胞检测凋亡情况的干扰。因为死细胞碎片往往有很强的非特异性荧光产生，其荧光散点会分布在象限的对角线上。

根据设门的方式可分为在线设门和离线设门两种。在线设门是在流式细胞仪收集细胞时进行设门获取数据。但是这种设门方式存在致命缺点，门外的信号将不被储存下来，如果设门不恰当，造成数据遗漏，影响最终的分析结果，因此不建议采用。离线设门是在数据采集后，通过软件圈定不同的细胞群范围进行分析。离线设门不会因设门错误或不当丢失细胞信号。

除此之外还有反向设门（back gating）和逻辑设门等。反向设门可以用于观察某个荧光特征的细胞，在其上一级门内或区域中所处的位置和特征。逻辑设门有利于针对同时具有几个特征的细胞群体的组合分析。

与设门相对应的另一个概念是区域（region，R），其与门的意义类似。在非逻辑设门中没有区别，门常常与区对应（如 G1 = R1）。但在逻辑设门分析中门和区并不对应，如 G1 = R1 and R2 或 G1 = R1 or R2 等。

第三节　流式细胞仪免疫分析的技术要求

FCM 是多学科技术的综合应用，除了流式细胞仪本身的性能之外，实验设计、对照设置、荧光抗体的选择、标本处理、染色过程和质量控制都需要丰富的理论知识和实践经验，才能确保实验的顺利进行，并获得准确的结果。此外，对于标本处理的实验室环境，特别是临床标本处理的实验室环境以及废弃物的处理也有严格的要求，如对传染病标本应该按照传染病的等级，按照《病原微生物实验室生物安全管理条例》的规定在不同等级的实验室中进行。工作人员必须按照要求穿戴相关的防护服，仪器消毒、排放的气体 / 废水和实验废弃物也应按照要求进行处理。活细胞分选应该在万级层流室中进行。

一、单细胞免疫标本的制备

标本的采集、运输和保存对实验结果有很大的影响，因此根据标本的来源不同，应采用不同的处理方式，确保 FCM 的实验成功。

（一）标本采集、运输、保存和操作

1. 标本来源　几乎所有的组织细胞均可以作为流式细胞仪检测的标本，免疫标本主要来源于外周血、骨髓和淋巴器官或组织等。

2. 抗凝剂的选择　常采用肝素钠和乙二胺四乙酸二钠（ethylenediaminetetraacetic acid disodium，EDTA-2Na）抗凝，同时进行白细胞分类和流式细胞术检测时，建议使用 EDTA-2Na，如果进行 T 细胞功能检测则首选肝素钠作为抗凝剂。EDTA-2Na 的优点是可防止成熟的髓系细胞贴壁造成的细胞损失，具有较强的抗血小板聚集能力。缺点是 EDTA-2Na 具有一定的消化能力，导致细胞表面的一些分子丢失而且 EDTA-2Na 可螯合钙离子，影响 T 细胞的激活效果。柠檬酸钠（acid citrate dextrose，ACD）和肝素锂不宜使用。前者通过改变细胞 pH 而影响细胞活性，后者对血小板的抗凝效果不佳而影响细胞的比例。

3. 标本的保存 标本最好在采集后立刻进行处理和染色。新采集的标本可以保存于室温（22～28℃）下，标本未行免疫标记不可4℃冷藏保存，因为复温容易使细胞表面蛋白质脱落，如实验室恒温可将标本置于标本恒温保存盒内。分离后的单个核细胞标本可2～8℃保存。肝素抗凝外周血标本通常可室温（22～28℃）保存48小时，EDTA-2Na抗凝的外周血标本可保存24小时，骨髓标本一般可在室温（22～28℃）下保存12～18小时，随着时间延长$CD34^+$细胞会大量减少。超过36小时的标本、冷藏和溶血的全血标本不宜用于实验。在特殊情况下，希望对许多标本同时进行实验研究，那么就需要对已制备好的单细胞悬液进行长期的保存。最理想的保存方法，既要保持细胞原有的特性，又要不影响检测结果。最常用的处理方法有三种：深低温保存法、甲醇或乙醇保存法，甲醛或多聚甲醛保存法。

（1）深低温保存法：将制备的单细胞悬液，离心去除上清液，10^6个/ml细胞加入1ml冻存液（含10%二甲亚砜，30%以上的新生牛血清的RPMI-1640或DMEM培养液），混匀后装入冻存管中，先保存于−40℃冰箱过夜，第二天转冻存于−80℃冰箱或液氮罐。当须检测时将取出冻存管，置于37℃液体中迅速复融，恢复成单细胞悬液。冻存的要点是“缓冻速溶”，保持细胞较好的活率。−80℃冻存以半年为宜，液氮冻存至少可保存1年。

（2）甲醇或乙醇保存法：将单细胞悬液用10ml离心管1 000r/min离心10分钟，去上清液，轻叩管底，分散细胞，缓慢向细胞中加入预冷的75%的甲醇或70%乙醇，边加边振荡以避免细胞膜表面蛋白被凝结。加盖后置于2～8℃冰箱保存，该方法保存时间最好不超过2周。常用于DNA检测。

（3）甲醛或多聚甲醛保存法：将单细胞悬液用10ml离心管1 000r/min离心10分钟，去上清液，轻叩管底，加入4%甲醛或多聚甲醛PBS固定。经甲醛和多聚甲醛处理的单细胞不再具有生物学活性，但不影响细胞表面免疫荧光染色分析，经该方法固定处理的细胞保存时间可达2个月。

（4）染色后的标本保存：一般要求立即上机，如果不能立即检测可以加入叠氮钠等防腐剂，2～8℃或冰浴中保存24小时。对胞内染色的标本，保存时间可以适当延长。

（二）标本制备

1. 外周血和骨髓 是最适宜FCM分析的标本，其为天然单细胞悬液。外周血以5ml为宜，骨髓标本在3ml左右。从外周血和骨髓中去除红细胞是流式分析基本步骤，常采用裂解红细胞和细胞不连续梯度密度离心分离两种方法。①裂解红细胞是首选方法，操作简单、快捷，并能保持标本中白细胞分布比例，常用于临床标本的处理，甲酸溶血法适用于全血标本，骨髓标本宜用氯化铵（NH_4Cl）溶血法。②不连续梯度密度离心：在科学研究中，有时为了减少检测时的干扰因素，或须针对某个细胞群体进行研究，常通过不连续梯度密度离心分离单个核细胞（见第十五章），再进行标记染色。

2. 体液 主要包括胸腔积液、腹腔积液、心包液、脑脊液和脏器的灌洗液。标本的量不宜少于3ml，但细胞浓度更为重要。如果是血性标本，应该加肝素钠抗凝。标本应保存于室温（22～28℃）下，马上处理，最多不超过48小时。

3. 培养细胞 培养细胞有悬浮生长和贴壁生长两大类。悬浮生长的细胞本身是单细胞悬液，无须处理。贴壁生长的多数是单层细胞，先加胰蛋白酶（0.25%）-EDTA（0.02%）消化，当细胞伪足收缩时，终止消化，收获细胞。离心去上清液，再加少量PBS重悬成单细胞悬液。用200目尼龙网过滤细胞，除去粘连细胞，再以含2%～5%新生牛血清的PBS重悬细胞并计数。

4. 组织 常用的组织有动物脾、胸腺、淋巴结等淋巴器官和组织；临床常用的标本有淋巴结和活检组织。组织一般要求在1～2cm^3，新鲜采集的标本应马上保存于冷（2～8℃）RPMI-1640/DMEM培养基中，或用冷盐水纱布包裹后置于冰上。将实体组织制备成单细胞悬液是困难而复杂的过程。首先采用机械或酶分离法破坏、水解组织间的糖胺聚糖和胶原等蛋白。理想的方法是既能分离细胞，又不损伤细胞。但在实际操作中都会对细胞膜结构、细胞活性与功能，甚至 DNA 完整性等造成不同程度的损伤。①机械法：通常用在 2～8℃的培养基中或冰浴中剪碎、网搓、研磨等方法破碎组织，使细胞从组织间释放出来，并以 200 目的筛网过滤，去除聚团的细胞和间质。这类方法对细胞的损伤较大，细胞碎片较多，成活细胞较少，每克组织的单细胞得率较低。主要适用于脾、淋巴结和胸腺等质地比较脆弱的器官。②酶处理法：常采用胰蛋白酶、胶原酶、胃蛋白酶和透明质酸酶来水解组织间的糖胺聚糖和胶原等蛋白。对于细胞间连接十分紧密的组织，往往须在机械分离的基础上用蛋白水解酶消化。③化学试剂处理法：主要是采用胰酶与 EDTA 或乙二醇双(2- 氨基乙醚)四乙酸等螯合剂加入组织碎片中，将组织细胞间起粘连作用的钙、镁离子置换出来，从而使细胞从组织中释放出来。④表面活性剂处理法：主要是破坏细胞膜结构，使细胞核被释放到悬液中，用来制备出单个细胞核成分悬液。

二、常用的荧光染料与标记染色

不同荧光染料的激发和发射光谱不同，需要不同的激光器激发，并通过不同的滤光片和检测器检测。根据实验或临床检测目的和设备的激光配置，正确选择和搭配好不同荧光抗体，使得不同荧光间相互干扰达到最小，才能获得理想的分析和分选效果。荧光染料有两个重要特征：吸收光谱，即荧光化合物在被激发时的波长范围，以及发射光谱，即它发出的光的波长范围。斯托克斯位移(发射波长和激发波长的差异)决定了荧光染料本身的性能，斯托克斯位移越大表示激发光和发射光之间的波长差距程度越大，滤光片可以将激发光和发射光分离。

(一)常用的荧光染料和荧光蛋白

常用的荧光染料除了 FITC、PE、多甲藻叶绿素蛋白(peridinin chlorophyll protein，PerCP)、别藻蓝蛋白(allophycocyanin，APC)，还有许多复合荧光染料，如 PE-Cy5 和 APC-Cy7 等。它们是利用**荧光共振能量转移(fluorescence resonance energy transfer，FRET)**技术合成的荧光染料。FRET 是当两种荧光素距离足够近时，供体荧光素在接受激光激发时，吸收了光子的能量，其外层轨道的电子从低能级的基态跃迁到较高能级的激发态。处于激发态的分子不稳定，它通过辐射和非辐射的跃迁返回到基态，同时发射光子，即产生荧光和磷光。供体发射的光子能诱发受体荧光素发射荧光，并导致供体荧光分子自身的荧光强度衰减，可以有效地增加斯托克斯位移，有助于在单一激光波长进行分析时增加可分析的颜色数量，此外还有多种荧光蛋白如增强型绿色荧光蛋白(enhanced green fluorescent protein，EGFP)等也可以在特定的细胞中表达，作为检测的目标分子。表 13-1 列出了常用荧光染料和荧光蛋白种类和特性。

(二)标本的荧光染色

1. 荧光抗体的浓度选择 细胞荧光染色必须保证对每个细胞的染色均匀，且荧光素分子数与被染色的细胞成分间有一定的量效关系，以确保荧光素被激发时，产生最大的荧光量子效率和稳定的荧光强度。当激发光功率增强时，荧光强度相应按比例增加，但当荧光量子效率达到 1.0 时，继续增加激发光强度，其荧光强度也不会增加。相反容易导致发射的荧光被邻近的分子吸收而淬灭，此时即使增加荧光抗体浓度也不能增加荧光量子效率和荧光强度。此外，荧光抗体浓度过高也容易造成非特异性染色，因此荧光抗体在应用时应选择适当浓度。

2. 荧光抗体的组合原则 一般而言，在选择组合时应注意流式细胞仪配置，充分考虑激光光源可激发的荧光染料。另外应注意被检测细胞抗原的表达丰度，强荧光染料标记抗体结合低密度抗原，弱荧光染料标记抗体结合高密度抗原，这样能够去除背景荧光，如对于

表 13-1 常用荧光染料和荧光蛋白及其性质

荧光素	最大激发光波长 /nm	推荐激发器激光波长 /nm	最大发射光波长 /nm	备注
反应或交连后探针				
Alexa Fluor®488	495	488	519	FL1 通道检测
FITC	493	488	525	FL1 通道检测
PE	496、565	488	575	在 FL2 通道检测
ECD	496、565	488	613	
PE-Cy5	496、565	488	670	在 FL3 或 FL4 通道检测
PerCP	482	488	675	在 FL3 通道检测
APC	645	595、633、635、647	660	在 FL4 通道检测
核酸荧光染料				
DAPI	359	325、360、405、407	461	
7-AAD	546	488	647	
PI	305、540	325、360、488	620	
荧光蛋白				
EGFP	489	488	508	

注：PE-Cy5，藻红蛋白 - 花青素 5 复合物；PI，碘化丙啶；7-AAD，7- 氨基放线菌素（7-aminoactinomycin D）；DAPI，4',6- 二脒基 -2- 苯基吲哚（4',6-diamidino-2-phenylindole）；ECD，藻红蛋白 - 得克萨斯红（PE-Texas red）。

高丰度表达的抗原或使用氩离子激光器的流式细胞仪可选择 FITC 标记抗体。在考虑到流式细胞仪配置的前提下，尽可能选择荧光发射波长不相交叉的荧光抗体。目前临床上常用的诊断性 FCM 试剂往往已经由厂商进行组合。常见荧光素和荧光蛋白的最大激发波长、最大发射波长和推荐使用的激光器波长参见表 13-1。

3. 荧光素与细胞结合方式 荧光抗体染色过程中，荧光抗体与细胞成分结合原理为抗原 - 抗体反应（见第二章）。荧光抗体与细胞上表达的抗原分子结合而形成抗原 - 荧光抗体复合物，未与抗原结合的荧光抗体通过洗涤而洗脱，当流式细胞仪检测时，检测到的荧光信号强度与细胞抗原表达丰度成正比。通常荧光抗体染色有直接免疫荧光染色和间接免疫荧光染色两种方法（见第八章），其中直接免疫荧光染色最为常用。在核酸染色时，荧光素主要通过三种方式与核酸结合：①静电引力结合，带正电荷的荧光素分子与带负电荷的核酸分子磷酸基团相互吸引结合。静电引力较弱，故易造成荧光分子丢失；②共价结合，荧光素分子与 DNA 分子形成共价结合，该方式也易造成荧光分子丢失；③嵌入结合，荧光素分子直接插入 DNA 双链中，该方式结合紧密、稳固。

4. 染色操作 以直接免疫荧光染色法分析 T 细胞 CD3、CD4 和 CD8 为例，先将对应于标本的试管进行标记，然后在检测管中加入 CD4-FITC、CD8-PE 和 CD3-PerCP 荧光抗体各 10μl，对照管分别加入 10μl 小鼠三种荧光抗体的同型对照。每管加入 100μl 充分混匀的抗凝血至管底，低速混匀 3 秒，室温（22～28℃）下避光静置 15～20 分钟；用蒸馏水将 10 倍溶血素稀释成 1 倍，每管加入 2ml 1 倍溶血素，立即低速混匀，室温（22～28℃）下避光静置 10～12 分钟；室温（22～28℃）下 1 000r/min，离心 5 分钟，弃去上清液，低速混匀 3 秒，每管中加入 2ml 洗涤液重悬细胞，室温（22～28℃）下 1 000r/min，离心 5 分钟，弃去上清液，每管中加入 300μl 鞘液，低速混匀 3 秒，2～8℃避光静置于 1 小时内完成上机检测；若不能及时上机，每管加入 300μl 1% 多聚甲醛固定细胞，放置于 2～8℃冰箱保存，48 小时内上机检测。

三、基于免疫微球技术的应用

长期以来，FCM 的应用一直局限于对细胞（微粒）的分析，分析的参数也比较有限，不能满足高通量研究的要求。但随着人工微球如胶乳颗粒的应用，实现了 FCM 对可溶性物质高通量的分析。目前该技术有两大类，一类以多指标同步分析（flexible multi-analyte profiling，xMAP）技术为代表；另一类是以流式微球阵列（cytometric beads array，CBA）技术为代表。相关技术详见第八章内容。

与 ELISA 相比，CBA 能更有效地捕获被分析物；对标本的需求量少，检测快速、灵敏，检测范围更宽。可同时在一个标本中对多个目的蛋白进行精确定量。目前主要针对各类细胞因子、细胞信号转导中磷酸化蛋白、凋亡相关蛋白定量检测。与 xMAP 比较，CBA 不能检测核酸，检测的目标分子数量少于 xMAP，但不需要购买专门的设备，可以在流式细胞仪上进行。

第四节 流式细胞分析的临床应用

FCM 几乎在所有的生命科学领域中都有应用，在医学的基础研究、临床的诊断和研究中应用尤为广泛，如获得性免疫缺陷综合征（acquired immunodeficiency syndrome，AIDS）等感染性疾病、自身免疫病、肿瘤的诊断、疗效和预后判断等；FCM 技术也不仅仅是细胞技术，也可以结合分子生物学的其他技术对细胞或生物颗粒进行分析。

一、机体免疫状态的检测

机体免疫功能不仅与恶性肿瘤、免疫系统的疾病有关，而且还与神经 - 内分泌 - 免疫功能轴调节的众多器官功能状态及疾病有着密不可分的联系，因此检测免疫状态十分重要。

（一）淋巴细胞及其亚群的分析

淋巴细胞是免疫系统中执行免疫功能的重要细胞，各种 CD 分子广泛分布于 T 细胞、B 细胞、骨髓造血干细胞、血小板、巨噬细胞（macrophage，Mϕ）、树突状细胞（dendritic cell，DC）和自然杀伤细胞（natural killer cell，NK cell）等免疫细胞。免疫细胞 CD 分子的改变与细胞的活化、功能及临床疾病的病理变化关系密切，此外，不同免疫细胞群间比例对机体的免疫功能也具有重要的影响，因此通过流式细胞仪计数和淋巴细胞亚群分析对了解机体免疫状态，淋巴细胞的发育、分化、功能成熟和活化，鉴别新的淋巴细胞亚群具有重要价值；同时通过研究和分析疾病与特异性淋巴细胞亚群表面标志的关系，对临床免疫相关性疾病的诊断、治疗和疗效观察等有着重要的临床意义。

1. T 细胞及其亚群 T 细胞都有一个共同标志 CD3。外周血中成熟的 T 细胞主要属于 $TCR_{\alpha\beta}^{+}$ T 细胞，可分为辅助性 T 细胞（helper T cell，Th cell）、细胞毒性 T 细胞（cytotoxic T cell，Tc cell or CTL cell）和调节性 T 细胞（regulatory T cell，Tr cell or Treg cell）。此外，还有 $TCR_{\gamma\delta}^{+}$ T 细胞和 $NK1.1^{+}$ T 细胞。目前临床主要进行下列 T 细胞及其亚群相关的检测。

（1）辅助性 T 细胞：主要为 $CD3^{+}CD4^{+}CD8^{-}$ T 细胞，Th 细胞功能复杂，主要可辅助其他淋巴细胞的发育和分化，产生细胞因子，参与固有和获得性免疫。根据其产生的细胞因子和生物学效应的不同可分为 Th1、Th2、Th9、Th17、Th22 和滤泡辅助性 T 细胞（T follicular helper cells，Tfh）等不同的 Th 亚群。其中 Th17 备受关注，主要参与介导各种免疫炎症，与感染、自身免疫病和肿瘤关系密切。

（2）细胞毒性 T 细胞：主要为 $CD3^{+}CD4^{-}CD8^{+}$ T 细胞，主要介导特异性的细胞毒作用，并受 MHC I 类分子限制。按 Tc 细胞分泌细胞因子的类型不同可分为 Tc1 和 Tc2 亚群。

Tc 细胞在抗肿瘤免疫、抗病毒感染、介导移植排斥反应和自身免疫病中发挥了重要作用。

（3）调节性 T 细胞：主要为 $CD4^+CD25^+FoxP3^+$ T 细胞。根据来源可以分为天然调节性 T 细胞（natural T reg，nTreg）和诱导性调节性 T 细胞（induced Treg，iTreg）。Treg 具有免疫调节功能，在自身免疫病、肿瘤和器官移植排斥反应中具有重要作用。近年来认为 Treg/Th17 细胞之间的失衡是许多免疫炎症性疾病发生的关键机制。

2. B 细胞及其亚群 外周血中成熟 B 细胞占淋巴细胞的 5%～15%，主要表达 BCR、CD19、CD20、CD21 和 CD22。根据发育分化和表达 CD5 分子的不同，可分为 B1 和 B2 两个亚群，活化的 B 细胞可表达 CD83。参与固有和获得性免疫，在 Th2 辅助下分泌抗体。在抗感染、抗肿瘤、介导自身免疫病和移植排斥反应中发挥重要作用。

3. 自然杀伤细胞 NK 细胞的特征性标志为 $CD3^-CD16^+CD56^+$，此外，还表达 CD2 和 CD11a/CD18。NK 细胞在外周血中约占 10%，主要作用是通过直接或间接细胞毒作用参与固有和获得性免疫，不受 MHC 限制性，还可分泌 IFN-γ 等细胞因子参与免疫应答调控。在抗感染、抗肿瘤和移植排斥反应中具有重要作用。

4. 树突状细胞 DC 是重要的抗原提呈细胞，主要可分为 $CD11c^-CD33^{dim}HLA\text{-}DR^+ Lineage^-CD123^+$ 的浆细胞样树突状细胞（plasmacytoid dendritic cell，pDC），$CD11c^+$ $HLA\text{-}DR^+ Lineage^{dim/-}$ 的髓样树突状细胞（myeloid dendritic cell，mDC）。当然 DC 的亚群和功能很复杂，也不是仅仅依靠上述标志能够完全区分的，因此对于 DC 与临床疾病关系的分析尚需慎重。

（二）淋巴细胞功能分析

淋巴细胞表面标志的检测不能完全反映各类淋巴细胞的功能，特别是对活化状态的淋巴细胞功能的检测，须采用淋巴细胞增殖试验、$CD8^+$T 和 NK 细胞介导细胞毒性试验、特异性 $CD8^+$T 细胞功能的检测、细胞外细胞因子的检测、淋巴细胞内细胞因子测定来反映淋巴细胞功能。

1. 淋巴细胞增殖试验 淋巴细胞增殖主要分为两类：一类是通过有丝分裂原刺激所有的淋巴细胞增殖试验，另外一类是通过特异性抗原刺激观察 T、B 细胞对特异性抗原的免疫应答。目前采用 FCM 分析淋巴细胞增殖试验常采用羧基荧光素琥珀酰亚胺酯（carboxyfluorescein succinimidyl ester，CFSE）标记，由于 CFSE 是一种细胞膜染料，当细胞发生增殖时，细胞因分裂导致荧光强度成倍衰减，出现连续的不同的荧光衰减的峰，而没有增殖的细胞不会出现荧光强度的衰减。

2. $CD8^+$T 和 NK 细胞介导细胞毒性试验 细胞毒作用的测定可利用双醋酸荧光素（fluorescein diacetate，FDA）标记法。FDA 能穿入活细胞内，在胞内受脂酶水解而产生荧光物质，当细胞受损伤时，荧光染料随细胞破裂而释放于基质液中，通过 FCM 检测残留的 FDA 阳性细胞比例，可反映淋巴细胞的细胞毒活性。此外也可采用 CFSE 标记抗原特异性靶细胞，当抗原特异性 $CD8^+$T 细胞与靶细胞结合发生杀伤后，荧光阳性细胞的百分率就大大降低，以此进行 $CD8^+$T 细胞的细胞毒检测。检测 NK 细胞的细胞毒作用，只要选择 NK 敏感的靶细胞即可。

3. 特异性 $CD8^+$T 细胞功能的检测 特异性抗原激发的淋巴细胞增殖可采用 **MHC- 抗原肽四聚体技术（MHC-peptide tetramer assay）**。该技术采用基因工程表达重组 MHC Ⅰ类分子，并以生物素（biotin）标记 MHC Ⅰ类分子，按一定比例与 $β_2$ 微球蛋白及特异性抗原肽共育，使其 MHC Ⅰ类分子折叠成正确的构象，形成抗原肽 -MHC 复合物。将一份荧光素标记的链霉亲合素（streptavidin，SA）与四份生物素标记的抗原肽 -MHC 复合物结合形成四聚体，最后抗原肽 -MHC 四聚体与抗原特异性 $CD8^+$T 细胞的 TCR 结合，通过流式细胞仪可定量检测体内抗原特异性 Tc 细胞的比例。如果用特异性抗原刺激后，还可用细胞因子胞内染色检测针对特异性抗原应答的 Tc 细胞的频数，该技术常用于肿瘤等疫苗的研究。

4. 淋巴细胞内细胞因子测定 采用 FCM 检测淋巴细胞内不同细胞因子的含量，同时结合淋巴细胞表面标志物染色，可以反映特定的淋巴细胞群体抗原的应答能力，从而确定该细胞群体在免疫应答中的生物学功能。操作简述如下：高尔基体分泌阻断剂处理经抗原活化的淋巴细胞，抑制细胞因子分泌，再用荧光抗体对淋巴细胞表面标志物染色，然后以皂角素通透细胞膜，最后用细胞因子荧光抗体对细胞进行胞内染色。通过 FCM 分析确定某淋巴细胞群体分泌细胞因子及其相对含量。当然也可以针对某个群体分析其所表达的多个细胞因子，这主要取决于实验需要和流式细胞仪的配置。

5. 细胞外细胞因子的检测 可以采用 CBA 和 xMAP 进行检测（见本章第三节）。

总之，FCM 分析淋巴细胞亚群及其功能的最大优势是可采用多个荧光素或荧光抗体标记，全面分析细胞的特征和生物学活性。淋巴细胞的功能和细胞因子检测的临床意义参见本教材相关章节，在此不再赘述。

二、淋巴造血系统分化抗原及白血病免疫分型

CD 分子是细胞发育、分化和成熟过程中动态表达的膜表面分子。在造血细胞分化、发育的不同阶段和不同谱系都会表达不同的 CD 分子。白血病是造血系统的肿瘤，其肿瘤细胞都是处于不同分化阶段的血液系统的细胞，因此都携带血液系统不同阶段和各谱系特征性标志。由于白血病细胞的来源不同，白血病在肿瘤细胞的形态、临床表现及对化疗反应等方面均表现出高度的异质性。为深入了解其发病机制、病理学特征及临床病程，从而选择最佳的治疗方案，以及随后的疗效评价和预后判断，临床迫切需要针对白血病的异质性进行科学分类。1985 年法国 - 美国 - 英国（French-American-British，FAB）协作组确定了依据形态学（morphology，M）、免疫学（immunology，I）和细胞遗传学（cytogenetics，C）的白血病 MIC 分型标准，其中免疫学分型主要依赖 FCM 分析。FCM 对外周和骨髓细胞表面抗原、DNA 倍体、细胞周期和细胞凋亡检测分析，在血液系统疾病的诊疗和预后判断中起着重要作用，从而使 FCM 成为白血病诊断和预后判断的“金标准”之一。

在白血病诊断中首先应熟悉造血细胞不同发育阶段和不同谱系主要表达的特征性 CD 分子，结合临床表现、骨髓和外周血的形态学检验结果，初步判断其所属谱系，再经 CD 分子的流式检测，对其进行免疫分类。常用的谱系分子主要有 T 细胞系：CD1a、CD2、CD3、CD4、CD5、CD7、CD8 和 TCR；B 细胞系：CD10、CD19、CD20、CD22、CD79a 和 SmIg；NK 细胞系：CD16、CD56 和 CD57；髓系：CD13、CD14、CD15、CD16、CD64、CD33、CD117、髓过氧化物酶（myeloperoxidase，MPO）；红系：CD71 和血型糖蛋白 A（glycophorin A，GlyA）；巨核系：CD41、CD42 和 CD61；干祖系及非系列相关抗原：CD34、CD38 和 HLA-DR。血细胞上这些谱系抗原的 FCM 检测有助于临床分型，但确诊尚需要针对各个谱系的其他抗原进一步检测。对不能通过形态学结果判断者可通过 FCM 检测各个谱系特征性标志在外周血和骨髓中的比例，如果某个谱系标志超过或低于正常范围，再对其免疫表型进行分类。对诊断困难者可连续监测各个谱系标志性分子的动态变化。但事实上白血病的诊断比较复杂，要结合临床和实验室诊断综合判断。DNA 倍体检测与细胞周期分析对白血病的治疗和预后分析也相当重要。此外，微量残留病（minimal residual disease，MRD）是白血病复发的根源，对缓解期患者 MRD 的检测有助于早期发现白血病的复发并及时给予早期治疗，评估 MRD 可监测儿童期急性淋巴细胞白血病（ALL）治疗后的预后情况。FCM 对 MRD 检测具有高特异性和敏感性。

三、肿瘤耐药相关蛋白分析

多药耐药基因（multiple drug resistance gene，MDRG）是肿瘤细胞耐药的根源所在，它

编码的多药耐药蛋白（multidrug resistance protein，MRP）导致了肿瘤细胞对多种化疗药物的耐药，称为多药耐药（multiple drug resistance，MDR）。常见的耐药基因所表达的蛋白有ATP结合盒（ATP-binding cassette，ABC）蛋白、转运蛋白P糖蛋白（P-glycoprotein，P-gp）、多药耐药蛋白1（multidrug resistance-associated protein 1，MRP1）、肺耐药相关蛋白（lung resistance protein，LRP）、胎盘型谷胱甘肽-S-转移酶（glutathione-S-transferase-pi，GST-π）、乳腺癌耐药蛋白（breast cancer resistance protein，BCRP）和多药耐药相关蛋白2（MRP2）等。这些耐药基因的产物通过多种途径可将胞内的多种化疗药物转移到胞外，从而介导肿瘤耐药。此外，大多数肿瘤干细胞（tumor stem cell，TSC或cancer stem cell，CSC）含有MRP，使其成为肿瘤耐药的关键因素。检测MRP可采用特异性荧光抗体标记或检测被外排的活细胞荧光染料等方法。肿瘤细胞多药耐药相关蛋白的检测对监测临床肿瘤化疗效果和药物选择有重要意义。

四、艾滋病检测中的应用

AIDS是由人类免疫缺陷病毒（human immunodeficiency virus，HIV）感染人体后，通过其表面的糖蛋白120（glycoprotein，gp120）与人T细胞上的CD4分子结合，在趋化因子受体CXCR4和CCR5辅助下侵入$CD4^+$ Th。经历一定的潜伏期后，Th细胞中的HIV大量转录复制，通过直接和间接途径杀伤Th，导致T细胞绝对数量减少，T细胞亚群$CD4^+T/CD8^+T$比例倒置，免疫功能全面受损，发生严重感染，最终全身器官衰竭而死。AIDS早期Th细胞绝对数量显著下降，而Tc细胞数量可正常或相对增加，晚期$CD4^+T$细胞和$CD8^+T$细胞都明显下降。NK细胞减少或活力下降，B细胞群则处于正常范围。在FCM检测时应特别注意，不仅要观察淋巴细胞的相对比例，更要关注绝对数量的检测。

五、自身免疫病中的应用

自身免疫病的发病机制往往与遗传、免疫细胞功能失衡有密切关系，因此自身免疫病的临床分析除了自身抗体分析以外，主要针对淋巴细胞及其产生的细胞因子进行分析。

T细胞主要介导细胞免疫应答，同时辅助其他免疫细胞的发育、分化。B细胞主要介导体液免疫应答。在自身免疫病发生时往往可见$CD3^+$ T细胞减少，活化T细胞增多，$CD8^+$ T细胞增多，并伴有CD4/CD8比值异常。循环Th17、Tfh和$CD8^+$ $CD28^+$ Tc及靶器官中的Th17上调，而Treg和$CD8^+/CD28^-$ T细胞总数和功能下调；$CD19^+$ B细胞和$CD83^+$ B细胞增高。此外，在自身免疫病中$CD95^+$细胞比例上升。部分自身免疫病与HLA有关，因此某些与自身免疫病具有特定关联的HLA也是自身免疫病的检测标志，最具有代表性的是HLA-B27，是诊断强直性脊柱炎的重要标志。FCM检测HLA-B27，无须分离淋巴细胞，操作简单，敏感性可达100%，特异性达97.4%，重复性好。

关于淋巴细胞亚群与细胞因子对自身免疫病的诊断意义参见第二十三章。

六、移植免疫中的应用

器官移植的主要障碍是移植排斥反应，主要是供、受体之间的HLA抗原不匹配所导致。因此，HLA组织配型成为影响器官存活的主要因素。移植术前的交叉配型、抗体检测和移植术后免疫状况的监测对于移植患者有重要的临床意义。

（一）移植前的配型和其他检测

目前移植免疫中，FCM主要应用于移植前的配型和移植后的排斥反应监测中。FCM交叉配型（flow cytometry cross-matching，FCXM）和群体反应性抗体（panel reactive antibody，PRA）以及造血干/祖细胞计数、淋巴细胞计数检测是预防移植排斥反应的重要手段。

1. FCM 交叉配型 以荧光标记的抗 IgG 抗体检测供体特异性 HLA 抗体结合于受体淋巴细胞上的水平。采用供体的单个核细胞，加上受体的血清温育，然后再加荧光标记的抗人 IgG（或 IgM）抗体。FCM 比传统的补体依赖的细胞毒性试验更灵敏、更快捷，可同时检测细胞亚型，区分 IgG 和 IgM 抗体。FCXM 结果决定着 HLA 配型、免疫抑制剂的应用等，如 FCXM 阳性预示移植效果不良。FCXM 检测可全面了解移植患者体内的抗体水平，有助于器官供体和移植时机的选择，对降低超急性排斥反应、急性排斥反应的发生，提高移植物存活率有重要意义。

2. 群体反应性抗体的检测 PRA 是指存在于受体内针对供体的抗 HLA-IgG 抗体，是器官移植前筛查致敏受体的重要指标，与移植排斥反应和存活率密切相关。PRA 的出现通常是由于多次输血、分娩和器官移植等原因造成的。FCM 检测的方法是采用三种荧光抗体（抗 CD3、抗 CD19 和抗 IgG 抗体），定量检测受体血清中存在的针对供体 T、B 细胞上 HLA 抗原 IgG 型抗体。

3. 造血干 / 祖细胞计数 造血干 / 祖细胞计数对造血干细胞移植意义重大。FCM 可对 $CD34^+$ 细胞做绝对计数，准确判断外周血干细胞的动员效果，对干细胞采集时机和采集数量的判断有重要价值。

4. 淋巴细胞计数和移植物抗宿主病的预防 异基因移植中移植物抗宿主病（graft versus-host disease，GVHD）的发生与输入的供者 T 细胞数量密切相关，而且急性 GVHD 主要与 $CD8^+$T 细胞有关。

（二）移植后的实验室监测

器官移植后受体抗 HLA 抗体的产生与细胞免疫介导的移植排斥反应密切相关。NK 细胞活性在急性排斥前会明显增高。IL-2 等细胞因子和细胞间黏附分子（intercelluar adhesion molecule，ICAM）等在排斥反应时水平升高。巨细胞病毒（cytomegalovirus，CMV）感染是异基因造血干细胞移植后常见的并发症之一。CMV 能在白细胞内繁殖并合成 CMV 特异性蛋白，通过 FCM 能定性和定量检测白细胞内 CMV 特异性早期抗原，能较好地反映体内 CMV 感染情况。因此，检测 T 细胞各亚群、B 细胞、NK 细胞的含量及比率可预测急性排斥反应的发生，也可预测移植后免疫功能的重建和并发感染的情况。

七、非免疫细胞群的表型分析应用

流式细胞术的应用范围不仅限于免疫表型分析，还包括各种非免疫细胞群的表型分析。它在识别和分离干细胞群（如造血干细胞和祖细胞）方面发挥着至关重要的作用，这些干细胞群基于 CD34 和 CD133 等特定的表面标志物。在神经生物学中，流式细胞术通过使用 CD133、CD56 和神经元标记物等表面标志物分析特定的神经元亚型、神经胶质细胞和神经祖细胞。脑神经元包括多种细胞类型和复杂的功能网络。随着流式细胞术的发展，特别是新型的全光谱流式和质谱流式的应用，可更深层次地研究不同病理生理条件下中枢神经系统的功能及信号转导途径。应用流式细胞术对靶细胞进行标记或其他参数分析，开展下游神经元功能、健康与疾病间基因多样性表达、基因组学和空间转录组的单细胞捕获等研究，为人们理解中枢神经系统在脑功能中的作用提供了重要而新颖的方法和观点。

此外，流式细胞术有助于对参与血管发育、血管生成和血管相关疾病的内皮细胞进行表型分析。通过检测表面标志物可以识别内皮细胞群，研究其功能以及在疾病状态下的激活。流式细胞术还可以利用 CD90、CD73 和 CD105 等标记物对间充质细胞亚群（包括间充质干细胞和成纤维细胞）进行表型表征。同时，它还可用于分析上皮细胞群，鉴定和表征不同的亚型，研究上皮 - 间充质转化（epithelial-mesenchymal transition，EMT），并探索组织发育和疾病进展中的细胞动力学。

第五节 影响流式细胞分析的主要因素

流式细胞仪是多学科知识的综合展示体，目前由于软件的全程自动化控制给操作者带来了很大的便利，但流式细胞仪并非完全自动化的仪器，准确的实验结果还需要熟练、准确的人工技术配合，所以标本制备需要规范，仪器本身亦需要质量控制。

一、标本采集和单细胞悬液制备的质量控制

标本采集后要及时处理或深低温保存，以免组织发生自溶，DNA 降解，而造成检测结果的误差。手术切除的新鲜标本或活检针吸取标本取材时，要避免出血、坏死组织。但无论何种细胞保存方法对检测结果都会有一定影响，液氮或 −80℃保存的细胞，复苏后不能确保细胞的活力和活率；乙醇或甲醇保存的细胞，容易聚团结块，分散性不好，在 FCM 分析时出现细胞间粘连；乙醇、甲醇、甲醛或多聚甲醛保存的细胞都为死细胞，不能用于某些检测，如采用 annexin V 和核酸染料检测细胞凋亡。

1. 体液或血液来源标本 其中的细胞多为单细胞状态，采用淋巴细胞分层液或红细胞裂解液将单核淋巴细胞与红细胞分离（对临床标本不主张采用淋巴细胞分离液分离，因其影响细胞比例的准确性），要彻底洗去溶血素残留液和细胞碎片。此过程须严格掌握破坏红细胞时间，不要超过 12 分钟，保证细胞完整性。在检测 CD25 等分子时慎用红细胞裂解液，因其会降低其表达。分析 CD34 细胞最好用全血－溶解－非洗涤计数，因反复离心与洗涤可造成 CD34 细胞的损失及细胞膜表面分子性质的改变，导致结果不够稳定。在严重慢性肝胆疾病患者的标本处理中会出现红细胞裂解不全现象，主要是红细胞脆性降低所致。采用淋巴细胞分离液分离时，应在常温下离心，防止因温度变化导致分离液的密度改变。在洗涤过程中应避免高速离心而致细胞膜结构损伤。在白血病（特别是急性非淋巴细胞白血病）免疫分型时，若用淋巴细胞分离液分离单个核细胞，因幼稚细胞体积大，离心后有时会出现在血浆层中，若只吸取单核细胞层就会造成异常细胞丢失从而导致错误的结果。有血凝块的标本不宜采用，因为在血液凝固时会将血液中的有形成分凝集在血凝块中，影响实验结果的准确性。

2. 培养细胞标本 贴壁细胞和某些悬浮生长的细胞出现的聚团现象，可以在洗涤液中加入 2mmol/L EDTA，使得细胞很好地分散。但 annexin V 检测细胞凋亡时不宜用 EDTA 洗涤，因为 annexin V 与磷脂酰丝氨酸（phosphatidylserine，PS）结合依赖 Ca^{2+}。

3. 实体组织来源标本 最好采用机械法制备单细胞悬液，化学法或酶处理方法制备的单细胞悬液常有细胞碎片过多、细胞膜结构或抗原丢失的缺点。控制机械用力强度是保证获取更多单细胞的关键。同时获取的完整单细胞应具有一定的含量，才能保证检测的准确性和代表性。

4. pH 以 7.0～7.2 为宜，以维持标本与体内的生理条件相似，使标本在体外环境中不会因条件改变而发生细胞形态及结构的改变。

5. 固定剂的选择 固定时要根据所测物质在细胞内还是胞膜表面选择合适的固定剂。对在膜表面的抗原物质以醛类固定剂为宜，如 1%～4% 的多聚甲醛缓冲液。若所测抗原物质在细胞内可用醇类固定剂，一般采用 70% 的乙醇溶液。同一实验室最好采用同一浓度、同一温度的乙醇固定细胞。

二、荧光染色过程中的质量控制

FCM 主要依赖于荧光标记技术，荧光染色的标本制备非常重要，细胞浓度过低和各种

非特异性荧光干扰均可影响检测结果，在实验过程中要注意以下几个方面：

1. 细胞浓度 细胞浓度以 10^6 个 /ml 为宜，细胞浓度过低直接影响检测结果。

2. 对照设置 应设置空白对照、同种型 Ig 对照、荧光抗体单染对照。在异二倍体细胞分析时，DNA 二倍体细胞中的内参应采用经相同条件处理的同源正常组织二倍体细胞。

3. 封闭剂 常用 0.5% 牛血清白蛋白、1% 新生牛血清或幼年家兔血清做封闭剂，用于封闭细胞表面 IgFc 受体，防止其与荧光抗体结合。对血清要进行补体灭活，排除细胞毒性。

4. 避光染色 保证细胞免疫荧光的稳定。

5. 操作温度 一般外周血标本可在室温（22～28℃）下操作。但许多细胞在室温（22～28℃）情况下，细胞膜会发生内化，导致表面标记的荧光抗体同时被内化，甚至降解，因此在进行科学研究时推荐冰浴或在 2～8℃条件下进行。

6. 洗涤 常用含 5% 新生牛血清或 1%BSA 的 PBS 作为洗涤液，除可封闭非特异性结合外，还有助于保持细胞活性。0.2% 的 NaN_3 可以防止在抗原 - 抗体反应后发生交联和解离。染色后充分洗涤，防止直接标记中出现假阳性结果，在间接标记中可防止假阴性结果。对用于白血病免疫分型的骨髓标本建议先用 PBS 或生理盐水洗涤 1～2 次，以减少补体非特异性吸附引起的假阳性。染色过程中操作柔和，采用涡旋振荡混匀，不宜用微量加样器混匀，防止细胞经过加样头高速挤压产生过多细胞碎片，导致非特异性荧光。注意离心速度，减少细胞粘连。

7. 过滤 标本上机前应经 200 目的滤网过滤，去除粘连细胞团。

8. 结果判定 应注意减去本底荧光，才能获得精确免疫荧光的定量分析结果。

9. 细胞表面染色 多数反映细胞生物学特点的抗原表达于细胞膜表面，但也有部分抗原存在于细胞膜的同时也存在于细胞内，在这种情况下应特别注意保持细胞膜的完整以保证检测的特异性，细胞应该先染色后固定。抗原表达量低时应选择荧光强度强的荧光素标记抗体，如 PE、APC 标记抗体等。

10. 细胞内染色 胞内染色的关键是细胞膜的通透，一般使用一定浓度的皂素。要保证固定和通透细胞膜的试剂不影响抗原与抗体的结合。

11. 胞膜和胞内双染色 应先胞膜染色，后固定，然后通透胞膜和胞内染色，最后是 DNA 染色。

12. 染色后处理 红细胞、血小板、干细胞免疫荧光染色后，反应体系中加入含 0.1% 多聚甲醛的 PBS。白细胞免疫荧光染色后，对体系中红细胞进行溶血。甲酸溶血法（也称 ABC 溶血法，A 液甲酸浓度为 0.12%）适用于全血标本；C 液含 1% 多聚甲醛，对白细胞有固定作用，加入 C 液后室温待机时间可延长 3～4 小时，加盖 4℃存放 2 天内检测结果均较稳定。骨髓标本宜用氯化铵（NH_4Cl）溶血法，建议加 NH_4Cl 15～20 分钟后加 0.1% 多聚甲醛，可有助延长待机时间。由于加入低浓度多聚甲醛，剩余的反应体系可 4℃保存 1 天，以便复检。

三、仪器的质量控制

1. 调整仪器状态至最佳 流式细胞仪在整个工作过程中处于最佳状态，能保证检测的准确性和检测精度。开机之后先行校正，使用标准品调整仪器的变异系数在最小范围，分辨率在最好状态，能避免在测量过程中仪器条件的变化引起的检测误差。建议将细胞采集速度控制在每秒 200～500 个；速度慢，耗时长，导致设门靶细胞数达不到 5 000 个；速度快，短时间获取大量细胞，易引起散点图细胞群间的界限欠佳，不便于对细胞设门进行修正、调整。测定时应根据标本具体情况适时调节各荧光通道的电压值，以获得良好的细胞分群，同时保证上机测定持续的时间。

2. 控制变异系数 变异系数（coefficient of variation，CV）是评价仪器精度的重要指标，

CV 值越小，说明仪器校正的精度越高。流式细胞仪应定期采用校准品包括非生物标本（荧光微球）和生物细胞标本（人淋巴细胞、鸡红细胞等）进行校正。

3. 正确使用补偿 荧光补偿是指修正荧光渗漏的过程，如从探测器中除去匹配荧光以外的任何荧光信号（见本章第二节）。

四、数据采集和分析过程中的质量控制

1. 数据采集 每个标本应获取（1～2）$\times 10^4$ 个 /ml 以上的有核细胞的荧光和散射光信号，细胞周期检测应收集 3×10^4 个以上的细胞，但在白血病 MRD 检测时应收集 5×10^4 个以上的细胞。建议收集细胞信号时采用无门的数据，以保留所有未知异常细胞群体的所有特性。散射光信号采用线性放大，荧光信号采用对数放大，三种荧光标记以下采用 256 道的分辨率，四色标记应采用 1 024 道的分辨率。

2. 数据分析 当标本中细胞碎片或粘连过多，为所测细胞数 2% 以上，直方图的基线抬高时，应放弃分析处理。在细胞周期分析时，应排除碎片、杂质和团块，收集的有效（门内）细胞数宜在 1 万以上。在 DNA 倍体分析时，异倍体细胞数占总细胞数 10% 以下时，需要结合其他诊断指标。至少异倍体细胞占总细胞数的 20%，可以确定异倍体的存在。正常二倍体细胞直方图的变异系数 >8% 时应放弃结果，而分析肿瘤细胞时 CV>8%，主要与肿瘤细胞的异质性有关。同源组织的不同个体会出现 10% 的漂移。

（李林静）

本章小结

在本章的学习中主要熟悉经典流式细胞仪的基本结构；掌握 FCM 的分析、分选原理，FCM 的主要参数和分析方法；熟悉 FCM 中常用荧光染料的特点；掌握单细胞标本制备、染色方法；熟悉 FCM 数据采集、补偿调节和数据分析；熟悉 FCM 在免疫学检测中的应用和质量控制。了解量化成像分析流式细胞仪的基本结构、工作原理和主要用途。

流式细胞仪采用激光光源，以保证其具有更好的单色性与激发效率；利用荧光抗体对单细胞悬液进行标记，保证检测的敏感性和特异性；通过光学系统和信号放大系统对高速流动的单个细胞信号捕获、放大和转换，保证了检测速度；利用计算机系统和相关软件对捕获的细胞信号进行多个参数分析与统计分析，确保了结果的精确性。从细胞和分子水平实现对单细胞的定性、定量分析或纯化分选。

FCM 分析中 FSC 反映细胞的大小，SSC 反映细胞内部结构复杂程度、表面的光滑程度；荧光强度反映细胞表达的目标分子水平。

FCM 的质量控制对检测结果的准确性非常重要。因此，在 FCM 的分析中要对单细胞悬液的制备、细胞免疫荧光染色、免疫检测的结果和仪器的状态均进行严格质量控制。对照的设置和仪器的状态是质量控制的关键，也是保证 FCM 分析中各项检测数据和指标可靠性的关键。

FCM 广泛应用于免疫学基础、临床研究和诊断，包括了淋巴细胞亚群和功能分析、AIDS 检测、移植免疫和自身免疫病相关分子检测。同时在其他疾病的诊断、治疗和预后中广泛应用，如白血病免疫分型和肿瘤耐药相关蛋白的检测。

量化成像分析流式细胞仪是荧光显微镜和流式细胞仪相结合的产物，其优势是在流式分析的同时可以观察细胞的形态学，有利于同时研究细胞表型和形态学的变化。质谱流式细胞仪主要采用了原子标记，将经典 FCM 和质谱技术相结合，在复杂标本和高通量分析中具有优势。

第十四章　免疫质谱检测技术

通过本章学习，你将能够回答下列问题：

1. 什么是金属标记免疫质谱检测技术？检测原理是什么？方法学种类有哪些？
2. 能用于金属标记免疫质谱检测技术的金属元素有哪些？如何进行金属元素标记抗体的制备和鉴定？
3. 电感耦合等离子体质谱仪基本组成结构有哪些？
4. 电感耦合等离子体质谱免疫检测技术原理是什么？检测过程和影响因素有哪些？
5. 质谱流式细胞分析仪由哪些结构组成？
6. 质谱流式细胞检测技术定义是什么？检测原理是什么？检测技术流程和影响因素有哪些？
7. 金属标记免疫质谱检测技术有哪些临床应用？

免疫质谱检测技术（immuno-mass spectrometry）是利用抗原 - 抗体反应，并结合质谱检测技术对抗原 - 抗体复合物进行多组分定性或定量分析的一种免疫学检验技术，包括免疫沉淀质谱分析技术（immunoprecipitation-mass spectrometry，IP-MS）和金属标记免疫质谱检测技术（metal-labeled immuno-mass spectrometry，MI-MS）。IP-MS 的原理是通过特异性抗体捕获目标蛋白及其相互作用蛋白形成免疫沉淀，利用三重四极杆质谱仪对沉淀蛋白进行鉴定，以实现在复杂的生物样本中准确识别和定量目标蛋白以及蛋白间的相互作用，其主要应用于科学研究。MI-MS 则是通过引入金属标签作为标记物，利用金属标记的抗体（或抗原）与待检测抗原（或抗体）特异性结合，形成抗原 - 抗体复合物，再利用电感耦合等离子体质谱（inductively coupled plasma mass spectrometry，ICP-MS）对免疫复合物上的金属元素进行检测，从而实现对待测抗原（或抗体）进行定性或定量分析，其主要应用于临床测定分析，本章节将对该检测技术进行着重介绍。

传统免疫检测技术因标记物信号重叠（如荧光染料光谱重叠），难以满足多分析物同时定量检测的高通量要求。受益于金属元素标记抗体的特性，以及 ICP-MS 对金属元素高通量检测能力，金属标记免疫质谱检测技术逐渐被引入作为多组分高通量免疫测定的检测策略。根据待测样本中靶标的类型，金属标记免疫质谱检测技术一般分为两类：①电感耦合等离子体质谱免疫检测技术，其检测靶标常为可溶性抗原；②质谱流式细胞检测技术，其检测靶标常为细胞膜或胞内分子。

第一节　金属元素及其标记物制备

一、常用的金属元素及特性

元素周期表中的大多数金属元素都可以通过 ICP-MS 进行检测，但并非所有金属元素都适合作为金属元素标签，为了尽量减少人体内源性金属元素（如钠、钾、钙、铜、铁和锌等）

的背景信号干扰，通常选择外源性元素，如过渡金属、稀土元素和贵金属作为元素标签。

理想金属元素标签应满足以下要求：①易于电离；②不受光谱干扰；③低记忆效应；④生物样品基质中的背景水平较低；⑤良好的生物相容性。一般来说，稀土金属和过渡金属能满足大部分要求，是广泛应用于抗体螯合的元素标签。目前常用的金属标记元素和同位素已涉及铟（In）、铋（Bi）、钇（Y）、镧系元素（从 La 到 Lu，除 Pm）、铑（Rh）、钯（Pd）、铱（Ir）、铂（Pt）等，如表 14-1 所示。金属元素标签作为信号分子一般有两个基本用途：①检测目的蛋白或其修饰物的含量；②表征与细胞活力和周期相关的细胞功能和高通量细胞标签。

表 14-1　常用的金属标记元素和同位素

金属元素分类	金属元素及其同位素
后过渡金属	铟（113、115），铋（209）
稀土元素	非镧系元素：钇（89） 镧系元素：镧（139），铈（140），镨（141），钕（142、143、144、145、146、148、150），钐（147、149、152、154），铕（151、153），钆（155、156、157、158、160），铽（159），镝（161、162、163、164），钬（165），铒（166、167、168、170），铥（169），镱（171、172、173、174、176），镥（175）
贵金属	铑（103），钯（102、104、105、106、108、110），铱（191、193），铂（194、195、196、198）

二、金属元素标记抗体制备

金属元素标记抗体制备是指将特定的金属元素与抗体耦合的过程，从而构建能够用于质谱检测的标记抗体。这个过程使得每个抗体带有一个唯一的金属元素标记，以便在免疫测定、细胞分型和功能分析中通过质谱技术准确识别。其原理是利用双功能螯合剂（bifunctional chelating agent，BFCA）的两个官能团，一个官能团为配位螯合剂，与金属元素离子结合形成金属螯合物；另外一个官能团为马来酰亚胺官能化基团，能与部分还原状态下 IgG 两条重链之间铰链区的巯基（—SH）偶联，最终形成金属元素标记抗体（图 14-1）。

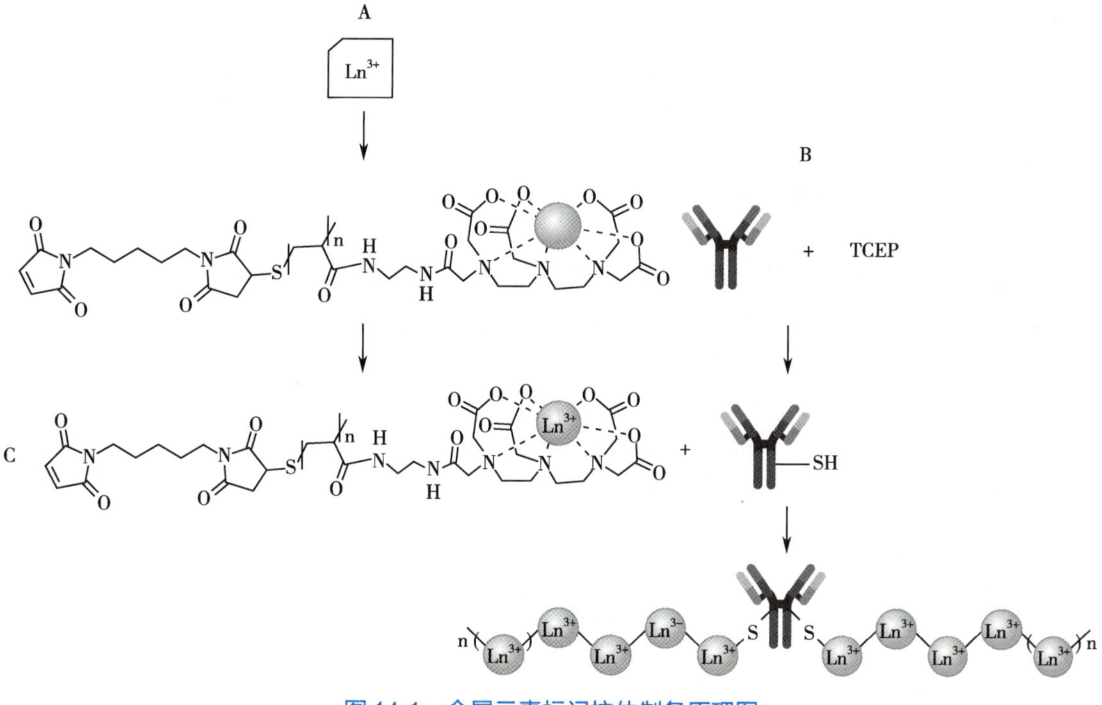

图 14-1　金属元素标记抗体制备原理图

A. 镧系元素与双功能螯合剂聚合物混合形成金属螯合物；B. 单克隆抗体与硫醇类还原剂（TCEP）混合形成部分还原状态 IgG；C. 金属螯合物与部分还原状态 IgG 连接形成多金属元素标记抗体。

金属元素标记抗体制备方法一般分为以下步骤。①金属元素与 BFCA 连接和纯化：金属元素与 BFCA 的配体结合形成金属螯合物，使用 3kDa 超滤管去除未结合的金属元素；②单克隆抗体的还原：利用硫醇类还原剂（TCEP）使单克隆抗体处于部分还原状态；③金属螯合物与部分还原状态单克隆抗体的偶联：将金属螯合物与 IgG 两条重链之间铰链区的巯基偶联，形成金属元素标记抗体；④金属元素标记抗体的纯化：利用 50kDa 超滤管去除未与抗体偶联的金属螯合物。

三、金属元素标记抗体鉴定

金属元素标记抗体鉴定目的是验证金属元素标记效能、抗体特异性、结合能力以及稳定性。具体包括：①金属标记效能鉴定，使用质谱分析（如 ICP-MS）确保每个抗体分子上有恰当数量的金属标记，确认金属标记的强度和均一性；②抗体功能性和特异性鉴定，进行 ELISA、免疫荧光、免疫印迹、流式细胞术等实验，以鉴定金属元素标记抗体保持其特异性和功能性；③稳定性鉴定，对金属标记抗体进行稳定性测试，鉴定其在不同的储存和实验条件下的稳定性；④实际应用鉴定，通过实际抗原 - 抗体反应，上机检测其金属元素信号是否清晰且具有足够的解析度。

四、金属元素标记抗体制备的影响因素

双功能螯合剂制备金属元素标记抗体易受到以下因素的影响：①螯合剂的性质；②标记过程；③抗体本身的特性。这些因素如何影响整个过程以及最终产品的质量，需要详细考量：

1. 抗体的纯度与品质 抗体的纯度和质量直接影响到后续金属标记的效果。杂质和降解产物可能会干扰金属元素标记的过程，导致低效率或不稳定地标记抗体。

2. 螯合剂的选择 选择适当的双功能螯合剂对于保证金属同位素的稳定性和标记抗体的功能至关重要。螯合剂与金属的结合亲合力必须足够高，以确保在实验条件下金属不会从螯合剂上解离。

3. 耦合反应条件 反应的 pH、温度、浓度和时间都需要优化，以最大限度地提高螯合剂与抗体耦合的效率，同时又不损害抗体的结构和功能。不适当的反应条件可能引起抗体变性或聚集。

4. 螯合剂的修饰位置 螯合剂应选择性地修饰在抗体的非活性位点上，以免影响抗体与抗原的结合能力。

5. 螯合剂与抗体的比率 用于耦合的螯合剂和抗体的比率须精细调控，以达到最佳抗体标记效率，同时避免抗体过度标记，从而影响抗体的功能或增加非特异性背景信号。

6. 纯化过程 标记过程后须对标记抗体进行纯化，以去除未反应的螯合剂、金属元素、未标记抗体和其他杂质。纯化过程必须高效且保证抗体的完整性和功能。

7. 稳定性与保存条件 标记后的抗体应在适当的条件下存储，以保持其稳定性和活性。适当的缓冲溶液、pH、温度和避光等条件有助于延长标记抗体的保存时间。

第二节 电感耦合等离子体质谱免疫检测技术

电感耦合等离子体质谱免疫检测技术（inductively coupled plasma mass spectrometry immunoassay，ICP-MS immunoassay）是一种通过金属元素标记抗体和相应待测抗原进行抗原 - 抗体反应，分离纯化抗原 - 抗体复合物，并通过 ICP-MS 对抗原 - 抗体复合物上标记金属

元素进行检测，根据金属元素含量对待测抗原进行定性或定量检测的高通量和高敏感性检测技术。该技术特点有①高特异性，利用抗体与抗原之间的特异性结合；②高敏感性，ICP-MS可检测到极低浓度的金属元素标签，从而实现对微量抗原的高敏感性检测；③高通量分析：能够同时检测多个不同的金属元素标签，这使得可以在单次实验中同时分析多个抗原（多重检测）。

一、电感耦合等离子体质谱仪基本组成结构

电感耦合等离子体质谱仪（ICP-MS）是一种先进的质谱仪，它通过电感耦合等离子体作为离子源来分析样品中的金属元素组成和含量。ICP-MS 被广泛用于环境分析、生物学、地球化学、材料科学以及临床研究等多个领域。ICP-MS 仪器的基本组成包括以下几个主要部分（图 14-2）。

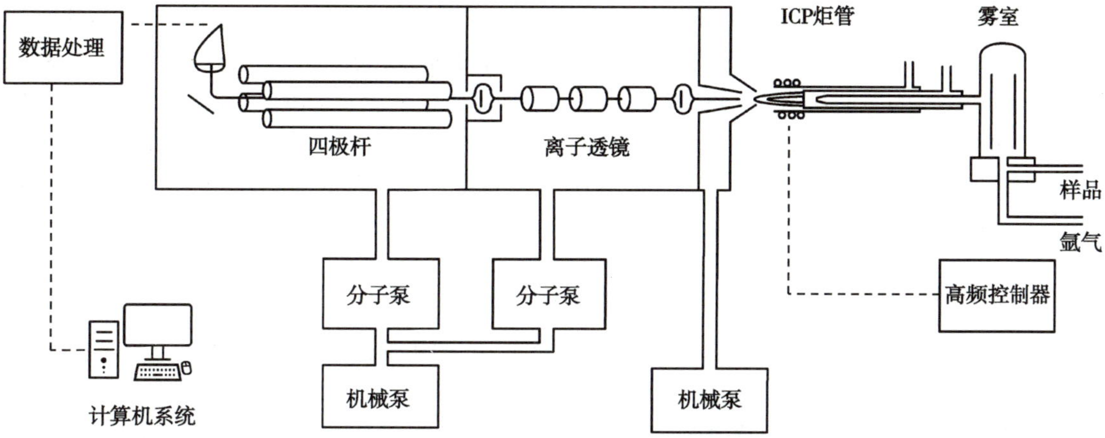

图 14-2 ICP-MS 结构示意图

1. 进样系统 样品通常为液体形式，通过一个由蠕动泵和雾化器组成的样品引入系统引入，在喷雾室中产生微细气溶胶。喷雾室将小液滴与大液滴分离。大液滴由于重力而落下，并通过喷雾室末端的排水管出口，而小液滴则在外壁和中央管之间通过，并最终被氩气流输送到等离子体炬管的样品注射器中。

2. 电感耦合等离子体 ICP 利用在电感线圈上施加强大功率的高频射频信号在线圈内部形成高温等离子体，并通过气体的推动，保证了等离子体的平衡和持续电离；在 ICP-MS 中，ICP 起到离子源的作用，当气溶胶穿过等离子体时，液滴经历了多个过程，包括解离、原子化和电离，高温的等离子体使大多数样品中的元素都电离出一个电子而形成了一价正离子。

3. 等离子体采样接口 由于 ICP 是在大气压下工作，而质谱检测则需要真空环境，等离子体采样接口正是由两个锥体（采样锥和截取锥）和一系列压差组成的界面，能够有效地对大气压等离子体气体进行采样，同时尽量减少对样品气体成分的干扰，进入质谱系统真空环境。

4. 离子聚焦系统 ICP-MS 的离子聚焦系统与原子发射或吸收光谱中的光学透镜一样起聚焦作用，但聚焦的是离子，而不是光子。透镜材料及聚焦原理基于静电透镜。整个离子聚焦系统由一组静电控制的金属片、金属筒或金属环组成，其上施加一定值的电压。其原理是利用离子的带电性质，用电场聚集或偏转牵引离子，将离子限制在通向质量分析器的路径上，也就是将来自截取锥的离子聚焦到质量过滤器。而光子以直线传播，中性粒子

不受电场牵引，因而可以以离轴方式偏转或采用挡板、90°转弯等方式，拒绝中性粒子并消除来自 ICP 的光子通过。

5. 四极杆滤质器 四极杆的工作原理是基于在四根电极之间的空间，产生一个随时间变化的特殊电场，只有特定质荷比（m/z）的离子才能获得稳定的路径以通过极棒，从其另一端射出。其余离子将被过分偏转，与极棒碰撞，并在极棒上被中和而丢失。四极杆是一个顺序质量分析器，必须依次对目标质量进行扫描，并在一个测量周期内采集离子。因其扫描速度很快，故大约每 100ms 可完成对整个元素覆盖的质量范围的扫描。

6. 检测器 四极杆系统将离子按质荷比分离后最终引入检测器。检测器将离子转换成电子脉冲，然后由积分线路计数。电子脉冲的大小与样品中分析离子的浓度的高低有关。通过与已知浓度的标准品比较，可实现对未知样品痕量元素的定量分析。

二、电感耦合等离子体质谱免疫检测技术原理

电感耦合等离子体质谱免疫检测技术是利用金属元素标记抗体与待测抗原进行免疫反应形成免疫复合物，通过生物素和亲合素系统进行分离、纯化金属元素标记抗体抗原复合物，金属元素解离后通过 ICP-MS 质谱仪进行金属元素信号检测，转换成电压脉冲和积分脉冲。对脉冲进行计数，并以每秒计数的方式给出输出信号，通过计算机系统进行数据转换、储存、分析、处理，采用相应的软件程序对结果进行综合分析，从而实现对待测抗原进行定性或定量检测（文末彩图 14-3）。

三、检测过程

抗原 - 抗体反应有多种模式，现以双抗体夹心法为例，阐述电感耦合等离子体质谱免疫检测技术用于多种待测物检测过程。

1. 抗原 - 抗体反应 将多种待测物与生物素化抗体混合孵育后，加入金属标记抗体，再进行孵育，形成多种夹心免疫复合物。加入链霉亲合素包被的磁微粒悬浮液结合抗原 - 抗体复合物。

2. 分离、解离 在磁体提供的外部磁场下，将结合抗原 - 抗体复合物的磁性微粒从溶液中分离出来。弃去上清液，将附着在试管底部的磁性微粒用 PBS 缓冲液洗涤，然后重悬于 HNO_3 溶液中进行解离。

3. ICP-MS 上机检测 解离后的溶液通过 ICP-MS 对所标记金属元素进行检测，接收光电信号，利用校准曲线实现对待测物定量检测。

四、检测影响因素

1. 金属元素污染 由于 ICP-MS 检测金属元素的高敏感性，微量混入与所使用元素标签相同的金属元素都可能对检测结果产生巨大影响。此外，设备运行环境须保持洁净，禁止金属元素标签的进入，以免污染设备；样本检测后，须对整个设备系统进行残留金属的清除。

2. 交叉反应 多待测物检测时，须加入多组抗体对进行免疫反应，当多种待测物之间存在相同的抗原表位时，抗体与非特定的目标分子结合，导致错误的检测结果。这种交叉反应可能会导致假阳性结果，影响对目标待测物的准确检测。

3. 质谱仪稳定性 ICP-MS 各个系统的误差都将对检测结果产生较大影响，应具备规范化的设备稳定性自检流程，以保证分析前设备的正常运行。

第三节 质谱流式细胞检测技术

质谱流式细胞检测技术（mass cytometry or cytometry by time-of-flight，CyTOF）是近年来发明的一门新兴技术，它利用金属元素标签替代荧光标签，并利用质谱对标签进行定量，通过结合质谱和流式细胞术，可以同时对单细胞进行超多参数、无须补偿的检测，大大增强了评估复杂细胞系统和过程的能力，弥补了荧光流式细胞术光谱重叠导致的检测参数不足。质谱流式细胞检测技术与传统荧光流式细胞术相比，主要有两点不同：第一，标签系统的不同，前者主要使用各种金属元素作为抗体标签，后者则使用各种荧光基团作为抗体标签；第二，检测系统的不同，前者使用 ICP 质谱技术作为检测手段，而后者使用激光器和光电倍增管作为检测手段。由于质谱流式细胞检测技术具有高通量、高敏感性和高稳定性的特点，现已广泛应用于免疫学、肿瘤学、血液学、药物学和遗传学等学科的研究。

一、质谱流式细胞分析仪结构

质谱流式细胞分析仪基本结构与 ICP-MS 保持一致，主要包含进样系统、离子源、质量分析器、检测器、计算机控制系统及其他辅助系统。质谱流式细胞分析仪因其实际应用的不同又具有单细胞蛋白检测功能，在进样系统、质量分析器与 ICP-MS 有明显差异（图 14-4）。

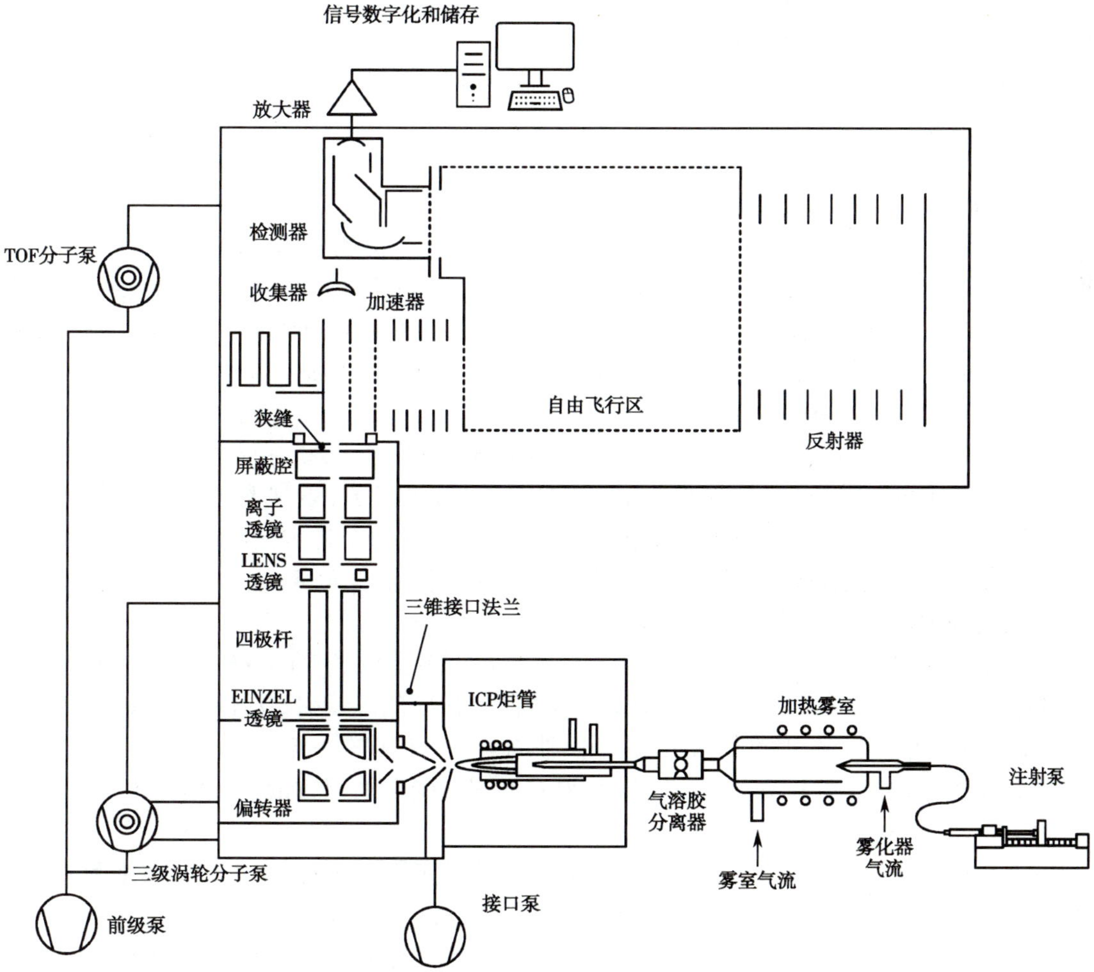

图 14-4 CyTOF 仪器结构示意图

1. 单细胞进样系统 气动上样器是样品的动力来源，样品在气动上样器腔室中加压后，在正压作用下经过样品管路进入雾化器内管中，样品中的细胞悬液经过雾化器内管与雾化器气流一起从雾化器尖端喷出，在气流剪切力作用下，液流被剪切成一个一个的小液滴，通过控制雾化器气体流速和样品流速使雾化产生的液滴的大小与细胞大小接近，空的液滴在200℃的雾室环境中被汽化成水蒸气，包裹细胞的液滴表面水膜挥发，雾室中仅存在干燥的单个细胞颗粒，由于每个细胞从雾化器出口喷出后，方向和速度不同，在雾室气流的双重作用下，细胞保持一定位置间隔依次进入离子源。

2. 质量分析器 由于单细胞分析需要更快的分析速度，因此主要的质量分析器为采用飞行时间质量分析器（TOF）结构；在离子进入 TOF 腔体之前在推斥（push）腔体中被加速，加速电场强度一致，加速距离一致，每个离子获取的能量相同。质量数与速度的平方成反比，质量数越大，速度越慢，抵达检测器的时间越长，在仪器 TOF 腔体大小、加速电场强度、减速极板的电压参数等保持不变的情况下，不同质量数对应的飞行时间（离子从加速器飞出后抵达检测器的时间）保持恒定，检测器对不同时间收到的信号进行记录，即可得到每次 push 腔体中所有通道飞行时间及对应的信号强度。

二、质谱流式细胞检测技术原理

利用金属元素标记抗体与细胞表面或胞内蛋白进行抗原 - 抗体反应实现对目标细胞的标记，标记细胞通过单细胞进样系统被分离成单个细胞并依次进入电感耦合等离子体质谱仪进行离子化，形成的离子云被送入飞行时间质谱仪，检测出每个细胞上各种金属标签的精确含量，得到单细胞的质谱数据。通过专业的数据分析软件进行处理分析，最终达到在单细胞层面对细胞表型和信号网络的精细解析，建立最全面、最精确的分析模型（文末彩图 14-5）。

三、检测过程

1. 样本制备 质谱流式细胞分析仪可检测的样本类型非常广泛，液体样本包括外周血、骨髓、胸腔积液、腹腔积液等，一般采用常规离心或密度梯度离心富集方式获得单细胞团；组织样本包括各种脏器和肿瘤组织等，一般采用研磨或酶解的方式获得细胞悬液，酶解时注意不要影响细胞表面蛋白。样本制备过程须使用无钙、镁的磷酸盐缓冲液，且注意避免引入碘或金属污染，以免损坏仪器或影响信号。CyTOF 要求细胞数达到百万级，为保证数据质量和可靠性，一般细胞活率须达到 85%。

2. 抗体标记 质谱流式细胞检测技术可对样本细胞进行多指标检测，实验开始前，须查阅资料设计指标组合，囊括细胞分型、细胞因子、转录因子、表观遗传、代谢、信号通路等指标。制备金属元素标记抗体，并确定最佳使用浓度；每个样本一般需 100 万～300 万细胞，使用顺铂对活细胞和死细胞染色，随后进行封闭，标记胞膜、胞内抗体靶标，最后在 DNA 染色剂中孵育，对有核细胞进行区分。

3. 质谱流式分析 质谱流式细胞分析仪开机后，使用调试液（tuning solution）和校准微球（EQ beads）进行仪器自检与校正，输入金属抗体的通道信息、细胞活性染色试剂、金属元素标签信息，设置实验所需收集的细胞数量，外周血或骨髓样本一般需 10 万～20 万个细胞，组织样本中免疫细胞分析需要根据不同免疫浸润水平确定细胞数量，一般需 40 万～60 万个细胞。

4. 数据分析 ①数据预处理：通过标记细胞膜损伤和细胞大小，去除非活细胞和细胞碎片；去除由于细胞聚集造成的信号（细胞聚集造成的信号通常在数据中体现为异常高信号强度）；并校正实验过程中的信号波动，使数据在不同的实验中可比较。②降维处理：利用 t-SNE（t-distributed stochastic neighbor embedding）、PCA（principal component analysis）、

UMAP（uniform manifold approximation and projection）等降维分析方法，用于可视化复杂的数据结构。③聚类分析：通过算法对细胞进行群组分析，识别细胞亚群。④数据解释：根据聚类分析的结果，鉴定每个细胞亚群的生物学特征。分析不同细胞亚群间的功能蛋白表达差异，如细胞激活状态、细胞毒性等。⑤统计分析：评估不同样本或实验条件下细胞亚群的表达差异，研究不同蛋白标记间的关联性。通过对以上一系列数据的分析，可以发掘与疾病诊断、治疗、预后相关的细胞或蛋白标志物。

四、检测影响因素

1. 金属元素污染　样本携带的金属污染，包括钆、钙、钡等，例如肿瘤患者造影或介入治疗引入金属污染。样本处理过程中试剂、耗材引入的外来金属污染，如枪头和离心管中的金属残留。此外，染色处理细胞后，未洗净多余的金属标记抗体，也可导致金属元素污染。

2. CyTOF 仪器敏感性　质谱检测器对金属元素信号的敏感性过高或过低都会对检测结果产生较大影响，仪器开机后，使用调试液（tuning solution）和校准微球（EQ beads）进行仪器自检与校正，避免 CyTOF 仪器敏感性差异导致检测结果偏差。

第四节　金属标记免疫质谱检测技术的应用

一、电感耦合等离子体质谱免疫检测技术的应用

自清华大学张新荣教授发表基于 ICP-MS 免疫分析法测定促甲状腺激素和总甲状腺素的开创性工作以来，已有二十余年的历史。尽管这些年来取得了巨大进步，但基于 ICP-MS 的免疫测定在常规临床检测项目领域应用尚未取得真正的突破。随着金属元素标记抗体策略的优化和检测敏感性的提升，以及多组分高通量检测分析等领域的技术突破，ICP-MS 免疫检测技术有望在肿瘤标志物、细胞因子、病原体等领域实现高通量检测分析，为临床联合多指标进行病情诊断、监测等提供新的检测手段。

二、质谱流式细胞检测技术的应用

相对于 ICP-MS 免疫检测技术，质谱流式细胞检测技术已被广泛应用于生物制药和临床研究领域。

1. 免疫学研究　CyTOF 可以用于研究免疫细胞的表型和功能，例如 T 细胞亚群、B 细胞、自然杀伤细胞等，以及它们在疾病发生和发展中的作用。

2. 癌症免疫治疗　对于癌症治疗而言，了解免疫细胞在肿瘤微环境中的状态至关重要。CyTOF 可以帮助研究人员深入了解肿瘤浸润淋巴细胞的表型和功能，以及它们与肿瘤细胞之间的相互作用。

3. 干细胞和发育生物学　CyTOF 可用于研究干细胞的分化过程、发育过程以及组织再生等过程。

4. 免疫毒理学　CyTOF 可用于评估药物、化合物或环境毒素对免疫细胞的影响，以及它们对免疫系统功能的影响。

5. 自身免疫病　利用 CyTOF 技术可研究自身免疫病的发病机制，例如类风湿关节炎、系统性红斑狼疮等。

6. 传染病和疫苗研发　CyTOF 可以帮助研究人员了解传染病病原体与宿主免疫系统之间的相互作用，以及疫苗接种后免疫反应的动态变化。

7. 细胞信号转导 CyTOF 可以用于研究细胞信号转导通路的激活和抑制，以及细胞间相互作用的调节机制。

总之，CyTOF 的应用领域涵盖了从基础科学研究到临床应用的广泛范围，为科学家们提供了研究细胞和免疫系统的强大工具。

（陶志华）

本章小结

本章主要介绍了常用金属元素的特性，制备金属元素标记抗体的原理和过程；ICP-MS 免疫检测技术和质谱流式细胞检测技术的原理和检测过程，影响 ICP-MS 免疫检测技术和质谱流式细胞检测技术的因素；ICP-MS 和 CyTOF 仪器基本结构、工作原理；ICP-MS 免疫检测技术和质谱流式细胞检测技术的临床应用。

金属标记免疫质谱检测技术是一种创新且具有高度分析能力的技术，旨在弥补传统免疫测定技术诸如光谱重叠与通量限制等局限，实现高通量免疫检测。根据待测样本靶标的类型，一般将金属标记免疫质谱检测技术分为①电感耦合等离子体质谱免疫检测技术，其检测靶标常为可溶性抗原；②质谱流式细胞检测技术，与经典流式细胞术类似，其检测靶标常为细胞膜或胞内分子。两者都基于 ICP-MS 免疫检测技术对所标记的金属元素进行检测，通过信号转换获得待检靶标的定性、定量信息，并实现高通量分析。

第十五章　生物素-亲合素系统及其在免疫检测技术中的应用

通过本章学习，你将能够回答下列问题：

1. 生物素的分子结构特点是什么？
2. 如何制备活化生物素？
3. 亲合素或链霉亲合素的分子结构及理化性质有何特点？
4. 生物素与亲合素结合反应的特点有哪些？
5. 生物素-亲合素系统放大作用的原理是什么？
6. 如何利用生物素-亲合素系统进行抗原或抗体的固相载体包被？
7. 生物素-亲合素系统用于检测系统信号放大的基本模式有几种？各有何特点？
8. 何为 ABC-ELISA 法？技术优势体现在哪些方面？

生物素-亲合素系统（biotin-avidin system，BAS）是20世纪70年代末发展起来的一种新型生物反应放大系统，它以生物素和亲合素的特异结合反应为原理。现已证实，生物素与亲合素是一对具有高度亲合力的分子，具有结合迅速、专一、稳定等优点。它们既能偶联抗原、抗体、核酸等生物分子，又能被酶、荧光素、胶体金、化学发光物及放射性核素等示踪物标记，具有桥联抗原抗体系统和示踪物指示系统的作用。生物素与亲合素之间的牢固结合及多级放大效应，极大地提升了BAS免疫标记和示踪分析的敏感性。BAS目前已广泛用于抗原、抗体的定性、定量检测及定位观察研究。

第一节　生物素的特性

生物素（biotin，B）属于B族维生素，又称维生素H、维生素B_7或辅酶R，是一种含硫水溶性维生素。生物素广泛分布于动、植物组织中，其羧基（—COOH）经化学修饰后带有活性基团而成为活化生物素，后者能与抗原、抗体等生物大分子及酶、荧光素等示踪物结合。

一、生物素理化性质

生物素是一种小分子生长因子，对维持机体健康必不可少，在肝、肾、酵母、牛乳中含量较多。生物素分子式为$C_{10}H_{16}O_3N_2S$，分子量为244.31Da，有α型、β型两种类型，其生物活性基本相同。α型生物素可从含量较高的卵黄中提取，β型生物素则从肝组织中提取，二者亦可人工合成。生物素带有两个环形结构，Ⅰ环为咪唑酮环，是与亲合素结合的主要部位；Ⅱ环为噻吩环，含有一个戊酸侧链，末端羧基是结合抗体或其他分子的位置（图15-1）。抗体分子经生物素化后，其结合抗原的活性不受影响；多种酶经生物素化后，其催化能力亦保持不变或稍有降低。

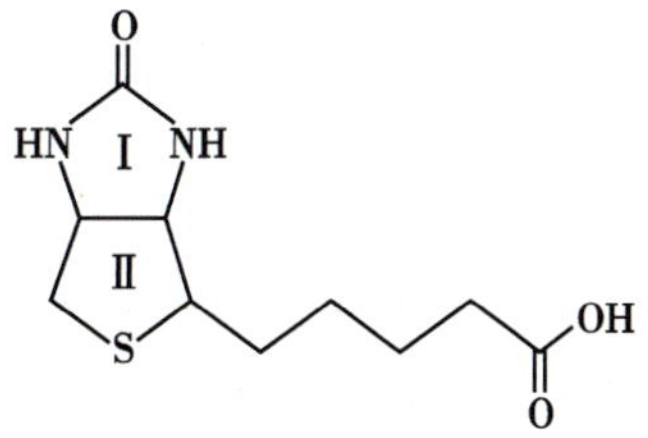

图15-1　生物素分子结构

Ⅰ为咪唑酮环；Ⅱ为噻吩环。

二、活化生物素

活化生物素是将生物素噻吩环末端羧基经化学修饰后制成含各种活性基团的衍生物（图 15-2）。生物素活化后可与各种蛋白质（包括抗体、葡萄球菌 A 蛋白、酶及激素等）、多肽、核酸、放射性核素、荧光素及胶体金等分子中的相应基团偶联，进一步形成生物素化衍生物。常用的活化生物素特性见表 15-1。

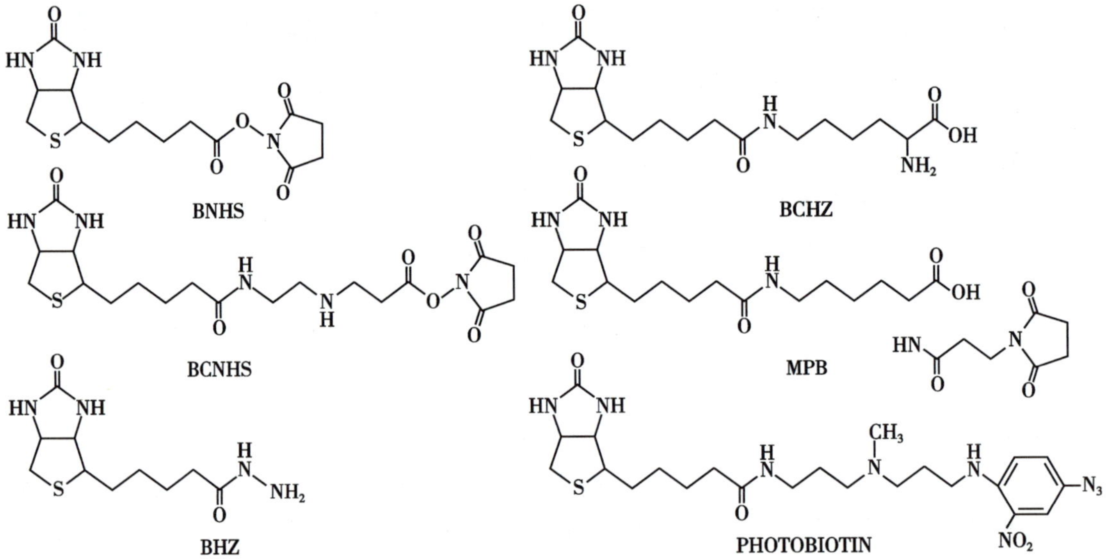

图 15-2　活化生物素分子结构

BNHS：生物素 N- 羟基丁二酰亚胺酯；BCHZ：肼化生物胞素；BCNHS：长臂活化生物素；MPB：马来酰亚胺 - 丙酰 - 生物胞素；BHZ：生物素酰肼；PHOTOBIOTIN：光敏生物素。

表 15-1　活化生物素特性

可标记基团	常见活化生物素类型	特性
蛋白氨基（—NH_2）	生物 N- 羟基丁二酰亚胺酯（BNHS）	标记抗体及中性或偏碱性蛋白
	长臂活化生物素（BCNHS）	添加两个 6- 氨基己糖，形成连接臂，增加生物素与被标记大分子间的距离，减少位阻效应，更好地发挥生物素的活性
蛋白醛基（—CHO）	生物素酰肼（BHZ）	标记偏酸性糖蛋白
	肼化生物胞素（BCHZ）	除醛基外，与 BNHS 相似还可标记氨基
蛋白巯基（—SH）	马来酰亚胺 - 丙酰 - 生物胞素（MPB）	标记含巯基蛋白
核酸（DNA 或 RNA）	光敏生物素（photobiotin）	侧链芳香基叠氮物，光照后变为芳香基硝基苯，形成生物素化核酸探针
	生物素脱氧核苷三磷酸（Bio-dUTP）	用于各种非放射性 DNA 标记

活化生物素可与多种生物活性分子及示踪物结合，形成生物素化衍生物。生物素化衍生物有两类：一类是生物素化的生物大分子（如抗原、抗体及核酸等），最常用的是生物素化抗体和生物素化核酸；另一类是生物素化标记物（如酶、荧光素、胶体金及放射性核素等），最常用的是生物素化 HRP 和生物素化荧光素。制备生物素化衍生物时应注意：①根据抗原或抗体分子结构中所带可标记基团的种类以及分子的理化性质，选择相应的活化生物素和

反应条件；②标记反应时，活化生物素与待标记抗原或抗体应有适当的比例；③为减少空间位阻影响，可在生物素与被标记物之间加入交联臂样结构，如BCNHS和BCHZ。

第二节 亲合素和链霉亲合素的特性

亲合素（avidin，A）与链霉亲合素（streptavidin，SA）是生物素的天然特异性结合物。两者均为大分子蛋白，几乎所有用于标记的物质均可以与亲合素或链霉亲合素结合，最常用于标记酶、荧光素及胶体金等示踪物。

一、亲合素

亲合素又称抗生物素蛋白或卵白素，是从卵白蛋白中提取的一种富含色氨酸带糖基的碱性蛋白。亲合素的分子量为68kDa，等电点（pI）为10.5，在pH 9～13的缓冲液中性质稳定，具有耐热、耐多种蛋白水解酶等特性。天然亲合素是由4个相同亚基构成的四聚体，每个亚基通过色氨酸残基与生物素中的咪唑酮环（Ⅰ环）结合。因此，1个亲合素分子可结合4个生物素分子，且两者结合的特异性高、稳定性好，亲合力极强，其结合常数（K_a）高达10^{15}mol/L，较抗原－抗体间的相互作用（$K_a=10^5$～10^{11}mol/L）大1万倍以上。生物素和亲合素能在温和条件下与抗原、抗体及酶等多种分子共价结合，且不影响各自的生物活性。

亲合素的活性单位是以亲合素结合生物素的量来表示的，即以能结合1μg生物素所需要的亲合素量为1个亲合素活性单位。1mg纯亲合素含13～15个活性单位。

二、链霉亲合素

链霉亲合素的生物学特性与亲合素类似，是链霉菌属（*Streptomyces*）细菌*S.avidinii*在培养过程中分泌的一种偏弱酸性的蛋白质产物，现可通过基因工程技术生产。SA分子量为65kDa，pI为6.0，结构与亲合素相似，由4条相同肽链构成，能与4个分子的生物素特异性结合，K_a为10^{15}mol/L。

链霉亲合素分子由于不带糖基，且等电点低，分子表面所带正电荷少，因此与固相材料聚苯乙烯、硝酸纤维素膜及组织细胞基质非特异结合能力远低于亲合素。且SA的高活性（1mg链霉亲合素最高可达18个活性单位）也赋予检测系统更高的敏感性。因此，BAS在实际应用中多采用生物素－链霉亲合素系统。

第三节 生物素与亲合素结合反应的特点

生物素与亲合素（或链霉亲合素）的结合，虽不属免疫反应，但特异性高、亲合力强、稳定性好，且二者均可与抗原、抗体及多种示踪物质结合。因此，将BAS与其他免疫标记技术有机结合，能极大地提高免疫学检测的敏感性。

一、敏感性

每个亲合素均可结合4个生物素化抗体（或抗原）和生物素化酶（或荧光素等）。同时，一个生物大分子（如抗体和酶）又可连接多个生物素，这些标有多个生物素的抗体（或抗原）和酶分子又可桥联更多的亲合素，经过这种依次的相互作用连接，从而形成网格状复合物，使整个反应体系出现多级放大效应。尤其在此网状复合物中网络了大量酶分子，有利于示踪信号检测系统的放大，赋予检测系统极高的敏感性。

二、特异性

生物素与亲合素的结合具有极高的亲合力和高度的专一性及特异性，而且这种结合特性不会因反应试剂的高度稀释而受影响，从而最大限度地降低或避免非特异性结合，提高 BAS 在实际应用中的特异性。

三、稳定性

生物素与亲合素间的结合常数（K_a）是抗原 - 抗体间结合常数的 10^4 倍以上，两者结合形成复合物的解离常数很小，呈不可逆反应，且酸、碱、变性剂、蛋白溶解酶以及有机溶剂均不影响其结合。因此，生物素 - 亲合素系统稳定性强，干扰因素少，可提高检测方法的精确度和稳定性。

四、适用性

生物素 - 亲合素系统可与酶、荧光素及放射性核素等多种标记技术结合，用于检测体液、组织或细胞中的抗原 - 抗体、配体 - 受体、核酸系统以及其他多种生物学反应体系。此外，还可制成亲和介质，用于分离、纯化上述各种反应体系中的反应物。因此，生物素 - 亲合素系统以适用性广、实用性强等优势广泛应用于生命科学研究、临床诊断及药物研发等领域。

此外，BAS 可依据实验方法制备成多种通用性制剂以适用于不同的反应体系，如生物素化第二抗体（抗 IgG）可检测同一种属中各种 Ag-Ab（IgG）反应体系。其次，生物素化抗体由于工作效价高，可高度稀释，从而大幅减少抗体用量，降低实验成本。同时，生物素与亲合素结合反应还具有生物素标记物稳定性好、易保存、有效期长，生物素与亲合素结合迅速，反应所需时间短等优势。

第四节　生物素－亲合素系统在免疫检测技术中的应用

生物素 - 亲合素系统能与多种免疫标记技术结合，用来作为生物反应放大系统检测抗原或抗体，以此提高免疫学检测的敏感性。生物素 - 亲合素系统在免疫标记技术中既可用于固相载体的包被，又可用于检测系统的信号放大。

一、固相载体的包被

固相吸附分离是非均相免疫分析重要的分离方法。此分离模式的重要环节是将抗原（或抗体）连接于固相载体的表面，此过程称为包被。抗体与固相载体连接后，其构象与液相不同，可产生空间位阻效应，抗体分子的效能（利用率和生物活性）有所降低。包被抗原时，抗原分子的复杂性可影响其与固相载体的连接效果，且非蛋白类抗原与固相载体连接效果差。

为解决上述问题，引入生物素 - 亲合素（或链霉亲合素）系统连接于固相载体表面，再与欲包被的抗原或抗体结合，从而实现间接包被，可极大地提高非均相免疫分析的敏感性。包被方法有如下两种：

1. 生物素 - 链霉亲合素 - 生物素化抗体（或抗原）包被法　利用牛血清白蛋白（bovine serum albumin，BSA）或卵清蛋白易于与固相载体结合的特性，在聚苯乙烯板微孔或纳米微球表面包被生物素化 BSA，加入链霉亲合素，在固相载体表面形成 BSA- 生物素 - 链霉亲合素结合物，再将生物素化抗体（或抗原）加入到此固相载体中，欲包被的抗体（或抗原）即可通过生物素与固相材料表面的链霉亲合素稳定结合，形成 BSA- 生物素 - 链霉亲合素 - 生物素化抗体（或抗原）包被的固相载体（图 15-3）。

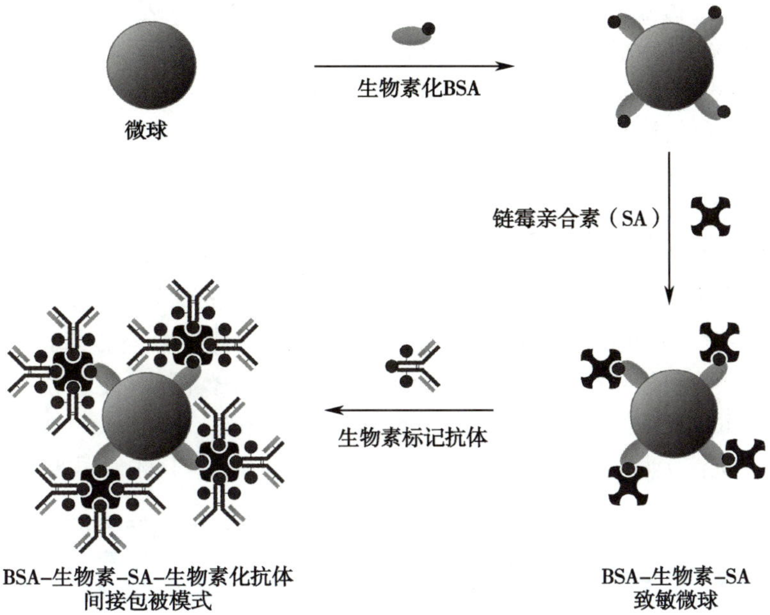

图 15-3　生物素 - 亲合素 - 生物素间接包被模式示意图

BSA：牛血清白蛋白；SA：链霉亲合素。

2. 链霉亲合素 - 生物素化抗体（或抗原）包被法　SA（或亲合素）可以直接吸附在固相载体表面，事先将抗体或抗原与生物素结合，然后通过 SA- 生物素反应而使生物素化的抗体或抗原固相化，欲包被的抗体（或抗原）即可通过生物素与固相材料表面的 SA 稳定结合，形成 SA- 生物素化抗体（或抗原）包被的固相载体（图 15-4）。与生物素 - 链霉亲合素 - 生物素化抗体（或抗原）固相载体包被法相比，此包被法简便、高效、省时省材。因此，实际应用中多采用此法进行固相载体的包被。

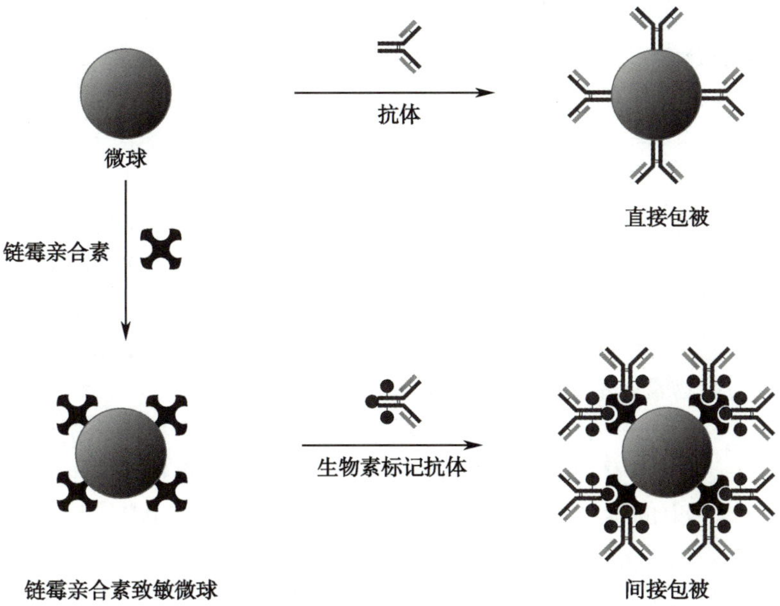

图 15-4　亲合素 - 生物素间接包被模式示意图

生物素 - 链霉亲合素系统连接固相载体的包被模式，不但可增加抗原（或抗体）的包被数量，而且使其结合位点充分暴露，减少空间位阻效应，提高抗原（或抗体）的利用效率，有利于免疫反应的高效进行，提高检测的敏感性和准确度。

此外，可先将生物素化抗原（或抗体）与待检抗体（或抗原）进行反应，形成生物素化抗原 - 抗体复合物，再加入链霉亲合素预包被磁性纳米微球，含有生物素的免疫复合物通过 SA 而结合在固相载体表面。利用此微球还可对需要的特异性抗原或抗体进行分离和纯化。此时，链霉亲合素预包被磁性纳米微球可作为通用试剂，用于不同项目的检测，此方式在发光免疫分析（化学发光或电化学发光）中较常见。

二、检测系统的信号放大

生物素 - 亲合素系统的多级放大作用有利于检测系统的信号放大，可进一步提升标记免疫分析的敏感性。目前，BAS 已广泛应用于各种标记免疫分析技术，其基本模式有如下两种：生物素 - 亲合素 - 生物素（biotin-avidin-biotin，BAB）模式；生物素 - 亲合素（biotin-avidin，BA）或标记亲合素 - 生物素技术（labeled avidin-biotin technique，LAB）模式。如将生物素标记在第一抗体上称为直接法，将生物素标记在第二抗体上称为间接法（表 15-2）。

表 15-2 BAS 应用于标记免疫分析技术的基本模式与方法

反应模式	方法	反应体系
生物素 - 亲合素 - 生物素	直接法 BAB ABC	Ag-（Ab-B）-A-B* Ag-（Ab-B）-ABC
生物素 - 亲合素	直接法 BA/LAB	Ag-（Ab-B）-A*
生物素 - 亲合素 - 生物素	间接法 BAB ABC	Ag-Ab1-（Ab2-B）-A-B* Ag-Ab1-（Ab2-B）-ABC
生物素 - 亲合素	间接法 BA/LAB	Ag-Ab1-（Ab2-B）-A*

注：Ab-B，生物素化抗体；A，亲合素；A*，标记亲合素；B，生物素；B*，标记生物素；ABC，亲合素 - 生物素 - 过氧化酶复合物；Ab1，第一抗体；Ab2，第二抗体。

（一）生物素 - 亲合素 - 生物素模式

1. 生物素 - 亲合素 - 生物素法 BAB 法的特点是以游离亲合素（或 SA）为桥，分别连接生物素化抗体和生物素化酶，利用抗原与抗体特异性结合及酶的高效催化反应特点，将抗原 - 抗体待检系统和信号检测系统有机联系在一起。由于 1 个亲合素分子能同时结合 4 个生物素分子，且一个生物大分子可标记多个生物素分子，从而产生级联放大效应，提升检测的敏感性。有研究利用间接 BAB 法检测乙型肝炎表面抗原，其检测敏感性是常规酶联免疫吸附试验（enzyme linked immunosorbent assay，ELISA）方法的 1 000 倍多。

2. 亲合素 - 生物素 - 过氧化酶复合物法 亲合素 - 生物素 - 过氧化酶复合物法是 BAB 改良法。为确保亲合素能有效桥联抗原 - 抗体待检系统和信号检测系统，预先按一定比例将亲合素（或 SA）与生物素化酶混合，形成可溶性的亲合素 - 生物素 - 过氧化酶复合物（avidin-biotin-peroxidase complex，ABC），同时确保预留一定位点与生物素化抗体（或生物素化抗原）结合，当其与检测反应体系中的生物素化抗体相遇时，ABC 中未饱和的亲合素（或 SA）结合部位即可与抗体上的生物素结合，使抗原 - 抗体反应体系与 ABC 标记体系连成一体进行检测。

由于在 ABC 形成时，生物素通过氨基与抗体或过氧化物酶分子结合，一个过氧化物酶或抗体分子可以结合多个生物素分子，一个标记了生物素的酶分子又可通过生物素连接多个亲合素，而亲合素又可桥联多个酶标生物素分子，经过这种依次的相互作用连接，从而形成一种较大的、具有多级放大作用的晶格样网状结构，其中网络了大量酶分子。因此，将ABC应用于免疫检测体系时，即可极大地提高酶在抗原-抗体反应场所中的浓度，使该法的检测敏感性明显提高。此种方法既能减少操作步骤，又能实现标准化操作（已有商品化试剂）。将ABC法应用于双抗体夹心ELISA中，形成了常用的ABC-ELISA法，检测原理如图15-5所示。

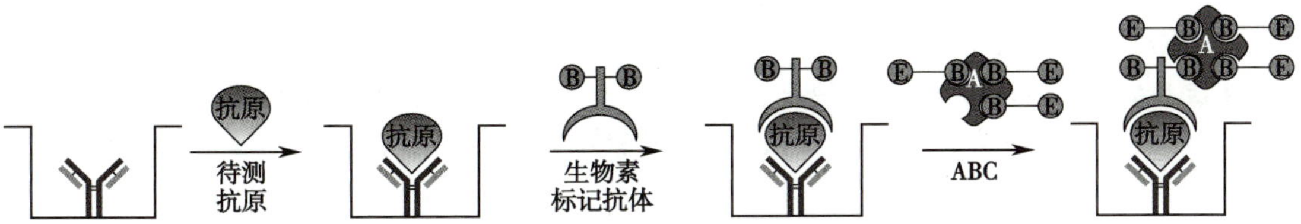

图15-5 ABC-ELISA直接法检测原理示意图

（二）生物素-亲合素模式

生物素-亲合素模式是将示踪物质（酶、荧光素等）直接标记在亲合素（或链霉亲合素）分子上，并用生物素分子直接标记抗原或抗体，利用亲合素与生物素的结合，将抗原-抗体反应的待测系统与示踪信号系统连接在一起。该法也有较高的敏感性，由于省略了加标记生物素的步骤，操作较BAB法更简便。间接BA（或LAB）法是采用生物素化的第二抗体，可以进一步提高检测敏感性。将LAB法应用于间接法ELISA中，测定原理如图15-6所示。

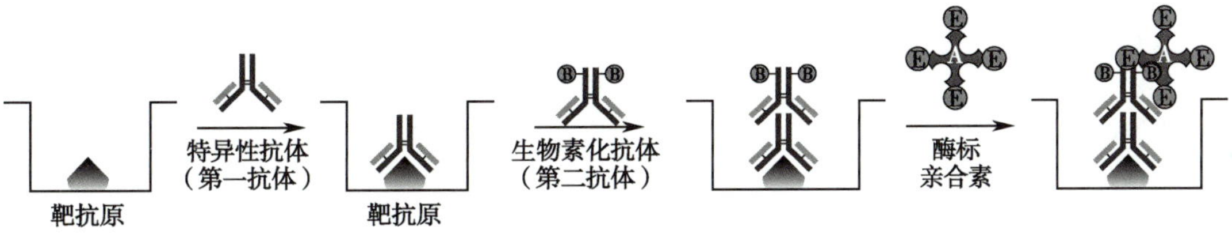

图15-6 LAB-ELISA间接法检测原理示意图

由于生物素与亲合素（或SA）的结合具有亲合力高、特异性强、稳定性好和多级放大作用，以及两者均可与各种生物活性分子及示踪物结合等优点，因此，生物素-亲合素系统广泛应用于各种标记免疫分析技术中，如BAS已被应用于酶免疫、荧光免疫、放射免疫、胶体金、化学发光免疫及组织化学检测技术中，尤其在标记免疫检测自动化分析领域应用广泛。同时，BAS在细胞和生物活性物质分离、纯化及核酸探针标记等方面也显示出明显优势。这些优势无疑拓宽了BAS在免疫学、分子生物学、细胞生物学及临床医学等诸多领域的应用。

（刘 灿）

本章小结

生物素分子结构中的Ⅰ环（咪唑酮环）是与亲合素结合的部位，Ⅱ环（噻吩环）的戊酸侧链末端羧基经化学修饰后制成含各种活性基团的衍生物，成为活化生物素。活化生物素可与生物大分子及各种标记物形成生物素化衍生物。

亲合素和链霉亲合素二者结构相似，均由4个相同亚基构成，可同时特异性结合4个生物素化分子。此外，一个生物大分子和标记物可连接多个生物素，这些生物素又可与多个亲合素连接，使整个反应体系呈现多级放大效应。链霉亲合素比亲合素具有更高的生物活性和较强的抗干扰能力，故实际应用中多采用链霉亲合素。

生物素-亲合素系统以敏感性高、特异性强、稳定性好、适应性广及实用性强等特点广泛应用于临床检测和科研中。

BAS可应用于固相载体的包被，将生物素化牛血清白蛋白吸附在固相载体表面后加链霉亲合素或直接将链霉亲合素吸附在固相载体表面，同时将欲包被的抗原（或抗体）生物素化，利用生物素与链霉亲合素稳定结合实现抗原或抗体的间接包被。

BAS应用于检测系统的信号放大有两种基本模式：一种是生物素-亲合素-生物素模式（包括BAB和ABC法）；另一种是生物素-亲合素模式（又称BA或LAB法）。根据所标记抗体的不同又分为直接法和间接法，将生物素标记在第一抗体上为直接法，将生物素标记在第二抗体上为间接法。

第十六章　临床免疫检验的质量保证

通过本章学习，你将能够回答下列问题：

1. 什么是质量保证？对应临床免疫检验的全过程，包括哪些方面？
2. 免疫检验中，检测试剂的阳性判断值是如何设定的？
3. 免疫检验方法的分析性能和临床性能包括哪些方面？
4. 什么是筛查试验、诊断试验和确认试验？
5. 免疫检验中，影响检测结果的分析前因素有哪些？
6. 免疫检验中，室内质量控制的方法有哪些？
7. 室内质控品应具备的基本条件是什么？
8. 免疫检验中，如何进行结果的报告和解释？

质量保证（quality assurance，QA）是临床实验室为证明提供给患者的临床诊疗或临床试验研究数据的有效性而采取的一系列措施，涵盖了实验室检测前、中、后的所有活动。临床免疫学检验项目既有定性检测，也有定量检测；操作既有手工，也有自动化。临床免疫检验流程复杂，影响检验结果的因素很多，包括从标本采集前患者准备、实验室检测、检验结果的报告和解释以及与临床沟通等各个方面。通常将检验流程分为分析前、分析中和分析后三个过程。

本章旨在从全面质量管理的角度，结合临床免疫检验的特点，阐述临床免疫检验专业中的质量保证内容。

第一节　临床免疫检验方法建立及性能指标

尽管免疫检测有多种原理，但是在方法建立过程中都需要设定阳性判断值（cut-off value），明确分析性能指标和临床性能指标。

一、阳性判断值的设定

在免疫测定中，阳性人群标本检测值的范围与阴性人群标本检测值分布情况见图 16-1。完全重叠（图 16-1A），cut-off 值无论如何设定，检测方法都无法区分阳性人群和阴性人群，即方法没有临床应用价值；完全不重叠（图 16-1B），可以 100% 区分阳性人群和阴性人群，即方法的敏感性和特异性可以达到 100%，这两种情况均属于极端情况。目前应用于临床检验的方法，均为图 16-1C，即阴性人群和阳性人群的免疫测定结果有部分重叠，重叠部分越小，区别阳性人群和阴性人群的能力越强，即方法的敏感性和特异性越高。因此为了判断定性免疫测定的结果，需要设定阳性判断值，以作为判断阴性或阳性结果的依据。

阳性判断值的设定和免疫测定方法的敏感性和特异性有直接关系。提高阳性判断值，特异性升高，敏感性降低；反之，降低阳性判断值，特异性降低，敏感性升高。在不同阳性判断值水平下，以假阳性率（false positive rate，FPR）（1－特异性）为横坐标，真阳性率（true positive rate，TPR）（即敏感性）为纵坐标，可以绘制受试者操作特征曲线（receiver operating characteristic curve，ROC curve），即 ROC 曲线（图 16-1D）。ROC 曲线可以很好地反映不同 cut-off 值下，FPR 和 TPR 之间的关系。ROC 曲线越接近左上角，曲线下的面积越大，方法的准确性就越好。ROC 曲线下面积（area under curve，AUC）最大的 cut-off 值，即为最佳阳性判断值。建立免疫测定方法，研究最佳阳性判断值时，须包括三组人群：患有该疾病的人群、健康人群和患有其他疾病的人群。一般来说，研究人群的数量越大、人群类型越广泛，得出的 cut-off 值也越接近方法最佳的 cut-off 值。

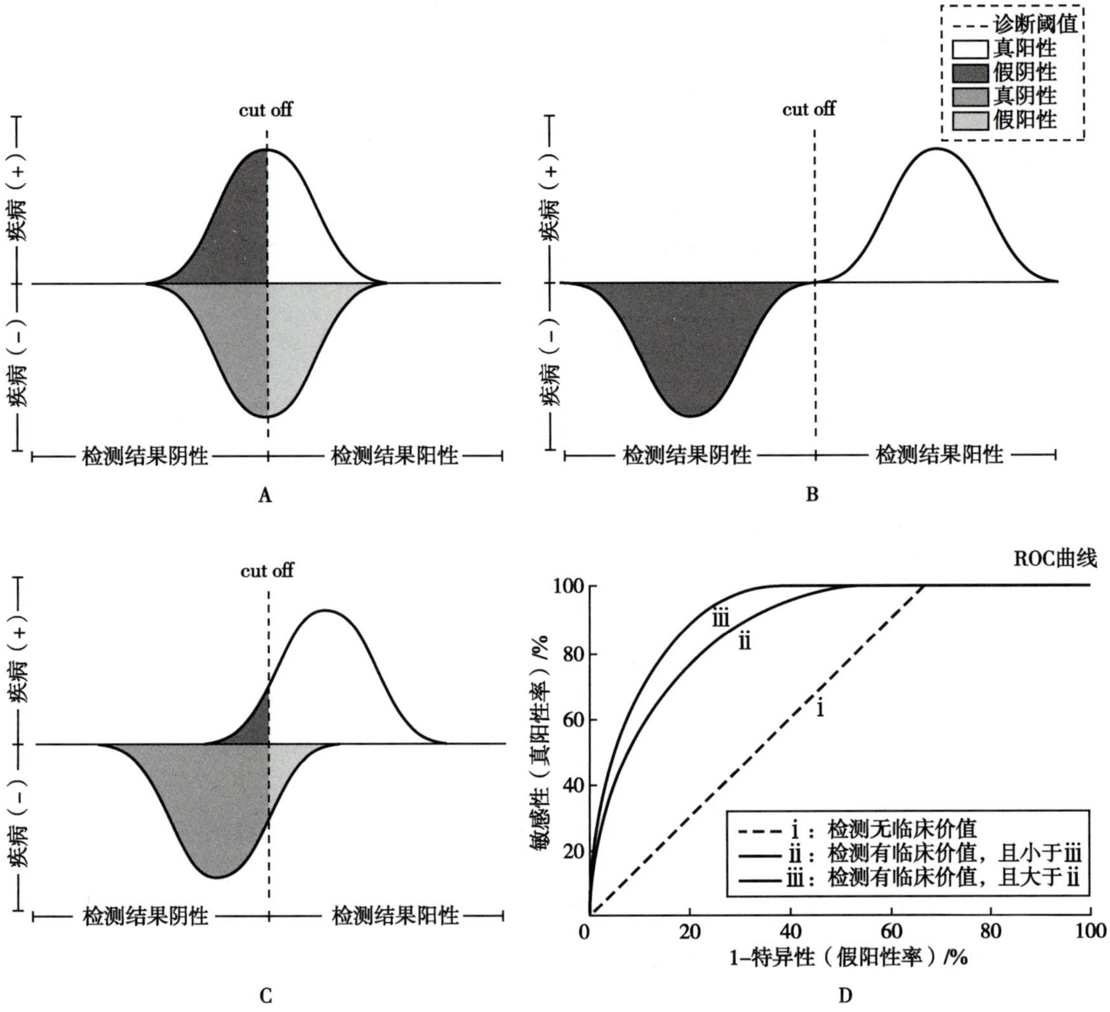

图 16-1　阳性判断值的设定

二、分析性能指标

免疫测定方法的分析性能指标有精密度、准确度、分析敏感性、分析特异性、线性与可报告范围等。

（一）精密度

精密度（precision）为在一定条件下所获得的独立测定结果之间的一致性程度，包括重复性、中间精密度和重现性。如果以标准差（standard deviation，SD）和/或变异系数（coefficient of variation，CV）来表示不精密度，重复性的不精密度最小，重现性最大。

重复性（repeatability）指同一操作人员在同一实验室采用同一方法、同一仪器设备对同一标本在短时间内测定结果之间的一致性程度。

重现性（reproducibility）指采用同一方法对同一标本在不同实验室由不同操作人员使用不同仪器设备测定结果之间的一致性程度。

中间精密度（intermediate precision）指重复性和重现性以外的情况，如仪器间精密度，即同一方法对同一标本在同一实验室由同一操作人员使用不同仪器设备测定结果之间的一致性程度；又如批间精密度，同一实验室采用同一方法、同一仪器设备对同一标本不同批次测定结果的一致性程度。

（二）准确度

准确度（accuracy）是待测物的测定值与其真值的一致性程度。在定性检测中，准确度是指样本阳性或阴性测定结果与其真实结果的一致性程度，可以采用阳性符合率和阴性符合率来表示。在定量检测中，准确度评价主要是评价测定的定量结果与真实定量结果的偏倚，以结果和真实值之间的差异表示。

（三）分析敏感性

分析敏感性（analytical sensitivity）可以用检测限（limit of detection，LOD）、定量限（limit of quantitation，LOQ）和空白限（limit of blank，LOB）表示。

LOB 指重复测定不含分析物的空白样本得出的最高可检出浓度。

LOD 指能与空白限进行区分的最低可检出浓度水平。通过已测定的空白限水平以及重复测试已知的低浓度样本可确定检测限水平。

LOQ 指可以对分析物进行可靠定量测定的最低浓度水平。

通常情况下，LOB＜LOD≤LOQ。

（四）分析特异性

分析特异性指方法仅对待测抗原或抗体产生反应的能力，包括干扰物质和交叉反应两个方面。

1. 干扰物质 免疫检测容易受到干扰，造成假阳性或假阴性结果。错误结果可能对临床诊断产生影响，从而对患者造成严重后果。了解免疫检测常见干扰物质及其对免疫检测影响的原理，对于帮助实验室形成干扰物质可能影响免疫检测结果的意识，正确分析检测结果是十分重要的。

（1）标本异常：常见的有标本溶血、脂血、黄疸和细菌污染等，其中的干扰物质通过降解待测标志物，与底物相作用以及影响抗原-抗体反应等方式，产生假阳性或者假阴性结果。

1）溶血：红细胞破裂后释放的部分物质会干扰免疫测定的结果。第一，血红蛋白中含有的血红素基团具有类似过氧化物的活性，因此在以辣根过氧化物酶（horseradish peroxidase，HRP）为标记酶的酶联免疫吸附试验（enzyme linked immunosorbent assay，ELISA）测定中，如果血清标本中血红蛋白浓度较高，则容易在温育过程中吸附于固相，从而与后面加入的 HRP 底物反应显色。第二，血红蛋白吸收波长为 450nm，在 ELISA 中会干扰酶标仪检测，可能造成假阳性结果。第三，红细胞破裂也造成蛋白水解酶的释放，对有的待测物质具有降解作用。如用化学发光法检测心肌肌钙蛋白 T（cardiac troponin T，cTnT）时，标本溶血后释放的蛋白酶可降解血清中的 cTnT，导致出现假阴性结果。

2）脂血：脂血的标本中含有大量乳糜微粒，其光散射特性会产生浊度，影响吸光度值，从而干扰透射免疫比浊法、散射免疫比浊法和化学发光法的结果。有研究表明，中度（1 000～2 000mg/dl 甘油三酯）至重度（>2 000mg/dl 甘油三酯）的脂血可使 IgG、IgM 的检测值明显升高。

3）黄疸：胆红素及其衍生物在特定波长下会干扰吸光度值，且胆红素不稳定的性质使其在不同的介质、pH、温度下转变为不同的衍生物而具有不同的吸收光谱，从而在散射免疫比浊、透射免疫比浊以及化学发光法中造成一定的干扰，如在雌二醇的检测中，一定浓度的胆红素可干扰低浓度雌二醇的检测。

4）细菌污染：在标本采集及血清分离中要注意尽量避免细菌污染。首先，细菌分泌的一些酶可能会对抗原、抗体等蛋白产生分解作用，造成标本中相应抗原、抗体水平降低；其次，一些如大肠埃希菌的β-半乳糖苷酶和碱性磷酸酶等会干扰相应标记酶的检测，使加入的底物显色，造成假阳性结果。

（2）内源性干扰物质：常见内源性干扰物质有类风湿因子、抗动物抗体、嗜异性抗体、自身抗体、抗试剂成分抗体和生物素等。内源性抗体可通过与捕获抗体、酶标抗体发生非特异性结合，或者阻断免疫检测系统中靶抗体（或靶抗原）与捕获抗体、酶标抗体的结合，造成假阳性或假阴性结果；抗原或抗体浓度过高，可产生钩状效应。

1）类风湿因子：在类风湿患者、其他自身免疫病以及正常人血清中，均可能含有较高或不同浓度的类风湿因子（rheumatoid factor，RF）。RF是一种循环的IgM自身抗体，具有与变性IgG产生非特异性结合的特点。在ELISA测定中，RF可与固相包被的特异性抗体IgG以及随后加入的酶标特异性抗体IgG结合，使检测呈现假阳性结果；或者阻断捕获抗体与待测标志物结合，而产生假阴性结果。RF的影响在捕获法IgM型特异性抗体的测定中最为显著，因为此时固相包被的抗体为抗人μ链抗体，IgM型RF的存在可使其大量结合于固相，从而产生假阳性结果。

2）钩状效应：在一定的浓度范围内，待测抗原或抗体的浓度与检测值成正比；但是，当超过某一浓度后，由于抗原/抗体浓度过高，捕获和检测抗体/抗原同时饱和（图16-2A），检测值反而随着浓度的增高而下降，浓度与检测值形成的曲线类似钩子（图16-2B），称作钩状效应（hook effect）。

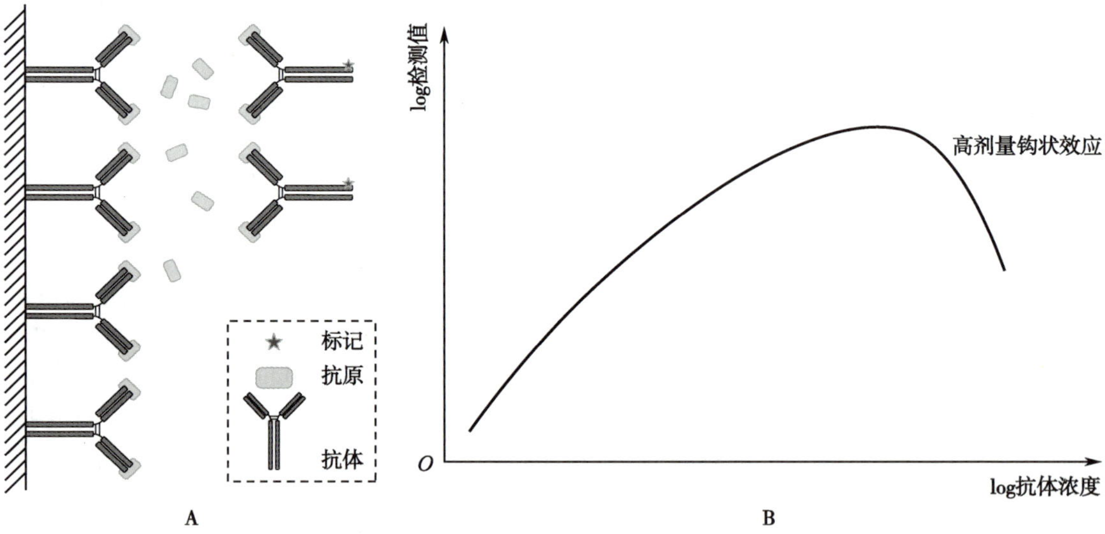

图16-2 高剂量钩状效应

3）抗动物抗体：抗动物抗体通过人免疫系统对动物抗原（如小鼠抗体）的免疫反应产生，包括使用动物来源的单克隆抗体药物（如乳腺癌治疗使用的曲妥珠单抗为人源化小鼠抗体）、宠物接触和畜牧业工作等。抗动物抗体可与动物来源的捕获抗体和标记抗体同时结合，多造成假阳性结果。

4）嗜异性抗体：人类血清中含有抗啮齿动物（如鼠等）的免疫球蛋白的抗体，即天然的嗜异性抗体（heterophil antibody）。与抗动物抗体为针对明确抗原（如单抗药物）且结合力强的特异性抗体不同，嗜异性抗体为针对不明抗原产生的抗体，具有多特异性和结合力弱的特征。嗜异性抗体可通过交联固相和酶标的单抗或多抗而出现假阳性反应。

5）自身抗体：自身抗体如抗甲状腺球蛋白抗体、抗胰岛素抗体和抗甲状腺素抗体等，能与其相应靶抗原结合形成复合物，在ELISA方法中可干扰抗原、抗体的测定。

6）抗试剂成分抗体：如抗链霉亲合素和抗钌抗体，分别会影响采用生物素-亲合素系统和三联吡啶钌作为标记物的相应方法的检测结果。

7）生物素：患者服用生物素制剂，则会干扰采用生物素-亲合素系统的方法的检测结果。

2. 交叉反应 两种不同来源的抗原，可能有相同的抗原决定簇，由此抗原决定簇刺激机体产生的抗体不仅可分别与其自身表面的相应抗原表位结合，而且还能与另一种抗原的相同表位结合，称为交叉反应。对于感染性疾病的特异抗原和抗体，待测病原体外的其他病原体感染者样本，不应出现阳性结果。例如，HBsAg免疫测定方法，应与甲型肝炎病毒、丙型肝炎病毒、人类免疫缺陷病毒、梅毒螺旋体等抗体无交叉反应。肿瘤标志物癌胚抗原（carcinoembryonic antigen，CEA）测定方法，应与CA125、CA19-9、AFP、PSA等其他肿瘤标志物无交叉反应。

（五）线性与可报告范围

在定量免疫检测中，线性和可报告范围也是分析性能指标之一。

线性是指在检测范围内，免疫测定值与预期值之间的关系。线性分析可以直接分析已知浓度标本，或者将高浓度标本进行一系列稀释，根据每个浓度点检测值与预期量值之间关系来判断是否存在线性。

可报告范围是能够可靠报告的最低和最高检测结果。在定量检测中，可报告范围内结果为线性关系，如某试剂检测CEA的可报告范围为0.500～200.00ng/ml，该范围内的CEA结果均符合线性。

三、临床性能指标

免疫测定方法的临床性能指标有临床敏感性、临床特异性、阳性预测值和阴性预测值等。

（一）基本概念

临床敏感性、临床特异性、阳性预测值和阴性预测值是容易混淆的概念。临床敏感性和临床特异性不受人群患病率的影响，阳性预测值和阴性预测值容易受人群患病率的影响。

1. 临床敏感性 临床敏感性（sensitivity）指将实际患病者正确地判断为阳性（真阳性）的百分率。计算公式为：$\frac{TP}{TP+FN}\times 100\%$，其中TP：真阳性；FN：假阴性。理想测定方法的诊断敏感性应为100%。

2. 临床特异性 临床特异性（specificity）指将实际无病者正确地判断为阴性（真阴性）的百分率。计算公式为：$\frac{TN}{TN+FP}\times 100\%$，其中TN：真阴性；FP：假阳性。理想测定方法的诊断特异性应为100%。

3. 阳性预测值 阳性预测值（positive predictive value，PPV）指特定试验方法测定得到的阳性结果中真阳性的比率，计算公式为$PPV=\frac{TP}{TP+FP}\times 100\%$。理想测定方法的阳性预测值应为100%，亦即没有假阳性。

阳性预测值与特定感染性疾病在某一人群中的流行率直接相关（表16-1），一个具有95%敏感性和特异性的检验方法或试剂在流行率为10%的人群中（如10万人），其PPV为67.9%，而在流行率为1%的同样数量的人群中，其PPV则低至16%。因此，在临床上对怀疑某种疾病（有临床表现或有其他相关指标、家族史的提示）的患者进行检测，PPV将大为提高；相反，如果对所有就诊者常规筛查，PPV 则很低。实验室在建立检测程序时，需要将临床预测值纳入考虑范围内。

4. 阴性预测值 阴性预测值（negative predictive value，NPV）指特定试验方法测定得到的阴性结果中真阴性的比率，计算公式为 $NPV=\frac{TN}{TN+FN}\times100\%$。理想测定方法的阴性预测值应为 100%，亦即没有假阴性。表 16-1 中可见，人群阳性率越低，NPV 越高。

表 16-1 流行率对于 95% 敏感性和特异性试验 PPV 和 NPV 的影响

（以 10 万人为例）

结果	10% 流行率		1% 流行率	
	检出（+）	未检出（-）	检出（+）	未检出（-）
+	9 500	500	950	50
-	4 500	85 500	4 950	94 050
敏感性	95%		95%	
特异性	95%		95%	
PPV	9 500/（9 500+4 500）=67.9%		950/（950+4 950）=16.0%	
NPV	85 500/（85 500+500）=99.4%		94 050/（94 050+50）=99.9%	

（二）根据阳性预测值对定性免疫测定方法的分类

根据 PPV 的高低，定性免疫测定方法可分为筛查试验（screening tests）、诊断试验（diagnostic tests）和确认试验（confirmatory tests）。

1. 筛查试验和诊断试验

（1）筛查试验：筛查试验用于检测整个人群或部分人群中抗原或抗体的存在情况。一般而言，筛查试验应当具有较高的临床敏感性（临床检出率大于 95%），对其特异性和阳性预测值的要求则取决于对各种因素的综合考虑，例如假阳性结果是否会对被检测人经济或心理上产生严重的不良影响，对误诊病例的治疗是否会产生严重的后果（例如，由于风疹抗体水平较高而怀疑妊娠期感染，为避免感染造成的不良后果，需要进行流产手术以终止妊娠），是否有可以对阳性筛查结果进行确认的试验等。通常情况下，筛查试验结果阴性提示被检测人待测物阴性的可能性很高，而筛查试验结果阳性仅提示阳性结果的可能，但需要进一步确认。

（2）诊断试验：诊断试验用于检测临床上已怀疑某种疾病的患者中抗原或抗体的存在情况。如果待测的抗原或抗体对于治疗以及判断预后有重要意义，则该诊断试验应当具有足够高的敏感性。如果试验的结果可以很容易地通过确认试验进行确认，且确认试验的准确性高，那么对诊断试验的特异性要求可适当降低。

（3）筛查试验和诊断试验的界定：筛查试验和诊断试验通常都采用敏感性比较高的方法，如果试验的敏感性低，则不适宜用作筛查试验或诊断试验。例如免疫渗滤试验，其敏感性往往较低，不适宜作为筛查试验或诊断试验。免疫凝集试验、酶联免疫吸附试验、放射免疫分析技术、化学发光免疫试验、荧光免疫试验等敏感性高的方法，一般可作为筛查试验和诊断试验。

有时某一试验既可以是筛查试验也可以是诊断试验，这主要取决于检测的人群。如果人群中抗原或抗体的阳性率很低，检测结果的 PPV 很低，则属于筛查试验；如果是有临床症状、家族史或临床上已怀疑患某种疾病的人群，检测结果的 PPV 较高，则属于诊断试验。如梅毒特异性抗体 ELISA 检测，用于术前筛查时，人群梅毒特异性抗体阳性率通常很低，PPV

也较低，此时为筛查试验，检测结果为阳性需要进一步确认；如果用于性病门诊对有接触史或有症状的人群进行检测，PPV 较高，检测结果阳性可用于辅助诊断。

2. 确认试验 确认试验用于对筛查试验或诊断试验的结果进行确认。确认试验应具有高特异性和高阳性预测值。确认试验可以是免疫测定，也可以是细菌培养或核酸检测。一般来说，可以作为确认试验的免疫测定方法有免疫印迹试验（Western blot，WB）、重组免疫印迹试验（recombinant immunoblot assay，RIBA）、抗体中和试验等，但这些方法不一定就是确认试验，这取决于试剂的特异性是否足够高。如果诊断试验本身的特异性和 PPV 就很高，那么就没有必要再使用确认试验进行结果的确认。

第二节 分析前的质量保证

分析前阶段是指从临床医师开出医嘱起，按时间顺序的步骤，包括检验项目的申请，受试者准备，标本的采集、运送、接收和保存，至分析检验程序启动前的过程，涉及检验人员、临床医师、护士以及受检者本人等。

一、检验项目的申请

1. 检验项目的选择 临床上绝大部分的免疫学检验方法仅能作为筛查试验或者诊断试验，也就是说存在一定比例的假阳性可能。因此，临床实验室必须告知临床医师，在进行检验项目的选择时，如果申请的检验项目用于临床辅助诊断，应当为有临床症状、既往史等怀疑可能有某种疾病的患者来申请该检验项目；如果为所有患者都申请该检验项目，例如乙型肝炎表面抗原、丙型肝炎病毒抗体、人类免疫缺陷病毒抗体、梅毒螺旋体抗体的术前筛查或对其他免疫检测项目用于正常人群的体检，则阳性检测结果不可用于诊断，必须要采用其他进一步的检测来确认。

2. 申请单格式和填写 检验申请单基本信息应至少包括：受检者唯一标识，如姓名、性别、年龄、科别、病房、门诊号 / 住院号等；临床诊断或疑似诊断；标本类型；检验项目；送检日期（年、月、日）及标本采集时间与标本接收时间、申请者唯一标识（医师签字）；收费 / 记账以及检验号等。检验申请单的填写内容要规范、完整，以保证为后续检验流程提供必需的信息。

3. 申请检验项目的时间 有些免疫检测项目申请时，须注意疾病的进程。通常感染性疾病的免疫检测等都与疾病的时期有关。例如，如果患者处于病原体感染的窗口期，则抗原、抗体在血液中无法被检出；病毒感染 IgM 的升高在感染早期可检出，比较 IgG 的浓度确认近期感染或既往感染，须采用发病早期和恢复期双份血清进行。

二、受试者准备

受试者接受标本采集前，应避免剧烈运动和进食富含脂肪的食物，建议最好是在其安静状态下采集标本。因为运动会导致激素水平升高，而高脂血清会对免疫测定产生干扰。此外，一些药物的使用也可能会影响免疫检测。例如某癌胚抗原（carcinoembryonic antigen，CEA）检测试剂说明书中注明“利福平（rifampicin）会对 CEA 检测结果造成干扰”；某化学发光免疫试验试剂说明书中要求标本中生物素水平须低于 10ng/ml，因方法中使用链霉亲合素 - 生物素包被系统，会受生物素干扰造成假阳性结果。如试剂说明书中对可能的干扰药物有说明，实验室应对临床说明血药浓度、治疗剂量或使用药物后采样时间的限制等，如：“使用生物素 5mg/d 的剂量时，须在用药至少 8 小时后方能采样”。

三、标本的采集

免疫检验的临床标本最为常用的是血清 / 血浆。有时因为特定的检测目的，也用到尿液、唾液、口腔黏膜渗出液、脑脊液、干血斑等标本。须特别注意试剂说明书中建议使用的标本类型，试剂说明书未建议使用的标本类型，在未验证检测结果的有效性之前，不建议进行检测。

在采集标本时，实验室应给出推荐的标本量以及最低标本量。采样量应根据检测的需要而定。标本应采集在密闭的容器中，以方便后续传送。避免采用对抗原、抗体有吸附作用的容器。每个标本应有唯一性的标志，保证标本与检验申请单相对应。

四、标本的运送

标本一经采集，应尽快送到检测实验室，尤其是当标本采集区温度超过 22℃时。标本应由专人送检，负责标本运送的人员应掌握相关知识。应记录标本采集的日期和时间、运送时间、实验室接收时间等信息。运送过程中应防止盛放标本容器的破碎和标本的丢失，注意标本的隔离、封装和容器的密闭。特别是对有高度生物传染危险性的标本，必须按照特定生物安全要求进行。

五、标本的接收

标本接收是确认标本质量是否符合要求的关键步骤。实验室须检查标本采集的容器是否正确，标本标识是否清晰、完整，标本量是否达到要求，标本运送温度和时间是否符合要求。实验室应规定标本合格的标准以及拒收的标本类型，如溶血、脂血、黄疸、细菌污染的标本是临床实验室常见的拒收标本类型。对于接收的标本应进行正确的预处理。例如，血液标本在没有促凝剂的情况下，通常在半小时后开始凝固，18～24 小时完全凝固。未充分凝固的标本离心产生的血清可能残留纤维蛋白原，容易造成假阳性结果。因此，血液标本采集后，应使其充分凝固后再分离血清，或标本采集时用带分离胶的或者含有促凝剂的采血管，在标本充分凝固后分离血清。

六、标本的保存

标本接收后，最好能立即进行检测，如果不能立即检测，必须对标本进行适当的保存。标本在 2～8℃下保存时间过长，IgG 可聚合成多聚体，用间接法 ELISA 测定会导致本底过深甚至造成假阳性。血清标本如以无菌操作分离，通常可在 2～8℃下保存一周，如为有菌操作，则建议在 −20℃以下保存。标本的长时间保存，应在 −70℃以下。

第三节 分析中的质量保证

分析中阶段是指从标本前处理到标本检测完成，形成报告结果的过程，其质量保证的内容包括实验室环境条件、仪器设备维护校准、试剂方法的性能验证、标准操作程序的建立、人员培训、室内质量控制、室间质量评价 / 能力验证或实验室间比对等。

一、实验室环境条件

临床实验室应有充分的空间、良好的照明和空调设备，这是保证检验人员做好工作的前提。充分的空间和空调设备有助于使仪器设备维持良好状态，自动化仪器对安装环境有一定的要求，例如应避免灰尘、振动、阳光直射、过于潮湿以及温度波动过大等。

在免疫检验中，温、湿度的控制不仅是为了仪器设备的正常运行，更重要的是，免疫测定涉及抗原、抗体的相互作用，温、湿度变化对这一过程影响很大。因此，临床免疫检验实验室应维持一个稳定、符合要求的温、湿度条件，以保证检测结果的准确性。

二、仪器设备维护、校准

对免疫检验所涉及的仪器设备必须制定严格的维护保养措施，对于仪器易出现问题的区域，如洗涤区等应多注意养护。由于光学系统缺乏保养，或由于未能清洁空气滤光片所致的过热而引起的输出量的变化，也会导致测定结果的改变和室内质量控制的失败。荧光免疫试验中使用的荧光显微镜，其汞灯都具有一定的寿命，建议定期使用光度检测器来监测显微镜的光强，如光强不符合要求，应当及时更换汞灯光源。

对临床免疫检验项目在检测过程中涉及的关键设备，包括加样器、温度计、温育箱、酶免分析仪、各种全自动检测设备等，均应定期进行校准。

三、检测试剂的性能验证

性能验证（verification）指在常规应用前，应由实验室对未加修改而使用的已确认的检验程序进行独立验证。试剂厂家在建立免疫检测方法时，已经确立了方法的分析性能指标，实验室在临床应用前，应通过性能验证，确定按照所提供的试剂盒或检测系统说明书使用时，能复现生产厂家所宣称的检测性能。

1. 精密度

（1）定量检测：在定量检测中，可将精密度评价理解为是对检测系统随机误差的一种度量，无法用数字来表示，只能通过不精密度如标准差和变异系数来评估，标准差或变异系数越小精密度越好。

（2）定性检测：定性检测只报告定性结果，根据是否有检测值可以分为两种情况。①有检测值，如 ELISA 方法的 S/CO 比值。可以与定量检测相同，重复检测同一阳性样本，计算检测值（如 S/CO 比值）的 SD 和 CV 来表示不精密度；②无具体检测值或者只有滴度值，例如免疫层析试验、免疫渗滤试验、间接荧光免疫试验等，可使用一份接近临界浓度的阳性标本，进行 20 次以上的重复检测，计算出现阳性率在 5%～95% 的浓度范围，从而明确同一标本重复检测可获得一致结果时的浓度范围。

2. 准确度

（1）定量检测：定量检测的准确度评价有两种方法：一是可使用待验证方法对已知标准值的标准物质进行分析，将检测结果与已知标准值进行比较。二是同时使用待验证方法与参考方法对同一批次样品（包括测定线性范围高、中、低浓度样本）进行分析，然后将不同方法得到的结果进行对比分析。但是，大多数免疫分析项目没有参考方法或者已知标准值的样本，这种情况可以使用回收实验来评价准确度，具体为添加已知量的待测物，计算（测定浓度 - 添加前浓度）/ 添加物浓度，来计算回收率，回收率越接近 100%，准确度越高。可以设置可接受的回收率范围，如某试剂设定的癌抗原（cancer antigen 125，CA125）检测回收率要求为 100% ± 15%，实际评价时回收率为 89%，即满足要求。

（2）定性检测：通常是将其待验证方法与一公认（“金标准”方法或参考方法）或实验室已在使用的方法同时检测日常工作标本，然后比较两种方法之间结果的差异，不一致的结果再用第三种或“金标准”方法确认，通过计算阳性符合率和阴性符合率来评价定性测定的准确度。如抗 -HIV 抗体 ELISA 方法的准确度，可以与抗 -HIV 抗体确认试验（“金标准”方法）相比较，计算阳性符合率和阴性符合率。

3. 分析敏感性 实验室可验证厂家或方法建立者给出的检测下限是否正确，具体做法是：采用浓度为检测下限的标本检测至少 20 次，如产生 95% 的阳性结果，则符合要求，验证通过；不符合要求则联系试剂厂家或方法建立者，或自行建立检测下限。

4. 线性区间与可报告范围 实验室可通过多点法进行简单验证，推荐至少使用 4 个，最好是 5 个不同浓度水平的标本进行验证。这些不同浓度的标本中须包含一个接近最低检出限浓度和一个接近或稍高于最高检测限浓度的标本，对标本进行重复测量，以测量值均值为 Y 轴，预期值为 X 轴绘制图形进行分析。

四、标准操作程序的建立

在免疫测定中，试剂准备、加样、温育、洗涤、显色（或测定信号激发）和测定等每一步骤均对测定结果产生较大的影响。确保检测结果可靠性需要将每个操作步骤标准化，并形成标准操作程序（standard operating procedure，SOP）。实验室应根据试剂说明书，建立包含检测全过程的标准操作程序，包括但不限于标本采集、运送、保存、标本前处理、检测流程、结果报告和解释、仪器设备维护和室内质量控制等。最重要的是所有的实验技术人员在进行相关测定时，必须严格按相应的 SOP 进行操作，除非经实际工作证明正在使用的 SOP 中有不适当之处时，才可对 SOP 按一定程序进行修改。

五、人员培训

临床免疫检验的项目广泛，检测技术众多，既包括手工操作，又包括自动化仪器操作，要求实验人员具有一定的专业技术知识和经验，包括检测技术的基本原理，实验操作，仪器设备的使用、维护和保养，质量控制，生物安全，结果的报告和解释等。从实际工作来看，不同的操作者所得到的测定结果往往差异很大。因此人员的培训非常重要，应根据实际工作的需要，建立定期培训计划。

六、室内质量控制

室内质量控制（internal quality control，IQC）指由实验室工作人员采取一定的方法和步骤，连续评价本实验室工作的可靠性程度，旨在监测和控制本实验室常规工作的精密度，提高本实验室常规工作中批内、批间标本检验的一致性。并确定当批的测定结果是否可靠，可否发出检验报告。

临床免疫检验与其他临床检验一样，产生的检验误差有两类，即系统误差和随机误差。系统误差通常表现为质控品测定均值的漂移，是由操作者所使用的仪器设备、试剂、标准品或校准品出现问题而造成的。而随机误差则表现为测定值 SD 的增大，主要是由实验人员的操作等随机因素所致，其出现难以完全避免和控制。室内质量控制的作用是发现误差及分析误差产生的原因，采取措施予以避免。因此在开展室内质量控制前，应尽量控制产生误差的因素，这是做好室内质量控制的前提，也是保证常规检验工作质量的先决条件。

（一）室内质量控制方法

室内质量控制的方法可分为统计室内质量控制方法和非统计室内质量控制方法。

1. 非统计室内质量控制方法 在检测临床标本的同时，将靶抗原或抗体浓度接近试剂测定下限的质控品和阴性质控品随机放在临床标本中间，同时进行测定，质控品检测结果与预期结果相符，则质控在控。适用于定性和半定量免疫检验项目，常用的方法有免疫沉淀试验、免疫凝集试验、荧光免疫试验、固相膜免疫分析技术、ELISA 和化学发光免疫试验等。例如，检测自身抗体的荧光免疫试验和免疫印迹试验，每次测定都应至少同时检测一个已知的弱阳性对照，从而有助于判断临床标本的检测结果是否有效。

2. 统计室内质量控制方法 统计室内质量控制就是根据小概率事件的原理，对阳性质控品进行重复测定，对重复测定的室内质量控制结果进行统计分析，及时发现误差的产生并分析误差产生原因，并采取措施。适用于定量免疫检验项目及以数字形式表示（如 S/CO 比值、cut-off 值等）的定性免疫检验项目，采用放射免疫试验、ELISA 和化学发光免疫试验等的定性免疫检验项目均可采用这种统计质控方法。

（1）进行实验变异的基线测定：所谓基线测定就是首先使用质控品确定实验在常规条件下的变异。常规条件下的变异（routine condition variance，RCV）则是指在仪器、试剂和实验操作者等可能影响实验结果的因素均处于通常的实验室条件下时，连续测定同一浓度同一批号质控品 20 批次以上，即可得到一组质控数据，经计算可得到其 $\overline{X}$、SD 和 CV，此批间 CV 即为 RCV。所有测定数据不管其是否超出 3SD，均应用于上述统计计算。

（2）设置质控规则：常用的质控图有 Levey-Jennings 质控图方法、Levey-Jennings 质控图结合 Westgard 多规则质控方法、累积和（cumulative sum，CUSUM）质控方法和即刻法等。其中，Levey-Jennings 质控图法是目前应用较为广泛的一种统计学质量控制方法（图 16-3）。

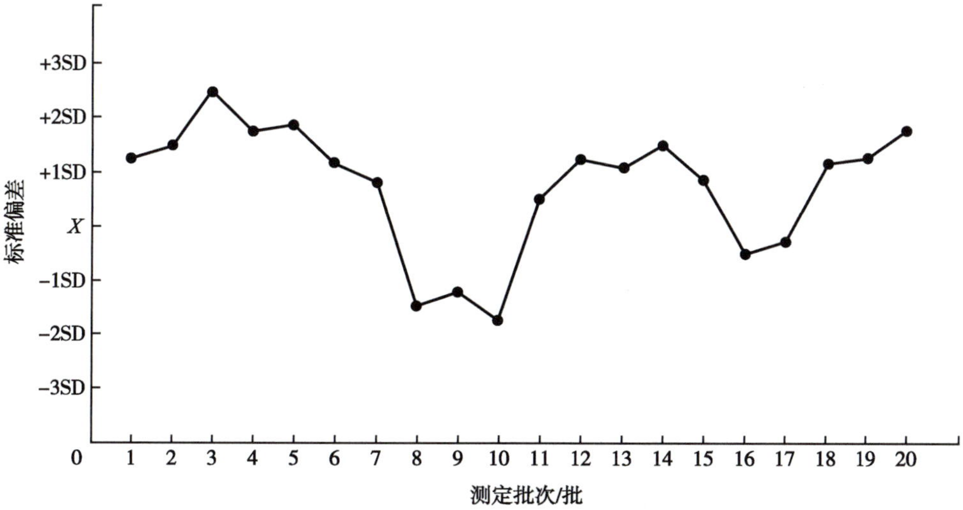

图 16-3 Levey-Jennings 质控图

质控规则即设定发生小概率事件的上下限范围，如果超过这个上下限范围，则为小概率事件，判定为失控。临床实验室可根据实际情况，来设定失控的上下限范围。例如，以 ±2SD 为警告限，±3SD 为失控限判断质控结果，其基本的统计学含义为在稳定条件下，20 个室内质量控制结果中不应有多于 1 个结果超过 2SD（95.5% 可信限）限度；在 1 000 个测定结果中超过 3SD（99.7% 可信限）的结果不多于 3 个。因此如以 ±3SD 为失控限，假失控的概率为 0.3%。常用的质控规则如下：

1）1_{2S} 规则表示 1 个质控测定值超过 $\overline{X}\pm 2s$ 质控限，是 Levey-Jennings 质控图上的警告限。

2）1_{3S} 规则表示 1 个质控测定值超过 $\overline{X}\pm 3s$ 质控限，此规则对随机误差敏感。

3）2_{2S} 规则表示 2 个连续的质控测定值同时超过 $\overline{X}+2s$ 或 $\overline{X}-2s$ 质控限，此规则主要对系统误差敏感。

4）4_{1S} 规则表示 4 个连续的质控测定值同时超过 $\overline{X}+1s$ 或 $\overline{X}-1s$，此规则主要对系统误差敏感。

5）7_{T} 规则表示 7 个连续的质控测定值呈现出向上或向下的趋势，可用于判断系统误差。

6）$10_{\overline{X}}$ 规则表示 10 个连续的质控测定值落在均值（$\overline{X}$）的同一侧，此规则主要对系统误差敏感。

7）对范围的质控规则可以表示为 R_L，其中“R”表示同一批次 2 个质控结果之间的差值，“L”的意思是质控限，来自于正态分布。例如，R_{4s} 规则表示在同一批内最高质控测定值与最低质控测定值之间的差值超过 4s，此规则主要对随机误差敏感。

在上述规则中，实验室若以 ±2SD 为失控限，假失控的概率太高，通常不能接受；以 ±3SD 为失控限，假失控的概率低，但误差检出能力不强。广泛采用的 Westgard 多规则质控方法，以 1 个质控结果超过 ±2SD 为告警规则，并通过 Westgard 质控规则进行核查，包括 2_{2s} 规则、1_{3s} 规则、4_{1s} 规则和 R_{4s} 规则等。如果通过核查，则为在控，结果可以报告；如未通过，则按照失控处理。这种方法可以降低假失控率，并及时发现实验室的误差。

（二）室内质控品的基本条件

理想的室内质控品应具有良好的均匀性、稳定性、互通性，无生物传染风险。弱阳性质控品的浓度接近试验或临床决定性水平，定量检测项目质控品浓度在可报告范围内，并有高、中、低三个浓度水平。

1. 均匀性 均匀性是室内质控品的基本性质。均匀性指物质的一种或几种特性具有相同组分或相同结构的状态。如果是定性检测，不同样本管检测的定性结果应当相同；如果是定量检测，测得的误差应与方法精密度相近。

2. 稳定性 稳定性指在规定时间范围和环境条件下，室内质控品的待测标志物量值保持在规定范围内的能力。由于统计学室内质量控制是连续地监测实验室测定重复性，因而要求室内质控标本在适当的贮存条件下能长期稳定，这是室内质控标本所必须具备的一个条件。

3. 互通性 质控品的基质应尽可能与临床常规试验中的待测标本一致，如临床常规试验中的标本为血清，质控品亦应为血清，以避免可能的“基质效应”。

4. 浓度水平 室内质控品所含待测物的浓度接近试验或临床决定性水平。所谓试验的决定性水平是针对定性测定来说的，是指特定试验的测定下限，亦即特定试剂的阳性反应判断值。使用接近试剂盒阳性反应判断值的室内质控品，能最灵敏地反映常规测定中的批间变异。而临床决定性水平则是对定量测定而言，即测定物在此浓度时即具有相应临床采取诊疗措施的要求或具备决定性的临床诊疗价值。因此，使用接近临床决定性水平的室内质控品最能反映该指标的测定有效性。定量检测项目的室内质控品可包括高、中、低三个浓度水平，以监测不同浓度水平定量检测的精密度。

室内质控品主要是用于监测实验室测定的批间、批内变异（重复性），提供浓度范围即可，不需要提供精确的浓度。

5. 生物安全 室内质控品应无生物传染危险性，对已知病原体如 HIV、HCV 和 HBV 等须做灭活处理。

（三）失控后的处理

对质控品应与患者标本同等对待，在每批患者标本测定的同时测定质控品，将所得结果标在质控图上。质控品在控时，方能报告该批患者标本的测定结果，质控品失控时，说明测定过程存在问题，不能报告患者标本结果，应解决存在的问题，并重新测定在控后方能报告。

失控后的最佳处理是确认失控的原因，发现问题并提出妥善解决的办法，消除失控的原因，并防止以后再次发生。以下为导致失控的常见因素：

1. 测定操作中的随机误差，如标本和试剂吸取的重复性差、试剂未混匀、洗涤不充分和温育时间及环境条件的一致性不佳等。

2. 仪器的问题，如光路不洁、比色波长不对、管道堵塞等。

3. 试剂的问题，如校准品不对或变质、显色底物变质、试剂受到污染和试剂因贮存不当失效等。

4. 室内质控品失效。

（四）室内质量控制数据的评价和管理

除了将 IQC 数据作为日常质控外，还应定期对室内质量控制数据进行汇总、分析和保存。定期汇总相关信息，统计得到室内质量控制重要指标，如均值、SD、CV 等，并注意分析这些结果与累计结果间的差异，决定是否有必要对质量控制图的这些参数进行修改，从而达到室内质量控制的目的。室内质量控制原始结果、质量控制图应随汇总结果等进行妥善保存，以备回顾性分析时使用。

（五）室内质量控制的局限性

IQC 可确保每次测定结果与确定的质量标准一致，但不能保证在单个的测定标本中不出现误差。比如标本鉴别错误、标本吸取错误、结果记录错误等。此类误差的发生率在不同实验室有所不同，应均匀地分布于测定前、测定中和测定后的不同阶段。

七、室间质量评价/能力验证或实验室间比对

室间质量评价（external quality assessment，EQA）指为客观地比较某一实验室的测定结果与靶值的差异，由外部机构采取一定的方法，连续、客观地评价实验室的结果，发现误差并校正结果，使各实验室之间的结果具有可比性。这是对实验室操作和实验方法的回顾性评价，而不是用来决定实时测定结果的可接受性。通过参与 EQA，实验室可对自己的实验操作进行纠正，从而起到自我教育的作用。当 EQA 被用于以实验室执业许可或实验室认证为目的的实验室操作评价时，常描述为实验室能力验证（proficiency testing，PT）。虽名词表述有异，但所代表的实质内涵是基本相同的。

EQA 的通常做法是一个 EQA 组织者定期发放一定数量的统一的质控标本给各参加质评实验室，然后实验室将其测定结果在规定时间内按照统一的格式报告至组织者进行统计学分析，最后组织者向每一参加实验室寄发 EQA 报告。国际上的 EQA 组织机构有英国国家室间质量评价计划（National External Quality Assessment Schemes，NEQAS）和美国 CAP（College of American Pathologists，CAP）。国内最大的 EQA 组织机构是国家卫生健康委临床检验中心（National Center for Clinical Laboratories，NCCL）。IQC 确保实验室室内测定质量的一致性，而 EQA 则提供实验室间比对的结果。EQA 在质量保证中对 IQC 有补充作用。

实验室间比对是按照预先规定的条件，由 2 个或多个实验室对相同或类似标本（通常是新鲜患者标本）进行检测。实验室间比对适用于室间质量评价不包括的项目，通常用于与上级或同级医院实验室间的比对，以评估该检测结果的可靠性。

第四节 分析后的质量保证

分析后的质量控制是指对获得检验结果后的主要过程进行质量控制，主要包括结果的报告与解释、检验后标本的保存与处理以及咨询服务等。

一、结果的报告与解释

（一）结果的报告

结果报告应遵循标准化的原则。主要内容通常包括以下方面。

1. 基本信息 包括：①患者的姓名、性别、年龄；②送检科室或单位名称；③标本采集时间和实验室接收标本时间；④标本的编号或条码；⑤检测项目；⑥标本类型；⑦检测方法和主要设备等。

2. 结果 临床上绝大部分开展的免疫学检验，都仅能作为筛查试验或诊断试验，阳性的结果仅代表在检测中发生了抗原抗体的阳性反应，但阳性反应可能是真阳性，也可能是假阳性，也就是说存在一定比例的假阳性可能。因此，筛查试验或诊断试验的阳性结果应当报告为“阳性反应（reactive）”。如未发生抗原抗体的反应，则报告为“阴性”。确认试验的结果可直接报告“阳性”或“阴性”。

结果报告的内容应包括：①将检测结果对应检测项目的名称列在报告单上。②定量检测应注明项目的参考区间、检测方法的线性或可报告范围；定性检测筛查试验或诊断试验报告“阳性反应”或“阴性”，确认试验的结果报告“阳性”或“阴性”。③检测人、审核人、复核人签字，结果报告日期等。

（二）结果的解释

对于筛查试验或诊断试验的“阳性反应”结果，需要进一步的确认试验或其他检测来判断是否为“真阳性结果”。检测结果的阳性预测值的高低，取决于检测方法的敏感性、特异性和待测物在检测人群中的阳性率。因此免疫学检验的结果解释十分重要。临床实验室在报告结果时，有责任根据所检测人群的情况对结果进行解释。结果的解释中须清楚说明结果对疾病的诊断意义，即指出该检测结果提示疾病的可能性，并说明在何种情况下有可能为假阳性或假阴性结果，给出排除假阳性或假阴性结果的方法（进一步检测或追踪）。如果已在进行进一步的检测，应在报告中予以说明。

临床解释的责任属于临床医师，临床医师通过综合患者临床信息和其他检测结果来对特定的免疫测定结果作出最终解释。

二、检验后标本的保存与处理

（一）检验后标本的保存

标本在检验后要进行一定时间的保留，以备必要时复查。当对检验结果质疑时，只有对原标本进行复查才能说明初次检验是否有误。

1. 建立标本保存的规章制度，做好标本的标识并有规律地存放，保存好标本的原始标识。
2. 在标本保存前要进行必要的收集和处理，如离心分离血清或细胞成分等。
3. 对于敏感、重要的标本应加锁重点保管，专人专管。
4. 对超过保存时限的标本可清除以节省资源和空间。
5. 要建立配套的标本存放信息管理系统，设立每个标本的有效存放和最终销毁时间，并可通过患者信息快速定位找到标本存放位置。

（二）检验后标本的处理

标本的处理和检验标本的容器、检验过程中使用材料的处理要符合《医疗废物管理条例》《医疗卫生机构医疗废物管理办法》以及国家、地区的相关要求。对临床实验室的标本、培养物、被污染物要保存于专用的、有明显生物危险标识的废物贮存袋中，从实验室取走前，要经过高压消毒，最后送到无害化处理中心进行处理。

三、咨询服务

（一）咨询服务的提供

实验室应主动为临床医师提供检验结果的解释和咨询服务，以使检验结果在诊断、治疗中发挥更大的作用。为临床提供咨询服务的工作人员不仅限于检验医师，也包括具有丰富工作经验的技术人员。在提供咨询服务时，实验室工作人员应对由于检测方法的局限性、标本的质量、疾病的自然发展过程等因素对检验结果造成的影响作出解释，并对由于参考范围、临界值、医学决定水平不同而对检测结果的影响作出解释。由于免疫测定对象相对比较微量，且可随生理活动而出现较大范围的变动，因此向临床提供咨询服务的优劣将直接影响到临床医师对免疫测定结果的认可，也影响临床医师对患者疾病的诊断。

（二）与临床的沟通

实验室应建立与临床定期沟通的机制，了解临床对实验室的需求、投诉及意见反馈等，并对工作方式和流程及提供服务的质量进行评估，通过持续性改进措施，提高检测和服务质量。通过与临床的沟通，实验室还可推广检验新项目和新方法，并向临床说明实验室免疫检测结果的不确定性及检测方法的局限性。因此，加强临床沟通是做好实验室工作，更好地为临床服务的基础，也是实施全面质量管理的目的。

（张 瑞）

本章小结

临床免疫检验的质量保证是临床实验室为保证提供给患者的临床诊疗或临床试验研究数据的有效性而采取的一系列措施。根据临床免疫检验的全过程，可将临床免疫检验的质量保证分为分析前质量保证、分析中质量保证和分析后质量保证。

由于免疫学检验的原理主要是抗原抗体的相互作用，阳性判断值的设定决定了免疫测定存在假阳性和假阴性的可能。免疫测定方法的分析性能指标有精密度、准确度、分析敏感性、分析特异性、线性与可报告范围等。免疫测定方法的临床性能指标有临床敏感性、临床特异性、阳性预测值和阴性预测值等。根据阳性预测值的高低，定性免疫测定方法可分为筛查试验、诊断试验和确认试验。

分析前的质量保证包括检验项目的申请，患者的准备，标本的采集、运送、接收和保存等。分析中的质量保证包括实验室环境条件、仪器设备维护校准、试剂方法的性能验证、标准操作程序的建立、人员培训、室内质量控制、室间质量评价/能力验证或实验室间比对等，其中室内质量控制和室间质量评价是质量保证的重要方面。室内质量控制是否在控，决定了当批检测的有效性。室间质量评价作为室内质量控制的补充，在临床免疫检验的质量保证中是不可或缺的一部分。分析后的质量保证包括结果的报告与解释、检验后标本的保存与处理和咨询服务等方面。其中结果的解释非常重要，很多影响免疫检验的因素常常不是实验室能直接控制的，所以实验室有责任为临床医师如何正确使用检测结果提供明确的建议。

第十七章 细胞因子与黏附分子检测

通过本章学习，你将能够回答下列问题：

1. 细胞因子与黏附分子的定义及生物学功能是什么？
2. 细胞因子的作用方式及作用特点是什么？
3. 临床常用的细胞因子与黏附分子的检测方法及其原理是什么？
4. 免疫学测定法检测细胞因子与黏附分子的优点和缺点是什么？
5. 流式细胞术检测胞内细胞因子的基本步骤及注意事项有哪些？
6. 细胞因子与黏附分子检测的临床意义及应用原则有哪些？

细胞因子（cytokine）是由免疫细胞及组织细胞表达并分泌，在细胞间发挥相互调控作用的一类小分子蛋白质或多肽。**黏附分子（adhesion molecule，AM）**是由细胞产生、介导细胞间或细胞与细胞外基质间相互结合的分子。细胞因子与黏附分子在机体免疫应答、炎症反应及肿瘤发生等方面发挥着重要的作用，检测机体细胞因子与黏附分子的水平，有助于疾病的辅助诊断、疗效监测、预后判断及机体免疫状态的评估。

第一节 概 述

细胞因子与黏附分子作为体内重要的免疫分子，参与机体多种生理与病理过程。本节仅对其主要的特性与功能作简要介绍。

一、细胞因子及其受体的特性与功能

1. 细胞因子的种类 细胞因子多为低分子量、可溶性的多肽或糖蛋白，已发现有 200 余种，按结构和功能分为以下六大类：白细胞介素（interleukin，IL）、干扰素（interferon，IFN）、集落刺激因子（colony-stimulating factor，CSF）、肿瘤坏死因子（tumor necrosis factor，TNF）、生长因子（growth factor，GF）和趋化因子（chemokine）。

2. 细胞因子的共同特性与生物学功能 细胞因子通常以自分泌、旁分泌或内分泌方式作用于自身细胞、邻近细胞或远处细胞，通过与靶细胞表面相应的受体结合发挥功能，参与调控免疫应答、免疫细胞的发育和分化，发挥机体抗感染、抗肿瘤及诱导细胞凋亡等作用，具有高效性、多效性、重叠性、网络性、协同性和拮抗性等特点。

3. 细胞因子受体的共同特性 细胞因子受体为跨膜蛋白，由胞膜外区、跨膜区和胞质区三部分构成。根据细胞因子受体的结构特点分为Ⅰ型细胞因子受体家族、Ⅱ型细胞因子受体家族、肿瘤坏死因子受体超家族、免疫球蛋白受体超家族、IL-17 受体家族和趋化因子受体家族。细胞因子必须与其相应受体结合后才能启动细胞内的信号转导通路，发挥相应的生物学效应，受体的组织分布及密度决定了其对细胞因子反应的特异性。除膜型受体外，大多数细胞因子还存在可溶性受体，可与相应的膜型受体竞争性结合。

二、黏附分子的特性与功能

黏附分子是介导细胞间或细胞与细胞外基质间相互结合的分子，以受体 - 配体结合的形式使细胞与细胞间、细胞与基质间发生黏附等。

1. 黏附分子的特性 细胞表面的黏附分子均为跨膜糖蛋白，由胞膜外区、跨膜区和胞质区三部分组成，根据其结构特点分为免疫球蛋白超家族（immunoglobulin superfamily，IgSF）、整合素家族（integrin family）、选择素家族（selectin family）和钙黏蛋白家族（cadherin family）等。

细胞表面的黏附分子可脱落下来进入血液或体液中，成为可溶型黏附分子。可溶型黏附分子缺少跨膜区和胞质区，但具有黏附分子的结合活性，在调节细胞黏附途径中发挥重要作用。

2. 黏附分子的主要生物学功能 黏附分子参与机体多种重要的生理和病理过程，如参与免疫细胞的分化和发育、细胞的伸展与移动、参与免疫应答和炎症反应、参与伤口愈合与血栓形成、参与淋巴细胞的归巢等功能。在某些疾病状态时，体内可溶型黏附分子水平可显著增加，其水平与疾病的严重程度或预后密切相关，可作为监测疾病病程或预后的指标。

第二节 临床常用的测定方法

细胞因子或黏附分子的检测水平可分为基因水平和蛋白水平。基因水平检测常用分子生物学方法，主要检测细胞因子或黏附分子的 mRNA 表达水平，常用逆转录聚合酶链反应（reverse transcription-polymerase chain reaction，RT-PCR）技术进行定性或定量，该法适用于含量极少或容易降解的细胞因子，其敏感性高，但操作复杂，主要用于某些研究领域。蛋白水平检测可分为生物活性测定和蛋白含量的测定。生物活性测定常采用生物学方法，是根据细胞因子或黏附分子特定的生物学活性而设计的检测方法，其结果一般以活性单位（U/mg）表示。该法敏感性高，但特异性低，分析范围窄，耗时且标本用量大。蛋白含量测定常采用质谱法和免疫学测定法。质谱法是通过测定样品中细胞因子或黏附分子的质荷比和相对丰度来表示，可同时对多种细胞因子进行检测，该方法的临床应用有待进一步开发。

免疫学测定法是目前测定细胞因子或黏附分子蛋白含量的临床常用检测方法。由于细胞因子或黏附分子在临床标本中含量低，经典的抗原 - 抗体反应检测不到，必须采用免疫标记技术。常用的测定方法有酶联免疫吸附试验、化学发光免疫试验、流式细胞术、酶联免疫斑点试验和液相芯片等。这些方法已在本教材的相关章节介绍，这里仅对相关应用做简要介绍。

一、酶联免疫吸附试验

酶联免疫吸附试验（enzyme linked immunosorbent assay，ELISA）是将抗原 - 抗体反应和酶的高效催化反应有机结合而发展起来的一种检测技术，可广泛应用于体液中细胞因子或黏附分子的测定。

（一）基本方法

常采用双抗体夹心法测定，根据检测抗体差异分为一步法和两步法。一步法即制备识别同一细胞因子或黏附分子不同表位的两株单克隆抗体，其中一株作为包被抗体，另一株作为标记抗体，其测定的抗原必须具有两个以上的表位，该法不能用于测定分子量小于 5kDa 的半抗原性质分子。两步法中所用的抗体可以是针对同一抗原表位的单克隆抗体或多克隆抗体。由于标本中分子的含量很低，实际工作中常用生物素标记一株抗体与亲合素标记的辣根过氧化物酶结合，实现抗原-抗体反应系统与酶-底物显色系统偶联，放大检测信号。

（二）方法学评价

该法检测具有特异性高、操作简便、成本低及易于推广等优点，可大批量标本同时检测且试验废弃物便于处理，常作为检测的首选方法。缺点是敏感性偏低，不能区分细胞因子的生物学活性。

（三）注意事项

1. 检测标本 血浆或血清、尿液、滑膜液、脑脊液、支气管肺泡液等标本均可用于检测。血液标本凝集可引起免疫细胞激活，导致某些细胞因子水平升高，建议采用血浆（肝素或EDTA抗凝血）标本。

2. 检测条件 由于细胞种类的不同，根据细胞的生长状态和细胞因子分泌的动态变化，选择适时检测；不同细胞刺激剂对细胞因子的促分泌效应不同，针对待分析物选择适当刺激剂；不同细胞因子出现最大分泌峰的时间不同，应选择适当的检测时点。

3. 干扰因素 ①标本严重溶血：血红蛋白中含有血红素基团，具有类似过氧化物的活性，影响底物显色。②标本的微生物污染：一些细菌的内源性酶，如大肠埃希菌的β-半乳糖苷酶会产生非特异性干扰，同时可刺激IL-1、IL-6、IL-8和TNF等的分泌，影响检测结果的准确性。当标本中内毒素含量高达10μg/L时，该标本不宜继续用于测定。③离体后标本中的各种细胞可继续分泌细胞因子，或与细胞上的受体结合或降解等影响检测结果。

二、化学发光免疫试验

各种类型的**化学发光免疫试验（chemiluminescence immunoassay，CLIA）**均可用于体液中细胞因子或黏附分子的定量测定。下面以**化学发光酶免疫试验（chemiluminescence enzyme immunoassay，CLEIA）**为例做相应介绍。

（一）基本方法

常采用双抗体夹心法测定。固相包被抗体、酶标记抗体（碱性磷酸酶或辣根过氧化物酶标记）与待测标本中的细胞因子或黏附分子发生反应后，形成固相包被抗体-细胞因子或黏附分子-酶标记抗体复合物，离心去除未结合的酶标记抗体，加入发光底物，产生的信号与结合的酶量成比例。

（二）方法学评价

该法具有检测特异性好、敏感性高、线性范围宽、试剂稳定、可自动化检测的优点。缺点是不能区分细胞因子或黏附分子的生物学活性。

（三）注意事项

同ELISA检测细胞因子或黏附分子的注意事项。

三、流式荧光免疫试验

流式荧光免疫试验（flow cytometry and fluorescence immunoassay）是一种采用人工微球（如胶乳颗粒）和流式检测方式对可溶性物质进行高通量分析的检测方法，如多指标同步分析（flexible multi-analyte profiling，xMAP）技术和流式微球阵列（cytometric beads array，CBA）技术。该方法能同时检测细胞培养上清液、血清、血浆、全血、组织匀浆液、泪液、脑脊液甚至新生儿干血斑等标本中的多种细胞因子。

（一）基本方法

详见第八章。

(二)方法学评价

流式荧光免疫试验检测操作简便、快速，仅需少量样本即可同时定性或定量多种不同细胞因子，具有敏感性高、特异性强、重复性好、检测范围广等特点。

(三)注意事项

1. 样本准备 样本要求新鲜，如不能在24h内完成检测，需在-70℃保存，避免反复冻融。若为血浆样本，则根据要求选择柠檬酸或EDTA作为抗凝剂，若选择肝素为抗凝剂，每毫升血加入不超过10IU肝素。避免样本溶血、脂浊。

2. 检测条件 固定抗体的微球对光敏感，操作过程应保持始终避光。配制微球前需进行离心再轻轻涡旋混匀，避免微球沉于管底导致吸取数量不够。检测试剂用于检测之前恢复至室温。

3. 样本检测 确定样本最佳稀释比例，防止样本浓度过高或过低均不在标准曲线范围内，难以实现精确定量。

四、酶联免疫斑点试验

酶联免疫斑点试验(enzyme linked immunospot assay，ELISPOT)是目前研究细胞功能的主要方法，可实现单细胞水平的细胞因子测定。该法最初用于检测分泌抗原特异性抗体的B细胞，经过不断改进，已被广泛用于检测分泌特定细胞因子的细胞，也从单色发展为双色ELISPOT，即可在一块板上同时检测两种细胞因子，如IL-2和IL-4。该技术为临床疾病诊断提供新方法，如结核感染T细胞斑点试验可辅助临床早期诊断，该法结合了ELISPOT技术与IFN-γ释放试验，通过检测因结核分枝杆菌抗原刺激而活化的效应T细胞来诊断活动性结核感染。

(一)基本方法

该法将已知细胞因子抗体包被于固相载体上，再加入不同来源的待测细胞(分泌相应细胞因子)，在有或无刺激物存在的条件下培养，待测细胞分泌的细胞因子与固相抗体发生结合，洗涤细胞后，再加入相应的酶标抗体显色，即在细胞因子出现的位置形成并呈现黑蓝色斑点，每个斑点代表单个分泌待测细胞因子的细胞，斑点颜色深浅与细胞分泌细胞因子的含量相关。

(二)方法学评价

ELISPOT操作简便，优于传统细胞因子或其他分子分泌细胞的检测方法，可提供类似于体内的实验环境，比常规ELISA法的敏感性提高200倍，能从20多万个细胞中检测出1个分泌相应细胞因子的细胞。若标记抗体引入生物素与亲合素放大系统，可大大提高敏感性。

(三)注意事项

1. ELISPOT试验在体外模拟体内的环境，检测活化的免疫细胞分泌细胞因子的状况，因此其检测对象是具有功能的细胞，样本采集后应尽快完成检测。

2. ELISPOT选用的底物应是在酶促反应后形成不溶性产物并在分泌细胞因子的相应位置上形成斑点的物质。

3. ELISPOT选择的特异性抗体应具有高亲和力、高特异性、低内毒素的特点。由于并不是所有细胞因子都能够表达，需要确定最佳诱导的细胞因子。要设立无刺激物的阴性对照，阳性对照细胞应该100%有效。

五、流式细胞术

流式细胞术(flow cytometry，FCM)是基于荧光抗体染色技术并利用流式细胞仪高分辨力所建立的方法。该法通过特异性的荧光抗体染色，能简单、快速、精准地对单个细胞水平的细胞因子或黏附分子进行检测，评估不同细胞亚群细胞因子或黏附分子的表达情况。该法主要用于细胞内细胞因子、细胞表面黏附分子和细胞因子受体的检测，下面以细胞内细胞因子检测为例介绍。

细胞内细胞因子检测可用于T细胞亚群[Th17细胞、调节性T细胞(Treg)及Th22细胞等]的分类和鉴定。例如，根据Th细胞分泌的细胞因子谱不同，将Th细胞分为Th1和Th2亚群。Th1细胞主要分泌IFN-γ和IL-2，介导细胞免疫应答；Th2细胞主要分泌IL-4和IL-10，介导体液免疫应答。

（一）基本方法

FCM检测细胞内细胞因子主要包括以下基本步骤。

1. 分离和培养待检细胞 首先分离外周血单个核细胞或体外培养的细胞，由于未受刺激的细胞不表达细胞因子或表达极少，必须先对细胞进行刺激以提高表达量，不同的细胞及细胞因子有不同的刺激物(活化剂)。例如，T细胞活化剂可选用植物血凝素(phytohemagglutinin，PHA)、佛波酯(phorbol ester，PMA)、离子霉素(ionomycin)等；B细胞和单核细胞活化剂可选用脂多糖(lipopolysaccharide，LPS)。同时加入蛋白转运抑制剂，如布雷非德菌素A、莫能菌素等，抑制细胞内高尔基体将蛋白向外转运分泌，提高检测的敏感性。

2. 细胞破膜与固定 细胞破膜以便荧光标记抗体进入细胞内，固定以防止蛋白从破坏的细胞膜流失。常用Triton X-100或皂素作为破膜剂，甲醛或乙醇作为细胞固定剂，一般用4%多聚甲醛。

3. 封闭非特异性结合位点 采用封闭剂阻断荧光标记抗体与细胞表面非特异性结合位点(主要为Fc受体)结合，可以有效减少非特异荧光染色，提高检测的特异性。一般采用正常血清、不含细胞因子特异性抗体的同种免疫球蛋白或5%脱脂奶粉处理。

4. 染色与分析 将荧光标记的单克隆抗体作直接或间接荧光抗体染色，采用流式细胞仪分析荧光阳性细胞的百分率和荧光强度。该法可以同时检测同一细胞内两种及以上细胞因子的表达，如同时检测Th细胞内IFN-γ和IL-4的表达可区分Th1和Th2细胞亚群。

细胞表面的黏附分子或细胞因子受体可采用相应的荧光抗体进行直接或间接染色，无须作细胞固定和非特异性结合位点的封闭，通过流式细胞仪检测荧光阳性细胞的百分率和膜荧光强度，分析其表达量。

（二）方法学评价

FCM定量检测细胞内细胞因子具有特异、高效、敏感等特点，进行多参数相关分析，更准确反映体内状况。缺点是流式细胞仪较昂贵，不易普及使用。

（三）注意事项

1. 标本处理 待测细胞应是新鲜分离或培养的活细胞，保持良好状态。避免使用络合钙的抗凝剂(如EDTA)，因为它们会限制钙依赖性激活过程，推荐用肝素钠。标本应在8小时内分析，超过会导致表达的降低。

2. 刺激剂或阻断剂选择 根据情况选择不同的刺激剂组合和刺激时间，以保证最佳检测效果。另外要使用适当的细胞表面阻断剂，减少非特异性背景染色，保证结果准确性。

3. 对照选择 为保证结果的可靠性，至少设置以下对照：①未刺激对照，设立包含蛋白转运抑制剂的未刺激细胞作为对照，因蛋白转运抑制剂会使激活过程中产生的细胞因子滞留胞内。②激活对照，采用细胞表面CD69的表达来评价，如未激活，需制备新鲜刺激剂。③同型对照，细胞因子是诱导性表达分子，表达不均一，流式分析图上呈连续的散点，无法区分阴阳性，需设立同型对照消除抗体非特异性结合。一般采用与荧光标记抗体相同来源、相同标记、相同剂量和亚型的免疫球蛋白。

4. 荧光素选择 检测相对低表达的细胞因子或同时检测多种细胞因子，应选用藻红蛋白（phycoerythrin，PE）或别藻蓝蛋白（allophycocyanin，APC）标记；检测某单一细胞因子时最好也选用 PE 或 APC 标记；异硫氰酸荧光素（fluorescein isothiocyanate，FITC）标记用于检测高表达的细胞因子。

六、免疫学测定方法学评价

免疫学测定法几乎可用于所有细胞因子或黏附分子的检测，与生物学测定相比，具有如下优点和缺点：

（一）优点

1. 免疫学测定法影响因素较少，特异性高，特别是单克隆抗体的应用。

2. 操作简便、快速，易于推广。目前大部分细胞因子均有商品化试剂盒，极大方便了临床实验室开展。

3. 重复性好，实验结果稳定。

（二）缺点

1. 免疫学测定法检测的是细胞因子的蛋白含量，不能区分生物学活性与非生物学活性的物质，与生物学活性不一定呈正相关，有时与临床症状不一致。

2. 由于不同厂家试剂盒所用的抗体来源不同，与抗原结合的亲和力不同，导致对同一标本测定结果可能不同，即实验室之间结果可比性差。

3. 标本中细胞因子的可溶性受体会影响特异性抗体对细胞因子的结合；存在于标本中的某些细胞因子结合蛋白，血清中可结合细胞因子的载体蛋白，都会对测定产生干扰。

第三节　细胞因子与黏附分子测定的临床应用

细胞因子与黏附分子在机体免疫调控、肿瘤及炎症发生等方面发挥着重要的作用，在一定条件下参与多种疾病的发生。当机体发生某些疾病时，体内细胞因子与黏附分子可异常表达。因此，检测患者体内细胞因子或黏附分子水平有助于疾病的诊断、治疗及预后的判断。同时，随着细胞因子基因工程产品的问世及临床应用，可对患者体内相应细胞因子水平进行评估。目前细胞因子或黏附分子的测定主要用于以下几方面：①评估机体的免疫状态；②疾病的辅助诊断；③疾病疗效的监测和指导用药。

一、临床应用原则

细胞因子和黏附分子来源的复杂性、功能的交叉性和多样性，决定了在进行这些分子检测时，必须结合检测标本、检测方法及联合检测作出综合考虑。

1. 标本的适当选取　各种来源的标本已被用于细胞因子或黏附分子的检测。对于大多数患者而言，这些标本可包括血浆或血清、尿液、滑膜液、脑脊液、支气管肺泡液等。临床上应根据不同的检测目的选择适当的标本：①用于评估全身免疫或炎症状态，常选用血浆或血清。②用于评估细胞分泌细胞因子特性，则选用外周血单个核细胞或相应细胞。③用于评估炎症局部细胞因子的水平，则选用局部体液。由于细胞因子大多以自分泌和旁分泌的方式发挥作用，因此检测局部体液中细胞因子较血清或血浆更具有实际意义。④用于疾病疗效观察和预后判断，则选用疾病急性期和恢复期双份标本进行动态观测。⑤用于分析细胞表面细胞因子受体或黏附分子时，应注意待检细胞的活性和状态，以保证结果的特异性等。

由于细胞因子半衰期较短，检测时应考虑标本处理、储存过程中降解及细胞的释放。建议将采集后的标本直接置于冰上或 2～8℃保存，尽可能在 4 小时内完成分离以防止细胞因子的吸收、释放或降解，且分离后的部分应置于低于 −70℃的环境下长期贮存。

2. 方法的联合应用 细胞因子或黏附分子检测方法多种多样，各有利弊。临床上应根据不同的检测目的选择适宜的检测方法。生物活性采用特定的生物学方法测定，基因水平可采用实时 RT-PCR 等检测，细胞内的细胞因子采用 FCM 检测等。因此，要全面了解某一细胞因子或黏附分子在疾病发生、发展中的作用，须联合应用不同的检测方法，综合分析检验结果。由于检测方法及结果计算不同，同一细胞因子或黏附分子检测结果可能相差较大。

3. 项目的联合检测 细胞因子之间相互关联，是一个复杂的免疫调节或效应网络系统，故单独检测一种细胞因子及其受体并不能提供有效的疾病信息，常需多种细胞因子的联合检测。同时，单一黏附分子的检测对疾病的诊断或预后判断意义有限。流式荧光免疫试验或液相芯片的出现，解决了同时分析标本中多种可溶性细胞因子或黏附分子的问题。

二、评估机体的免疫状态

机体免疫状态与疾病的发生、发展和预后密切相关，机体免疫应答的强弱，可通过细胞因子或黏附分子的表达水平来反映。IL-6、IL-8、IFN-γ、TNF-α 等大幅升高提示全身炎症反应综合征，IL-4 和 IL-10 大幅升高提示机体代偿性抗炎反应综合征，促炎因子和抗炎因子同时大幅升高提示混合拮抗反应综合征。因此，细胞因子或黏附分子的检测，有助于评估机体的免疫状态。细胞因子和黏附分子的表达水平并非越高越好，过高或过低表达均可能是免疫调节异常的结果。当疾病好转或恢复时，其免疫失调的状态也随之得以调整，细胞因子或黏附分子等各种免疫指标同时也恢复正常。

三、疾病的辅助诊断

（一）细胞因子与疾病

许多疾病在进展过程中均可出现细胞因子的异常表达，高表达、低表达或缺陷均可与某些特定疾病密切相关。在许多已知的细胞因子中，仅有少数细胞因子（尤其是 IL-6、IL-8 和 TNF-α）的检测对疾病的诊断有价值。

1. 细胞因子风暴 又称高细胞因子血症，可发生在多种疾病，如创伤、心力衰竭、急性呼吸窘迫综合征和脓毒血症等，体液中迅速、大量产生多种促炎细胞因子（如 IL-1、IL-6、IL-12、IL-18、TNF-α、IFN-γ、MCP-1 等），可引发全身炎症反应综合征，检测细胞因子可及时确认患者炎症 / 免疫状态，从而评估疗效。

2. 变态反应性疾病 哮喘等变态反应性疾病患者，IL-4 分泌增加可促进 IgE 合成，而产生 IL-10 的能力降低。

3. 自身免疫病 在类风湿关节炎、强直性脊柱炎、银屑病等患者体内存在高水平的 TNF-α，类风湿关节炎的滑膜液中，TNF-α、IL-1、IL-6、IL-8 等水平明显升高，系统性红斑狼疮患者血清中 IFN-γ、IL-17 显著升高。

4. 免疫缺陷病 细胞因子或细胞因子受体表达异常与某些免疫缺陷病有关，如 IL-2R γ 链基因缺陷可引起重症联合免疫缺陷病，骨髓瘤细胞表面高表达 IL-6R 并分泌大量 IL-6，浆细胞瘤、子宫颈癌及膀胱癌细胞也异常高分泌 IL-6。

5. 器官移植 发生急性排斥反应时，受者血清及移植物局部 TNF-α、IL-1、IL-2、IL-6、IFN-γ 等水平升高；可溶性 IL-2R 常作为器官移植后发生排斥反应和感染的早期监测指标之一。

6. 恶性肿瘤 细胞因子是恶性肿瘤生物治疗重要的生物调节剂，一方面通过增强机体自然防御机制而发挥抗肿瘤效应，如 IL-2、IL-12、IFN-γ 等；另一方面通过肿瘤微环境中的炎症因子促进肿瘤自身生长，如 IL-6、IL-10 等。多种细胞因子水平变化与肿瘤进展及预后相关，通过监测细胞因子谱可以综合判断肿瘤进展及治疗效果。

7. 感染与炎症 细胞因子可辅助判断早期感染、不明发热患者感染类型，评估感染严重程度，如IL-6、IL-10是提示患者重症感染的标志物。

（二）黏附分子与疾病

黏附分子有可溶型和膜型两种形式，均与机体的免疫状态和疾病的发生相关，在炎症、肿瘤转移和器官移植排斥反应中发挥着重要的作用。因此，相关黏附分子的检测有助于此类疾病的辅助诊断。

1. 动脉粥样硬化 血浆中某些黏附分子的水平已作为心血管疾病的风险指标，如细胞间黏附分子（ICAM）和P-选择素。

2. 肾脏疾病 ICAM是肾脏炎症的主要标志之一，在IgA肾病、非IgA系膜增殖性肾小球肾炎、急性肾损伤、慢性梗阻性肾病的肾小管上皮细胞、肾小球内皮细胞持续表达。

3. 肝脏疾病 慢性病毒性肝炎患者血液中E-选择素、ICAM-1、血管细胞黏附分子-1（VCAM-1）、IL-1、TNF-α均增高；酒精性肝炎所致肝硬化患者ICAM-1表达显著增高；肝脏移植后的急性排斥反应，ICAM-1、VCAM-1和血小板内皮细胞黏附分子-1（PECAM-1）在血管内皮细胞中高表达。

4. 自身免疫病 黏附分子参与某些自身免疫病的组织损伤。VCAM在类风湿关节炎、系统性红斑狼疮、多发性硬化症等患者中明显升高；E-选择素在类风湿关节炎、系统性红斑狼疮等患者血清或关节液中升高，可作为病情恶化的指标。

5. 炎症 炎症过程是白细胞与细胞黏附分子相互作用的过程，不同细胞的渗出或渗出的不同阶段所涉及的黏附分子不尽相同，ICAM、E-选择素、P-选择素均参与其中，引起炎症细胞浸润。

四、疾病疗效监测及指导用药

人工重组细胞因子已在疾病的临床治疗中发挥了重要作用，通过人为调整患者体内的细胞因子水平可达到治疗目的。在细胞因子治疗过程中，细胞因子的种类及剂量，应根据患者相关细胞因子水平或免疫状态进行选择。与之相反，对细胞因子水平表达过高或可溶型黏附分子增高所致的疾病，则依据检测结果使用相应的细胞因子拮抗剂或抗体。因此，根据细胞因子或黏附分子的表达水平监测治疗效果并指导临床治疗具有一定的意义。

（郑晓群）

本章小结

细胞因子是由免疫细胞及组织细胞表达并分泌的，在细胞间发挥相互调控作用的一类小分子蛋白质或多肽，通过与细胞表面相应受体的结合发挥生物学效应。黏附分子是介导细胞间或细胞与细胞外基质间相互结合的分子。细胞因子与黏附分子在机体免疫应答、炎症反应及肿瘤发生等方面发挥着重要的作用，检测机体细胞因子与黏附分子的水平，有助于疾病的辅助诊断、疗效监测、预后判断及机体免疫状态的评估。

免疫学测定法是细胞因子与黏附分子常用的检测方法，包括酶联免疫吸附试验、化学发光免疫试验、流式细胞术、酶联免疫斑点试验和液相芯片。该类方法检测的是细胞因子或黏附分子的蛋白含量，具有特异性高、操作简便、重复性好、实验结果稳定及测定影响因素较少等特点。对细胞因子与黏附分子的测定结果必须结合检测标本、检测方法及联合检测进行综合考虑，主要用于：①机体免疫状态的评估；②疾病的辅助诊断；③疾病疗效的监测和指导用药。

第十八章　免疫球蛋白检测

通过本章学习，你将能够回答下列问题：

1. 免疫球蛋白生物学功能主要有哪些？
2. 血清 IgG、IgA、IgM 测定方法和临床意义是什么？
3. 血清 IgG 亚类测定有何临床意义？
4. 何为选择性蛋白尿指数？如何评估肾小球滤过膜破坏程度？
5. 何为白蛋白商值？如何判定血脑屏障受损程度？
6. 何为 IgG 生成指数？有何临床意义？
7. 血清 IgE 测定方法有哪些？有何临床意义？
8. 冷球蛋白测定方法和临床意义是什么？

免疫球蛋白(immunoglobulin，Ig)是具有抗体活性和 / 或抗体样结构的一类球蛋白，主要存在于血液中，约占血浆蛋白总量的 20%，也可存在于其他体液中，如尿液、脑脊液等。免疫球蛋白主要分为 IgA、IgD、IgE、IgG、IgM 五类，是机体免疫系统重要的组成部分。血液中五类免疫球蛋白的含量和功能各不相同。免疫球蛋白测定方法有透射免疫比浊试验(turbidimetry)、散射免疫比浊试验(immunonephelometric assay)和免疫固定电泳(immunofixation electrophoresis，IFE)等。免疫球蛋白测定对免疫功能障碍评估、免疫缺陷病、自身免疫病和免疫增殖性疾病等的诊断和治疗非常重要。

第一节　免疫球蛋白的生物学功能

免疫球蛋白由四条肽链分子组成，其中分子量较大的称为重链(heavy chain，H 链)，分子量较小的称为轻链(light chain，L 链)。同一天然免疫球蛋白分子中的两条 H 链的氨基酸组成相同，两条 L 链的氨基酸组成也相同。由于五类免疫球蛋白结构具有相似性，不同免疫球蛋白的可变区(variable region，V 区)和恒定区(constant region，C 区)结构变化具有规律性，机体五类免疫球蛋白有许多相似的生物学功能，免疫球蛋白的 V 区和 C 区在功能上有各自的共性。

一、免疫球蛋白的异质性

免疫球蛋白的异质性(heterogeneity)是指不同抗原甚至同一抗原刺激 B 细胞产生的免疫球蛋白，在其结构和功能等方面均不尽相同。导致免疫球蛋白异质性的因素包括外源性因素和内源性因素。

(一) 抗原表位多样性产生的异质性

自然界存在的外源性抗原(蛋白、多糖、脂类等)种类繁多、结构复杂，含有多种不同的抗原表位，可刺激机体免疫系统，产生针对不同表位的特异性抗体，本质上是可变区不同的异质性抗体。

（二）免疫球蛋白的类型

根据重链 C 区结构（氨基酸序列），免疫球蛋白分为五类（class）：IgA、IgD、IgE、IgG、IgM。同一类免疫球蛋白因其重链 C 区少量氨基酸的差异，以及二硫键的数目和位置不同，将同类免疫球蛋白分为不同的亚类（subclass）。IgG 可分为 IgG1～IgG4 四个亚类；IgA 可分为 IgA1 和 IgA2；IgM、IgD 和 IgE 尚未发现亚类。

根据轻链 C 区结构（氨基酸序列），免疫球蛋白可分为两型（type），κ 型和 λ 型，天然免疫球蛋白分子上两条轻链的型别总是相同的。对 λ 型免疫球蛋白根据轻链 C 区个别氨基酸的差异，又可分为 λ1～λ4 四个亚型。

同一抗原表位会诱导机体免疫系统产生特异性（V 区）相同，但类 / 型（C 区）不同的免疫球蛋白分子。

（三）免疫球蛋白的血清型

免疫球蛋白可作为抗原，激发机体产生特异性免疫应答，这属于内源性因素产生的异质性。

免疫球蛋白有 3 种不同血清型抗原表位，可诱导异种、同种异体和自体产生免疫应答：①同种型（isotype）：同一种属所有个体免疫球蛋白 C 区分子共有的抗原特异性标志，为种属型标志；②同种异型（allotype）：同一种属但不同个体间免疫球蛋白分子 C 区和 V 区具有的不同抗原特异性标志，为个体型标志；③独特型（idiotype，Id）：同一种属、同一个体来源的免疫球蛋白分子，V 区上特有的抗原特异性标志。

二、免疫球蛋白的功能

免疫球蛋白的功能是以各个功能区的结构为基础的，V 区和 C 区具有的相似作用构成了免疫球蛋白的生物学功能。

V 区是识别并特异性结合抗原的主要功能结构。免疫球蛋白有单体、二聚体和五聚体，因此结合抗原表位的数目也不相同。免疫球蛋白结合抗原表位的个数称为抗原结合价。单体免疫球蛋白可结合 2 个抗原表位，为双价；分泌型 IgA（secretory IgA，sIgA）为 4 价；五聚体 IgM 由于立体构型的空间位阻，一般只能结合 5 个抗原表位，故为 5 价。免疫球蛋白的 V 区与抗原结合后，产生效应：①在体内可结合病原微生物及其产物，具有中和毒素、阻断病原入侵、清除病原微生物等免疫防御功能。②免疫调节：位于 V 区的独特型可诱导抗独特型抗体的产生，构成复杂的独特型网络调节。③在体外与抗原表位结合，有利于抗原或抗体的检测。

C 区的功能：①激活补体。②由 Fc 段受体介导不同的生物学作用，包括：调理作用；抗体依赖细胞介导的细胞毒作用（antibody-dependent cell-mediated cytotoxicity，ADCC）；Ⅰ型超敏反应；IgG 穿越胎盘：通过结合滋养层细胞上的特异性新生 Fc 受体（neonatal Fc receptor，FcRn），进入胎儿血液中；发挥抗体依赖性增强作用（antibody-dependent enhancement，ADE）：当机体感染病原体（尤其是冠状病毒）时，已有抗体非但不阻止病毒入侵，反而通过与 Fc 受体（Fc receptor，FcR）或补体相互作用，促进病毒进入宿主细胞，进而增强病毒增殖，引起更严重的病理反应。③ sIgA 通过呼吸道和消化道黏膜，是黏膜局部免疫的主要因素。

IgA、IgD、IgE、IgG、IgM 除了具有上述相似功能外，还具有不同的生物学功能，见表 18-1。

表 18-1　人 IgG、IgM、IgA、IgE、IgD 的主要生物学功能

功能	IgG	IgM	IgA	IgE	IgD
占血清免疫球蛋白量比例	75%～85%	5%～10%	10%～15%	0.02%	–
半衰期 / 天	23	10	6	2.5	3

续表

功能	IgG	IgM	IgA	IgE	IgD
结合抗原价	2	5	2/4	2	2
胎盘转运	+	−	−	−	−
黏膜转运	−	−	+	−	−
结合肥大细胞和嗜碱性粒细胞	−	−	−	+	−
结合 SPA	+	−	−	−	−
激活补体经典途径	+	+	−	−	−
激活旁路途径	+(IgG4)	−	+(IgA1)	−	−
介导 ADCC	+	−	sIgA+	−	−
其他作用	再次应答，抗感染	初次应答，早期防御	黏膜免疫	Ⅰ型超敏反应，抗寄生虫	B 细胞分化成熟

注：+代表具备该项生物学功能，−代表不具备该项生物学功能。

第二节 IgG、IgM、IgA 测定方法及临床意义

免疫球蛋白测定主要针对人体血液、尿液、脑脊液等标本中的免疫球蛋白，不同来源标本的 IgG、IgM、IgA 测定方法可不同。临床上测定免疫球蛋白的方法由最初的试管沉淀反应、单向免疫扩散试验(single immunodiffusion test)，发展到现代自动化免疫分析如免疫比浊、化学发光免疫试验等，敏感性逐步提高。

一、血液 IgG、IgM、IgA 测定方法及临床意义

(一) 测定方法

临床上血液 IgG、IgM、IgA 测定方法可有透射免疫比浊试验、散射免疫比浊试验和 IFE、单向免疫扩散试验、酶联免疫吸附试验(enzyme linked immunosorbent assay，ELISA)、放射免疫试验(radioimmunoassay，RIA)等。IFE 主要用于 M 蛋白测定，详见第二十四章。另外，还可通过血清蛋白电泳确定升高的免疫球蛋白是多克隆还是单克隆的。

免疫比浊试验属于液相沉淀试验，不受免疫球蛋白分子量大小的影响。根据检测原理不同，分为透射免疫比浊试验和散射免疫比浊试验(详见第六章)。

1. 透射免疫比浊试验 该方法敏感性比单向免疫扩散试验高 5～10 倍，结果准确，操作简单，可使用全自动或简单比色计比浊进行检测，特别适合基层临床单位应用。

2. 散射免疫比浊试验 该方法具有线性范围宽、敏感性高(最小检测量可达 μg/L)、准确度高、精密度高、检测时间短(一般在几分钟内即可完成测试)和稳定性好等优点，在临床广泛应用。

单向免疫扩散试验尽管操作简便，无须特殊设备，但由于其耗时长、敏感性较低，免疫球蛋白分子量大，在固相中沉淀环不明显，导致结果不准确，临床已基本不用；ELISA 由于检测免疫球蛋白时间长，批量检测，临床应用较少；RIA 因放射性核素污染，临床基本不用。

(二) 临床意义

1. 年龄 年龄不同其血液中的免疫球蛋白的含量有一定变化。正常新生儿可由母体获得通过胎盘转移来的 IgG，故血液中含量较高，接近成人水平，但无法检测到 IgA 和 IgM。

婴幼儿体液免疫功能尚不成熟，免疫球蛋白含量低于成人。血液免疫球蛋白随年龄、性别、血型、种族及测定方法不同而有所差别。

2. 多克隆高免疫球蛋白血症 免疫球蛋白升高通常与自身免疫病或感染相关的免疫激活有关。多见于急性和慢性感染（包括人类免疫缺陷病毒、EB 病毒、巨细胞病毒）、结缔组织疾病（类风湿关节炎、系统性红斑狼疮、硬皮病）、慢性活动性自身免疫性肝炎（IgG 升高）、原发性胆汁性肝硬化（IgM 升高）。

3. 单克隆免疫球蛋白升高 主要是指患者血清中某一类免疫球蛋白含量显著增多，大多在 30g/L 以上，这种异常增多的免疫球蛋白理化性质十分一致，称为单克隆蛋白（monoclonal protein，MP）即 M 蛋白。此类异常增多的免疫球蛋白多无免疫活性，故又称副蛋白（paraprotein）。常见于多发性骨髓瘤（IgG，IgA，很少 IgM）、慢性淋巴细胞白血病、非霍奇金淋巴瘤、瓦尔登斯特伦（Waldenstrom）巨球蛋白血症（IgM）、原发性系统性淀粉样变性、单克隆冷球蛋白贫血。

4. 低免疫球蛋白血症 可见于①先天性低免疫球蛋白血症：主要见于体液免疫缺陷病和联合免疫缺陷病。一种情况是免疫球蛋白全缺，如布鲁顿（Bruton）无丙种球蛋白血症，血中 IgG 常小于 1g/L，IgA 与 IgM 含量也明显降低为正常人的 1%。另一种情况是三类免疫球蛋白中缺一种或缺两种，如 IgA 缺乏患者，易发生反复呼吸道感染；IgG 缺乏患者，易发生化脓性感染；IgM 缺乏患者，易发生革兰氏阴性菌败血症。②获得性低免疫球蛋白血症：患者血清中 IgG 常小于 5g/L，引起的原因较多。包括：造成免疫球蛋白异常丢失或分解代谢增加的疾病（如烧伤、败血症、蛋白质丢失性肠病、肠淋巴管扩张、肾病综合征等）；影响免疫球蛋白产生的疾病[营养不良、酒精中毒、药物（苯托英、卡马西平、免疫抑制药物或化疗药物）、恶性肿瘤（尤其是血液恶性肿瘤）、风湿病、感染性疾病]。

二、血液 IgG 亚类测定方法及临床意义

（一）测定方法

IgG 亚类的测定方法有散射免疫比浊试验、ELISA、质谱分析等。散射免疫比浊试验以检测速度快、敏感性高、准确性好、自动化程度高等优点，在临床得以广泛应用。

（二）临床意义

1. 年龄 IgG 亚类在不同年龄、种族以及不同测定方法的情况下，检测结果都存在差异。IgG 亚类的含量随年龄的不同而变化，IgG1 和 IgG3 的含量在 3 岁时达成年人水平，而 IgG2 和 IgG4 产生较晚，1 岁时其含量为成年人的 25%，3 岁时其含量为成年人的 50%，直到青春期时才达到成年人水平。当某一 IgG 亚类含量降低时，就称为 IgG 亚类缺陷。在儿童时期，男性 IgG 亚类缺陷比女性常见，其比例为 3∶1；成年男女的比例为 2∶1。儿童中 IgG2 缺陷最常见，成年人 IgG1 和 IgG3 缺陷最常见。

2. IgG 亚类缺陷 一些报道将 IgG 亚类测定与总 IgG、IgA 和 IgM 测定作为一线测试，但更常见的是在 IgG、IgA 和 IgM 测定后再检测亚类。另外，IgG、IgA 和 IgM 的正常值并不总是足以排除更严重的疾病，通过测量亚类抗体的产生，可以提供更完整的体液免疫系统功能信息。

IgG 亚类缺陷患者可伴有频繁的呼吸道细菌感染、过敏性哮喘、过敏性鼻炎和自身免疫病，最常见的临床疾病是复发性包膜细菌和病毒呼吸道感染。IgG 亚类异常患者肺炎复发频率显著高于正常人群。IgG1 缺陷常伴随其他亚类的缺陷；IgG2 缺陷可单独出现，也常与 IgA 缺陷联合发生，IgG2 缺陷的儿童通常对多糖抗原（如 B 型流感嗜血杆菌和肺炎链球菌相关的细菌抗原）的抗体产生不足。

3. IgG4 相关性疾病 是一组以血清 IgG4 水平升高，受累组织 IgG4 阳性浆细胞浸润及

纤维化为特征的疾病。该病可累及全身一个或多个组织器官，受累器官因纤维化、慢性炎症等出现增生、肿大，从而导致相应压迫、阻塞症状或功能障碍，其中胰腺、泪腺和涎腺的受累最为常见。在类风湿关节炎、嗜酸性肉芽肿病合并多血管炎、淋巴瘤等患者中亦发现IgG4的升高。种族和性别差异也影响血清IgG4浓度的解释，例如黄种人的血清IgG4浓度高于白种人，男性的浓度高于女性。

三、尿液免疫球蛋白测定方法及临床意义

（一）测定方法

尿液免疫球蛋白的测定方法有散射免疫比浊试验、ELISA、免疫电泳、IFE等。散射免疫比浊试验在临床广泛应用。IFE可用来检测尿液中的M蛋白。

临床上常采用同时测定尿液和血液中的转铁蛋白（transferrin，TF）及IgG的含量，计算选择性蛋白尿指数（selective proteinuria index，SPI），以此反映肾小球的通透性，进而判断尿液Ig测定的临床意义。SPI计算公式为：$SPI=(IgG_{urine}/IgG_{serum})/(TF_{urine}/TF_{serum})$

（二）临床意义

健康人每天通过尿液排出的蛋白质总量约为150mg，包含约1.1mg IgA和3mg IgG。由于分子量较大，五聚体的IgM不会通过肾脏过滤，但在尿液中可检测到单体形式。

当机体的免疫功能出现异常或因炎症反应引发肾脏疾病时，可导致肾小球滤过膜分子屏障破坏或电荷屏障受损，从而引起球蛋白及其他大分子蛋白质漏出增多。尿中IgG在原发性肾小球肾炎发生时含量较高，其他类型肾小球疾病时仅轻度增高；尿中IgA在原发性肾病综合征和慢性肾炎时含量最高，在慢性肾炎高血压型及普通型可轻度增高，而在隐匿性肾炎及急性肾炎时含量很少；尿中IgM仅出现在慢性肾炎，而原发性肾小球肾炎和隐匿性肾炎时含量甚微。故可根据尿中免疫球蛋白增高的类型来帮助鉴别诊断肾小球疾病的种类。

尿液中游离轻链的检测（见第二十四章），对诊断轻链病是不可缺少的内容，并对多发性骨髓瘤等疾病的分型鉴定及预后判断均有重要意义。

四、脑脊液免疫球蛋白测定方法及临床意义

（一）测定方法

脑脊液（cerebrospinal fluid，CSF）免疫球蛋白是中枢神经系统局部发生免疫应答产生的，正常人CSF免疫球蛋白含量低。病理情况下，由于血脑屏障损伤或鞘内产生异常免疫应答，将出现CSF免疫球蛋白异常升高。

评价中枢神经系统免疫功能的常见指标有脑脊液IgG生成指数（IgG index）、寡克隆区带、24小时鞘内IgG合成率等。使用散射免疫比浊试验测定CSF中的免疫球蛋白，同时测定CSF和血液中的白蛋白（albumin，Alb），通过计算白蛋白商值（Alb quotient，Q_{Alb}）的大小来反映血脑屏障受损程度，并用于校正CSF免疫球蛋白定量中来源于血液的免疫球蛋白。计算公式为$Q_{Alb}=(Alb_{CSF}/Alb_S)\times 1\,000$。通过计算IgG生成指数来反映CSF鞘内免疫球蛋白合成。其公式为IgG生成指数$=Q_{IgG}/Q_{Alb}=(IgG_{CSF}/IgG_S)/(Alb_{CSF}/Alb_S)$。

寡克隆区带（oligoclonal band，OCB）是中枢神经系统中的B细胞克隆活化，转变为浆细胞而产生的特异性免疫球蛋白，是两个及以上B细胞克隆活化后生成的不连续区带。1964年Laterre等在CSF电泳时发现，命名为CSF-OCB。CSF-OCB的常用检测方法主要是等电聚焦电泳（isoelectric focusing，IEF），将免疫固定电泳和免疫印迹检测技术相结合，在电解质中形成pH梯度，使不同蛋白质分子聚焦于其等电点pH位置，经IgG酶标抗体标记蛋白区带组分，再使用酶催化底物显色，可在阳极（pH 3.0）至阴极（pH 10.0）范围内观察到目标条带。

（二）临床意义

正常情况下中枢神经系统每天内源性产生约 3mg 免疫球蛋白，血液中的免疫球蛋白也可以通过血脑屏障进入 CSF 中，进入量与免疫球蛋白分子量大小直接相关。

神经系统疾病的发生、发展与中枢神经系统内发生的免疫应答密切相关。因此 CSF 免疫球蛋白含量的检测，对某些神经系统疾病的诊疗和预后均有一定的临床意义。CSF 若以 IgG 增高为主，可见于脑血栓、蛛网膜下腔出血、系统性红斑狼疮脑病、神经梅毒、重症肌无力等；CSF 中 IgG、IgA 均增高可见于化脓性脑膜炎及结核性脑膜炎；在神经系统肿瘤时，以 CSF 中 IgA 和 IgM 升高为主；精神分裂症时 CSF 中 IgG 和 IgM 可明显升高。

当 IgG 生成指数升高时，表明 CSF 中的 IgG 主要是中枢神经系统鞘内合成的。IgG 生成指数升高多见于多发性硬化症。CSF-OCB 阳性在吉兰 - 巴雷综合征等中枢神经系统自身免疫病，亚急性硬化性全脑炎或神经性梅毒等中枢神经系统炎性疾病中出现。临床检测 CSF-OCB 阳性判定为≥2 条有临床参考价值，若仅在脑脊液出现，而对应的血清标本中没有出现特异性 OCB，则支持多发性硬化的诊断。

第三节 血液 IgE 和 IgD 测定方法及临床意义

IgE 是正常人血清中含量最少的免疫球蛋白，主要由黏膜下淋巴组织中浆细胞分泌。IgE 为亲细胞性抗体，常引起Ⅰ型超敏反应等。IgE 测定包括总 IgE（total IgE，tIgE）和特异性 IgE（specific IgE，sIgE），关于 sIgE 测定及临床意义见第二十二章。正常人血液中 IgD 含量很低，目前血液 IgD 的生物学功能尚不清楚。

一、血液 IgE 测定方法及临床意义

（一）测定方法

血液 IgE 测定方法有 ELISA、荧光酶免疫试验（fluorescence enzyme immunoassay，FEIA）和化学发光免疫试验（chemiluminescence immunoassay，CLIA）等，三种方法在临床均常用。FEIA 和 CLIA 因检测速度快、自动化程度高等优点在临床应用更为广泛。

（二）临床意义

1. Ⅰ型超敏反应 血清 IgE 升高虽不能说明对何种变应原过敏，但提示有超敏反应的可能。

2. 婴儿 高水平的 IgE 预测未来有超敏反应的可能，偶尔用于监测有频繁的呼吸系统感染的婴儿。

3. 寄生虫病 寄生虫感染可使 IgE 水平明显升高。

4. 某些非超敏反应 IgE 水平升高还可见于其他一些非超敏反应，如感染性疾病、IgE 型骨髓瘤、高 IgE 综合征、嗜酸性粒细胞增多症、系统性红斑狼疮、类风湿关节炎等。

5. 其他 原发性无丙种球蛋白血症、肿瘤及化疗药物应用后 IgE 可下降。

6. 影响 IgE 水平的因素 血液 IgE 受多种因素的影响，①年龄：新生儿 IgE 水平非常低，随着年龄的增长，IgE 的水平随之增高，学龄前儿童 IgE 可接近成人水平，青春期水平最高，30 岁后逐渐下降，老年人 IgE 水平处于较低的水平，这可能与老年人辅助性 T 细胞功能低下，抑制性 T 细胞功能相对较高有关。②性别：男性高于女性，其机制尚不清楚。③种族：黑种人水平最高，其次是混血人种和黄种人，白种人水平最低。混血人种的 IgE 比白种人高 3～4 倍。

二、血液 IgD 测定方法及临床应用

因 IgD 生物学功能尚不清楚，血液 IgD 定量检测临床基本不做。血液 IgD 的定性检测有免疫固定电泳等，见第二十四章。血液中 IgD 升高主要见于 IgD 型骨髓瘤等免疫增殖性疾病。

第四节 冷球蛋白测定及临床意义

冷球蛋白（cryoglobulin，CG）又称冷免疫球蛋白（cryoimmunoglobulin），是血清中的一种病理性蛋白质。该蛋白在 0～4℃时发生沉淀，在 37℃又溶解。冷球蛋白在低温时产生沉淀的机制目前尚不清楚。

一、测定方法

标本采集及保温过程是保证冷球蛋白的检测结果准确的关键。在运送到实验室的过程中，血样必须保持 37℃。离心后，血清置于 4℃保存 7 天，观察是否出现沉淀，如有沉淀则重新复温至 37℃，若重新溶解，则为冷球蛋白阳性（定性试验）。将阳性标本进行冷球蛋白纯化，通过考马斯亮蓝法（又称 Bradford 法）等方法进行定量检测。浓度超过 50mg/L 被认为是异常的。另外，通过免疫固定电泳可鉴定冷球蛋白的类型。

二、临床意义

根据其化学和免疫性特征，冷球蛋白可分为三种类型，各型具有不同的临床意义。

Ⅰ型：为单克隆冷球蛋白，由 IgM、IgG、IgA 或本周蛋白组成，大约 25% 的冷球蛋白属于此类型。Ⅰ型冷球蛋白血症与 B 细胞恶性肿瘤有关，尤其是 Waldenstrom 巨球蛋白血症和骨髓瘤，以及非霍奇金淋巴瘤或慢性 B 淋巴细胞白血病。

Ⅱ型：为多克隆 Ig 与一种或多种单克隆 Ig 形成免疫复合物。最常见的形式结合了单克隆 IgM 和多克隆 IgG（混合单克隆冷球蛋白血症）。单克隆 IgM 具有类风湿因子活性，与 IgG 的 Fc 结合，再与抗原结合，形成稳定的 IgG-IgM 复合物。

Ⅲ型：为多克隆混合冷球蛋白，由两类或两类以上的多克隆免疫球蛋白组成，即抗原和抗体都是多克隆的，大约 50% 的冷球蛋白属于此类型，在健康个体中常以低水平检测到。混合型（Ⅱ型和Ⅲ型）冷球蛋白血症患者中，HCV 感染最常见，其次是结缔组织病（干燥综合征，其次是系统性红斑狼疮和硬皮病）、B 细胞非霍奇金淋巴瘤（主要是边缘区淋巴瘤和淋巴浆细胞淋巴瘤）、特发性冷球蛋白血症。

（梁 一）

本章小结

免疫球蛋白具有明显的异质性，由外源性因素和内源性因素带来。不同和同一抗原表位可分别诱导不同可变区和不同类 / 型的异质性抗体。免疫球蛋白血清型有同种型、同种异型和独特型。免疫球蛋白功能与其结构密切相关。五类免疫球蛋白具有各自不同的生物学功能。

免疫球蛋白定量测定在临床上常用散射免疫比浊试验来测定。根据其测定结果来反映机体体液免疫功能状态和诊断疾病。

IgG 亚类测定对研究免疫缺陷病、超敏反应和 IgG4 相关性疾病有重要价值。

选择性蛋白尿指数可评估肾小球滤过膜破坏程度。测定尿液免疫球蛋白类型和含量，用于鉴别肾小球疾病类型。

测定脑脊液蛋白质，对判断 CSF 中蛋白质的来源，区分中枢神经系统疾病类别有重要意义。临床上常通过脑脊液 IgG 生成指数和寡克隆区带来反映脑脊液鞘内免疫球蛋白合成的状态。

标本采集及保温过程是保证冷球蛋白的检测结果准确的关键。可使用免疫电泳鉴定冷球蛋白的类型。使用免疫固定或蛋白质印迹对冷冻沉淀物进行定量。不同类型冷球蛋白与 B 细胞恶性肿瘤、HCV 感染和结缔组织病等有关。

第十九章　补体检测及补体参与的试验

通过本章学习，你将能够回答下列问题：

1. 什么是补体和补体系统？
2. 补体成分具有哪些理化特性？
3. 补体系统活化后可发挥哪些主要生物学功能？
4. 血清总补体活性测定（CP-CH50）的试验原理是什么？其方法有何优点和缺点？
5. 单个补体成分的测定方法有哪些？各有何特点？
6. 补体结合试验的原理是什么？其结果如何判定？
7. 测定补体活性和含量的临床意义是什么？

19 世纪末，Bordet 发现并证实新鲜血清中存在一种不耐热的成分，可辅助和补充特异性抗体介导的溶菌、溶血作用，故称为**补体**（complement）。现已知补体并非单一成分，是由 30 余种可溶性蛋白和膜结合蛋白组成，故称为**补体系统**（complement system）。根据各成分的功能不同，可将补体系统分为**补体固有成分**、**补体调节蛋白**和**补体受体**三类。补体成分广泛存在于人或脊椎动物血清、组织液和细胞膜表面。正常人体内补体成分的含量相对稳定，但在某些疾病发生时，补体成分的含量及其活性可发生改变。因此，补体含量与活性的检测，对机体免疫状态的评价和某些疾病的诊断具有重要意义。

第一节　补体的理化特性与生物学功能

人类胚胎早期即可合成各补体成分，出生后 3～6 个月达到成人水平。肝是合成补体的主要部位，约 90% 的血清补体由肝脏合成。肝外组织或细胞如单核巨噬细胞、巨核细胞、小肠上皮细胞及脾细胞等均能合成补体；在感染部位被活化的巨噬细胞能分泌几乎所有种类的补体成分，这对于早期抗感染具有重要意义。

一、补体成分的理化特性

补体成分均为糖蛋白，大多是 β 球蛋白，少数为 α 或 γ- 球蛋白，分子量在 25～550kDa。血清补体蛋白总量约为 4g/L，约占血清球蛋白总量的 10%，血清总蛋白的 5%～6%，其中以 C3 含量最高，可达 1.3g/L。补体成分的性质不稳定，易受各种理化因素的影响，如 56℃温育 30 分钟即被灭活；在 20℃也会很快失活；在 0～10℃，补体活性只能保持 3～4 天，故补体应保存在 −20℃以下或冷冻干燥保存。此外，紫外线照射、机械震荡、强酸、强碱、乙醇或蛋白酶等也可使补体灭活。

二、补体系统的激活

在正常情况下，体内绝大多数补体成分通常以无活性形式存在，只有当病原体或抗原-抗体复合物与其相遇，使之活化后才能发挥其生物学作用。补体系统的激活是指在激活物刺激作用下，补体固有成分按一定顺序，以级联酶促反应方式依次活化，形成 C3/C5 转化酶和攻膜复合物，产生一系列生物学效应的过程。补体系统可通过三条途径激活（图 19-1）：①从 C1 活化启动的**经典途径**，即激活物（主要是 IgM、IgG 类抗体与抗原结合的复合物）与 C1q 结合，顺序活化 C1r、C1s、C4、C2、C3，形成 **C3 转化酶（$\overline{\mathrm{C4b2a}}$）**和 **C5 转化酶（$\overline{\mathrm{C4b2a3b}}$）**的级联酶促反应过程；②从**甘露糖结合凝集素**（mannose-binding lectin，MBL）或**纤维**凝蛋白（ficolin，FCN）活化启动的**凝集素途径**，即 MBL/FCN 与病原体表面糖结构结合后，依次活化 **MBL 相关丝氨酸蛋白酶**（MBL-associated serine protease，MASP）、C4、C2、C3，形成与经典途径中完全相同的 C3/C5 转化酶的级联酶促反应过程；③从 C3 自发水解或活化启动的**旁路途径**，又称**替代途径**，即以某些细菌、真菌或细菌脂多糖（内毒素）、酵母多糖、葡聚糖等为激活物，直接与液相 C3b 结合后，在 B 因子、D 因子和 P 因子参与下形成 **C3 转化酶（$\overline{\mathrm{C3bBb}}$/$\overline{\mathrm{C3bBbP}}$）**和 **C5 转化酶（$\overline{\mathrm{C3bBb3b}}$/$\overline{\mathrm{C3bnBb}}$）**，引发级联酶促反应的补体活化途径。

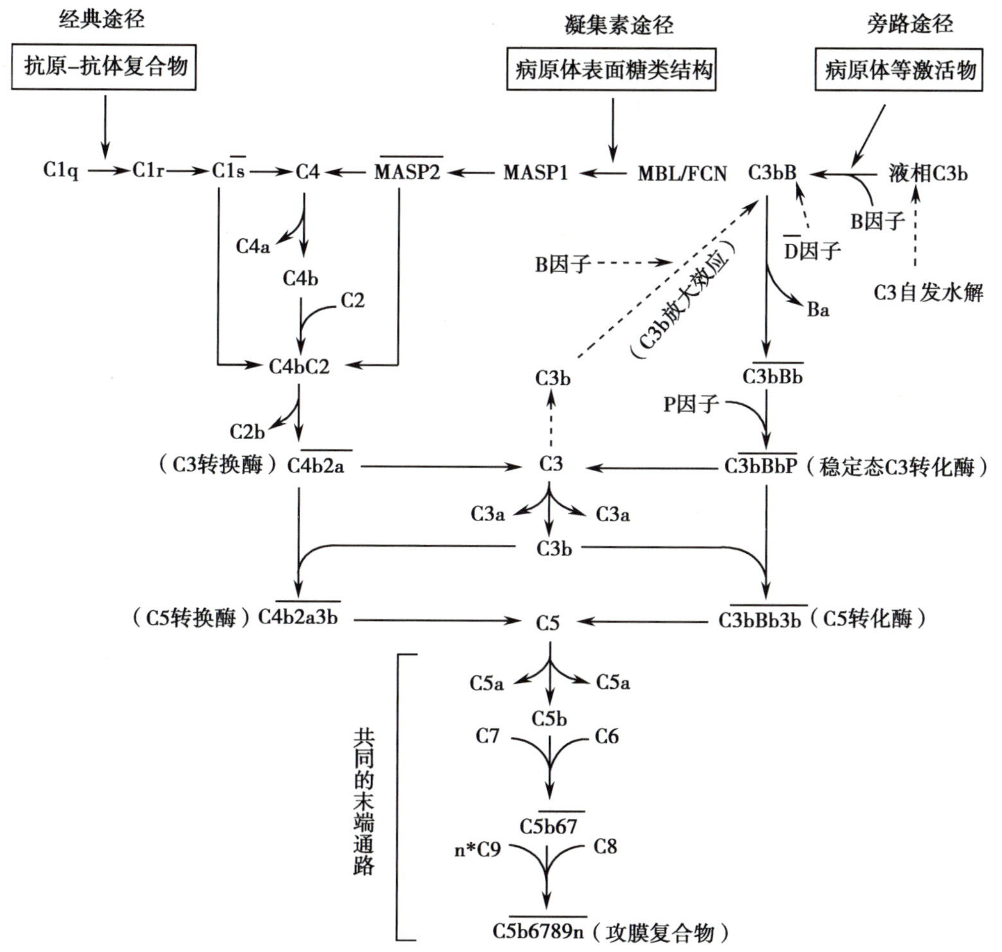

图 19-1 补体三条激活途径示意图

补体三条激活途径激活过程中，其前端反应各有特点，但终末反应存在共同的末端通路，在细胞膜表面形成 $\overline{\mathrm{C5b6789n}}$ 复合物，即**攻膜复合物**（membrane attack complex，MAC）。由于补体旁路途径和凝集素途径均不依赖抗体的形成，所以在机体感染初期和早期即可发挥作用，对抵御原发性感染具有重要意义；补体经典途径有赖于特异性抗体产生，故在感染中、晚期或在感染持续过程中发挥作用。

三、补体系统的生物学功能

补体系统经三条途径激活后，形成 MAC 可发挥**溶解细胞**、**溶解细菌和病毒**的作用；同时补体激活过程中产生的一系列活性片段，通过与细胞膜表面相应受体结合可发挥**调理作用**，促进吞噬细胞的吞噬；可发挥**免疫黏附作用**，参与循环免疫复合物的清除，避免免疫复合物沉积于血管壁；补体裂解片段 C5a、C3a 和 C4a 等具有**炎症介质作用**，能引起炎症反应。补体活化产物可通过多种作用方式参与特异性免疫应答。

第二节 血清总补体活性测定

血清总补体活性的测定，是检测补体被激活后最终效应的一种方法，可借此了解补体的整体功能。由于补体激活途径的不同，应用不同的激活物可经不同途径激活补体。目前已建立的血清总补体活性的测定方法，通常以红细胞溶解为指示，以 **50% 溶血补体量**为判断终点，称 50% 补体溶血试验（50% hemolysis of complement，CH50）。常用的测定方法有用于经典途径的 CH50（classical pathway-CH50，CP-CH50）和脂质体均相免疫溶破试验，以及用于旁路途径的 CH50（alternative pathway-CH50，AP-CH50）。

一、CP-CH50

1. 测定原理 CP-CH50 是检测血清中补体经典途径的溶血活性，与补体 C1～C9 各组分的量及活性均有关；其原理是利用绵羊红细胞（sheep red blood cell，SRBC）与相应抗体（溶血素）结合成复合物后，可激活血清中的补体，导致 SRBC 表面形成跨膜小孔，使胞外水分渗入，引起 SRBC 肿胀而发生溶解（即溶血）。当 SRBC 和溶血素量一定时，在规定的反应时间内，溶血程度与补体量及活性呈正相关，但并非直线关系。以溶血百分率为纵坐标，补体（常用豚鼠血清）含量为横坐标作图可得一特殊的 S 形曲线（图 19-2）。从 S 形曲线图可见在轻微溶血和接近完全溶血时，对补体含量的变化不敏感；在 30%～70% 之间几乎呈直线，补体含量稍有变动就会造成溶血程度的明显改变。因此，实验常以 50% 溶血作为判定终点，它比 100% 溶血更敏感，故该实验方法称为 50% 补体溶血试验。引起 50% 溶血所需要的最小补体量为一个 CH50 单位（U），通过计算可测定出待测血清中总的补体溶血活性，以 CH50（kU/L）表示。

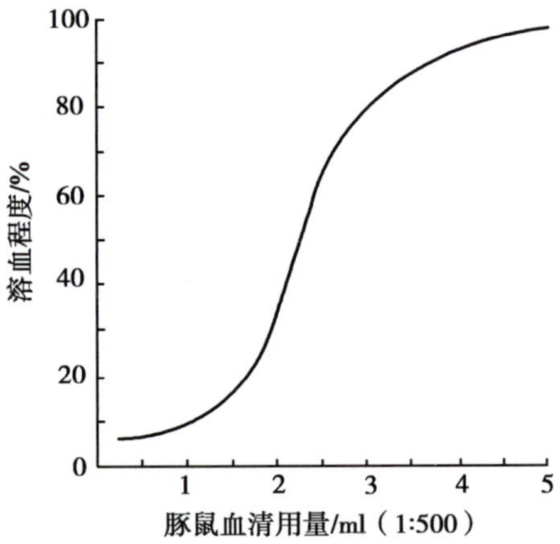

图 19-2 溶血程度与补体含量的关系
1∶500 为豚鼠血清的稀释度。

2. 测定方法要点及结果判断 常用 pH 7.2～7.4 的巴比妥缓冲液（barbitone buffer solution，BBS）或磷酸缓冲液作为稀释液，采集新鲜绵羊脱纤维血制成 2% SRBC 悬液，将溶血素进行效价滴定，确定使用浓度（大多使用 2U 的溶血素）；配制 50% 溶血标准管。正式实验时，取新鲜待测血清用 BBS 做 1∶20 稀释，按表 19-1 加入各试剂，将各管混匀，置 37℃水浴 30 分钟，将各反应管经 2 500r/min 离心 5 分钟，先用目测法观察其溶血程度，选择与 50% 溶血标准管接近的两管，再通过 OD_{542} 值测定比较，以最接近 50% 溶血标准管的测定管为终点管，按公式（1/终点管稀释血清的用量 × 稀释度）计算 CH50 值（kU/L）。如第 5 管为终点管，则待测血清的CH50为66.6kU/L。

表19-1 补体溶血活性测定

试管号	BBS（pH 7.4）/ml	1∶20稀释血清/ml	2% SRBC/ml	2U溶血/ml		补体溶血活性/（U/ml）
1	1.40	0.10	0.5	0.5		200
2	1.35	0.15	0.5	0.5		133
3	1.30	0.20	0.5	0.5		100
4	1.25	0.25	0.5	0.5		80
5	1.20	0.30	0.5	0.5	放置37℃水浴30分钟	66.6
6	1.15	0.35	0.5	0.5		57.1
7	1.10	0.40	0.5	0.5		50
8	1.05	0.45	0.5	0.5		44.4
9	1.00	0.50	0.5	0.5		40
10	1.50	0.00	0.5	0.5		—

3. 方法评价 CP-CH50方法简便、快速，虽敏感性较低，但可满足对血清总补体含量测定的要求。该法主要检测的是补体经典途径的溶血功能，其结果反映的是C1～C9等各成分的量和活性的综合水平。CP-CH50所用的稀释缓冲液、SRBC的数量和状态、待测血清的新鲜程度、反应温度、pH、离子强度以及反应容器的洁净程度等多种因素均可影响血清总补体活性测定的结果。而且该实验每次都需要使用新鲜的SRBC，为手工操作的半定量实验，其结果难以令人满意。因此，在实验时应对反应的各个环节进行严格控制。

二、脂质体均相免疫溶破试验

1995年，日本学者Yamamaoto在20世纪70年代创建的脂质体免疫溶破试验的基础上，建立了用于血清总补体活性测定的脂质体均相免疫溶破试验，其诊断试剂盒包括两种试剂：试剂1为脂质体，它是由一个极性部分（磷脂中的胆碱）和一个非极性部分（磷脂中的烷基）组成的封闭性颗粒。在脂质体的内部水相中包入水溶性的葡萄糖-6-磷酸脱氢酶（G6PD）；在其脂质体双层内包裹抗原-二硝基苯酚（DNP）。试剂2为羊抗DNP抗体和酶底物——24mmol/L葡萄糖-6-磷酸（G6P）和9mmol/L辅酶Ⅰ（NAD）。反应过程为试剂2中的抗DNP抗体与脂质体上的抗原（DNP）结合，形成抗原-抗体复合物，待测血清中的补体被激活，攻击并破坏脂质体的膜。脂质体膜溶破后释放出的G6PD与酶底物的G6P和NAD发生反应，产生的NADH在340nm测定其吸光度（*A*）。*A*值与待测血清中的补体活性成一定比例关系。该方法不使用SRBC，血清用量少，影响因素少，操作简便、快速、准确，适用于自动分析仪测定。

三、AP-CH50

AP-CH50的试验原理是利用家兔红细胞未经致敏可直接激活人血清中的B因子，引起旁路途径活化，导致兔红细胞溶解。在红细胞量一定时，在规定反应时间内，溶血程度与血清中参与旁路途径的补体量及活性呈正相关。与CP-CH50测定相似，可计算出待检血清中补体旁路途径的溶血活性，以AP-CH50（kU/L）表示。经典途径激活补体时需要Ca^{2+}和Mg^{2+}参与，而旁路途径激活补体时只需要Mg^{2+}参与，在测定缓冲液中加入乙二醇双氨基四乙酸可与待测血清中的 Ca^{2+} 螯合，阻断补体经典途径。兔红细胞用柠檬酸盐抗凝，经洗涤后配成 0.5% 兔红细胞悬液备用。本法主要反映旁路途径的溶血功能，其结果与 C3、B 因子、P 因子、D 因子及 C5～C9 各组分量及活性均有关系。

第三节 单个补体成分的测定

补体系统是由 30 多种成分组成，各成分的含量和活性与机体的免疫功能以及某些疾病的发生有关。因此，可通过检测补体系统的某一单个成分，对机体的免疫功能状态以及某些疾病进行评价和诊断。根据世界卫生组织（WHO）和国际免疫学会报告，在 30 多种补体成分中，主要检测 C3、C4、C1q、B 因子和 C1 抑制物（C1 inhibitor，C1INH）等 5 种成分。测定方法主要包括免疫溶血法（测其活性）和免疫比浊法（测其含量）。

一、免疫溶血法

免疫溶血法主要是利用 SRBC（抗原）与溶血素（兔或马抗 SRBC 的 IgG、IgM 类抗体）结合后可激活补体经典途径，导致 SRBC 溶解，发生溶血现象。SRBC 和溶血素在反应体系中称为指示系统。参与反应的补体有两组，一组是缺乏某一补体成分的动物血清或人血清（如某些人先天缺乏 C2、豚鼠缺 C4、小鼠缺 C5、家兔缺 C6），或用化学试剂灭活某一补体成分的正常动物血清（如用氨或肼处理可破坏豚鼠血清 C4，用酵母多糖可灭活 C3）。另一组是待测血清中的补体。将指示系统与缺乏某一补体成分的血清作用不发生溶血，此时加入待测血清，原来缺乏的补体成分得到补偿，补体激活的级联反应完成，即可发生溶血。

此外，可将正常人新鲜血清经加热至 56℃，保持 15 分钟，使 B 因子失去活性，成为 B 因子缺乏血清，不能经旁路途径激活补体，加入家兔红细胞不发生溶血；当再加入含有 B 因子的待测血清时，即可经旁路途径激活补体，导致兔红细胞裂解，发生溶血现象。

免疫溶血法的溶血程度与待测血清中的某一单个补体成分的含量与活性相关，该方法可检测待测血清中某一单个补体成分及其活性是否缺乏或降低，借以辅助诊断补体某一成分缺乏或其含量虽然正常，但无溶血活性的原发性补体系统缺陷病。该法无需特殊仪器与设备，试验快速、简便，但敏感性较低，影响因素较多，仅能测定某一补体成分的活性，而不能测定其含量。

二、免疫比浊法

免疫比浊法是目前测定补体系统单个成分含量最常用的方法（详见第六章），包括**透射比浊试验**和**散射比浊试验**。根据补体与相应抗体结合形成的复合物，通过仪器对复合物产生的光散射或透射信号进行自动检测，并换算成所测补体的浓度。此法方法简单，重复性和特异性好，可反映所测补体成分的含量，并能进行标准化流程管理和质量控制。

此外，也可用酶联免疫吸附试验（enzyme linked immunosorbent assay，ELISA）对补体系统单个成分及其裂解产物进行测定。商品化的 ELISA 试剂盒具有操作简单、敏感性高、特异性强、可以自动化等优点，不仅可对补体系统单个成分进行定性检测，也可定量检测。以往应用的单向免疫扩散和火箭免疫电泳方法，因手工操作，影响因素多，结果重复性差，已趋于淘汰。

第四节 补体参与的试验

利用补体的溶细胞作用，将其作为试剂成分参与试验，可对各种抗原或抗体以及免疫复合物进行检测。补体参与的试验主要有以下几种。

一、补体结合试验

1. 试验原理 补体结合试验（complement fixation test，CFT）有5种成分参与反应，分属3个系统：①反应系统，即已知抗原（或抗体）与待测抗体（或抗原）；②补体系统，常用豚鼠新鲜血清；③指示系统，即SRBC和相应溶血素，试验时常将二者预先结合成致敏SRBC。由于抗原-抗体复合物对补体的活化无特异性，补体系统既可被反应系统形成的抗原-抗体复合物激活，也可被指示系统的致敏SRBC激活。试验分两步进行，首先使反应系统与补体系统发生反应，反应一定时间后再加入指示系统，根据致敏SRBC是否发生溶血来判断实验结果。

2. 结果判断 若待测标本中存在与已知抗原（或抗体）相对应的抗体（或抗原）时，即可形成抗原-抗体复合物结合补体，补体被消耗，使后加入的致敏SRBC（指示系统）因无多余的补体可利用，不发生溶血反应，为补体结合试验阳性；反之，若待测标本中无相对应的抗体（或抗原）存在，无抗原-抗体复合物形成，补体未被消耗仍游离存在，使后加入的致敏SRBC可与补体结合，而发生溶血反应，为补体结合试验阴性（图19-3）。试验时可将反应系统的待测抗原（或抗体）进行一系列倍比稀释做半定量测定。

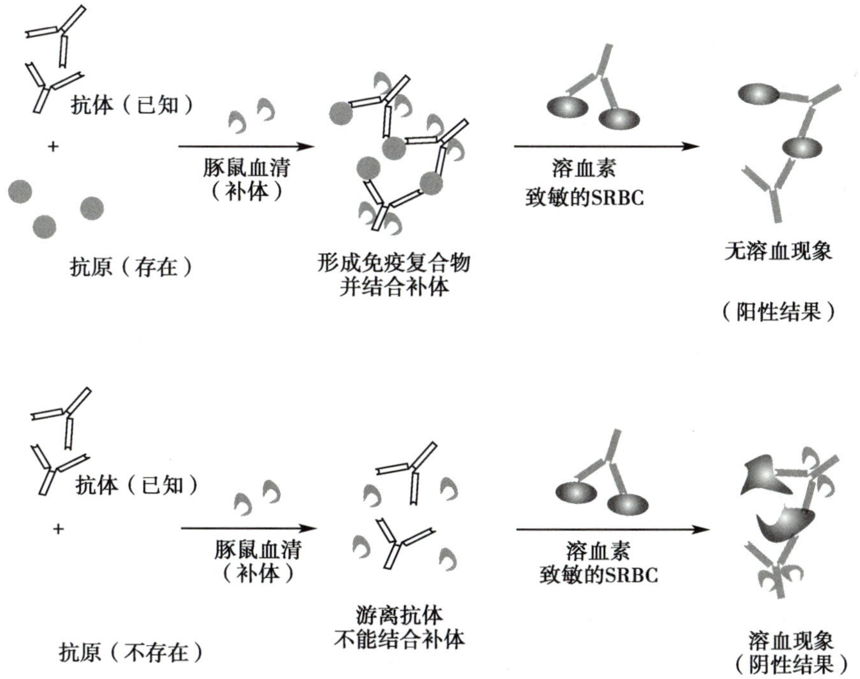

图19-3 补体结合试验原理及结果示意图

3. 方法评价 CFT与凝集反应、沉淀反应相比，具有敏感性高、特异性强、可检测的抗原或抗体范围广、无须特殊设备、结果容易观察等特点。但该试验参与的成分多，其实验结果易受许多因素的影响，各种参与成分需要烦琐的稀释和滴定，难以标准化。随着现代免疫学检验技术的发展，许多自动化检测抗原、抗体的方法不断涌现，目前该试验在临床上已基本被淘汰。但该试验的原理和设计思路仍对新型免疫学检测方法的建立具有启迪和指导作用。

二、补体依赖的细胞毒性试验

补体依赖的细胞毒性（complement dependent cytotoxicity，CDC）试验的原理是带有特异性抗原的靶细胞（如正常细胞、肿瘤细胞、病毒感染细胞等）与相应抗体结合后，在补体的参与下，可引起靶细胞膜损伤，导致细胞膜的通透性增加、细胞死亡，而不带特异抗原的细胞仍存活。伊红 -Y 或台盼蓝等染料可通过损伤的细胞膜进入细胞，使损伤死亡或濒死细胞着色，而活细胞不着色。本试验可用于检测细胞膜抗原（如 HLA 分型、T 细胞表面抗原等），也可用于鉴定抗体的特异性。

三、补体参与的其他试验

除了上述 CFT、CDC 试验外，补体参与的试验还包括以下几种：

1. 免疫粘连血凝试验 免疫粘连血凝试验是检测多种病毒及其抗体的试验，它是利用抗原和特异性抗体结合，在补体存在的条件下，可使人的 O 型红细胞发生凝集。

2. 溶血空斑试验 溶血空斑试验是检测抗体形成细胞（antibody forming cell，AFC）的试验，它是用经 SRBC 免疫的小鼠脾细胞（含 SRBC 激活的 B 细胞，即 AFC）与 SRBC 在凝胶中混匀温育，AFC 分泌抗 SRBC 的抗体与 AFC 周围的 SRBC 结合，而后加入补体再温育后，因补体被活化即可导致 AFC 周围的 SRBC 溶解，形成一个肉眼可见的溶血空斑。

3. 胶固素结合试验 胶固素结合试验是检测循环免疫复合物的试验，它是利用牛胶固素（用放射性核素标记）在含钙的条件下，可与待检血清中免疫复合物上的 iC3b 结合，再用聚乙二醇沉淀法分离已与 iC3b 结合的牛胶固素，根据放射性强度推算免疫复合物的含量。

4. C1q 抗体的测定试验 该试验是将 C1q 直接作为抗原用于检测患者血清中的 C1q 抗体，C1q 抗体为一种自身抗体，系统性红斑狼疮（尤其是活动期）、狼疮性肾炎、低补体血症性荨麻疹性血管炎、类风湿关节炎、混合性结缔组织病和毒性弥漫性甲状腺肿（Graves 病）等自身免疫病患者的血清中可检测到 C1q 抗体，其含量与疾病病情呈正相关。常用 ELISA 检测。

第五节 补体测定的临床意义

在机体的生理与病理状态下，补体系统及其单个成分均可发挥重要的生物学作用。因此，检测血清总补体活性和补体系统单个成分的含量及其活性，具有非常重要的临床应用价值，有助于了解机体内补体系统的状况，对疾病的诊断、鉴别、疗效观察以及发病机制的研究等有着重要的意义。通常情况下，检测补体经典途径活性与含量的常用项目为 CP-CH50、C2、C3、C4 测定；检测旁路途径活性的常用项目为 AP-CH50、C3、B 因子、P 因子测定。补体的活性与含量间并非直接的正相关。因此，补体活性与含量测定不能相互替代，应综合分析，并注意对补体活性与含量进行动态观察。

一、补体活性与含量增高

补体活性与含量增高多见于各种传染病、组织损伤、急性炎症和某些肿瘤患者。这些患者血清补体活性与含量可较正常人明显增高，并可有个别补体成分的增高，常见的有 C2、

C3、C4 和 C9 的增高。此外，心肌梗死、糖尿病和妊娠等也可出现补体增高。但如病情危重时，其总补体活性常呈下降趋势。

二、补体活性与含量降低或缺陷

补体活性与含量降低或缺陷可分为先天性和后天获得性两种。

1. 先天性某些补体成分缺陷 某些补体成分先天性缺陷可致的疾病有①C1INH 缺陷可致遗传性血管神经性水肿；②C2、C3 缺陷可导致严重的感染；③衰变加速因子（decay accelerating factor，DAF，CD55）和膜反应性溶解抑制物（membrane inhibitor of reactive lysis，MIRL，CD59）缺陷可导致阵发性睡眠性血红蛋白尿；④细胞表面补体受体 1（CR1）缺陷可导致循环免疫复合物的清除障碍；⑤I 因子、H 因子缺陷可引起肾小球肾炎；⑥C1q 缺陷可引起严重顽固性皮肤损害；⑦C1q、C1r、C4、C2 缺陷可造成免疫复合物性血管炎（包括肾炎）等。

2. 后天获得性补体活性与含量降低 后天获得性补体活性与含量降低又称为继发性补体降低。常见的导致血清补体活性与补体成分水平继发性降低的有下列三种情况：

（1）补体消耗增多：如系统性红斑狼疮（systemic lupus erythematosus，SLE）、Ⅱ与Ⅲ型超敏反应（急性肾小球肾炎）、自身免疫性溶血性贫血、冷球蛋白血症、类风湿关节炎、强直性脊柱炎、移植排斥反应等，因大量免疫复合物形成，结合并活化补体，补体消耗增多，从而使血清补体活性与含量降低。细菌感染尤其是革兰氏阴性菌感染时，常因补体旁路途径的活化而使补体水平暂时降低。血清补体水平降低的程度常随病情而发生变化，尤其是 SLE、自身免疫性溶血性贫血、类风湿关节炎、强直性脊柱炎等疾病的活动期补体活化过度，血清补体水平明显下降；病情稳定后补体水平可恢复，甚至可发生反应性增高。因此，血清补体活性与含量的检测对自身免疫病的诊断，有无疾病的活动，以及疾病的进程和疗效的判断等提供了重要的依据。

（2）补体大量丢失：如大面积烧伤、大出血和肾病综合征等，大量体液和蛋白质（包括补体成分）丢失，导致补体活性与含量降低。此外，大面积烧伤或局部缺血时，机体可释放各种蛋白水解酶裂解补体蛋白，也可使补体活性与含量进一步降低。

（3）补体合成不足：补体主要是由肝细胞合成，当肝细胞受损或被大量破坏时补体的合成就会减少，导致血清补体活性与含量降低。在肝病时血清补体活性与含量降低的顺序依次为慢性肝炎、肝细胞癌、肝硬化和重症肝炎，其中重症肝炎时血清补体水平降低最为明显。急性病毒性肝炎的初期，血清补体成分可在正常范围或有增高现象。此外，营养不良可导致补体合成不足。

三、补体裂解产物检测的临床意义

Ⅲ型超敏反应为免疫复合物型，其发病机制与补体活化后产生的 C3a、C5a 等裂解产物有关，这些裂解产物又称为过敏毒素。因此，在发生Ⅲ型超敏反应性疾病时，可通过测定补体的裂解产物 C3a、C5a 等，来了解疾病的进展程度。

（梁文杰）

本章小结

补体系统由 30 余种成分组成，广泛存在于正常人或脊椎动物血清、组织液和细胞膜表面。补体成分主要是由肝细胞和巨噬细胞合成的球蛋白，正常人体内补体成分的含量相对稳定，约占血清球蛋白总量的 10%，血清总蛋白的 5%～6%，其中以 C3 含量最高。补体成分的性质不稳定，易受各种理化因素的影响。补体系统激活包括经典途径、凝集素途径和旁路途径三条主要途径，激活后可发挥补体依赖的细胞毒性、调理吞噬、清除免疫复合物及介导炎症反应等生物学作用。其中，凝集素途径和旁路途径不依赖抗体的形成，在机体抗感染过程中最早发挥作用。

血清总补体活性检测通常以红细胞溶解为指示，以 50% 溶血补体量为判断终点，称 50% 补体溶血试验（CH50），主要包括用于检测经典途径的 CP-CH50 和用于检测旁路途径的 AP-CH50。在 30 多种补体成分中，主要检测 C3、C4、C1q、B 因子和 C1INH 等 5 种成分，方法包括测定活性的免疫溶血法和测定含量的免疫比浊法。利用补体的溶细胞作用，将其作为试剂成分参与试验，可对各种抗原或抗体以及免疫复合物进行检测，包括补体结合试验、补体依赖的细胞毒性试验及溶血空斑试验等，其中补体结合试验的原理和设计思路仍对新型免疫学检测方法的建立具有启迪和指导作用。

血清总补体活性测定和补体系统单个成分的含量及其活性的测定，可评价机体内补体系统的状况，对疾病的诊断、鉴别、疗效观察以及发病机制的研究等均有着重要的意义。补体参与的试验对于开展各种抗原或抗体以及免疫复合物的检测，具有非常重要的临床应用价值。

第二十章　免疫细胞标志和功能检测技术

通过本章学习，你将能够回答下列问题：

1. 淋巴细胞分为哪几类？可以用形态学的方法加以区分吗？
2. 分离淋巴细胞的原理有哪些？各有什么特点？
3. 什么是淋巴细胞表面标志物？其作用是什么？检测淋巴细胞表面标志物的方法有哪些？
4. T细胞、B细胞、NK细胞、单核细胞的主要生物标志物分别是什么？
5. T细胞、NK细胞及中性粒细胞功能检测各有哪些内容？其原理和方法是什么？
6. 免疫细胞数量和功能检测的临床应用有哪些？

细胞免疫是机体免疫功能的重要组成部分，广义的细胞免疫泛指直接由细胞完成的免疫过程。免疫细胞主要包括T细胞、B细胞、巨噬细胞、粒细胞和自然杀伤细胞等，构成细胞免疫应答的主体。免疫细胞在免疫防御、抗肿瘤、免疫调节和维持体内免疫平衡等方面发挥重要作用。临床上的各种类型免疫缺陷症、自身免疫病以及肿瘤等疾病均可出现淋巴细胞或淋巴细胞亚群的数量和功能的变化。近年来，以T细胞和NK细胞功能为基础的肿瘤免疫治疗获得突飞猛进的发展。检测外周血淋巴细胞及其亚群的数目、比例或功能，可以判断机体的免疫水平，这对于临床认识疾病，探讨其发病机制，观察病情变化，判断预后，检测疗效和防治疾病等均有重要意义。

第一节　免疫细胞的分离

免疫细胞分离是进行免疫细胞功能检测的重要前期技术，检测免疫细胞功能往往首先需将待检免疫细胞从血液或组织中分离出来。执行免疫功能的主要细胞是淋巴细胞，而淋巴细胞的物理及生化特性与其他细胞差异甚微，简单方法不易分离，因此产生了针对淋巴细胞分离与纯化的专项技术，并且新的技术不断出现，旨在获得高纯度、高回收率和高活性的不同类型或不同亚群特点的淋巴细胞。应用类似的技术也可以分离其他有关的免疫细胞，如巨噬细胞、中性粒细胞等。由于淋巴细胞分离与测定难度大且技术要求较高，因此，本章重点介绍淋巴细胞分离的有关检测技术。

一、外周血单个核细胞分离

外周血单个核细胞（peripheral blood mononuclear cell, PBMC）包括淋巴细胞（lymphocyte）和单核细胞（monocyte）。单个核细胞的比重与外周血其他细胞不同，红细胞和粒细胞的比重在1.092左右，较单个核细胞的比重（1.075～1.090）为大。因此利用一种介质，其比重在1.075～1.090之间，单个核细胞可以悬浮于该介质中，而红细胞和粒细胞由于比重较大，在该介质中下沉，因此适当比重的介质可以将单个核细胞从外周血细胞中分离出来。为使沉浮速度加快，一般要做离心分离，这时细胞在介质中的沉降速度可用以下公式表示：

$$沉降速度=2r^2(Q-Q_0)g/g\theta\eta$$

式中：r 为细胞半径；Q 为细胞比重；Q_0 为介质比重；g 为离心力；θ 为形状因子，即细胞与等体积的标准颗粒的摩擦系数的比值；η 为介质的绝对黏度。

单个核细胞的比重比介质的比重大，$(Q-Q_0)$ 为正值，当 $(Q-Q_0)$ 为负值时，运动方向相反。而红细胞在高分子介质中呈凝集状态，聚合在一起，粒细胞的体积也较大，两者的比重较单个核细胞和介质的比重大，故在介质中将以较快的速度下沉，使单个核细胞得以分离。

由上可见，分离介质是分离各类细胞的关键，分离介质应符合如下要求：①对细胞无毒；②基本等渗；③不溶于血浆等分离物质；④有要求的比重。因此研制合适的分离介质并不容易。2 份 6% 聚蔗糖蒸馏水溶液加 1 份 34% 泛影葡胺生理盐水溶液，其比重为（1.077±0.002），可作为常规的淋巴细胞分离液。分离单个核细胞的方法常由分层液而得名，在此介绍 Ficoll 法。

Ficoll 法主要用于分离外周血中的单个核细胞，是一种单次差速密度梯度离心的分离法。聚蔗糖 - 泛影葡胺是一种较理想的细胞分层液，商品名为 Ficoll。分离人外周血淋巴细胞以密度为（1.077±0.002）的分层液最佳，因为人的红细胞密度为 1.093，粒细胞密度为 1.092，单个核细胞在 1.075～1.090 之间。分离时先将分层液置于试管底层，然后将肝素抗凝全血以 Hanks 液或 PBS 作适当稀释后，轻轻叠加在分层液上面，使两者形成一个清晰的界面。水平式离心后，离心管中会出现几个不同层次的液体和细胞带（图 20-1）。由于红细胞和粒细胞比重大于分层液，同时因红细胞在 Ficoll 液中凝聚成串而沉于管底，血小板则因密度小而悬浮于血浆中，唯有与分层液密度相当的单个核细胞密集在血浆层和分层液的界面之中，呈白膜状，为白膜层。吸取该层细胞经洗涤、离心、重悬即为单个核细胞。本法分离的单个核细胞纯度可达 95%，淋巴细胞占 90%～95%，细胞收率可达 80% 以上，但室温超过 25℃时可影响细胞收率。

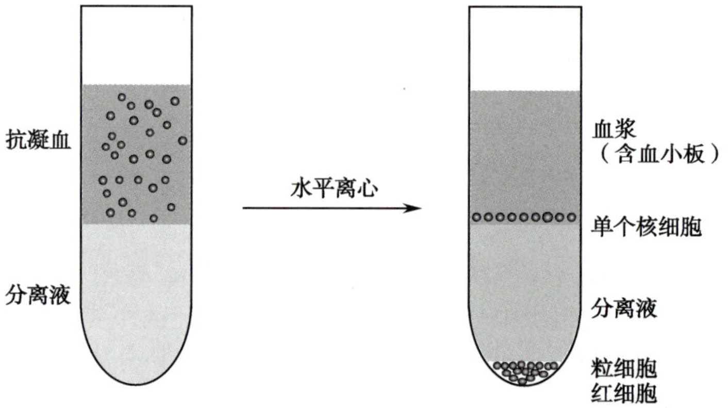

图 20-1 Ficoll 液单次密度梯度离心后外周血细胞分布示意图

应该注意的是不同动物的单个核细胞比重是不同的，如小鼠的单个核细胞的比重为 1.085，大鼠为 1.087，故不宜直接采用人的淋巴细胞分离液分离动物的单个核细胞。有时为了获得比较纯的单个核细胞或提高单个核细胞的得率也需要适当调整分离液的比重，调整方法可参考下列公式：

$$dm=\frac{V_1\times d_1+V_2\times d_2}{V_1+V_2}$$

式中 dm 为淋巴细胞分离液的比重；d_1 为以蒸馏水配制的 6% 的聚蔗糖溶液的比重，约为 1.020；d_2 为以生理盐水配制的 34% 泛影葡胺溶液的比重，约为 1.20；V_1 为聚蔗糖溶液的体积；V_2 为泛影葡胺溶液的体积。配制完成后实测比重稍高于理论值时可增加聚蔗糖溶液进行调整，反之可增加泛影葡胺进行调整，由此可获得预期的分离介质。

二、淋巴细胞的分离

如前所述，根据密度离心分离原理得到的淋巴细胞主要是在单个核细胞中，由于淋巴细胞在数量上占单个核细胞的大多数，因此，单个核细胞有时也可以大致地代表淋巴细胞直接用于某些实验，但严格地讲，采用上述方法获得的单个核细胞应去除单核细胞才能较为准确地代表淋巴细胞用于实验。去除单核细胞的主要方法有以下几种：

1. 贴壁黏附法 利用单核细胞具有贴壁生长的特点，将已制备的单个核细胞悬液倾于玻璃或塑料平皿或扁平培养瓶中，置于37℃温箱静置1小时，单核细胞将贴附于平皿壁上，而未贴壁的细胞几乎全为纯淋巴细胞。如以橡皮棒刮下贴壁的细胞，可得纯单核细胞群。但因B细胞也有贴壁现象，采用本法分离到的淋巴细胞群中B细胞会有所损失。可调整静置时间控制细胞的收率和纯度。

2. 吸附柱过滤法 同样利用单核细胞具有贴壁生长的特点，将单个核细胞悬液注入装有玻璃纤维或葡聚糖凝胶Sephadex G10的层析柱中，凡有黏附能力的细胞绝大部分被吸附而黏滞在柱层中，从柱上洗脱下来的细胞主要是淋巴细胞。已知有关细胞的黏附能力为：巨噬细胞或单核细胞 > 树突状细胞 > B细胞 > T细胞 = 红细胞。此法通过控制柱体和洗脱条件获得细胞，对细胞的损害较小。

3. Percoll密度梯度分离法 Percoll是一种经聚乙烯吡咯烷酮处理的硅胶颗粒，对细胞无毒性。Percoll液经高速离心后可形成一个连续的密度梯度，不同密度的细胞将悬浮于各自不同的密度区带，从而将密度不等的细胞分离纯化。该法是纯化单核细胞和淋巴细胞的一种较好的方法，但操作流程较长、手续较多，使其实际使用受到限制。

三、T、B细胞和T细胞亚群的分离

其基本原理是根据相应细胞的不同的标志加以选择性纯化，凡根据细胞的标志进行选择纯化得到所需要的细胞为阳性选择法；而选择性去除不需要的细胞，仅留下所需要的细胞则为阴性选择法。该方法可用于T细胞、B细胞及其他细胞的分离。类似的新方法和技术不断涌现，比较成熟的技术有以下两种：

（一）磁性微球分离法

磁性微球是对磁性材料颗粒表面进行处理，微球的核心一般为金属小颗粒（Fe_2O_3，Fe_3O_4），核心外包裹高分子材料（聚苯乙烯、聚氯乙烯等），可结合不同的生物大分子物质（抗原、抗体、核酸等），微球表面包被有免疫物质者称为免疫磁珠（immunomagnetic bead，IMB），其兼有免疫配基与磁响应性质，即在磁场中显示磁性，移出磁场时磁性消除。

免疫磁珠法分离细胞是基于细胞表面抗原能与连接有磁珠的特异性单抗相结合，这样借助于抗体磁珠，将与相应的细胞结合成细胞-抗体-磁珠复合物，该细胞复合物在外加磁场中，通过抗体与磁珠相连的细胞被吸附而滞留在磁场中，无该种表面抗原的细胞由于不能与连接着磁珠的特异性单抗结合而没有磁性，不在磁场中停留，从而使具有该抗原的细胞得以分离。可以直接用磁铁吸附阳性细胞进行细胞分离即淘洗法（elutriation），该方法简单，设备成本不高。分离后改变作用条件，可使抗体与细胞解离，磁珠与细胞分开，获得完整的活性细胞（图20-2）。免疫磁珠法近年来在细胞生物学、血液学及免疫学的研究中已广泛采用。

也可以采用层析的方法，将层析柱放于强磁场中，与磁珠结合的细胞运动将受限，而未与磁珠结合的细胞则将先被洗脱出来。将该柱移出磁场，与磁珠结合的细胞也被洗脱出来，从而达到分离的目的。

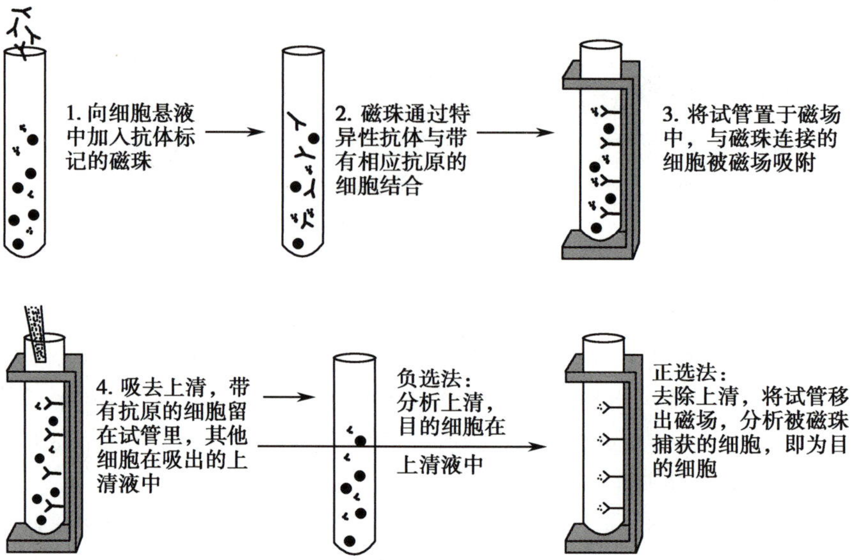

图 20-2　免疫磁珠法分离细胞原理示意图

免疫磁珠法分离细胞分为正选和负选法：磁珠结合的细胞就是所要分离获得的细胞为正选法；磁珠结合不需要的细胞，游离于上清液的细胞为所需细胞，这种方法为负选法。一般而言，负选法比正选法的磁珠用量大。

免疫磁珠法分离细胞的重要指标是纯度和得率。这取决于磁珠所连接单抗的特异性和磁珠大小（磁性）。为减小磁珠对细胞活性的影响，磁珠应做得小于细胞，并应尽可能地小，然而太小的磁珠得率不高，太大的磁珠又会影响细胞活性，也无法直接上流式细胞仪进行下一步检测。小磁珠可以做到 50nm，大磁珠可以做到 1 200～4 500nm，大、小免疫磁珠分离细胞的特点总结于表 20-1。

表 20-1　大、小免疫磁珠分离细胞的特点比较

比较项目	大免疫磁珠	小免疫磁珠
对细胞的影响	对细胞造成机械压力，影响其生物学活性，不利于分离后培养	对细胞温和，不影响分离细胞的后续培养
对流式细胞仪的影响	阻塞流式细胞仪的喷嘴，影响散射光	可直接上流式细胞仪检测，不影响散射光
分离条件要求	技术简单，分离可在试管中完成	需要很强的磁场来分离细胞
收率	得率高	得率不高
纯度	纯度低	纯度高
分离时间	分离速度快	分离速度慢
分离成本	成本低	需要很强的磁场来分离细胞，需要一次性的分离柱，不能在普通试管进行

除用单抗直接标记磁珠外，还有间接标记磁珠。后者引入生物素 - 亲合素放大系统，用链霉亲合素（streptavidin）包被磁性微球。此种情况下，在实验系统中加入生物素标记的单抗，磁珠通过链霉亲合素与生物素标记的单抗结合，单抗与细胞表面相应抗原特异性结合而使细胞被磁珠间接捕获，从而达到分离的目的。这种磁珠可根据需要选择生物素标记的各种单抗去分离目的细胞，因此，应用范围更广泛，使用更灵活，详见第十五章。

（二）荧光激活细胞分选仪分离法

荧光激活细胞分选仪（fluorescence-activated cell sorter，FACS）是分选型流式细胞仪。荧光激活细胞分选仪分离法可根据细胞大小、胞内颗粒等物理特性和细胞表面、胞质内荧光标记抗原实现对各亚类淋巴细胞的快速分选，是先进的细胞分离手段和有效的方法，其详细原理见第十三章。

四、不同细胞分离方法的综合评价

早期的免疫细胞分离技术主要是根据不同免疫细胞的物理属性（如比重不同）和生物学属性（如黏附力不同）进行分离的，用目前的标准看其分离的敏感性或分辨率都不高，因为某种细胞与另一种细胞的比重或黏附力往往不是截然不同的，处于中间状态的细胞也很多，因此这类分离方法的收率和纯度往往不能兼顾，但作为一种传统的分离手段其分离效果已被认可，如用单个核细胞进行的某些实验，一般被认为可以代表淋巴细胞，但目前大多要进一步采用免疫磁珠法或FACS分选淋巴细胞或淋巴细胞亚群。

目前细胞分离技术大多是基于利用细胞表面标志（抗原或受体）进行细胞分离，这些技术的出现使细胞分离技术产生了实质性的进步。但需要指出，以细胞表面标志物为分离标志的细胞分离技术依赖于对细胞表面标志的研究水平，对细胞表面标志研究未明的细胞进行分离时采用这类技术应当慎重。免疫磁珠法分离细胞往往根据单一的细胞标志分离纯化细胞，如果需要根据多重细胞标志分离纯化细胞则需要采用分选型流式细胞仪，采用分选型流式细胞仪分离纯化细胞已逐渐成为分离纯化细胞的主流技术，这类技术不但广泛应用于科研，也已经应用于骨髓移植及抗肿瘤细胞治疗等临床领域。

第二节　淋巴细胞标志及亚群分类

人体内的淋巴细胞并不是功能单一的群体，但其在光学显微镜下的形态基本是一样的，因此要对其进行进一步的分类和观察就不能采用形态学的方法，而要依靠对其表面标志的检测。包括对T细胞、B细胞和NK细胞及其有关的亚群的检测，其实质是对相应的表面标志进行测定，据此可建立起相应的细胞计数方法，借此判断机体的免疫水平。

常用于鉴定和检测计数淋巴细胞的表面标志是分化抗原（cluster of differentiation，CD）。CD抗原的鉴定和检测依赖于其相应的单克隆抗体，随着CD抗原的单抗成批地出现并进入临床，各国研究者对淋巴细胞表面抗原的划分呈现出既繁杂又混乱的状况，于是在国际组织的协调下制订了细胞分化抗原的CD统一编号，统一把识别同一类抗原的两种以上的单抗划分为同一抗体组（表20-2），每次国际会议CD抗原的编号会有所修改和增加。

表20-2　人CD分组表

分组	CD
T细胞	CD1～CD8、CD27、CD28、CD99、CD152～CD154、CD160、CD226、CD245～CD247
B细胞	CD10、CD19～CD24、CD37～CD40、CD72～CD74、CD77、CD79、CD80～CD84、CD86、CD138、CD139、CD179、CD180
髓系细胞	CD34、CD13、CD14、CD37、CD33～CD35、CD64、CD65、CD68、CD87～CD89、CD91～CD93、CD101、CD111、CD112、CD114、CD115、CD155、CD157、CD163、CD177
血小板	CD9、CD36、CD41、CD42、CD51、CD61、CD62P、CD63、CD107、CD110、CD151

续表

分组	CD
NK 细胞	CD16、CD56、CD57、CD69、CD94、CD96、CD158、CD159、CD161、CD162R、CD244
非谱系	CD26、CD30、CD32、CD43、CD45、CD46、CD47R、CD48、CD52、CD53、CD55、CD59、CD70、CD71、CD97、CD98、CD100、CD108、CD148、CD150、CD200、CD220～CD225、CD227～CD232
黏附分子	CD11、CD15、CD15s、CD18、CD29、CD31、CD44、CD47、CD49、CD50、CD54、CD58、CD62E、CD62L、CD90、CD102～CD104、CD156、CD164～CD171、CD172a
细胞因子/趋化性细胞因子受体	CD25、CD116～CD137、CD178、CD183、CD184、CD195、CCR7、IL-10R、CD212、CD213、CCR2
内皮细胞	CD105、CD106、CD109、CD140～CD147、CD201、CD202b
碳水化合物结构	CD15u、CD60、CD75、CD173～CD176
树突状细胞	CD85、CD205～CD209
干细胞/祖细胞	CD133、CD243
红细胞	CD233～CD242

注：有些 CD 抗原又可进一步划分为不同的成员，一般用小写英文字母表示（如果不同的成员划分在同一组，表中未做进一步表示），但情况有所不同：①如 CD1 可分为 CD1a、CD1b 和 CD1c，这三种不同分子是分别由三个不同的、高度同源的基因所编码的；② CD45 至少可分为 CD45R、CD45RA、CD45RB 和 CD45RO，它们是同一基因的不同异型；③ CD2 和 CD2R 是同一分子上不同的表位；④ CD49a、CD49b、CD49c、CD49d、CD49e 和 CD49f 的基因定位于不同的染色体上，但具有较高的同源性。

上述 CD 的 13 个组划分的特异性是相对的，许多 CD 抗原组织细胞分布相当广泛，有的 CD 抗原可从不同的分类角度归入不同的组，如某些属于 T 细胞、B 细胞、髓样细胞或 NK 细胞组的 CD 抗原实际上也是黏附分子；B 细胞也可以表达 T 细胞组的 CD 抗原，反之亦然。

对淋巴细胞进一步区分亚群的原因是使某一类淋巴细胞的功能趋向一致和单一。但目前看来，还很少有只通过一个 CD 抗原就能将某一类淋巴细胞亚群指示出来的 CD 抗原，CD 抗原指示出来的淋巴细胞亚群多数都是相对特异的，因此需要引入表面标志亚群和功能亚群的概念。表面标志亚群是通过一个或几个 CD 抗原定义出来的细胞亚群，其可以反映功能亚群但不等于功能亚群；功能亚群是根据淋巴细胞的某项功能定义出来的细胞亚群，在没有明确的鉴定表面标志时其只能作为理论存在，而不是真正意义上的细胞亚群。

一、T 细胞表面标志及亚群

T 细胞是参与机体细胞免疫反应并起主导调节作用的一组免疫细胞。外周血中成熟的 T 细胞主要属于 $TCR_{\alpha\beta}^+$T 细胞，所有的 T 细胞均有共同的标志性抗原，一般认为是 CD3 分子，不同功能的 T 细胞亚群又有各自的标志性抗原。根据 T 细胞的免疫效应功能和表面 CD 分子表达至少可以将 $TCR_{\alpha\beta}^+$ T 细胞分为：**$CD3^+CD4^+CD8^-$ 辅助性 T 细胞**（helper T cell，Th cell）、**$CD3^+CD4^-CD8^+$ 细胞毒性 T 细胞**（cytotoxic T cell，Tc cell or CTL cell）和 **$CD4^+CD25^+Foxp3^+$ 调节性 T 细胞**（regulatory T cell，Tr cell or Treg cell）等几组亚群。$CD3^+CD4^+CD8^-$ Th 细胞占 T 细胞总数的 60%～65%，$CD3^+CD4^-CD8^+$ Tc 细胞占 T 细胞总数的 30%～35%。

（一）辅助性 T 细胞

Th 细胞的典型表面标志是 $CD3^+CD4^+CD8^-$。未受抗原刺激的 Th 细胞为 Th0。收到抗原刺激信息后，根据细胞因子信号的不同 Th0 向不同的方向转化，发挥不同功能，目前看来，Th0 至少可以转化成 Th1、Th2、Th17 和部分 Treg（图 20-3）。

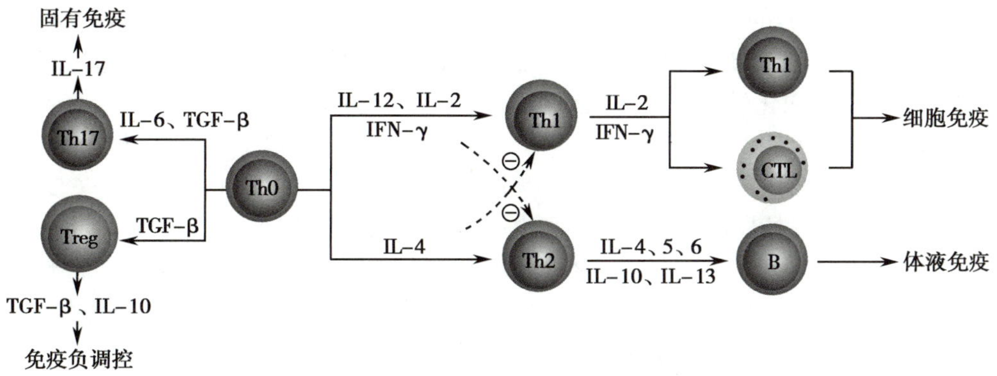

图 20-3 Th 细胞转化及调节作用示意图

已证明不同的 Th 细胞株所产生的细胞因子不尽相同，Th1 主要分泌 IL-2、IFN-γ 或 TNF-β 等细胞因子辅助细胞免疫或参与迟发型超敏反应，本身具有明显的细胞毒作用；Th2 主要分泌 IL-4、IL-5、IL-6 或 IL-10 等细胞因子辅助体液免疫，参与速发型超敏反应，本身不具有明显的细胞毒作用；Th17 主要分泌 IL-17 促进炎症反应，与 Th17 相比，其他细胞所分泌的 IL-17 可以忽略不计，因此 IL-17 也可以认为是 Th17 的标志。

Th1、Th2 和 Th17 的检测须获取淋巴细胞（单个核细胞），淋巴细胞须经刺激后才能测定出 Th1、Th2 或 Th17 亚群，刺激剂或诱导剂根据试验需要而定，一般可以采用植物血凝素（phytohemagglutinin，PHA）刺激，通过荧光标记的细胞因子抗体进行胞内染色，用流式细胞仪测定胞内细胞因子，结合其他 T 细胞标志判定 Th1、Th2 或 Th17 并进行计数。

在实际临床应用中，主张采用全血，不经培养直接通过荧光标记的细胞因子抗体进行胞内染色测定 Th1、Th2 和 Th17 的方法，这种方法主要用于疾病观察。目前临床检测 Th1 和 Th2 细胞通常采用流式细胞仪同时检测表面标志物与胞内细胞因子。$CD3^+CD4^+IFN\text{-}\gamma^+$ 可认定为 Th1，$CD3^+CD4^+IL\text{-}4^+$ 可认定为 Th2。

（二）调节性 T 细胞

目前认为 Tr 细胞主要包括两类，一种是自然存在，一种是如前所述由细胞因子诱导产生。Tr 细胞最重要的分子标志是一种转录因子 Foxp3，在所有 Tr 细胞中均发现有大量表达。自然存在的 Tr 细胞在胸腺发育而成，典型的标志是 $CD4^+CD25^+Foxp3^+$，是目前研究较为广泛和深入的一类 Tr 细胞。诱导产生的 Tr 细胞主要由 IL-2 和 TGF-β 诱导产生，主要对适应性免疫产生负调节。诱导产生的 Tr 细胞也称适应性 Tr 细胞，有时进一步区分为 Tr1 细胞和 Th3 细胞，其中 Tr1 细胞通过合成高水平的 IL-10、Th3 细胞以分泌高水平的 TGF-β 发挥各自的免疫调节效应，对其检测须测定细胞胞内细胞因子结合其他 T 细胞标志判定。

（三）细胞毒性 T 细胞

Tc 细胞的典型表面标志是 $CD3^+CD4^-CD8^+$。与 Th 细胞类似，Tc 细胞也可以分泌细胞因子，而且不同的细胞株所产生的细胞因子也不尽相同，分泌细胞因子的特征与 Th1 和 Th2 十分相似，遂将 Tc 细胞细分为 Tc1 与 Tc2，Tc1 与 Tc2 都有典型的细胞毒效应。

Tc1 与 Tc2 的检测与 Th1 与 Th2 的检测原理相同，可使用流式细胞仪测定细胞表面标志物和胞内细胞因子，$CD3^+CD8^+IFN\text{-}\gamma^+$ 可认定为 Tc1；$CD3^+CD8^+IL\text{-}4^+$ 可认定为 Tc2。

二、B 细胞表面标志

B 细胞活化后转化为浆细胞，分泌抗体，执行体液免疫功能。B 细胞表面的膜免疫球蛋白（surface membrane immunoglobulin，SmIg）、Fc 受体、补体受体、EB 病毒受体和小鼠红细胞受体是 B 细胞的重要表面标志，其中以 SmIg 为 B 细胞所特有，是鉴定 B 细胞可靠的指标。B 细胞表面较特异的 CD 分子有 CD19、CD20、CD21、CD22 和 CD23 等，其中有些属全体 B 细胞共有的标志，而有些仅是活化 B 细胞特有的，据此可用单克隆抗体通过间接荧光免疫试验、酶免疫组织化学技术或流式细胞术对其进行检测。

CD5 是 T 细胞组的 CD 抗原，分布于所有成熟的 T 细胞，但也表达于部分 B 细胞，以 CD5 为标志结合 CD19 或 CD20 可将 B 细胞分为 B1（$CD19^+CD5^+$）和 B2（$CD19^+CD5^-$）两个亚群。B2 细胞主要是外周的成熟 B 细胞。B1 细胞在个体发育、表型、分布和自我更新能力等方面与 B2 细胞有明显区别：B1 细胞与机体的免疫调节、自身免疫病及 B 细胞源性肿瘤密切相关；而 B2 细胞是执行体液免疫的主要细胞，其通常在接受多种外来抗原的刺激后，经活化、增殖、分化以及伴随的体细胞突变和亲和力成熟过程，产生高亲和力抗体。对 B 细胞及亚群的检测是研究自身免疫病及疾病中免疫调节紊乱的重要指标。B1 和 B2 的表面标志和特点列于表 20-3。

表 20-3　B1 与 B2 细胞的比较

特点	B1（$CD19^+CD5^+$）	B2（$CD19^+CD5^-$）
发生	早	晚
分布（成年）	腹腔、胸腔	周围免疫器官
针对抗原	多糖抗原	主要为蛋白质抗原
抗体产生	细菌抗原及自身抗原	广谱抗原
抗体种类	IgM >> IgG	IgG >> IgM
更新情况	自我更新	不断新生（骨髓）

三、NK 细胞表面标志

自然杀伤细胞（natural killer cell，NK cell）是参与机体免疫应答反应，特别是肿瘤免疫应答的重要淋巴细胞。由于 NK 细胞极少有表面受体，因此过去主要以检测 NK 细胞活性来了解 NK 细胞的功能。随着流式细胞仪的普及和单克隆抗体技术的发展，加之对 NK 细胞的生物学特性了解得更加深入，目前临床上常采用三色荧光标记单克隆抗体标记 NK 细胞，在流式细胞仪上进行计数分析。

NK 细胞表面至少存在 CD2、CD16、CD56、CD69、CD94、CD96、CD158a、CD159a、CD161 和 CD244 等多种抗原，但均非 NK 细胞所特有，**目前多以 $CD3^-$、$CD16^+$、$CD56^+$ 和 NKp46（CD335）作为 NK 细胞的典型标志。**其中 NKp46（CD335）是 NK 细胞特异性自然细胞毒性受体，在大多数成熟 NK 细胞中表达，是 NK 细胞的高度特异性标志。健康成年人外周血 NK 细胞占淋巴细胞总数的 8%～15%。NK 细胞具有高表达 CD56，低 / 不表达 CD16（调节性 NK 细胞）和低表达 CD56，高表达 CD16（强细胞毒性 NK 细胞）两个亚型。

第三节　抗原提呈细胞的表面标志

抗原提呈细胞（antigen presenting cell，APC）指能摄取、加工、处理抗原，并将抗原提呈给抗原特异性淋巴细胞的一类免疫细胞。APC 可分为两类：①专职 APC，包括巨噬细胞、树突状细胞和 B 细胞，它们均可表达 MHCⅡ类分子；②非专职 APC，包括内皮细胞、上皮细胞和激活的 T 细胞等，它们在某些因素刺激下可表达 MHCⅡ类分子，并具有抗原提呈功能。另外，所有表达 MHCⅠ类分子并具有提呈内源性抗原能力的细胞，广义上也属于 APC。

一、单核吞噬细胞系统

单核吞噬细胞系统（mononuclear phagocyte system，MPS）包括骨髓内的前单核细胞（pre-monocyte）、外周血中的单核细胞（monocyte，Mon）和组织内的巨噬细胞（macrophage，Mϕ）。单核吞噬细胞由骨髓干细胞衍生而来。骨髓中的髓样干细胞发育成前单核细胞，再发育成单核细胞并不断进入血流，单核细胞在血液中仅短暂停留即移行到全身各组织器官内，发育为 Mϕ。定居在组织中的 Mϕ 在不同器官组织中其名称各异，见表 20-4。**单核吞噬细胞的典型的表面标志是 CD14。**

表 20-4 不同组织中的单核吞噬细胞

组织部位	细胞名称
骨髓	干细胞→单核母细胞→前单核细胞→单核细胞
骨髓和血液	单核细胞
各种组织（巨噬细胞）	组织细胞（结缔组织）、库普弗（Kupffer）细胞（肝）、破骨细胞（骨）、肺泡巨噬细胞（肺）、游走及固定巨噬细胞（淋巴结）、小胶质细胞（神经组织）、游走及固定巨噬细胞（脾）、固定巨噬细胞（骨髓）、腹腔巨噬细胞（腹膜腔）、胸腔巨噬细胞（胸膜腔）、组织细胞（皮肤）、滑膜 A 型细胞（关节）

二、树突状细胞

树突状细胞（dendritic cell，DC）是一大类专职 APC，其主要有两种来源，即髓系和淋巴系（图 20-4）。

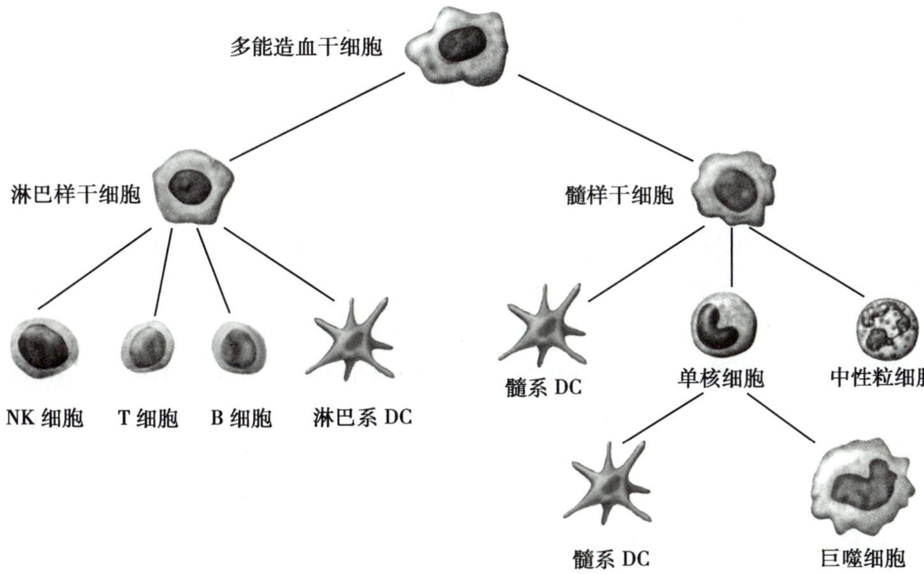

图 20-4 树突状细胞来源示意图

根据 DC 细胞的起源、功能、表面标志物和所处的微环境不同，可以分为两大类：经典树突状细胞（conventional dendritic cell，cDC）和浆细胞样树突状细胞（plasmacytoid dendritic cell，pDC）。cDC 经由造血干细胞（hematopoietic stem cell，HSC）、单核细胞 - 树突状细胞祖细胞（monocyte-DC Progenitor，MDP）、共同树突状细胞祖细胞（common DC Progenitor，CDP）生成前体经典树突状细胞（precursor conventional dendritic cell，pre-cDC）。cDC 在抗原捕获、处理和呈递给 T 细胞中起核心作用，是启动 T 细胞介导的免疫应答的关键，又分为两大亚群：cDC1 处理细胞内抗原，通过 MHC Ⅰ类分子呈递给 $CD8^+T$ 细胞，在抗病毒和抗肿瘤免疫反应中发挥重要作用；cDC2 处理外源性抗原，通过 MHCⅡ类分子递呈给 $CD4^+Th$ 细胞，在抗体产生和调节免疫反应中发挥重要作用。pDC 来源于共同淋系祖细胞（common lymphoid progenitor，CLP），pDCs 在形态上与其他树突状细胞有所不同，细胞核呈现出浆细胞样的特征，是体内主要的 IFN-α 产生细胞，在病毒感染时迅速分泌大量的 IFN-α，对于早期的抗病毒免疫应答至关重要。此外，单核细胞来源的树突状细胞（monocyte-derived dendritic cell，moDC）是由单核细胞转化而来，可以同时通过 MHC Ⅰ和 MHCⅡ途径呈递抗原，能够同时激活 $CD8^+T$ 细胞和 $CD4^+T$ 细胞，这使得 MoDCs 在应对多种病原体或抗原时具有较大的灵活性（文末彩图 20-5）。

DC 的前体细胞（pre-DC）可在外周血中出现，在适当的细胞因子和生长因子的培养下可以发育成成熟 DC。血液循环中包含至少两种细胞表型和功能均不同的 DC 前体细胞：pre-DC1 和 pre-DC2。Pre-DC1 具有髓系标志物，如 CD11c 和 CD33 阳性的 DC 前体，pre-DC2 则缺乏骨髓谱系的标志物，但可表达 CD4 和 CD123。

Pre-DC 前体细胞经血液循环进入非淋巴组织，分化为非成熟的 DC，定居于上皮组织、胃肠道、生殖和泌尿系统、气道以及肝、心、肾等实质脏器的间质，不同部位的 DC 其生物学特征及其命名各异（表 20-5）。在外源性抗原的刺激下非成熟的 DC 逐渐转化为成熟 DC 进行抗原递呈。

表 20-5 不同部位的树突状细胞

DC 细胞分类	英文全称及缩写	体内分布
滤泡树突状细胞	follicular dendritic cell，FDC	淋巴滤泡
并指树突状细胞	interdigitating dendritic cell，IDC	淋巴组织胸腺依赖区
胸腺树突状细胞	thymic dendritic cell，TDC	胸腺
朗格汉斯细胞	Langerhans cell，LC	皮肤的表皮和黏膜组织，例如口腔、阴道和肠道等部位上皮组织
间质性树突状细胞	interstitial dendritic cell，iDC	实质性器官间质的毛细血管附近

不同来源或分布于不同组织的成熟 DC 的共同特征包括：①形态上呈树突样；②表达 CD1a、高水平 MHCⅡ类抗原分子和多种辅助分子；③吞噬功能较低；④可有效诱导巢居的静息性幼稚 T 细胞发生增殖。

人成熟 DC 的主要特征表面标志为 **CD1a、CD11c 和 CD83**，但不表达单核吞噬细胞、T 细胞、B 细胞和 NK 细胞的典型的表面标志（CD14、CD3、CD19 和 CD20、CD16 和 CD56）。cDC1 主要表达 CD11c，HLA-DR 和特异性标志 CD141（BCDA3）；cDC2 表达 CD11c，HLA-DR 和特异性标志 CD1c（BDCA1），CD11b；pDC 表达 HLA-DR、CD303（BDCA2）和 CD123；MoDCs 则表达 CD1a，CD11c 和 HLA-DR，通常不表达 CD14，如能检测到提示该细胞未完全分化为 MoDCs，残留了单核细胞的特性。

第四节 淋巴细胞的功能检测

淋巴细胞主要有负责细胞免疫功能的 T 细胞和执行体液免疫功能的 B 细胞，以及在非特异性免疫中起主要作用的 NK 细胞。淋巴细胞表面标志检测（计数）是对有关淋巴细胞的数量进行分析，其并不能代表淋巴细胞的功能，也不能完全代表相应的细胞免疫和体液免疫功能，因此对淋巴细胞的功能检测十分重要。

一、T 细胞功能检测

T 细胞功能测定可分为体内试验和体外试验。体内试验主要是进行迟发型超敏反应，间接反映 T 细胞的功能状况；体外试验主要包括 T 细胞的增殖试验、细胞毒试验以及激活的 T 细胞分泌细胞因子能力的测定。

（一）T 细胞增殖试验

T 细胞在体外受抗原或丝裂原刺激后，细胞的代谢和形态发生变化，主要表现为胞内蛋白质和核酸合成增加，发生一系列增殖反应，并转化为淋巴母细胞。因此，淋巴细胞增殖又称为**淋巴细胞母细胞转化（lymphoblast transformation）**。根据其增殖转化能力评定其相应的细胞功能，不同的刺激物作用的细胞群有所不同，详见表 20-6。

表 20-6 淋巴细胞刺激物的种类和作用细胞

	刺激物	作用细胞群（主要指人淋巴细胞）
非特异刺激物	植物血凝素（PHA）	T
	刀豆蛋白 A（Con A）	T
	美洲商陆丝裂原（PWM）	T、B
	细菌脂多糖（LPS）	B（小鼠）
特异	肿瘤抗原	T
	结核性纯化蛋白衍生物（PPD）	T、B
	同种异体细胞	T

表中刺激物以 PHA 最常采用，其引起的淋巴细胞转化率高，与是否预先致敏无关，故为非特异性转化。抗原类刺激物一般需用抗原事先体内致敏，再行细胞体外转化试验，由于是抗原特异性转化，一般转化率较低，只有 5%～30%，而且需要 4～5 天的培养。细胞类刺激物实际是以含有 HLA 的细胞为抗原刺激淋巴细胞，常用混合淋巴细胞培养进行观察，主要用于器官移植（详见第二十七章）。

检测 T 细胞增殖反应的试验主要有形态学检查法、放射性核素法、MTT 比色法及流式细胞术。

1. 形态学检查法 分离单个核细胞，与适量 PHA（或其他丝裂原物质）混合，置于 37℃培养 72 小时。取培养细胞作涂片染色，借助光学显微镜进行检测。根据细胞的大小、核与胞质的比例、胞质的染色性以及有无核仁等特征来识别未转化和转化的淋巴细胞（表 20-7）。

表 20-7 未转化和转化的淋巴细胞的形态特征

类别	转化的淋巴细胞		未转化的淋巴细胞
	淋巴母细胞	过渡型	
细胞大小（直径 /μm）	12～20	12～16	6～8
核大小、染色质	增大、疏松	增大、疏松	不增大、密集
核仁	清晰、1～4 个	有或无	无
有丝分裂	有或无	无	无
胞质、着色	增多、嗜碱	增多、嗜碱	极少、天青色
浆内空泡	有或无	有或无	无
伪足	有或无	有或无	无

分别计数未转化的淋巴细胞和转化的淋巴细胞，每份标本计数 200 个细胞，按公式计算淋巴细胞转化率。转化率在一定程度上可反映细胞免疫功能，正常人的 T 细胞转化率为 60%～80%，小于 50% 可视为降低。

$$转化率=\frac{转化的淋巴细胞数}{转化和未转化的淋巴细胞数}\times 100\%$$

形态学检查法简便易行，普通光学显微镜便能观察结果。缺点是依靠肉眼观察形态学变化，判断结果易受主观因素影响，重复性和准确性较差。目前，已有研究报道淋巴细胞母化率可以应用血细胞计数仪检测，较镜下人工计数更为客观和准确。

2. ^{3}H-TdR 掺入法 T 细胞在有丝分裂原或抗原刺激下，在转化为淋巴母细胞的过程中，DNA 合成明显增加，且其转化程度与 DNA 的合成呈正相关。在终止培养前 8～16 小时，若将 ^{3}H 标记的胸腺嘧啶核苷（^{3}H-TdR）加入到培养液中，被转化的淋巴细胞摄取而掺入到新合成的 DNA 中。培养结束后，用液体闪烁仪测定淋巴细胞内放射性核素量，记录每分钟脉冲数（cpm），计算刺激指数（stimulating index，SI），判断淋巴细胞的转化程度。

$$SI=\frac{PHA\ 刺激管\ cpm\ 均值}{对照管\ cpm\ 均值}$$

^{3}H-TdR 掺入法敏感性高，客观性强，重复性好，曾是 T 细胞增殖试验的标准方法。但由于存在放射性核素污染问题已逐渐被淘汰。

3. MTT 比色法 MTT 是一种噻唑盐，化学名为 3-（4,5- 二甲基 -2- 噻唑）-2,5- 二苯基溴化四唑［3-（4,5-dimethylthiazol-2-yl）-2,5-diphenyl tetrazolium bromide］。将淋巴细胞与丝裂原共同培养，在细胞培养终止前数小时加入 MTT，混匀继续培养，MTT 作为细胞内线粒体琥珀酸脱氢酶的底物参与反应，形成蓝黑色的甲臜颗粒，并沉积于细胞内或细胞周围。甲臜可被随后加入的盐酸异丙醇或二甲基亚砜完全溶解，用酶标测定仪测定细胞培养物的 A_{570nm} 值。因甲臜的生成量与细胞增殖水平呈正相关，故标本的 A_{570nm} 值可反映细胞增殖水平，以 SI 判断淋巴细胞增殖程度。

$$SI=\frac{试验孔\ A_{570nm}\ 均值}{对照孔\ A_{570nm}\ 均值}$$

本方法的敏感性虽不及 ^{3}H-TdR 掺入法，但操作简便，无放射性污染。目前，采用水溶性四唑盐（WST）代替 MTT 效果较好，WST 产生的甲臜是水溶性的，可以省去后续的溶解步骤，另外，WST 受血清等细胞培养物质干扰小，使有关检测细胞增殖的实验效果有所改善。

4. 流式细胞术 可在 T 细胞受刺激后在培养液中加入 BrdU，T 细胞增殖过程中 BrdU 掺入 DNA，对细胞进行破膜处理，以荧光标记的抗 BrdU 单克隆抗体与细胞核中 BrdU 特异性结合，流式细胞术检测荧光标记细胞数量以评估细胞增殖程度。

（二）抗原特异性 T 细胞增殖试验

抗原特异性 T 细胞增殖难以检测，主要原因在于足够量的抗原特异性的待检 T 细胞难以获得。对于感染性疾病，T 细胞会形成对病原微生物的免疫记忆，即致敏淋巴细胞。在体外分离到 T 细胞后，培养增殖 T 细胞的同时加入相应病原的特异抗原进行刺激，激活该细胞的记忆，有记忆的细胞会分泌 γ 干扰素，检测 γ 干扰素的量可以反映 T 细胞增殖情况。酶联免疫斑点法（enzyme linked immunospot assay，ELISPOT）结合了细胞培养与酶联免疫吸附试验技术的优势，能够检测致敏淋巴细胞分泌 γ 干扰素的情况。其检测原理是从全血中分离单个核细胞，与特异性抗原孵育，刺激致敏 T 细胞增殖和释放 γ 干扰素。释放的 γ 干扰素被预先包被在反应孔膜上的抗 γ 干扰素抗体捕获，再与后加入的酶标记抗体结合，标记酶催化底物显色后可形成不溶性色素沉淀斑点，斑点数量反映了 γ 干扰素释放量（文末彩图 20-6）。目前用于结核分枝杆菌诱发的 T 细胞 γ 干扰素释放实验也是基于上述原理，临床多采用吖啶酯直接化学发光免疫试验进行检测。人体感染结核分枝杆菌后体内会存在致敏的淋巴细胞，取患者全血，当血液中致敏T细胞再次接触结核分枝杆菌抗原时，会活化为效应淋巴细胞，释放高水平γ干扰素，以化学发光免疫试验检测血液中γ干扰素含量，可作为诊断结核分枝杆菌感染的重要指标。该方法较ELISPOT简便易行。

（三）抗原肽MHC四聚体技术

抗原肽MHC四聚体技术是一种用于研究抗原特异性T细胞的技术。该技术将1个标记了荧光素的亲合素与4个生物素化的MHC-抗原肽复合物形成复合体，复合体中的抗原肽可与特异性T细胞的TCR相结合（图20-7）。该技术可同时结合1个抗原特异性T细胞表面的4个TCR，大大提高抗原肽与T细胞结合的亲合力和稳定性。T细胞也因此被标记了荧光而可以通过流式细胞术检测，既可定量检测能与抗原肽结合的特异T细胞数量，也可检测T细胞活化后的增殖能力，进而了解机体的免疫状况。

抗原肽MHC四聚体的制备，首先选择检测某一特定的抗原特异的T细胞所识别的抗原表位和与该表位结合的MHC分子的类型；通过设计特异的引物扩增所选MHC分子的胞外区，表达MHC分子融合蛋白，将其与β_2微球蛋白（β_2-microglobulin，β_2m）和抗原多肽进行体外折叠，形成MHC-β_2m-抗原肽复合物，并纯化该复合物作为特异性T细胞活化的刺激物。

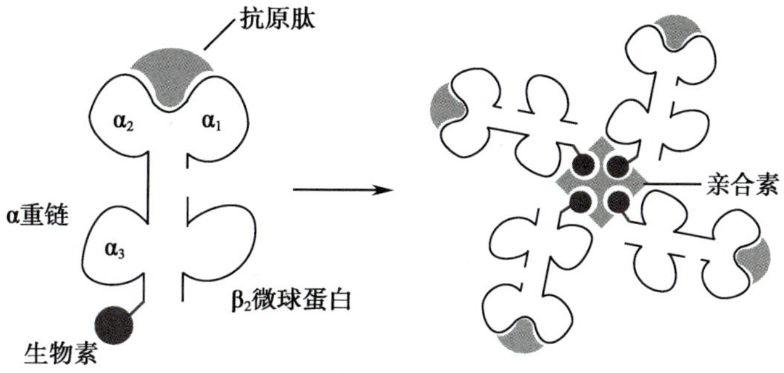

图20-7 抗原肽MHC四聚体示意图

四聚体技术与常规的检测抗原特异的T细胞的方法相比，其优点是直接、灵敏和迅速。四聚体检测方法还能与细胞表面和胞内的其他标记分子相结合，可对抗原特异的T细胞进行多种分析：如细胞的分化状态、共刺激分子和整合素分子的表达情况。

（四）T细胞分泌功能测定

分泌各类细胞因子和生物活性物质是T细胞的重要功能。检测血清中或测定体外培养的T细胞经各种丝裂原或抗原刺激后所分泌的各种细胞因子，可以反映T细胞功能。表20-8列出Th1与Th2所分泌的细胞因子，对Th1和Th2系列细胞因子检测有助于对细胞免疫和体液免疫功能的评价。

表20-8 人Th1和Th2细胞所分泌的细胞因子

特性	Th1 细胞	Th2 细胞
IFN-γ	+++	–
TNF-β	+++	–
IL-2	+++	+
TNF-α	+++	+
GM-CSF	++	++

续表

特性	Th1 细胞	Th2 细胞
IL-3	++	++
IL-6	+	++
IL-10	+	+++
IL-13	+	+++
IL-4	−	+++
IL-5	−	+++

注：−，不分泌此类细胞因子；+，少量分泌此类细胞因子；++，明显分泌此类细胞因子；+++，大量分泌此类细胞因子。

可借助免疫学、细胞生物学及分子生物学技术分别检测细胞因子含量、生物学活性或基因表达水平，具体见第十七章。

（五）T 细胞介导的细胞毒试验

淋巴细胞介导的细胞毒性是 CTL 的特性。CTL 经抗原刺激后，可特异性杀伤具有相应抗原的靶细胞（靶细胞与待检 T 细胞 MHC 应一致），表现出对靶细胞的破坏和溶解作用。

将靶细胞（如肿瘤细胞）按一定比例与待检的 CTL 混合，共温育一定时间，观察肿瘤细胞被杀伤情况（文末彩图 20-8）。

肿瘤细胞被杀伤情况可用如下方法检测。

1. 形态学检查法 待检 CTL 细胞与相应的靶细胞混合共育后，以瑞氏染液染色，用显微镜计数残留的肿瘤细胞数，通过计算 CTL 细胞对肿瘤细胞生长的抑制率，判断效应细胞的杀伤活性。

2. ^{51}Cr 释放试验 用 $Na_2{}^{51}CrO_4$ 标记靶细胞，若待检 CTL 细胞能杀伤靶细胞，则 ^{51}Cr 从靶细胞内释放出来（或标记于细胞膜表面的 ^{51}Cr 由于细胞膜破碎而悬浮于培养基中），用 γ 计数仪测定靶细胞释放的 ^{51}Cr 放射活性。靶细胞溶解破坏越多，^{51}Cr 释放越多，上清液的放射活性越强，通过计算 ^{51}Cr 特异释放率，判断淋巴细胞的杀伤活性。

3. 流式细胞术 CTL 细胞杀伤靶细胞时可引起靶细胞的凋亡，以碘化丙啶（propidium iodide，PI）孵育混合细胞，由于两种细胞内部特征不同，流式细胞术可检测靶细胞凋亡数量，用于评价 CTL 杀伤靶细胞效应。

（六）体内试验

正常机体对某种抗原建立了细胞免疫后，如用相同的抗原做皮肤试验时，常出现阳性的迟发型超敏反应。本试验不仅可以检查受试者是否对某种抗原具有特异性细胞免疫应答能力，而且可以检查受试者总体细胞免疫状态。目前临床上常用于诊断某些病原微生物感染（结核、麻风等）和细胞免疫缺陷等疾病，也常用于观察细胞免疫功能在治疗过程中的变化及判断预后等。

1. 特异性抗原皮肤试验 常用的特异性抗原皮肤试验为结核菌素皮肤试验。将定量旧结核菌素（OT）注射到受试者前臂皮内，24～48 小时局部出现红肿、硬结，以硬结直径大于 0.5cm 者为阳性反应。其他还有白念珠菌素、皮肤毛癣菌素、腮腺炎病毒等皮试抗原。受试者对所试抗原过去的致敏情况直接影响实验结果。若受试者从未接触过该抗原，则不会出现阳性反应。因此阴性者也不一定表明细胞免疫功能低下。为避免判断错误，往往须用两种以上抗原进行皮试，综合判断结果。

2. PHA 皮肤试验 将定量 PHA 注射到受试者前臂皮内，可非特异性刺激 T 细胞发生母细胞转化，呈现以单个核细胞浸润为主的炎症反应。一般在注射后 6～12 小时局部出现红斑和硬结，24～48 小时达高峰。通常以硬结直径大于 15mm 者为阳性反应。PHA 皮肤试验敏感性高，比较安全可靠，临床常用于检测机体的细胞免疫水平。

二、B 细胞功能检测

B 细胞主要产生 Ig 参与机体体液免疫应答，B 细胞功能低下或缺乏者对外源性抗原刺激的应答能力减弱或缺陷，特异性抗体产生减少或缺如。因此，B 细胞功能试验方法有受试者血清 Ig 含量检测和体外 B 细胞增殖和产生抗体能力检测等。由于 B 细胞功能比较单一，检测血清 Ig 含量和特异性抗体，其方法成熟、可靠，在临床应用广泛；而 B 细胞产生抗体的体外实验，如溶血空斑试验与酶联免疫斑点试验已不常用。

三、NK 细胞活性测定

NK 细胞具有细胞介导的细胞毒作用，能直接杀伤靶细胞。体外检测 NK 细胞活性的方法有形态学法、酶释放法、放射性核素释放法、化学发光法、流式细胞术等。测定人 NK 细胞活性的靶细胞多用 K562 细胞株，而测定小鼠 NK 细胞活性则常采用 YAC-1 细胞株。

1. 形态学法 以人 PBMC 或小鼠脾细胞作为效应细胞，与靶细胞按一定比例混合温育，用台盼蓝或伊红 Y 等活细胞拒染的染料处理，光镜下观察着染的死亡细胞，计算出靶细胞的死亡率即为 NK 细胞的活性。该法简便、易于掌握，无须特殊设备；但肉眼判断结果具有一定的主观性，也无法计数轻微损伤的细胞。

2. 酶释放法 乳酸脱氢酶（lactate dehydrogenase，LDH）是活细胞胞质内含酶之一。正常情况下，LDH 不能透过细胞膜。当靶细胞受到效应细胞的攻击而损伤时，细胞膜通透性改变，LDH 从胞质中释出。测定培养液中的 LDH 即可得知 NK 细胞杀伤靶细胞的活性。该法的优点是经济、快速、简便，并可做定量测定。缺点是 LDH 分子较大，靶细胞膜严重破损时才能被释出，故此法敏感性较低；再有细胞正常生长也有 LDH 的释放，培养液中 LDH 的本底较高，影响检测效果。

3. 放射性核素释放法 原理与 T 细胞介导的细胞毒试验（放射性核素释放法）类似。

4. 化学发光法 NK 细胞杀伤靶细胞时发生呼吸爆发，产生大量活性氧自由基，与细胞内某些可激发物质发生反应，可产生微弱的发光现象。如在反应体系中加入发光剂鲁米诺（luminol）可大大增强发光效应，发光强度与 NK 细胞活性呈正相关。化学发光法操作简便、快速，样品用量少，直接反应 NK 细胞活性，是最为敏感的定量方法。

5. 流式细胞术 NK 细胞和靶细胞混合温育后，NK 细胞被靶细胞激活而杀伤靶细胞，在反应体系中加入 PI，PI 可透过破坏的细胞膜进入细胞核与核酸结合。同时，由于 NK 细胞与靶细胞大小、体积及光散射特性不同，流式细胞术可通过细胞分群和检测 PI 荧光信号获得靶细胞的死亡率来评价 NK 细胞的活性。此外，目前临床应用流式细胞术检测 NK 细胞（$CD3^-CD16^+CD56^+$）内颗粒酶 B 和穿孔素的存在和含量，用以评价 NK 细胞杀伤靶细胞的能力。

检测 NK 细胞杀伤靶细胞的试验多采用 PBMC，PBMC 中的单核细胞也具有杀伤靶细胞的作用，因此，在采用 PBMC 进行 NK 细胞杀伤靶细胞的试验时宜采用黏附贴壁法等去除单核巨噬细胞的方法去除单核细胞。

NK 细胞的数量和功能状态与多种疾病的发生和发展密切相关。通过检测患者体内 NK 细胞数量、亚型、活性和功能状态的变化，可以帮助医师进行疾病的早期诊断、疾病进展的监测以及预后的评估。近年来，NK 细胞功能检测呈现出一些新进展和技术。流式细胞术可同时检测多种细胞标记物和功能分子，从而更全面地评估 NK 细胞的功能状态。单细胞分析技术的发展可以揭示 NK 细胞群的功能异质性。CRISPR/Cas9 等基因编辑技术可以对NK细胞的基因组进行精确编辑，从而研究特定基因对NK细胞功能的影响，并基于此开发更具有针对性的免疫治疗方法。

第五节 其他免疫细胞功能检测技术

免疫细胞是指所有参与免疫应答或与免疫应答有关的细胞，主要包括淋巴细胞、单核巨噬细胞、树突状细胞、粒细胞、红细胞和肥大细胞等。淋巴细胞与适应性免疫关系密切，其功能检测前节已作介绍；而吞噬细胞（包括单核巨噬细胞）与固有免疫关系密切，同时也是适应性免疫的信息传导细胞和效应细胞，因此本节重点介绍。

吞噬细胞是指具有吞噬功能的一类细胞，如中性粒细胞、巨噬细胞和单核细胞等，吞噬细胞的吞噬运动大致分为趋化、吞噬和杀菌功能作用三个阶段，可分别对这三个阶段进行功能检测。

一、中性粒细胞功能检测

趋化、吞噬和杀菌功能作用检测原理和方法如下：

（一）趋化功能检测

中性粒细胞在趋化因子如微生物的细胞成分及其代谢产物，补体活性片段C5a、C3a，某些细胞因子等作用下产生趋化运动，其趋化运动强度可反映中性粒细胞的趋化功能。检测方法主要有滤膜渗透法和琼脂糖平板法。

1. 滤膜渗透法（Boyden小室法） 在上室加待测细胞，下室加趋化因子，如白三烯B4（Leukotriene B4，LTB4）。上下室用微孔滤膜隔开。反应后，取滤膜清洗、固定、染色和透明，在高倍镜下观察细胞穿越滤膜的移动距离，从而判断其趋化作用（文末彩图20-9）。

2. 琼脂糖凝胶平板法 将琼脂糖溶液倾倒在玻片上制成琼脂糖凝胶平板，在中央内孔加白细胞悬液（B），两侧孔内分别加趋化因子（A）或对照液（C）。反应后通过固定和染色，测量白细胞向左侧孔移动的距离即趋向移动距离和向右侧孔移动的距离即自发移动距离，趋化指数为白细胞向趋化因子移动距离与向对照液自发移动距离之比，以此判断待测白细胞的定向移动能力（图20-10）。

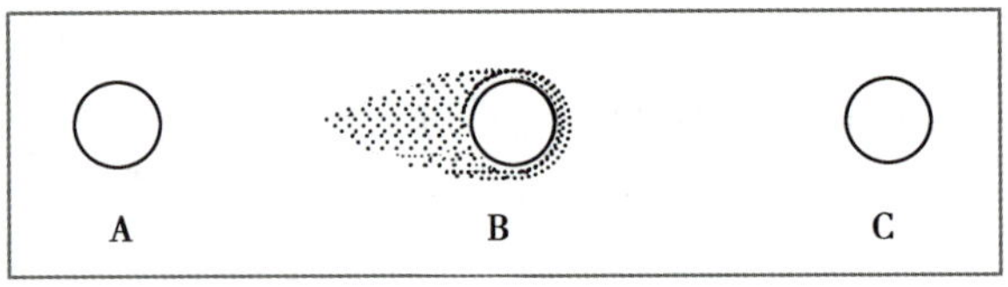

图20-10 白细胞趋化运动示意图（琼脂糖凝胶平板法）

（二）吞噬和杀菌功能测定

吞噬和杀菌功能测定主要有如下方法：

1. 显微镜检查法 将白细胞与葡萄球菌或白念珠菌悬液混合温育、涂片、固定、碱性美蓝液染色。在油镜下观察靶细胞对细菌的吞噬情况，计数吞噬细菌和未吞噬细菌的白细胞数。对有吞噬作用的白细胞，应同时记录所吞噬的细菌数。按下式计算吞噬率（phagocytic rate），还可根据被吞噬的细菌是否着色测定杀菌率。

$$吞噬率=\frac{吞噬细菌的白细胞数}{计数的白细胞数}\times 100\%$$

$$杀菌率=\frac{胞内含着染菌体的细胞数}{计数的白细胞数}\times 100\%$$

2. 溶菌法 将白细胞悬液与经新鲜人血清调理过的细菌（大肠埃希菌或金黄色葡萄球菌）按一定比例混合，温育。每隔一定时间取定量培养物（白细胞悬液），稀释后接种于固体平板培养基作定量培养。37℃培养 18 小时后，计数生长菌落数，以了解中性粒细胞的杀菌能力。

$$杀菌率=\left(1-\frac{作用30、60或90分钟菌落数}{0分钟菌落数}\right)\times 100\%$$

3. NBT 还原试验 中性粒细胞在吞噬杀菌过程中，能量消耗剧增，耗氧量也随之增加，磷酸己糖旁路的代谢活性增强，6-磷酸葡萄糖脱氢酶使葡萄糖的中间代谢产物 6-磷酸葡萄糖氧化脱氢转变为戊糖。如加入硝基蓝四氮唑（nitroblue tetrazolium，NBT），则可被吞噬或渗透到中性粒细胞胞质中，接受所脱的氢，使原来呈淡黄色的 NBT 还原成点状或块状的蓝黑色甲臜颗粒，沉积于中性粒细胞胞质中，称 NBT 阳性细胞。NBT 阳性细胞百分率可反映中性粒细胞杀菌功能，慢性肉芽肿病患者 NBT 阳性细胞百分率显著降低，甚至为零。

4. 化学发光测定法 检测原理同 NK 细胞活性测定。

5. 流式细胞术检测 中性粒细胞在活化、吞噬过程中释放大量过氧化氢等活性氧。二氢罗丹明 123（DHR123）是一种小分子化合物，可自由进入细胞。中性粒细胞内的活性氧可将无荧光的 DHR123 氧化为强绿色荧光的罗丹明 123（R123）。流式细胞术检测中性粒细胞荧光强度，可评估中性粒细胞被刺激后的吞噬和氧化功能。

二、巨噬细胞功能检测

人体巨噬细胞待检标本很难获得，必要时采用斑蝥敷贴法收集人巨噬细胞，该法对人体局部有一定损害，不易接受。由实验动物所获得的巨噬细胞待检标本的巨噬细胞功能检测可参考中性粒细胞功能检测方法检测。巨噬细胞富含溶酶体酶，如酸性磷酸酶、非特异性酯酶和溶菌酶等，测定这些酶的活性也可建立相应的检测方法，分别为酸性磷酸酶法、非特异性酯酶法和溶菌酶法。激活的巨噬细胞可产生一种与膜结合的凝血活性因子，加速正常血浆的凝固，为此取已经在 37℃条件下预温的正常兔血浆和 $CaCl_2$ 混合液，加入经黏附有单层巨噬细胞的试管中，移至 37℃条件下，即时记录血浆凝固时间。实验证明当巨噬细胞与 LPS、肿瘤相关抗原或 HBsAg 等温育后，可见血浆凝固时间明显缩短。此为巨噬细胞促凝血活性法。

目前以荧光微球作为吞噬颗粒，采用流式细胞术检测巨噬细胞吞噬荧光微球的荧光信号，由于高灵敏、高通量、分析速度快、可同时进行多参数分析而逐渐被广泛采用。

第六节 免疫细胞表面标志和功能检测的临床应用

免疫细胞是机体免疫功能的主要参与者，免疫细胞表面标志检测是对免疫细胞数量的检测（免疫细胞计数），其反映的是免疫的物质基础；免疫细胞功能检测反映的是细胞活性，免疫细胞的数量和免疫细胞的活性共同构成了免疫的总体状态。

一、免疫细胞表面标志检测

淋巴细胞表面标志检测（计数）是评价免疫功能的重要指标，由于淋巴细胞表面标志检测技术相对成熟，所以淋巴细胞表面标志检测比淋巴细胞功能检测更为常用。淋巴细胞，特别是 T 细胞在执行免疫功能方面发挥多种作用，故有必要对各类淋巴细胞（淋巴细胞亚群）进行考察。这中间主要是通过表面标志识别进行计数。由于淋巴细胞亚群的变化是一个动态的过程，因此通过淋巴细胞计数反映淋巴细胞功能是颇有价值的指标。但由于外周血淋巴细胞只占全身淋巴细胞的 2% 左右，活化的淋巴细胞在外周血中更少，因此使得淋巴细胞计数的意义大打折扣，单凭外周血淋巴细胞计数并不能全面地反映有关的免疫病理变化。

在评价免疫功能时经常采用 CD4/CD8 比值。已知 CD4 是 HIV 受体，HIV 感染时 CD4/CD8 比值明显降低。但 CD4 阳性细胞包括了很多功能性细胞，如 Th、Tr 等，CD8 阳性细胞也是如此，所以单用 CD4/CD8 比值反映免疫功能显然不够准确。除 AIDS 患者外，实际观察 CD4/CD8 比值与患者的免疫功能及临床症状也不太符合，用 CD4/CD8 比值评价免疫功能临床意义有限，宜采用精密分型将有关细胞区分开，才能更有价值。

细胞数量是细胞功能的物质基础，对 $CD4^+$ 和 $CD8^+$T 细胞的测定，仍有助于免疫缺陷疾病、自身免疫病和移植排斥反应的监测。CD4/CD8 升高常见于自身免疫病；而 CD4/CD8 降低常见于病毒感染、恶性肿瘤和再生障碍性贫血等。表 20-9 列出临床常见疾病中 T 细胞的变化。

表 20-9 临床常见疾病中 T 细胞的变化

疾病	T 细胞亚群		
	CD4	CD8	CD4/CD8
类风湿关节炎	↑（活动期）	↓	↑
系统性红斑狼疮	– 或↓（活动期）	↑↓	↑
舍格伦（Sjogren）综合征	–	↓	↑
多发性硬化症	–		↑
重症肌无力	–	↓	↑
膜型肾小球肾炎	–	↓	↑
1 型糖尿病	–	↓	↑
自身溶血性贫血	↑		↑
再生障碍性贫血及粒细胞减少症	↓	↑	↓
巨细胞病毒感染	↓	↑	↓
血小板减少	↓↓	–	↓↓
AIDS	↓↓	–	↓↓
乙型肝炎（急性期 / 慢性肝炎）	–	↑	↓
传染性单核细胞增多症	–	↑（急性期）	↓

在使用淋巴细胞计数资料时应特别注意淋巴细胞计数所采用的方法，因为不同的方法所得到的结果差别很大，特别是目前对淋巴细胞检测方面尚无高水平的质控标准，所以不同检测系统、不同实验室的检测结果可比性差。标本处理方法不同，实验条件不同以及镜检计数者不同都会对结果产生较大的影响。流式细胞仪检测最大限度地减少了上述影响，但在设定有关参数，定义细胞群等方面仍会受到检测者的经验影响。

淋巴细胞及其亚群计数多采用构成比资料表示。在使用这类参数时应注意所检细胞是占哪类细胞（白细胞、总淋巴细胞或总 T 细胞）的百分比。由于构成比资料影响因素较多，而且有时变化并不灵敏，因此必要时应将构成比数据转成定量（单位体积细胞数）数据更有说服力，可以较正确地反映实际情况。

二、免疫细胞功能的检测

淋巴细胞计数是对有关淋巴细胞的数量进行分析，它并不能完全代表淋巴细胞的功能，因为每个淋巴细胞的活性在不同的情况下可以有很大的差别，这种差别有时可达几百倍，而数量的差别很少有如此之大。因此对淋巴细胞的功能检测更具有临床价值。

抗体检测基本可以代表 B 细胞的功能。化学发光和流式细胞术逐渐成为检测 T 细胞、巨噬细胞和中性粒细胞功能的主要技术。单细胞技术的进步使得我们能够更好地理解免疫细胞在个体水平上的功能差异。

一般认为 T 细胞对丝裂原刺激的反应与对特异抗原刺激的反应其基本过程是相同的。然而，再加上有关抗原激发的 T 细胞体内试验，其临床可操作性差，因此临床有关淋巴细胞功能检测的试验大多是以 PHA 体外刺激为基础的，这中间体外是否可以完全代表体内，PHA 刺激是否完全等同于抗原刺激，T 细胞的体外增殖能力是否可能反映其在体内执行免疫功能的能力都是问题，但应当以此为起点研究以检测抗原特异性细胞免疫效应为目的并具有临床可操作性的检测方法，比如细胞胞内细胞因子的测定，血清中细胞因子的测定都可以在一定程度上反映细胞免疫的功能，将会对免疫学检验产生重要影响。

（刘纯青）

本章小结

所有参与免疫应答的细胞都是免疫细胞，在进行有关细胞免疫方面的检测时，往往须将待检淋巴细胞从血液或组织中分离出来。然而，执行免疫功能的主要细胞——淋巴细胞，其物理特性及生化特性与其他细胞差异甚微，用简单的方法不容易分离纯化，因而产生了专门对淋巴细胞分离纯化的技术，旨在获得高纯度、高收率和高活性的不同类型或不同亚群特点的淋巴细胞。

淋巴细胞并不是功能单一的群体，但其在光学显微镜下的形态基本是一样的，因此要对其进行进一步的分类和观察就不能采用形态学的方法，而要依靠对其表面标志的检测。常用于鉴定和检测计数淋巴细胞的表面标志是 CD 抗原。

对淋巴细胞进一步区分亚群的原因是使某一类淋巴细胞的功能趋向一致和单一。但目前看来，还很少有只通过一个 CD 抗原就能将某一类淋巴细胞亚群指示出来的 CD 抗原，CD 抗原指示出来的淋巴细胞亚群多数都是相对特异的。

一般认为 CD3 是 T 细胞共有的标志。根据 T 细胞的免疫效应功能至少可以分为：辅助性 T 细胞、细胞毒性 T 细胞和调节性 T 细胞，其表面标志分别为：$CD3^+CD4^+$、$CD3^+CD8^+$ 和 $CD4^+CD25^+Foxp3^+$。

SmIg 为 B 细胞所特有的，是鉴定 B 细胞可靠的指标。以 CD5 为标志可将 B 细胞分为 B1 和 B2 两个亚群。

NK 细胞是一类无典型 T 细胞和 B 细胞的表面标志的大颗粒淋巴细胞，目前多以 $CD3^-$、$SmIg^-$、$CD16^+$、$CD56^+$ 作为 NK 细胞的典型标志。

单核吞噬细胞的典型的表面标志是 CD14；人成熟树突状细胞的主要特征表面标志为 CD1a、CD11c、CD83，但不表达单核吞噬细胞、T 细胞、B 细胞和 NK 细胞的典型的表面标志。

利用 CD 抗原分离细胞的技术主要有磁性微球分离法和流式细胞仪分选法。检测细胞表面 CD 抗原的方法主要有免疫细胞化学法和流式细胞仪计数法。

免疫细胞功能检测可以反映机体免疫功能状态。免疫细胞功能试验包括体内和体外试验。免疫细胞功能体外试验主要根据免疫细胞的增殖活性、分泌活性和杀伤活性等特性而进行实验设计。吞噬细胞功能检测，方法有趋化功能检测、吞噬和杀菌功能测定等。免疫细胞功能检测从前主要用于科学研究（对群体进行评估）。近些年，流式细胞术等单细胞技术的进步使得临床评估个体免疫细胞功能成为可能。了解这些方法学基本原理，可举一反三，根据需要选择或设计相应试验，用于反映机体免疫功能状态以及肿瘤、免疫缺陷病等疾病的诊断和疾病预后监测研究。

第二十一章 感染性疾病及其免疫检测

通过本章学习，你将能够回答下列问题：

1. 感染性疾病的免疫学标志物分为哪些类型？
2. 先天性感染与 TORCH 综合征的区别是什么？
3. 如何解释抗原和抗体检测结果？
4. 细菌感染中如何应用非特异性标志物？
5. 肝炎病毒的类型及其免疫学标志物有哪些？
6. HIV 感染的初筛试验和确证试验有哪些？
7. 梅毒特异性试验和非特异性试验有哪些？

免疫学检测是感染性疾病诊断的重要组成部分，包括对抗原、抗体等特异性标志物以及非特异性标志物的检测，本章按照病原体的类型不同，描述了临床常见感染性疾病的检验项目、检验方法和临床意义。

第一节 概 述

感染（infection）是病原体和人体之间相互作用、相互斗争，导致机体发生病理改变的过程。病原体可来自体外，也可来自体内（机会致病菌）。传染主要指病原体通过一定方式在人体之间相互传播的感染，病原体来自体外。

感染性疾病（infectious diseases）是指病原体感染所致的疾病，包括传染病和非传染性感染性疾病。传染病是指由病原体感染人体后产生的有传染性，在一定条件下可造成流行的感染性疾病。

机体对病原体入侵的响应模式（即免疫应答）分为固有免疫和适应性免疫。根据参与成分和功能不同，免疫应答分为体液免疫和细胞免疫。抗体介导体液免疫，一些抗体可以保护机体免受感染，为接种疫苗提供可能性。T 细胞介导细胞免疫。

感染性疾病的免疫学标志物包括特异性标志物和非特异性标志物。特异性标志物主要是病原体抗原、抗体以及特异性免疫细胞。非特异性标志物指多种疾病均可引起其升高的标志物，主要有急性时相蛋白、补体、细胞因子等。

特异性抗原作为直接诊断指标，在排除技术因素、操作误差和交叉反应的前提下，结合临床症状可确诊感染。特异性抗体包括 IgM、IgA 和 IgG，IgM 出现早，消失快，作为感染早期的间接诊断指标，但部分特异性 IgM 可持续半年甚至一年以上；IgG 出现较晚，维持时间长，是流行病学调查的指标，也是机体主要的保护性抗体，对于终身携带的病原体，IgG 是机体携带病原体的指标；分泌型 IgA（secretory IgA，sIgA）作为黏膜免疫的重要成分，在呼吸道、生殖道和肠道免疫中发挥重要作用，但对 sIgA 的检测尚存在较大争议，主要表现为对标本类型，定量还是定性，血清检测结果是否能代表黏膜局部浓度等。

免疫学试验阳性反应不一定是感染者，感染者不一定发病，对感染性疾病的免疫学指标阳性反应者，须结合临床症状综合分析，慎重判断。

感染性疾病免疫学检验中几个常见概念。

1. 先天性感染 胎儿在母体内受到的感染，又称宫内感染。

2. TORCH 综合征 弓形虫、巨细胞病毒、风疹病毒、单纯疱疹病毒等引起宫内感染时，可导致流产、死胎、畸形、发育异常，或出现智力低下、视听障碍等，俗称 TORCH 综合征（TORCH syndrome），这些病原体称为高致畸形病原体。

3. 性传播疾病 可以通过亲密接触传播的传染病，包括淋病、梅毒、艾滋病、尖锐湿疣、非淋菌性尿道炎、生殖器疱疹等。

第二节 细菌感染性疾病

细菌感染复杂多样，以局部感染为主，全身感染或菌血症相对较少。体外培养是细菌感染诊断的主要手段，免疫学检测仅仅作为补充手段，以非特异性标志物为主。抗原或抗体检测常用于培养条件高或不易培养细菌的诊断中。

一、非特异性标志物

（一）降钙素原

降钙素原（procalcitonin，PCT）在全身性细菌、真菌和寄生虫感染时增高。

1. 常用检测方法 检测方法有酶联免疫吸附试验（enzyme linked immunosorbent assay，ELISA）、化学发光免疫试验（chemiluminescence immunoassay，CLIA）和免疫渗滤/层析试验等。定量检测用 CLIA 和 ELISA，定性检测用免疫渗滤/层析试验。

2. 临床意义 增高提示有全身性细菌感染或脓毒症、严重真菌和寄生虫感染。与感染的严重程度及预后相关，可用于辅助诊断、预后判断和疗效观察。

（二）C 反应蛋白

C 反应蛋白（C-reactive protein，CRP）在感染性炎症和非感染性炎症等多种疾病中均可显著升高。用高敏感性方法（CRP≤0.3mg/L）检测到的 3mg/L 以下 CRP，称为高敏 CRP。

1. 常用检测方法 检测方法有 ELISA、颗粒增强透射免疫比浊和速率散射免疫比浊等。

2. 临床意义 CRP<10mg/L 用于心血管疾病风险评估，CRP>10mg/L 考虑细菌感染、大手术、严重创伤、烧伤、心肌梗死、恶性肿瘤、结缔组织病、器官移植后发生排斥反应等炎症反应或应激反应。细菌感染急性期，CRP 可升高上千倍。病毒感染时 CRP 不升高，可作为细菌感染与病毒感染的鉴别诊断指标。

（三）白细胞介素 -6

受感染、肿瘤、非感染性炎症、应激等刺激后，巨噬细胞、T 细胞、B 细胞等多种细胞均可产生白细胞介素 -6（interleukin-6，IL-6）。

1. 常用检测方法 检测方法有 ELISA、CLIA 和流式细胞术等，常用 ELISA 和 CLIA 定量检测细胞外 IL-6，用流式细胞术定量检测细胞内 IL-6。

2. 临床意义 目前主要用于感染性疾病的辅助诊断，在肿瘤、自身免疫病、类风湿关节炎、烧伤等疾病时，血清 IL-6 均可显著升高，应注意鉴别。

（四）血清淀粉样蛋白 A

血清淀粉样蛋白 A（serum amyloid protein A，SAA）是一种急性时相蛋白，与血浆高密度脂蛋白结合。

1. 常用检测方法 检测方法有 CLIA、散射免疫比浊法、荧光免疫层析法和胶乳增强免疫比浊法等，常用 CLIA 和胶乳增强免疫比浊法检测，荧光免疫层析法多用于门诊或急诊。

2. 临床意义 主要用于感染性疾病的辅助诊断和病情监测，如肺炎、腮腺炎等，非感染性疾病急性期也可升高，如动脉粥样硬化、类风湿关节炎、淀粉样变性病等。

二、链球菌感染

引起临床致病的链球菌主要有化脓性链球菌、草绿色链球菌、肺炎链球菌和猪链球菌。抗原检测需要采集感染部位的标本，如纤维支气管镜刷检物。

1. 常用检验项目及其检测方法 检验项目有抗链球菌溶血素 O（antistreptolysin O，ASO）、抗链球菌透明质酸酶、A 族链球菌抗原、B 族链球菌抗原、肺炎链球菌抗原、抗 DNA 酶 B 抗体等。ASO 检测常用速率散射免疫比浊和 ELISA。抗原和抗体检测多使用 ELISA 和免疫渗滤 / 层析试验，抗原检测也可使用荧光免疫试验（fluorescence immunoassay）。

2. 临床意义 ASO 常用于 A 族链球菌感染的辅助诊断，增高常见于上呼吸道感染、风湿性心肌炎、心包炎、风湿性关节炎和急性肾小球肾炎等。患者免疫功能不全或大量使用肾上腺皮质激素时，ASO 水平可不升高。

抗原检测阳性反应提示有相应链球菌的存在，但不能区分活菌和死菌。

三、沙门菌感染

常见的沙门菌有伤寒沙门菌、甲型副伤寒沙门菌、肖氏沙门菌和希氏沙门菌。感染 2 周后机体出现免疫反应，菌体（O）抗原、鞭毛（H）抗原和表面（Vi）抗原刺激机体产生抗体，O、H 和 Vi 抗原及其抗体是免疫学检测的常见指标。

1. 常用检验项目及其检测方法 检验项目有抗 -O 和抗 -H、脂多糖及抗 -Vi。抗 -O 和抗 -H 检测用血清凝集试验（肥达试验），脂多糖和抗 -Vi 检测用 ELISA。

2. 临床意义 伤寒沙门菌抗 -O 凝集效价≥1∶80，抗 -H 凝集效价≥1∶160，副伤寒沙门菌抗 -H 凝集效价≥1∶80，或双份血清效价增长 4 倍以上有诊断意义。

四、结核分枝杆菌感染

结核分枝杆菌（mycobacterium tuberculosis，MTB）是兼性细胞内寄生菌，细胞免疫占据主导地位。细胞壁脂质成分含量较高，抗体产生的时间较晚，效价较低，抗体对机体无保护作用，但抗体阳性反应可辅助诊断结核病。

1. 常用检验项目及其检测方法 检验项目有抗 -TB 和结核感染 T 细胞。抗 -TB 检测常用 ELISA 和免疫渗滤 / 层析试验，结核感染 T 细胞使用 ELISPOT 检测（TSPOT-TB），优点是敏感性和特异性更高，可避免接种卡介苗（BCG）的影响。缺点是操作复杂，成本高，不能区分既往感染和现症感染。TB 感染的众多诊断手段均存在不足，须结合免疫学指标、核酸、培养、影像学、临床症状综合判断。

2. 临床意义 抗 -TB 多呈弱阳性反应，非典型分枝杆菌和麻风分枝杆菌感染也可呈阳性。TSPOT-TB 检测特异性 T 细胞分泌的 IFN-γ，用于活动性肺结核、肺外结核、潜伏性结核、免疫抑制的结核患者检测以及抗结核疗效评估。

五、幽门螺杆菌感染

幽门螺杆菌（helicobacter pylori，Hp）抗原和抗体检测是常用的辅助指标。核酸检测敏感性较高。^{13}C 或 ^{14}C 尿素呼气试验是临床检查手段之一。

1. 常用检验项目及其检测方法 检验项目有抗 -Hp、Hp 抗原、Hp 尿素酶。抗体包括抗尿素酶抗体、抗细胞毒素相关基因 A（cytotoxin-associated gene A，CagA）抗体和抗空泡毒素 A (vacuolating cytotoxin A，VacA)抗体，常用 ELISA、免疫印迹试验(immunoblotting test，IBT)和免疫渗滤 / 层析试验检测，IBT 可同时检测出 3 个抗体。抗原检测常用 ELISA 和免疫渗滤 / 层析试验，标本最好使用新鲜粪便。

2. 临床意义 未进行 Hp 根治人群，抗体阳性反应时考虑 Hp 感染；进行过 Hp 根治人群，抗体阳性反应须鉴别既往感染与复发感染。VacA 易诱发消化性溃疡，CagA 是胃癌发生的高危因素，抗 VacA 抗体和抗 CagA 抗体阳性可间接推断 Hp 致病性强弱。Hp 抗原或 $^{13}C/^{14}C$ 尿素呼气试验阳性反应结合临床症状可诊断 Hp 感染。

六、嗜肺军团菌感染

嗜肺军团菌(legionella pneumophila，LP)培养条件特殊，核酸、抗原和抗体检测是常用的辅助诊断指标。

1. 常用检验项目及其检测方法 检验项目有 LP 抗原和抗 LP 抗体。检测用 ELISA、荧光免疫试验和免疫渗滤 / 层析试验。抗原检测用纤维支气管镜刷检物、尿液等标本，抗体检测用血清标本(IgM 和 IgG)或纤维支气管镜刷检物(IgA)。

2. 临床意义 IgM 和 IgA 作为近期感染的指标，抗原检测具有诊断意义。

第三节 真菌感染性疾病

已鉴定的真菌超过 10 万种，与医学有关的约 400 种，常见的近 100 种，多为机会致病菌。临床上将真菌分为浅部真菌和深部真菌。

一、深部真菌感染

深部真菌感染以念珠菌最为常见，其次是隐球菌和曲霉菌。其中白念珠菌毒力最强，约占临床感染的 80%。免疫学方法主要是检测深部真菌感染后释放出的细胞壁成分或外膜蛋白，在临床症状出现前即可在外周血中检测出。

1. 常用检验项目及其检测方法 常用检验项目有真菌 D- 葡聚糖(G 试验)和半乳甘露聚糖(GM 试验)。常用 ELISA 和 CLIA 定量检测。

2. 临床意义 G 试验在念珠菌、曲霉菌、肺孢子菌、镰刀菌、地霉菌、组织胞浆菌、毛孢子菌等感染患者中呈阳性反应，隐球菌和接合菌感染患者阴性。透析、链球菌败血症、输入蛋白或使用香菇多糖和磺胺类药物可导致假阳性反应。

GM 试验在隐球菌属、曲霉菌属、青霉 / 拟青霉等感染患者中呈阳性反应。哌拉西林 / 他唑巴坦、阿莫西林 / 克拉维酸、食物中的 GM 抗原、肠道中定植的曲霉释放 GM 进入血液循环可导致假阳性反应。

二、类真菌感染

肺孢子菌(pneumocystis)，又称肺孢子虫，成人多发生过该菌的隐性感染，血清中存在特异性抗体。

1. 常用检验项目及其检测方法 检验项目有肺孢子菌抗原和抗肺孢子菌抗体。检测方法有 ELISA 和荧光免疫试验等。

2. 临床意义 支气管灌洗术和纤维支气管镜刷检物直接镜检可发现肺孢子菌，结合抗原检测可诊断肺孢子菌感染。抗体检测主要用于流行病学调查。

第四节 病毒感染性疾病

病毒(virus)侵入机体并在体细胞内增殖的过程称为病毒感染(viral infection),病毒感染后可出现隐性携带、潜伏感染或病毒性疾病。

免疫学标志物主要检测病毒特异性抗原和抗体。抗原是病毒感染的直接指标,受到感染方式、感染部位以及机体免疫应答方式的影响,有些病毒感染不能得到适合抗原检测的标本。抗体检测是病毒感染的间接指标,使用时应注意区分现症感染和既往感染,对隐性感染、慢性感染和病毒携带有较高的诊断价值。

一、肝炎病毒感染

典型的肝炎病毒有五种亚型,分别是甲型肝炎病毒(hepatitis A virus,HAV)、乙型肝炎病毒(hepatitis B virus,HBV)、丙型肝炎病毒(hepatitis C virus,HCV)、丁型肝炎病毒(hepatitis D virus,HDV)、戊型肝炎病毒(hepatitis E virus,HEV),可导致肝脏的急性或慢性炎症,大多急性肝炎患者可完全康复,HBV 和 HCV 感染可转为慢性感染,并向肝纤维化和肝癌进展。HBV 是 DNA 病毒,其他 4 种肝炎病毒均为 RNA 病毒。五种病毒的传播途径分别是 HAV 和 HEV 通过污染的食物和水,HBV 和 HCV 通过血液、共用注射器、共用透析管道、性途径、母婴途径以及破损的皮肤和黏膜等,HDV 主要在 HBV 感染人群中传播。

肝炎病毒检测指标有核酸、抗原和抗体。核酸检测主要用于 HBV、HCV 和 HDV 感染,可以作为病毒感染性强弱的指标,并可分析病毒基因型及耐药突变。HBV、HCV 和 HDV 抗原用血清或血浆标本,HAV 和 HEV 抗原最好用新鲜粪便标本。抗体检测均采用血清或血浆标本,可以作为现症感染和既往感染的辅助诊断指标,部分抗体具有保护性作用,是判断机体免疫力的指标。

肝炎病毒抗原和抗体检测方法常用 ELISA 和 CLIA,部分实验室使用放射免疫试验(radioimmunoassay,RIA)、时间分辨荧光免疫试验(time-resolved fluoroimmunoassay,TRFIA)、反向间接血凝试验或免疫渗滤 / 层析试验。ELISA、CLIA、RIA 和 TRFIA 可用于定量,也可用于定性,免疫渗滤 / 层析试验仅用于定性,反向间接血凝试验用于定性或半定量(滴度)。各检测方法的特点:①ELISA 成本低廉,操作相对简单,易于标准化,结果稳定性和可比性均能满足临床需求,适合定性试验的大样本筛查。ELISA 操作步骤多,影响结果的环节多,进行定量检测时,建议使用封闭式全自动酶免疫分析仪。ELISA 采用微孔板作为载体,需要按批次处理,灵活性较低。②CLIA 每个测试一个反应管 / 杯,加样灵活,全封闭式反应,受到操作者的影响较小,易于标准化。③RIA 废液和固体废物存在一定的放射性污染,需要特殊处理,逐渐被没有放射性污染且敏感性相近的 CLIA 和电化学发光免疫试验(electrochemiluminescence immunoassay,ECLIA)取代。④TRFIA 采用微孔板作为载体,没有 CLIA 灵活、简便。⑤免疫渗滤 / 层析试验操作简便,但自动化程度低,操作过程难以标准化,结果重复性相对较差,不建议作为临床常规检测方法。某些实验室受到客观条件限制,仅能使用免疫渗滤 / 层析试验进行简单的结果判断,但报告单上需要注明检测方法以及该方法的局限性,并建议患者在必要时到有 ELISA 或 CLIA 试剂的实验室重测。

(一)甲型肝炎病毒感染

HAV 有 7 个基因型,我国仅发现 I 型。甲型肝炎多为急性,预后良好。HAV 感染标志物有抗 -HAV、HAV 抗原和 HAV 核酸。

1. 常用检验项目及其检测方法 常用检验项目是抗 -HAV IgM,用捕获法 ELISA、CLIA

和免疫渗滤/层析试验检测。

2. 临床意义 抗-HAV IgM在急性感染1～4周出现，持续8～12周，少数患者持续6个月，是近期感染的标志。IgG于感染后4周出现，可持续多年，免疫接种也可产生该抗体，具有保护性，是流行病学调查的常用指标。甲型肝炎总抗体难以区分近期感染和既往感染。在排除实验干扰前提下，抗原阳性即可诊断HAV感染。根据患者临床症状、流行趋势、IgM以及肝功能结果基本可以诊断HAV感染。

（二）乙型肝炎病毒感染

HBV感染在我国较为常见，感染的年龄是判断其转归的重要依据，年龄越小，转为慢性的可能性越高。围产期、婴幼儿和青少年或成人感染者，发展成慢性的比例分别为90%、25%～30%和5%～10%。随着母婴阻断的普及，新生儿乙肝疫苗的接种，以及人群卫生意识的提高，HBV感染得到了有效控制。

HBV的抗原抗体系统包括乙型肝炎表面抗原（hepatitis B surface antigen，HBsAg）与乙型肝炎表面抗体（hepatitis B surface antibody，HBsAb）、乙型肝炎e抗原（hepatitis B e antigen，HBeAg）与乙型肝炎e抗体（hepatitis B e antibody，HBeAb）、乙型肝炎核心抗原（hepatitis B core antigen，HBcAg）与乙型肝炎核心抗体（hepatitis B core antibody，HBcAb）、抗-HBc IgG、抗-HBc IgM、乙型肝炎病毒外膜蛋白前S1抗原（PreS1Ag）与乙型肝炎病毒外膜蛋白前S1抗体（抗-PreS1）、乙型肝炎病毒外膜蛋白前S2抗原（PreS2Ag）与乙型肝炎病毒外膜蛋白前S2抗体（抗-PreS2）、乙型肝炎病毒外膜大蛋白抗原。

1. 常用检验项目及其检测方法 HBsAg、HBsAb、HBeAg、HBeAb和HBcAb五项俗称乙肝五项，是经典HBV血清标志物，HBcAb IgM和PreS1Ag作为乙肝五项的补充指标。HBsAg、HBsAb、HBeAg和PreS1Ag常使用双抗体夹心法ELISA和CLIA检测，HBeAb和HBcAb常使用竞争抑制法ELISA和CLIA，HBcAb IgM常采用捕获法ELISA和CLIA。HBcAb还有厂家采用间接法和双抗原夹心法CLIA或ELISA。竞争抑制法检测HBcAb优点是对包被抗原纯度要求不高，缺点是敏感性不高，原倍血清检测可导致非特异性反应，加样时间差可影响结果。间接法检测HBcAb时，受到IgG的影响，易出现本底增高或假阳性结果，标本需要1:10稀释。双抗原夹心法检测HBcAb时，采用纯化的重组抗原包被，反应的特异性和敏感性均显著提高，可消除操作时间差产生的误差。

2. 临床意义 HBV感染后首先出现HBsAg，是早期诊断的重要指标，感染全程均呈阳性反应，血清中HBsAg多为没有传染性的空壳，仅少数为完整的丹氏（Dane）颗粒。HBsAg在急性肝炎潜伏期即可出现阳性反应，早于临床症状和肝功能异常1～7周。HBsAg阳性反应表示肝细胞中HBV转录翻译活跃，窗口期或S基因突变可出现HBsAg阴性反应，因此，阴性反应不能完全排除HBV感染。HBsAg定量用于动态评价患者病情和抗病毒治疗效果，对了解慢性乙型肝炎患者的进程及病毒感染情况有明显作用；HBeAg阴性者抗病毒治疗时，HBsAg下降速度是判断病毒清除率的主要依据，下降速度快的患者发生HBsAg清除的概率更大。HBsAg再次升高意味着病毒复发或进入活动期。HBsAg定量可作为判断何时停药的指标，HBsAg转阴并出现HBsAb是HBV感染抗病毒治疗的最终目标。

HBsAb是HBV保护性抗体的一种，阳性反应表示机体对HBV有免疫力，见于HBV感染恢复期、既往感染或乙肝疫苗接种后，一般认为，疫苗接种后，HBsAb血清浓度大于10mIU/ml才有保护作用。在急性感染后期，HBsAg转阴后一段时间出现HBsAb，6～12个月达到高峰，然后滴度逐渐下降。部分感染者可在HBsAg转阴的过程中即出现HBsAb，呈现短时间HBsAg与抗-HBs同时阳性反应。若发生不同亚型HBV感染，可出现持续HBsAg与HBsAb同时阳性反应。部分患者HBsAg转阴后不出现HBsAb。

HBeAg是一种可溶性蛋白，一般仅见于HBsAg阳性者，其量与HBV复制活跃性成正比。HBeAg 阳性反应表示 HBV 传染性较强，患者处于高感染低应答期，阳性反应持续超过 3 个月的患者，有向慢性转化的倾向。HBeAg 阳性患者同时定量监测 HBsAg 和 HBeAg，作为疗效观察和预后判断的指标。

HBeAb 多出现于急性乙型肝炎恢复期、慢性乙型肝炎、肝硬化或无症状 HBV 携带者，可长期存在，无保护作用。HBeAg 消失伴 HBeAb 出现称为 HBeAg 的血清转换，是慢性乙型肝炎治疗的近期目标；每年有 10% 左右的病例发生自发血清转换。转换过程通常意味着机体由免疫耐受转为免疫激活，传染性降低。

HBcAb 包括 IgM 和 IgG，IgM 在发病第一周即可出现，6 个月内消失，活动期慢性乙型肝炎患者可持续存在，是 HBV 急性感染的早期指标和病毒复制标志。IgG 在血清中可长期存在，是既往感染的标志。由于既往感染和现症感染均可出现 HBcAb，无保护作用，因此，单独分析 HBcAb 没有意义，须联合分析乙肝五项结果，最好同时检测 IgM，进行综合判断。乙肝五项常见模式与临床意义见表 21-1。

表 21-1 乙型肝炎病毒标志物常见模式与临床意义或结果解释

乙型肝炎病毒标志物常见模式						临床意义或结果解释
HBsAg	HBsAb	HBeAg	HBeAb	HBcAb IgG	HBcAb IgM	
−	−	−	−	−	−	无 HBV 感染，未接种疫苗；不能排除潜伏期感染
−	+	−	−	−	−	既往感染或疫苗接种者，有免疫力
−	+	−	−	+	−	HBV 感染后恢复，有免疫力
+	+	−	−	+	−	HBV 感染后 HBsAg 血清转换期；不同亚型 HBV 感染
−	+	−	+	+	−	HBV 感染后恢复，有免疫力
+	+	−	+	+	−	HBV 感染后 HBsAg 血清转换期；不同亚型 HBV 感染
+	−	−	−	−	+	HBV 感染早期
+	−	−	−	+	+	HBV 感染慢性活动期
+	−	−	−	+	−	HBV 携带或 HBeAg 变异
+	−	−	+	+	−	急性 HBV 感染血清转换；慢性 HBV 携带者（小三阳）
+	−	−	+	+	+	HBV 感染慢性活动期
+	−	+	−	−	+	潜伏期或急性 HBV 感染早期，病毒复制活跃，传染性强
+	−	+	−	+	+	急性 HBV 感染早期或慢性活动期，病毒复制活跃，传染性强
+	−	+	−	+	−	急性或慢性 HBV 感染；病毒复制活跃，传染性强（大三阳）
+	−	+	+	+	−	HBV 感染后 HBeAg 血清转换期，机体由免疫耐受转为免疫激活，传染性降低；HBeAg 浓度过高导致的 HBeAb 假阳性
−	−	−	−	+	−	既往感染

续表

乙型肝炎病毒标志物常见模式						临床意义或结果解释
HBsAg	HBsAb	HBeAg	HBeAb	HBcAb IgG	HBcAb IgM	
−	−	−	−	−	+	感染早期；低水平慢性感染；无症状携带；S 基因突变。建议定期监测
−	−	−	−	+	+	感染早期；低水平慢性感染；无症状携带；S 基因突变。建议定期监测
−	−	−	+	+	+	感染早期；低水平慢性感染；无症状携带；S 基因突变。建议定期监测
−	−	−	+	+	−	既往感染或感染恢复期；初次发现建议定期监测，多年稳定者可视为正常

注：本表中的结果解释是建立在检测结果正确的基础上（不是假阳性或假阴性反应），抗原 - 抗体反应存在钩状效应、交叉反应、干扰物质或试验因素均可能导致假阳性或假阴性反应，在实际工作中应注意区分，对于可疑结果应在报告单中标注客观而必要的备注信息。其中“−”表示阴性，“+”表示阳性。

（三）丙型肝炎病毒感染

HCV 感染可引起急性或慢性肝炎，急性感染者中 15%～45% 发生自发清除。同性恋者、静脉注射毒品者和透析患者是 HCV 感染的高危人群。HCV 与 HBV 同时感染可引起严重肝炎，HCV 与 HIV 同时感染在静脉注射毒品人群中常见。

HCV 感染首先引起病毒血症，第 1 周即可在外周血中检出 RNA 和核心抗原，第 2 周开始可检出抗 -HCV。

1. 常用检验项目及其检测方法 检验项目有抗 -HCV 和 HCV 核心抗原（HCV-cAg），检测方法有 ELISA、CLIA、RIA、免疫印迹试验等，临床以 ELISA 和 CLIA 常用。

2. 临床意义 抗 -HCV 不是保护性抗体，仅作为 HCV 感染的标志物之一，是临床实验室常用的 HCV 感染检测项目，不能区分现症感染与既往感染，需要结合患者临床症状进行分析，必要时进一步检测 HCV RNA 或 HCV-cAg。HCV 窗口期感染抗 -HCV 检测呈阴性反应。HCV-cAg 与 HCV RNA 伴随存在，是 HCV 感染的直接证据，可用于 HCV 现症感染的判断。

（四）丁型肝炎病毒感染

HDV 是缺陷病毒，在 HBV 感染人群中传播，引起重叠感染，HBsAb 可以阻断 HDV 感染。

1. 常用检验项目及其检测方法 检验项目有 HDV Ag 和抗 -HDV。检测方法有 ELISA 和免疫渗滤 / 层析试验。

2. 临床意义 HDV 急性感染时，首先出现 HDV 抗原，抗原消失后出现抗 -HDV，抗 -HDV 不是保护性抗体。抗 -HDV IgM 在感染早期即可出现，恢复期消失，是 HDV 感染中最先检出的抗体。HDV IgM 下降，抗 -HDV IgG 出现。HDV 慢性感染时，HDV RNA、HDV Ag、抗 -HDV IgM 和抗 -HDV IgG 可持续性同时存在。

（五）戊型肝炎病毒感染

HEV 均为急性感染，无慢性感染和病毒携带者，经胃肠传播，水源污染是其暴发流行的主要原因。HEV 感染早期血液中可检出 HEV RNA 和 HEV-Ag，持续时间较短，粪便中 HEV RNA 和 HEV-Ag 持续时间较血液长。感染早期抗 -HEV IgM 呈阳性反应，一般 3 个月内转阴。抗 -HEV IgG 出现较晚，一般 6～12 个月转阴，部分患者长期呈阳性反应。

1. 常用检验项目及其检测方法 检验项目有抗 -HEV IgG、抗 -HEV IgM 和 HEV Ag。检测方法主要是 ELISA。

2. 临床意义 HEV 感染的实验室诊断指标均不理想，早期阳性率不高，临床症状和接触史是诊断的主要依据。一般认为抗 -HEV IgM 是早期感染指标。临床表现与抗体结果不一致时，可每间隔 5～7 天连续监测 IgM 和 IgG 2～4 次。

当肝功能检测、临床症状提示肝部异常，医师怀疑患者有病毒性肝炎时，应检测肝炎病毒血清标志物，具体见肝炎病毒血清学检测处理流程（图 21-1）。

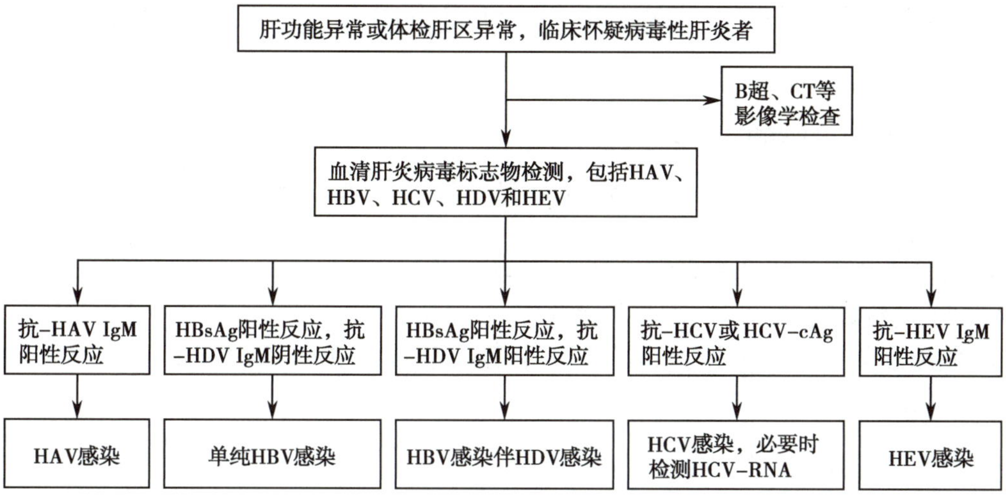

图 21-1 肝炎病毒血清学检测流程

二、流行性感冒病毒感染

流行性感冒病毒（influenza virus）简称流感病毒，是流行性感冒（即流感）的病原体，分为人流感病毒和动物流感病毒。禽流感病毒部分亚型可感染人类。呼吸道分泌物中病毒抗原和核酸检测是流感病毒感染的重要证据，抗体检测常用于回顾性诊断和流行病学调查。

（一）人流感病毒

人流感病毒分为甲、乙、丙三型，主要通过飞沫传播，感染后获得对同型病毒的免疫力，机体免疫力难以持久，病毒变异快，接种疫苗的现实意义存在争议。甲型流感病毒一般 10～15 年发生一次完全变异，产生新的亚型，可引发世界性大流行。乙型流感病毒 5～6 年发生一次小变异，引起局部流行。丙型流感病毒抗原稳定，致病力弱，主要感染婴幼儿和免疫力低下人群，多为散发病例。

1. 常用检验项目及其检测方法 检验项目有甲型流感病毒抗原、抗甲型流感病毒抗体、乙型流感病毒抗原、抗乙型流感病毒抗体。检测方法有 ELISA、CLIA、荧光免疫试验、免疫渗滤 / 层析试验等。

2. 临床意义 特异性抗原感染早期即呈阳性反应，具有诊断价值，但阴性反应不能排除感染。抗体检测常用于流行病学调查，早期诊断意义不大。

（二）禽流感病毒

禽流感病毒是禽流感的病原体，可感染人类的亚型有 H5N1、H9N2 和 H7N7。H5N1 感染者症状严重，死亡率高，被称为高致病性禽流感（highly pathogenic avian influenza）。

1. 常用检验项目及其检测方法 检验项目有抗禽流感病毒抗体，包括 IgM 和 IgG。常用检测方法有 ELISA 和免疫渗滤 / 层析试验等。

2. 临床意义 IgM 用于近期感染的辅助诊断，IgG 滴度出现 4 倍以上增加提示近期感染，早期诊断主要依赖病毒核酸检测。

三、副流感病毒感染

副流感病毒（parainfluenza virus，PIV）主要引起婴幼儿严重呼吸道感染，血液 IgG 无保护作用，呼吸道 sIgA 可抵抗同型病毒再次感染，但维持时间一般不超过一年。

1. 常用检验项目及其检测方法 检验项目有 PIV 抗原和抗 -PIV。检测方法有 ELISA、CLIA、荧光免疫试验、免疫渗滤 / 层析试验等。

2. 临床意义 PIV 抗原与核酸可用于早期诊断，IgM 用于近期感染的辅助诊断，IgG 用于流行病学调查。

四、呼吸道合胞病毒感染

呼吸道合胞病毒（respiratory syncytial virus，RSV）主要引起婴幼儿和儿童下呼吸道感染，通过飞沫传播。

1. 常用检验项目及其检测方法 检验项目有 RSV 抗原和抗 -RSV。检测方法有 ELISA、CLIA、荧光免疫试验、免疫渗滤 / 层析试验等。

2. 临床意义 RSV 抗原与核酸可用于早期诊断，IgM 用于近期感染的辅助诊断，IgG 用于流行病学调查。

五、冠状病毒感染

冠状病毒（coronavirus）主要引起成人普通感冒及儿童上呼吸道感染。SARS 冠状病毒是冠状病毒的变种，引起严重急性呼吸综合征（severe acute respiratory syndrome，SARS），该病毒急性期传染性强，潜伏期传染性低，康复后无传染性。新型冠状病毒是第 7 种感染人类的冠状病毒，传染性强、传播广泛、变异快，引起呼吸道局部或全身症状，在免疫力低下或有基础疾病人群中引起严重后果。

1. 常用检验项目及其检测方法 检验项目有抗 SARS 病毒、SARS-CoV-2 抗原、抗 SARS-CoV-2。检测方法有 ELISA、CLIA、荧光免疫试验、免疫渗滤 / 层析试验等。

2. 临床意义 IgG 阳性反应提示既往感染，急性期到恢复期出现 IgM 或者 IgG 效价增长 4 倍以上，提示近期感染。早期诊断依赖于抗原和核酸检测。

六、腺病毒感染

腺病毒（adenovirus）有 100 多个型，50 多个型可感染人类，引起急性发热性咽喉炎、咽结膜炎、急性呼吸道感染、眼部感染和小儿胃肠炎等。

1. 常用检验项目及其检测方法 检验项目有腺病毒抗原和抗腺病毒抗体。检测方法有 ELISA、CLIA、荧光免疫试验、免疫渗滤 / 层析试验等。

2. 临床意义 腺病毒抗原与核酸可用于早期诊断，IgM 检测用于近期感染的辅助诊断，IgG 检测用于流行病学调查。

七、轮状病毒感染

轮状病毒（rotavirus）主要经粪 - 口途径传播，引起婴幼儿和成人急性胃肠炎及腹泻。sIgA 可保护机体不受同型病毒的感染，不同型之间无交叉免疫。

1. 常用检验项目及其检测方法 检验项目有轮状病毒抗原和抗轮状病毒抗体。常用 ELISA 和免疫渗滤 / 层析试验检测粪便中的轮状病毒抗原，ELISA 检测血清中的抗轮状病毒抗体。

2. 临床意义 抗原用于轮状病毒感染的早期诊断和疫情监测。轮状病毒感染 5 天后即可测出血清 IgM，用于早期辅助诊断。IgG 用于流行病学调查。

八、EB 病毒感染

EB 病毒（Epstein-Barr virus，EBV）主要经口传播，约 95% 的成人感染过 EBV。EBV 抗原有早期抗原（early antigen，EA）、病毒衣壳抗原（viral capsid antigen，VCA）、膜抗原（membrane antigen，MA）、核抗原（nuclear antigen，NA）和潜伏膜蛋白（latent membrane protein，LMP）抗原。初次感染后，体内首先出现抗 -VCA 和抗 -MA，其后出现抗 -EA，恢复期出现抗 -NA。

1. 常用检验项目及其检测方法 检验项目有抗 -EB Rta、VCA、抗 -VCA、EA、抗 -EA、NA、抗 -NA。检测方法有 ELISA、CLIA、免疫印迹试验、荧光免疫试验等。

2. 临床意义 EBV 抗原和核酸是病毒感染的直接证据，外周血抗原或核酸阳性反应提示活动性 EBV 感染，鼻咽部黏膜抗原或核酸阳性反应提示局部 EBV 感染。

IgA 在鼻咽癌患者中有较高阳性率，主要有抗 -EA IgA 和抗 -VCA IgA 等。IgM、短期存在的 IgG 和异嗜性抗体用于传染性单核细胞增多症的辅助诊断，主要有抗 -VCA IgM、抗 -NA-1 IgM、抗 -EA（D）IgG、异嗜性抗体等。长期存在的 IgG 用于流行病学调查，主要有抗 -NA IgG、抗 -VCA IgG。

EBV 在人群中的感染率很高，部分人群长期潜伏感染，单独检测某一个抗体难以分析感染状态，同时定量检测多个抗体，根据抗体类型和血清浓度，综合分析机体感染状态和免疫状态，有利于 EBV 感染的诊断和预后判断。

九、人类免疫缺陷病毒感染

人类免疫缺陷病毒（human immunodeficiency virus，HIV）感染可引起获得性免疫缺陷综合征（acquired immunodeficiency syndrome，AIDS），HIV 主要经性接触、血液和垂直传播，侵犯和破坏 $CD4^+T$ 淋巴细胞，HIV 分为 HIV-1 和 HIV-2 两个型，临床以 HIV-1 型最常见。

HIV 感染后，外周血中首先出现病毒 RNA 和 p24 抗原，1～3 个月出现抗 -HIV，抗体检测是 HIV 感染诊断的“金标准”，RNA 和抗原检测则可以发现窗口期感染者，$CD4^+$ 和 $CD8^+T$ 淋巴细胞检测可用于感染者免疫状况评价，辅助临床进行疾病分期。

1. 常用检验项目及其检测方法 检验项目有 HIV 抗原抗体检测、基于抗体的 HIV-1 新发感染检测。HIV 抗原抗体筛查检测方法有 ELISA、CLIA、间接荧光免疫试验（indirect immunofluorescence assay，IFA）、胶体金免疫层析试验等，以 ELISA、CLIA 最为常用。抗体确证方法有免疫印迹试验、重组 / 线性免疫印迹试验等，以免疫印迹试验最为常用。

2. 临床意义 HIV 感染检测的筛查试验及补充试验对临床 HIV 感染诊断具有重要意义。

（1）初筛试验：筛查试验无反应，报告抗 HIV 阴性反应和 / 或 HIV-1 p24 抗原阴性反应，但不能排除窗口期感染，必要时可以检测 HIV RNA。

筛查试验有反应，用原试剂双孔 / 双份或两种试剂进行复检试验。复检两次均无反应，则报告 HIV 抗体阴性反应和 / 或 HIV-1 p24 抗原阴性反应；如均有反应，或一次有反应一次无反应，须送艾滋病确证实验室进行确证试验或 HIV-1 核酸检测。

（2）确证试验：确证试验使用 HIV-1/2 混合型试剂进行检测，①实验结果无条带出现，报告 HIV-1 抗体阴性。如近期有流行病学史，建议进行 HIV-1 核酸试验或 2～4 周后随访；②HIV 抗体阳性，报告 HIV 抗体阳性；③实验结果有条带，又不满足阳性判断标准，报告 HIV-1 抗体不确定，建议进行 HIV-1 核酸试验或 2～4 周后随访，如果 3 个月内随访结果仍为不确定，且核酸试验阴性，建议结合流行病学史和临床表现考虑 HIV-1 阴性的可能性，3 个月后不再随访。疑难样品送国家艾滋病参比实验室进一步分析。

核酸检测与 HIV 抗体确证试验共同作为筛查试验的补充试验，被临床广泛应用。HIV

感染者 $CD4^+$ 和 $CD8^+T$ 淋巴细胞检测及临床应用见本书第 25 章。

第五节 TORCH 感染

弓形虫（*Toxoplasma*，TOX）、风疹病毒（rubella virus，RV）、巨细胞病毒（cytomegalovirus，CMV）、单纯疱疹病毒（herpes simplex virus，HSV）和其他易引起宫内感染和胎儿异常的一组病原体称为 TORCH，是引起先天感染的常见病原体，也可引起其他组织器官的感染或机会性感染。

一、概述

TORCH 作为优生优育的监测指标之一，是否对所有孕妇进行筛查，在临床中存在很大争议，主要原因有①何时检测，不同的病原体导致胎儿畸形的胎龄差别很大，如胎龄越小 RV 致畸形率越高；②如何确认母体感染，现有方法主要检测母体血清特异性 IgM 和 IgG，这两个抗体都难以判断是否为现症感染；③确认宫内感染的风险与效益比，母体感染不等于宫内感染，判断宫内感染需要进行羊水穿刺或脐血穿刺，均为有创操作，穿刺后可能出现不明原因流产，也有产生医源性宫内感染的风险；④宫内感染是否保留胎儿，宫内感染不等于胎儿畸形，宫内感染者是否均终止妊娠，仍然需要更多的临床证据；⑤很多地区和医院用于确定宫内感染的技术平台尚不成熟，筛查怀疑母体感染时，没有进一步的处理手段，不确定的检验结果给孕妇带来的心理压力是否会影响胎儿的健康，也是需要关注的问题。

鉴于以上问题，TORCH 在优生优育中的应用需要进一步规范，建立成熟、完整的处理流程，指导临床正确、合理使用。

儿童或年老体弱者有不明原因的反复发热时，也可检测 TORCH。

由于特异性 IgM 试剂容易出现假阳性结果，特异性 IgG 结果对进一步处理提供了足够的信息，目前认为，特异性 IgG 检测比 IgM 更重要。

二、弓形虫感染

弓形虫感染呈世界性分布，人畜共患，在人体内多为隐性感染，猫是其唯一终宿主。孕妇初次感染弓形虫可通过胎盘传染给胎儿，引起先天性弓形虫病，可出现流产、死胎、死产、脑积水等。

1. 常用检验项目及其检测方法 检验项目有 TOX 抗原、抗 -TOX 和抗 -TOX IgG 亲合力。检测方法有 ELISA、CLIA、免疫渗滤 / 层析试验等。

2. 临床意义 血清 TOX 抗原阳性反应提示弓形虫感染，可用于早期诊断与疗效评价。

TOX 感染后 7～8 天出现抗 -TOX IgM，多数患者可持续 4～6 个月，新生儿 IgM 阳性反应提示宫内 TOX 感染。抗 -TOX IgG 用于既往感染的诊断。双份血清 IgG 效价增高 4 倍以上或 IgG 低亲合力，提示近期感染。

三、风疹病毒感染

RV 是常见的空气传播病毒，可引起儿童和成人 RV 感染，成人 RV 感染症状较重，可出现局部和全身症状。95% 的成人在儿童和青少年时期感染过 RV，具有免疫力。孕妇感染 RV 可经胎盘垂直传播感染胎儿，导致流产、死胎，或出生后患先天性心脏病、耳聋、失明、智力障碍等先天性风疹综合征。优生优育中母亲筛查 RV 的意义是发现未感染过 RV 的个体，注射疫苗，使母亲获得免疫力，建议在妊娠前检测。

1. 常用检验项目及其检测方法 检验项目有抗 -RV IgM 和抗 -RV IgG。检测方法有 ELISA、CLIA、免疫渗滤 / 层析试验等。

2. 临床意义 抗 -RV IgM 出现早、消失快，可以作为近期感染的指标，新生儿 IgM 阳性反应提示宫内 RV 感染。抗 -RV IgG 单独阳性反应提示既往感染，机体有免疫力，与抗 -RV IgM 同时阳性反应，或恢复期血清抗体效价增高 4 倍以上，提示近期感染。

四、巨细胞病毒感染

CMV 初次感染多发生在 2 岁以下，主要是隐性感染，大多数人出现长期潜伏感染，机体免疫力低下时易发生复发感染。CMV 是先天性和围产期感染的常见病原体。若妊娠 3 个月内发生宫内感染，可引起流产、死胎、早产、小头、智力低下等。核酸检测敏感性高，不能区分潜伏感染与活动期感染。

1. 常用检验项目及其检测方法 检验项目有 CMV IE1＋1E2＋PP65 抗原、抗 -CMV 和抗 -CMV IgG 亲合力。抗原检测方法有 ELISA、荧光免疫试验等，抗体检测方法有 ELISA、CLIA、免疫渗滤 / 层析试验等。

2. 临床意义 外周血 CMV 抗原检测有助于活动期感染的早期诊断。

IgM 可持续 4～8 个月，复发感染者可持续 18 个月，新生儿 IgM 阳性反应提示宫内 CMV 感染。IgG 用于流行病学调查，双份血清滴度变化增长 4 倍以上或 IgG 低亲合力，可辅助诊断近期活动性感染。

五、单纯疱疹病毒感染

HSV 可分为 HSV-1 和 HSV-2 两个亚型，感染后长期潜伏在神经节，终身携带。先天感染有宫内感染、产道感染和产后接触感染三种途径，以产道感染最常见，宫内感染可引起流产、早产、死胎或畸形，产道感染可出现皮肤、眼部和口腔的局部感染，严重者可发生脑炎。核酸和抗原检测是早期诊断的主要手段。

1. 常用检验项目及其检测方法 检验项目有 HSV 抗原、抗 -HSV、抗 -HSV-1 和抗 -HSV-2。抗原检测方法有 ELISA、荧光免疫试验、免疫渗滤 / 层析试验等，抗体检测方法有 ELISA、CLIA、免疫渗滤 / 层析试验等。

2. 临床意义 直接检测组织或分泌物中的 HSV 抗原可用于早期诊断。

感染后 1～2 周出现抗 -HSV IgM 阳性反应，可持续 6 个月，新生儿 IgM 阳性反应提示宫内 HSV 感染。急性期和恢复期双份血清 IgG 效价增高 4 倍以上，提示有 HSV 近期感染。

羊水或脐血 TORCH 核酸检测是诊断宫内感染的直接证据，但是否终止妊娠须结合影像学检查、胎儿发育情况综合判断，谨慎决定。

第六节 寄生虫感染

寄生虫感染以隐性感染和慢性感染多见，致病性强弱与寄生部位关系密切。机体免疫应答难以清除寄生虫，也不产生终身免疫保护，仅发挥部分保护作用。形态学检查是诊断寄生虫感染的直接证据，分子生物学和免疫学检查是诊断寄生虫感染的重要辅助手段。

一、疟原虫感染

疟原虫（*Plasmodium*）分为间日疟原虫、恶性疟原虫、三日疟原虫和卵形疟原虫四种。外周血中疟原虫抗原和特异性抗体检测可辅助诊断疟原虫感染。

1. 常用检验项目及其检测方法 检验项目有疟原虫抗原和抗疟原虫抗体。抗原检测方法有 ELISA、RIA 等，抗体检测方法有 ELISA、荧光免疫试验等。

2. 临床意义 检测疟原虫抗原是疟原虫感染的直接证据，结合临床症状可诊断疟疾。抗体主要用于疟疾的流行病学调查和辅助诊断。

二、血吸虫感染

裂体吸虫（schistosome）又称血吸虫，人体寄生的血吸虫主要有 6 种，我国流行的是日本血吸虫。血吸虫的尾蚴、童虫、成虫和虫卵均可引起宿主的免疫病理损害。病原学诊断用于血吸虫感染的确诊，但敏感性较差。外周血抗原和抗体检测可辅助诊断血吸虫感染。

1. 常用检验项目及其检测方法 检验项目有血吸虫抗原和抗血吸虫抗体。抗原检测方法有 ELISA，抗体检测方法有 ELISA、免疫印迹试验等。

2. 临床意义 抗原检测是诊断血吸虫感染的重要证据，结合临床症状可以确诊。抗体检测不能区分现症感染和既往感染，常用于流行病学调查。

三、丝虫感染

丝虫（filaria）感染呈世界性分布，引起丝虫病，班氏丝虫和马来丝虫引起的淋巴丝虫病以及盘尾丝虫引起的河盲症危害最大。检测手段有病原学检查、核酸检测、抗原检测和抗体检测。

1. 常用检验项目及其检测方法 检验项目有丝虫抗原和抗丝虫抗体。检测方法有 ELISA、荧光免疫试验和免疫渗滤 / 层析试验等。

2. 临床意义 抗原用于丝虫感染的辅助诊断，抗体用于流行病学调查。

四、华支睾吸虫感染

华支睾吸虫（*Clonorchis sinensis*）又称肝吸虫，可引起肝吸虫病。临床应注意与病毒性肝炎、胆管疾病、胆囊炎等相鉴别。华支睾吸虫感染的确诊方法是粪便镜检华支睾吸虫卵，免疫学方法用于辅助诊断和流行病学调查。

1. 常用检验项目及其检测方法 检验项目有肝吸虫抗原和抗肝吸虫抗体。抗原检测方法有 ELISA、荧光免疫试验等。抗体检测方法有 ELISA、荧光免疫试验、免疫渗滤 / 层析试验、间接血凝试验等。

2. 临床意义 抗原检测用于华支睾吸虫感染的辅助诊断，抗体检测用于流行病学调查。

五、猪囊尾蚴感染

链状带绦虫（*Taenia solium*）又称猪带绦虫、猪肉绦虫，其幼虫猪囊尾蚴可引起多个组织器官的感染，称为猪囊尾蚴病，又称囊虫病，以脑部感染最为严重。病原体或虫卵直接镜检可用于确诊，影像学检查可看到典型的囊虫图像，免疫学检测对病原学和影像学不能确诊的可疑患者有重要意义。

1. 常用检验项目及其检测方法 检验项目有猪囊尾蚴抗原和抗猪囊尾蚴抗体。检测方法有 ELISA、间接血凝试验等。

2. 临床意义 抗原检测可以用血液标本或粪便标本，血液标本抗原阳性反应提示体内有活猪囊尾蚴存在，粪便标本抗原阳性反应提示肠道有活猪肉绦虫存在。抗体检测包括 IgG、IgG4 和 IgE，抗体在体内持续时间较长，抗体阳性反应提示曾感染过猪囊尾蚴，不能作为现症感染和判断疗效的指标。

第七节 其他病原体感染

一、梅毒螺旋体感染

苍白密螺旋体苍白亚种又称梅毒螺旋体，引起梅毒，分为先天性梅毒和后天性梅毒。梅毒螺旋体通过血流、性接触或垂直传播。宫内感染可导致流产、早产。梅毒免疫力属有菌性免疫，即梅毒螺旋体感染阶段对再次感染有抵抗力，治愈后，免疫力消退。梅毒螺旋体是可完全治愈性病原体，早期发现非常重要。

梅毒螺旋体感染后机体产生特异性抗体和非特异性抗体两类，特异性抗体有 IgM 和 IgG 两种，IgM 持续时间短，IgG 可终身存在。非特异性抗体主要检测抗心磷脂抗体（反应素），在多种自身免疫病中均可出现抗心磷脂抗体，因此，检测结果易出现假阳性反应，需要与特异性抗体结果联合分析。

1. 常用检验项目及其检测方法 非特异性检验项目检测反应素。检测方法有性病研究实验室试验（venereal disease research laboratory test，VDRL test）、快速血浆反应素试验（rapid plasma reagin test，RPR test）、甲苯胺红不加热血清试验（toluidine red unheated serum test，TRUST）、不加热血清反应素试验（unheated serum reaction test，USRT）。特异性检验项目检测抗 - 梅毒螺旋体。检测方法有 ELISA、CLIA、明胶颗粒凝集试验、荧光密螺旋体抗体吸收试验、免疫印迹试验、免疫渗滤 / 层析试验等。免疫印迹试验是梅毒螺旋体特异性抗体检测的确证试验。

2. 临床意义 非特异性抗体适用于有梅毒临床症状早期患者的梅毒筛查、疗效观察、预后判断、再感染监测，阴性反应不能排除梅毒螺旋体感染，阳性反应须进一步检测特异性抗体。特异性抗体不能区分现症感染与既往感染，ELISA 和 CLIA 检测抗梅毒螺旋体特异性抗体具有高通量、速度快、操作易标准化的优点，是献血员和输血前梅毒螺旋体筛查的常用方法。

非特异性抗体和特异性抗体同时阳性反应诊断梅毒螺旋体现症感染，单独非特异性抗体阳性反应考虑假阳性，单独特异性抗体阳性反应考虑既往感染，同时应结合临床症状综合分析，对临床怀疑梅毒螺旋体感染，但检测结果阴性反应的患者，应建议患者 1～2 周后复查。梅毒螺旋体实验室检测结果报告流程见图 21-2。

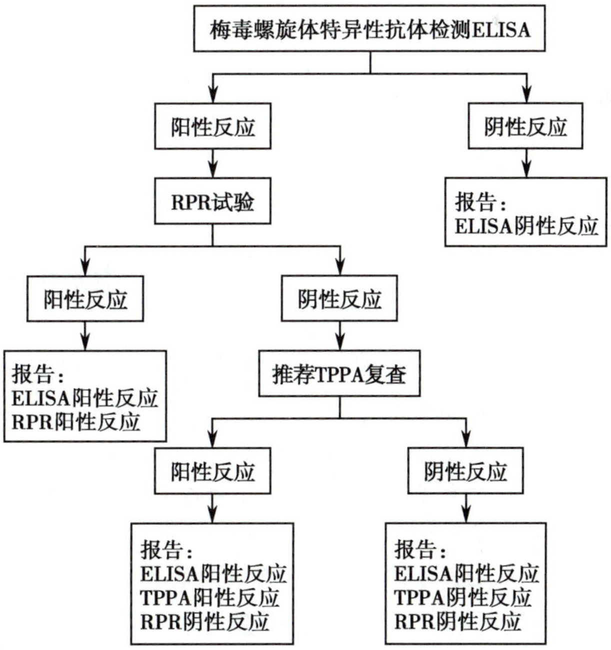

图 21-2 梅毒螺旋体实验室检测结果报告流程（以 ELISA、RPR 为例）

二、支原体感染

支原体（mycoplasma）是一类无细胞壁、形态多样、能在无生命培养基中生长的最小原核细胞型微生物，对人致病的主要有肺炎支原体（*Mycoplasma pneumoniae*，MP）、人型支原体(*Mycoplasma hominis*, MH)、生殖器支原体(*Mycoplasma genitalium*, MG)和解脲支原体(*Ureaplasma urealyticum*, UU)。临床以 MP 和 UU 感染最常见。支原体感染后外周血中可出现 IgM 和 IgG,感染局部可产生 sIgA,三种抗体均不能起到完全保护作用。培养、核酸、抗原和抗体检测是常见的实验室检测手段,培养、核酸和抗原检测的诊断意义高于抗体检测。

1. 常用检验项目及其检测方法 检验项目有 MP 抗原和抗 -MP、MG 抗原和抗 -MG、MH 抗原和抗 -MH、UU 抗原和抗 -UU。抗原检测需要采集感染部位分泌物。检测方法有 ELISA、荧光免疫试验、免疫渗滤 / 层析试验等。

2. 临床意义 直接检测分泌物中的支原体抗原可用于早期诊断。急性期和恢复期双份血清抗体效价增高 4 倍以上,提示有支原体的近期感染。

三、衣原体感染

衣原体(chlamydia)是严格真核细胞内寄生的原核细胞型微生物,能通过细菌滤器。对人类致病的有沙眼衣原体(*Chlamydia trachomatis*, CT)、肺炎衣原体(*Chlamydia pneumoniae*, CPN)、鹦鹉热衣原体(*Chlamydia psittaci*, CPS)。

1. 常用检验项目及其检测方法 检验项目有 CT 抗原和抗 -CT、CPN 抗原和抗 -CPN、CPS 抗原和抗 -CPS。抗原检测需要采集感染部位分泌物。检测方法有 ELISA、荧光免疫试验、免疫渗滤 / 层析试验等。

2. 临床意义 直接检测分泌物中的衣原体抗原可用于早期诊断。急性期和恢复期双份血清抗体效价增高 4 倍以上,提示有衣原体的近期感染。

四、立克次体感染

立克次体与变形杆菌的某些菌株有共同抗原,可引起交叉反应,是设计外斐反应的基础。核酸、抗原和抗体检测用于立克次体感染的辅助诊断和分型。

1. 常用检验项目及其检测方法 检验项目有外斐反应、立克次体抗原、抗立克次体抗体等。外斐反应为凝集试验,抗原和抗体检测用 ELISA 和荧光免疫试验等。

2. 临床意义 立克次体抗原检测可用于早期诊断,抗体检测用于流行病学调查,IgG 是保护性抗体。

(李 涛)

本章小结

准确及时地检测出感染微生物,并判断是现症感染还是既往感染,对感染性疾病的诊断与治疗非常重要。

基于免疫学技术的快速诊断,检测微生物特异性抗原和抗体,在感染性疾病的早期诊断中发挥了重要作用。抗原检测作为直接诊断指标,可确定机体有某类微生物的存在,是否发病须结合临床症状综合判断。抗体检测作为间接诊断指标,需要根据不同的微生物刺激机体产生抗体的类型、存在时间的长短、是否有保护作用,以及微生物在机体中的存在方式,综合分析检测结果。本章的阳性反应和阴性反应,均指排除了生物因素、试验因素和技术因素的前提下的反应,即真阳性反应和真阴性反应。免疫学试验受到抗原抗体结构、试验设计、特殊标本等影响,可能有假阳性反应或假阴性反应,可参考本书相关章节。

第二十二章 超敏反应性疾病及其免疫检测

通过本章学习，你将能够回答下列问题：

1. 常见的变态反应有哪几种？彼此之间有何差异？
2. IgE 检测在Ⅰ型超敏反应性疾病诊断中的作用和意义是什么？
3. 如何监测和预防新生儿溶血病？具体检测方法有哪些？
4. 循环免疫复合物检测结果在疾病诊断中有何作用？
5. 结核菌素皮试结果的临床意义是什么？

超敏反应（hypersensitivity reaction），又称为变态反应（allergy），是指机体接受某些抗原刺激时，出现生理功能紊乱或组织细胞损伤的异常适应性免疫应答。根据超敏反应的发生机制和临床特点，将其分为Ⅰ、Ⅱ、Ⅲ、Ⅳ四型。Ⅰ～Ⅲ型由抗体介导，可经血清被动转移。Ⅳ型由 T 细胞介导，可经细胞被动转移。

第一节 Ⅰ型超敏反应

Ⅰ型超敏反应亦称过敏反应（anaphylaxis），因其发生速度快，常在再次接触相同抗原后数分钟内即出现临床反应，故又称速发型超敏反应（immediate hypersensitivity）。Ⅰ型超敏反应可发生于局部，亦可发生于全身，其特点是①反应发生快、消退快；②以引起生理功能紊乱为主，很少发生组织细胞损伤；③由特异性 IgE 抗体介导，无补体参与；④具有明显的个体差异和遗传倾向。对相应抗原易产生 IgE 抗体的患者称为特应性个体或过敏体质个体。

Ⅰ型超敏反应的发生与特定抗原和特异性 IgE 抗体有关，因此Ⅰ型超敏反应性疾病的免疫学检查也以查明变应原和测定血清 IgE 为主。

一、Ⅰ型超敏反应的体内检测

（一）皮肤试验

1. 皮肤试验原理 当变应原通过皮肤挑刺、划痕、皮内注射等方法进入致敏者皮肤，与吸附在肥大细胞或嗜碱性粒细胞上的特异性 IgE 结合，导致肥大细胞或嗜碱性粒细胞脱颗粒，释放生物活性介质。20～30 分钟内局部皮肤出现红晕、红斑、风团以及瘙痒感，数小时后消失。若出现此现象者判断为皮试阳性，即对该变应原过敏；未出现上述现象者判断为皮试阴性，即对该变应原不过敏。

皮肤试验包括皮内试验和挑刺试验两种。皮内试验由于影响因素较多，可出现假阳性和假阴性结果。而且试验时可引起全身反应，注射后要严密观察。挑刺试验也称点刺试验，较皮内试验安全，假阳性较少，但其敏感性较皮内试验低。

2. 临床意义 皮肤试验是查明变应原、避免与之接触，从而有效防治Ⅰ型超敏反应的重要手段。此外，在使用某些药物（如青霉素、链霉素、普鲁卡因等）、疫苗和注射异种动物血清（如破伤风抗血清和狂犬病抗血清）之前也应进行皮内试验。

3. 应用评价 自然界中能够采用皮肤试验检测出的变应原数量有限。而且进行皮肤试验还应结合受试者的实际生活条件和所处的自然条件，适当筛选可能的变应原。食物过敏与皮肤试验相关性较差，一般不必做皮肤试验。

（二）激发试验

激发试验是模拟自然发病条件，以少量抗原引起一次较轻的变态反应发作，用以确定变应原的试验。激发试验可分为非特异性激发试验和特异性激发试验。非特异性激发试验是用组胺或甲基胆碱做雾化吸入，以观察患者对Ⅰ型超敏反应的敏感性，从而进行病因分析或疗效判定。特异性激发试验是用特定抗原做试验，根据患者发病部位的不同，可分为支气管激发试验（bronchial provocation test，BPT），鼻黏膜激发试验、结膜激发试验、食物激发试验、药物激发试验和现场激发试验等。

激发试验主要用于Ⅰ型超敏反应，有时也用于Ⅳ型超敏反应的检查，尤其在皮肤试验或其他试验不能获得肯定结果时，此法可排除皮肤试验中的假阳性和假阴性反应。激发试验具有诱发严重过敏反应的潜在风险，多数情况下仅用于实验研究。但食物激发试验和现场激发试验分别作为食物变态反应和职业性哮喘诊断的“金标准”，在临床常规应用。

二、Ⅰ型超敏反应的体外检测

血清学检测是一种安全、可靠、准确的方法，且不受药物限制的影响。特别对于体内试验可能激发严重过敏反应的患者，血清学检测是最佳选择。

（一）血清总 IgE 检测

血清总 IgE（total IgE，tIgE）是血清中各种抗原特异性 IgE 的总和。正常成人血清 tIgE 含量极微，为 20～200U/ml（1U＝2.4ng）。受环境、种族、遗传、年龄、检测方法以及取样标准等因素的影响，不同国家和地区报道的正常人群 tIgE 水平相差甚远。

1. 检测方法 目前临床上检测血清 tIgE 的方法包括免疫比浊试验、化学发光免疫试验和酶联免疫吸附试验等。

（1）免疫比浊试验：包括散射比浊和透射比浊，主要是液相中血清 IgE 与试剂中的抗 IgE 抗体结合形成可溶性抗原 - 抗体复合物，通过检测该复合物在液相中形成的浊度来定量检测血清中的 tIgE 水平（原理见第六章）。

（2）化学发光免疫试验（CLIA）：用化学发光物质标记抗 IgE，与血清中 IgE 反应后，通过化学发光分析，计算出血清 tIgE 含量（原理见第十章）。

（3）酶联免疫吸附试验（ELISA）：测定血清 tIgE 也可采用双抗体夹心酶联免疫吸附试验（原理见第九章）。

2. 临床意义 tIgE 升高常见于过敏性疾病，如过敏性哮喘、过敏性鼻炎、特发性皮炎、湿疹、药物性间质性肺炎、支气管肺曲霉病、寄生虫感染、急 / 慢性肝炎和 IgE 型多发性骨髓瘤等。但需要注意的是，当患者有选择性 IgA 缺乏、感染（寄生虫、霉菌、病毒）、某些肿瘤（骨髓瘤、霍奇金淋巴瘤、支气管肿瘤）和其他情况（输血、川崎病、肾病综合征、肝脏疾病）也可以出现血清 tIgE 升高。因此，单纯 tIgE 升高不能作为疾病诊断依据，也不能说明患者属于特应质个体；tIgE 正常也不能排除变态反应性疾病。但对于年龄较小的儿童，如果能够排除引起 tIgE 升高的疾病（特别是寄生虫感染），则 tIgE 越高，提示罹患变态反应性疾病的可能性越大。

3. 应用评价 血清 tIgE 含量受多种因素影响，因此在分析血清 tIgE 结果时须建立当地人群 tIgE 水平的参考区间。免疫比浊试验和 CLIA 敏感性高、特异性强、稳定性好，测定自动化、检测时间短，临床实验室较常应用。ELISA 方便、实用，敏感性和特异性均好，不需要特殊仪器，适用于中小型实验室。

（二）特异性 IgE 检测

特异性 IgE（specific IgE，sIgE）是指能与某种变应原特异结合的 IgE。检测血清 sIgE 的方法包括放射变应原吸附试验、免疫印迹试验和电化学发光免疫试验。

1. 放射变应原吸附试验（radioallergosorbent test，RAST） 是将纯化的变应原吸附于固相载体上，加入待测血清及参考标准品，再与用放射性核素标记的抗 IgE 抗体反应，最后测定固相的放射活性。通过标准曲线求待测血清中 sIgE 的含量。RAST 方法经过改良后，可以用催化荧光信号的酶类物质代替放射性核素进行标记，即 RAST FEIA（RAST fluorescence enzyme immunoassay），该方法敏感性高，且无放射性污染，是临床上较常用的 sIgE 检测方法之一。

2. 免疫印迹试验（immunoblotting test，IBT） 是将多种变应原提取物有序包被在同一特制的纤维膜条上，与待测标本进行反应。标本中含有的 sIgE 与变应原结合，再加入酶标记的抗人 IgE 抗体，最终出现肉眼可见的颜色，通过与标准膜条比较，确定变应原种类。

应用免疫印迹试验检测 sIgE 时，会受到交叉反应的影响。原因是大量植物或动物源性变应原分子结构中常包含能与蛋白质结合的寡聚糖侧链，即**交叉反应性碳水化合物决定簇**（cross-reactive carbohydrate determinant，CCD），可以诱导机体产生抗 CCD 的 sIgE。由于 CCD 结构极为相似，因此容易引起显著的交叉反应。抗 CCD 的 sIgE 不引起过敏反应，但可以造成血清学变应原检测出现假阳性结果。检测抗 CCD 的 sIgE，能解释一些 sIgE 阳性但与临床表现不符的情况，如临床无接触史或过敏症状，但患者血清中检测出针对多种植物源性食物的 sIgE。目前使用的变应原免疫印迹膜条，增加了 CCD 指示条带，可为临床 sIgE 检测结果提供相关性分析。

3. 电化学发光免疫试验（electrochemiluminescence immunoassay，ECLIA） 是先用磁性微粒包被纯化的过敏原，使之与患者血清中的 sIgE 结合后，再加入三联吡啶钌标记的抗 -IgE，最终形成磁性微粒包被抗原 -sIgE- 三联吡啶钌抗 -IgE 复合物。当复合物流经电极表面时，被电磁铁吸引，与未结合的标记抗体和标本分离。此时电极加压，启动电化学发光反应，产生电化学发光。光强度与复合物的量呈线性关系。

4. 临床意义 虽然 sIgE 检测与变应原皮试和支气管激发试验之间的符合率高达 80% 左右，对Ⅰ型超敏反应疾病的诊断具有重要价值，但也不能单纯依靠 sIgE 的检测结果进行诊断。sIgE 检测可以与变应原皮试和支气管激发试验互为补充，但不能完全代替后两种试验，因为后两种试验更能反映机体的整体情况。自然界中能够引起过敏的物质有很多，检测 sIgE 时，应注意结合患者的实际情况和本地区的自然条件和环境条件，有的放矢地从最常引起过敏反应的 sIgE 开始筛选。

5. 应用评价 RAST 的检测成本高，有放射性污染，需要特殊的检测设备，适合条件较好的实验室开展。IBT 无污染、操作简单，能一次检测多种变应原，应用广泛。ECLIA 与其他技术比较，速度和敏感性都有较大提高，且适合开展自动化检测。

（三）细胞脱颗粒测定

细胞脱颗粒测定能够更加直观地反映过敏患者体内情况，有助于判断病情和调整治疗方案。肥大细胞和嗜碱性粒细胞参与Ⅰ型超敏反应的早期相，嗜酸性粒细胞参与Ⅰ型超敏反应的晚期相。

1. 类胰蛋白酶测定 类胰蛋白酶是肥大细胞活化、脱颗粒的指标。一般采用双抗体夹心 ELISA 法测定类胰蛋白酶含量，血清类胰蛋白酶水平升高提示昆虫叮咬、药物或食物变态反应及肥大细胞增多症。由于类胰蛋白酶的半衰期很短，必须在 3～6 小时内检测，超过检测时限，即使是典型严重过敏反应，类胰蛋白酶测定结果亦为正常。

2. 嗜碱性粒细胞脱颗粒测定 嗜碱性粒细胞是肥大细胞外周血中的同源细胞，嗜碱性粒细胞脱颗粒试验阳性不仅能够证实 sIgE 的存在，而且能够进一步证明 sIgE 是有功能的，较单纯皮肤试验或 sIgE 阳性结果更有临床意义。但由于嗜碱性粒细胞脱颗粒测定方法复杂，虽然目前已有商业化的嗜碱性粒细胞脱颗粒检测系统开始应用于临床，但其敏感性、特异性和准确度尚待进一步评估。

3. 嗜酸性粒细胞阳离子蛋白测定 嗜酸性粒细胞阳离子蛋白(eosinophil cationic protein，ECP)是嗜酸性粒细胞活化、脱颗粒的指标。ECP 测定包括荧光免疫试验、CLIA、ELISA 和放射免疫试验等多种方法。ECP 测定常应用于变态反应性疾病的辅助诊断、再发风险评估、指导用药和疗效评估等方面。临床进行 ECP 测定时必须严格控制血样的采集和处理条件，包括严格控制采血量、凝血时间、室温、离心力和离心时间；采血时使用特殊真空管且不能溶血，否则会影响 ECP 测定结果。

第二节 Ⅱ型超敏反应

Ⅱ型超敏反应又称为细胞溶解型或细胞毒型超敏反应，特点是由 IgG 或 IgM 类抗体与靶细胞表面相应抗原结合后，在补体、吞噬细胞和 NK 细胞参与下，引起的以细胞溶解或组织损伤为主的病理性免疫反应，发作较快。

一、Ⅱ型超敏反应免疫学检测

机体产生的抗血细胞抗体与血细胞膜抗原结合后，可导致血细胞破坏，引起贫血、粒细胞减少、血小板减少等。抗血细胞抗体大多属于不完全抗体(IgG 型)，与相应血细胞抗原结合后不出现凝集现象。不同的抗血细胞抗体检测方法基本相同。

(一)抗球蛋白试验

经典的抗血细胞不完全抗体的检测方法为抗球蛋白试验(**antiglobulin test，AGT**)，即 Coombs 试验(原理见第五章)。

(二)微柱凝胶免疫分析试验

微柱凝胶免疫分析试验是利用凝胶的分子筛效应(凝胶为多孔网状结构的高分子化合物)，区分凝集反应中游离红细胞和凝集红细胞的技术。其原理是在载体(微柱)中装入凝胶，凝胶间隙具有分子筛作用，只允许游离的红细胞通过。在反应过程中，致敏了 IgG 抗体的红细胞与抗球蛋白试剂反应，凝集的红细胞(结合的)被留在微柱上成带状或散布于凝胶中间，未凝集的红细胞(游离的)通过离心沉入微柱底部。实验结果以红细胞完全降至柱底者为阴性，完全或部分被凝胶阻挡者为阳性。

(三)聚凝胺试验

在酸性或生理条件下，聚凝胺的胺基通过质子化转变为带正电的铵根，这种电荷特性使聚凝胺能够通过静电作用结合带负电的物质。检测时，首先利用低离子介质降低溶液的离子强度，减少红细胞周围的阳离子云，促进血清/血浆中的不完全抗体与红细胞抗原结合；再加入聚凝胺，中和红细胞表面的负电荷，缩短细胞间距，形成可逆的非特异性凝集，并使 IgG 型抗体直接凝集红细胞。加入中和液后，由聚凝胺引起的非特异性凝集，会因电荷中和而分散；而由抗体介导的特异性凝集则不会分散。结果判定时，凝集块在短时间(1 分钟)内分散，判断为阴性；如形成不同强度的凝集块，则判断为阳性。

(四)酶介质试验

酶介质试验的原理是 IgG 型不完全抗体可以与红细胞膜上相应的特异性抗原结合。但由于 IgG 型不完全抗体的两个抗原决定簇的跨度小于红细胞因排斥力而产生的间距(250nm)，所以不能将相邻的红细胞彼此连接形成肉眼可见的凝集。当加入酶介质后，红细胞膜表面的唾液酸糖肽被破坏，细胞膜表面负电荷减少，细胞间排斥力减小，细胞之间距离缩小，有利于 IgG 型不完全抗体在两个红细胞抗原位点间连接，呈现肉眼可见的凝集。最常用的酶是 1% 的木瓜蛋白酶或菠萝蛋白酶。

二、抗血细胞抗体检测的临床意义及应用评价

（一）临床意义

目前，临床上因血型不合引起的溶血现象已经非常少见，抗血细胞抗体是引起输血反应或溶血性疾病的主要原因，对于有输血史、妊娠史以及需要反复输血治疗的患者进行抗血细胞抗体的筛查，不仅能够探明病因，亦能有效避免相应疾病的发生。

为防止因 Rh 血型不合导致新生儿溶血病的发生，应对 Rh 阴性的孕妇尽早进行 Rh 抗体监测。一般妊娠 16 周应做首次 Rh 抗体检测，如结果为阴性则每 6～8 周复查一次。如结果为阳性，则第 20 周重复检测，以后每隔 2～4 周复查一次，直至分娩。Rh 抗体滴度≥1∶16 或 1∶32 时，胎儿很可能发生水肿。Rh 抗体滴度超过 1∶64 即应采取措施，如孕妇血浆交换术等。

ABO 血型一致的输血中，如贫血现象始终得不到缓解或原无溶血征象，输血后出现溶血；以及在原有溶血的基础上溶血有所加重等，均应检测患者血清中有无 Rh 抗体。如 Rh 抗体阳性，应改输与 ABO 血型一致的 Rh 阴性血。

在临床配血时，抗体筛查试验如出现非特异性凝集，应进一步排查干扰因素，如因为服用药物或自身免疫病引起的假阳性，对配血无影响，则为非血型抗体干扰，无临床意义。

（二）应用评价

在几种抗血细胞抗体检测方法中，微柱凝胶免疫分析试验的敏感性最高、特异性强、操作简便、重复性好、易于标准化，可自动化操作，是国际安全输血检测的推荐方法；而且该方法用血量少，对于新生儿和老年人等不易抽取血液标本的患者较为适合；但微柱凝胶免疫分析试验对标本要求严格，血液没有充分抗凝、血浆中含有小凝块或被细菌污染，都有可能导致假阳性发生，因此要求血样必须新鲜、无溶血、无污染、抗凝充分（EDTA 抗凝最佳，它不但抗凝效率高，而且可以预防补体的激活和红细胞溶血）。聚凝胺试验也是一种简便、快速、敏感性高的抗血细胞抗体检测方法，具有排除非免疫性聚合引起的假阳性等优点；但该方法为手工操作，对操作者要求严格，不易标准化；而且须在规定时间内判定结果，否则易造成假阴性，导致漏检。抗球蛋白试验是检测不完全抗体最敏感、有效的方法，但操作复杂，而且费用较高，不便于临床常规使用。酶介质试验操作简单、费用较低，但其在敏感性和稳定性方面不如其他几种方法。

第三节 Ⅲ型超敏反应

Ⅲ型超敏反应又称为免疫复合物型或血管炎型超敏反应，是由抗原和抗体结合形成中等大小的可溶性免疫复合物沉积于局部或全身多处毛细血管基底膜后，激活补体，并在中性粒细胞、血小板、嗜碱性粒细胞等效应细胞参与下，引起的以充血、水肿、局部坏死和中性粒细胞浸润为主要特征的炎症反应和组织损伤。

一、Ⅲ型超敏反应免疫学检测

免疫复合物检测是Ⅲ型超敏反应的主要检测指标，对诊断疾病、疗效观察、判断预后有重要意义。

免疫复合物在体内可以固定于组织中，亦可以在血液循环中。固定于组织中的免疫复合物可以采用免疫组织化学技术，借助光学显微镜或电镜观察它们在局部组织中的沉积情况。血液中的免疫复合物即**循环免疫复合物（circulating immune complex，CIC）**，其检测方法分为抗原特异性方法和抗原非特异性方法。由于免疫复合物中抗原性质不清，抗原特异性方法不常用。临床上多采用抗原非特异性方法。

抗原非特异性循环免疫复合物的检测方法种类较多，大致可分为物理法、补体法、抗球蛋白法和细胞法（表 22-1）。

表 22-1 常见抗原非特异性循环免疫复合物的检测

类别	原理	方法
物理法	溶解度	PEG 比浊试验
补体法	结合 C1q	C1q 固相试验
抗球蛋白法	结合 RF	mRF 固相抑制试验
细胞法	补体受体	Raji 细胞试验

二、免疫复合物检测的临床意义及应用评价

（一）临床意义

免疫复合物阳性或浓度升高主要见于感染性疾病和自身免疫病。CIC 的消长可反映病情的严重程度、监测治疗效果，但一次检测的意义不大。WHO 建议首次检测后数周必须复测才能证实其与疾病的相关性。

虽然仅凭血清中 CIC 升高不能肯定是免疫复合物病，但是免疫复合物检测对于研究发病机制、了解病情进展、判断治疗效果等方面能提供帮助。对有蛋白尿、关节痛、血管炎、浆膜炎、紫癜等诊断不明确的患者，可考虑检测循环免疫复合物，并结合局部免疫复合物的免疫组化检测结果以明确病变是否与Ⅲ型超敏反应有关。

（二）应用评价

目前临床上多采用 PEG 比浊试验检测循环免疫复合物，此法操作简便、测定快速、易于推广，但不能区别免疫复合物分子大小，干扰因素多，特异性较差，仅适用于循环免疫复合物的粗筛。循环免疫复合物的检测方法种类较多，原理各异，对同一标本采用不同检测方法获得的检测结果不尽相同。迄今为止，临床上尚未有公认的准确、特异、敏感、简便、快速的检测方法和理想的标准参考品。因此建议联合应用多种方法，以提高准确性和特异性。

第四节 Ⅳ型超敏反应

Ⅳ型超敏反应是由 T 细胞介导的免疫应答，与抗体和补体无关。效应 T 细胞与特异性抗原结合后，引起以单个核细胞浸润和组织损伤为主要特征的炎症反应。由于 T 细胞介导的超敏反应需要经过效应分子的合成阶段，因而进程较为缓慢，通常在再次接触相同抗原后 24～72 小时发生，故Ⅳ型超敏反应又称为**迟发型超敏反应（delayed hypersensitivity，DTH）**。

一、Ⅳ型超敏反应免疫学检测

（一）Ⅳ型超敏反应皮肤试验原理

Ⅳ型超敏反应的常见免疫学检测方法是皮肤试验。使用皮内注射、皮肤斑贴等方法使

变应原进入已经致敏的机体，体内致敏的T细胞再次接触到变应原后，释放多种细胞因子，造成局部以单核细胞和淋巴细胞浸润为主的炎症反应。24～48小时后局部出现红肿、硬结、水疱等现象，以此来判断变应原是否引起机体Ⅳ型超敏反应或机体的细胞免疫功能状态。

（二）Ⅳ型超敏反应皮肤试验方法

Ⅳ型超敏反应皮肤试验方法包括结核菌素皮试和斑贴试验两种。皮肤试验的阳性结果以红肿、硬结或水疱为主，判断标准见表22-2。

表22-2 Ⅳ型超敏反应皮肤试验结果的判断标准

反应程度	皮内试验	斑贴试验
-	无反应或小于对照	无反应或小于对照
+	仅有红肿	轻度红肿、瘙痒
++	红肿伴硬结	明显红肿、时有红斑
+++	红肿、硬结、水疱	红肿伴豆疹、水疱
++++	大疱和/或溃疡	红肿、水疱、溃疡

注：-表示阴性；+至++++表示从阳性至强阳性。

二、Ⅳ型超敏反应皮肤试验的临床意义及应用评价

（一）临床意义

1. 寻找变应原 避免接触变应原是防治超敏反应的重要手段。斑贴试验主要用于寻找接触性皮炎的变应原。

2. 结核菌素皮试意义 ①了解机体是否对结核菌素有免疫力及接种卡介苗后的免疫效果观察，人群中大约96%的人感染过结核分枝杆菌，细胞免疫正常者，皮试结果应为阳性；②排除结核分枝杆菌感染，如细胞免疫正常，皮试结果阴性，可排除结核分枝杆菌感染，但值得注意的是，一些患者的免疫力低下，即使感染了结核分枝杆菌，仍可反应为阴性；③了解机体细胞免疫功能状况。

3. 传染病的诊断 对某些传染病，用相应病原体特异性抗原进行皮试，可起到诊断或鉴别诊断的作用。如对布鲁菌病、某些病毒感染、真菌感染及某些寄生虫感染等。

（二）应用评价

结核菌素皮试不但可以判断机体是否对变应原过敏，而且可以反映机体的细胞免疫功能状况。斑贴试验虽然敏感性不太高，但假阳性较少。

（杨 巍）

本章小结

根据发生机制不同可将超敏反应分为Ⅰ、Ⅱ、Ⅲ、Ⅳ四种类型，但临床实际情况复杂，同一疾病可由多种超敏反应引起，如链球菌感染后肾小球肾炎涉及Ⅱ、Ⅲ型超敏反应；同一抗原在不同条件下也可引起不同类型的超敏反应，如青霉素可引起Ⅰ、Ⅱ、Ⅲ和Ⅳ型超敏反应。因此，在超敏反应免疫学检测项目的选择中，应本着准确、特异、灵敏、快速的原则，选择一种或几种项目检测。

明确变应原对Ⅰ型超敏反应性疾病的诊断和治疗非常重要，对于儿童还有助于预测其变态反应性疾病的自然进程。变应原检测方法分为体内检测和体外检测（血清学检测）两种，其中血清特异性IgE检测是临床筛选变应原的常用方法。细胞脱颗粒测定也是体外检

测项目之一，能够更加直观地反映过敏患者体内情况，有助于判断病情和调整治疗方案。

抗血细胞抗体检测是Ⅱ型超敏反应的主要检查项目，方法较多，主要用于临床输血反应和溶血性疾病的病因筛查和监测。

循环免疫复合物检测是Ⅲ型超敏反应的主要检查项目，检测方法也较多，联合应用几种方法持续监测 CIC 变化，才能对疾病进展和治疗效果作出准确判断。

Ⅳ型超敏反应的常见免疫学检测方法是皮肤试验，用于判断机体是否对变应原过敏，或者反映机体的细胞免疫功能状况。

根据病史选择合适的检测项目，规范操作流程，再结合体内外试验结果作出综合分析，才能对超敏反应性疾病作出正确判断，提出诊疗方案。

第二十三章　自身免疫病及其免疫检测

通过本章学习，你将能够回答下列问题：

1. 何谓自身免疫？何谓自身免疫病？
2. 自身免疫病是如何分类的？
3. 常见自身免疫病有哪些，其特点是什么？
4. 抗核抗体是如何检测的？其临床意义有哪些？
5. 抗 dsDNA 的检测方法和临床意义有哪些？
6. 抗中性粒细胞胞质抗体有哪几种？其检测方法和临床意义分别有哪些？
7. 自身免疫病的相关实验室检查原则有哪些？

正常情况下，机体能识别“自我”，对自身成分不产生免疫应答，或仅产生微弱免疫应答，这种现象称为自身免疫耐受，是维持机体免疫平衡的重要因素。在某些情况下，自身免疫耐受遭到破坏，机体免疫系统对自身成分发生免疫应答，产生针对自身成分的自身抗体(autoantibody)或自身反应性T淋巴细胞，又称致敏T淋巴细胞(以下简称致敏T细胞)，这种现象称为**自身免疫(autoimmunity)**。由自身免疫引起的疾病称为**自身免疫病(autoimmune disease，AID)**。

第一节　常见自身免疫病简介

尽管各种 AID 都是由于自身的免疫耐受被打破引起的组织、器官损伤，但 AID 种类繁多，发病机制、损伤情况和实验室自身抗体阳性情况不尽相同。因此，本节将对各种最常见的 AID 进行简单介绍。

一、自身免疫病分类

根据 AID 主要影响单一器官还是多个器官系统，可分为器官特异性和非器官特异性两大类(表 23-1)，非器官特异性又被称为系统性。例如，慢性甲状腺炎(桥本甲状腺炎)主要影响甲状腺，而系统性红斑狼疮可以影响皮肤、关节、肾脏和其他器官。

二、常见自身免疫病

1. 自身免疫性溶血性贫血(autoimmune hemolytic anemia，AIHA)　AIHA 的特点是①体内出现抗红细胞自身抗体，抗球蛋白试验(antiglobulin test)阳性；②红细胞寿命缩短。抗红细胞自身抗体可分为三类：①温抗体，主要为 IgG，37℃与红细胞结合，可引起 AIHA；②冷凝集素，主要为 IgM，在低温时与红细胞结合，使其凝集，常引起冷凝集素综合征；③多 - 兰(Donath-Landsteiner)抗体，属于 IgG，低温时与两种补体成分结合，温度升至 37℃时，激活补体，导致溶血，出现阵发性冷性血红蛋白尿症。

表 23-1 常见 AID 的分类

类别	病名	类别	病名
器官特异性	慢性甲状腺炎（桥本甲状腺炎）	非器官特异性	类风湿关节炎
	Graves 病		干燥综合征
	Addison 病		系统性红斑狼疮
	1 型糖尿病		抗磷脂综合征
	萎缩性胃炎		特发性炎性肌病
	溃疡性结肠炎		系统性硬化病
	自身免疫性肝病		混合性结缔组织病
	重症肌无力		成人斯蒂尔病
	多发性硬化症		白塞综合征
	自身免疫性溶血性贫血		IgG4 相关疾病
	特发性血小板减少性紫癜		

2. 免疫性血小板减少性紫癜（immunologic thrombocytopenic purpura，ITP） ITP 是一种常见的血小板减少症，患者血清中存在抗血小板抗体，该抗体可以缩短血小板寿命。根据病因和临床表现可分为特发性 ITP 和继发性 ITP。

3. 1 型糖尿病（diabetes mellitus type 1，T1DM） T1DM 主要是 T 细胞介导的胰岛 β 细胞损伤，逐渐丧失分泌胰岛素的功能，患者血液中常出现多种相关的自身抗体。

4. 重症肌无力（myasthenia gravis，MG） MG 患者体内存在神经肌肉接头乙酰胆碱受体抗体。这种自身抗体结合到横纹肌细胞的乙酰胆碱受体上，使之内化并降解，导致肌细胞对乙酰胆碱的反应性不断降低，引起骨骼肌运动无力。

5. 格雷夫斯病（Graves' disease，GD） GD 又被称为毒性弥漫性甲状腺肿，患者血清中有抗**促甲状腺激素受体（thyroid stimulating hormone receptor，TSHR）**抗体。该抗体持续存在，可刺激甲状腺激素持续分泌，造成甲状腺功能亢进。

6. 系统性红斑狼疮（systemic lupus erythematosus，SLE） SLE 是一种累及多器官、多系统的小血管及结缔组织疾病，患者体内可产生针对核酸、核蛋白和组蛋白的抗核抗体及其他自身抗体（表 23-2）。

表 23-2 SLE 常见的自身抗体

自身抗体	阳性率
抗 dsDNA 抗体	60%～90%
抗 ssDNA 抗体	70%～95%
抗组蛋白抗体	30%～70%
抗 Sm 抗体	10%～30%
抗 SSA 抗体	20%～60%
抗 SSB 抗体	10%～20%
抗核糖体 P 蛋白抗体	10%～20%
抗增殖细胞核抗原抗体	2%～6%
抗红细胞抗体	10%～65%
抗磷脂抗体	10%～15%
抗血小板抗体	75%～80%

7. 类风湿关节炎（rheumatoid arthritis，RA） RA是以手脚小关节向心性对称发病，病程长者常出现关节畸形。患者体内可产生类风湿因子、抗环瓜氨酸肽抗体、抗角蛋白抗体等多种自身抗体（表23-3）。

表23-3 RA常见的自身抗体

自身抗体	阳性率
IgM-RF	80%
抗CCP抗体	50%～80%
抗ssDNA抗体	8%
抗角蛋白抗体	36%～59%
抗组蛋白抗体	15%～50%

8. 抗磷脂综合征（antiphospholipid syndrome，APS） APS是一种以血管血栓形成或病理性妊娠为特征，并与抗磷脂抗体（anti-phospholipid antibody，aPL）密切相关的疾病谱。aPL是一组异质性自身抗体家族，能与体内多种带负电荷磷脂成分反应。目前实验室常规检测的三大抗磷脂抗体包括抗心磷脂抗体（anti-cardiolipin antibody，aCL）、抗β2糖蛋白I抗体（anti-β2-glycoprotein I antibodies，aβ2GPI）和狼疮抗凝物（lupus anticoagulant，LA）。

9. 干燥综合征（Sjogren syndrome，SS） SS典型特征为分泌腺体功能异常导致皮肤和黏膜干燥，泪腺与唾液腺最常被侵犯，从而产生眼干与口干。抗SSA/Ro抗体、抗SSB/La抗体常为阳性。

10. 特发性炎性肌病（idiopathic inflammatory myopathies，IIMs） IIMs是一组自身免疫病，其共同特征是慢性肌肉炎症、皮疹及重要内脏器官损伤。以多发性肌炎（polymyositis，PM）及皮肌炎（dermatomyositis，DM）为主，还包括其他亚类。IIMs患者有多种自身抗体，如抗Jo-1、MDA5、TIF1、NXP2、Ku抗体等，其中抗Jo-1在IIMs最为常见，这些自身抗体进一步可细分为肌炎特异性和肌炎相关性自身抗体。

11. 系统性硬化病（systemic sclerosis，SSc） 系统性硬化病也称硬皮病，最典型的表现为皮肤变紧、变硬，病变累及内脏器官，其特异性抗体为抗Scl-70抗体。当病变仅累及皮肤而不伴有内脏损害时，称为局限性硬化症。

12. 混合性结缔组织病（mixed connective tissue disease，MCTD） MCTD是一种少见的，特殊定义的，具有SLE、系统性硬化病和IIMs临床表现特征的综合征，同时伴有极高滴度的抗U1小核核糖核蛋白（U1 small nuclear ribonucleoprotein，U1-snRNP）。肿胀手、雷诺综合征、多关节痛、炎性肌病、食管运动减弱和间质性肺病较为常见。其诊断主要根据患者临床特征、抗U1-snRNP抗体阳性和其他自身免疫病特异性抗体阴性综合得出。

13. 自身免疫性肝病 包括原发性胆汁性胆管炎（primary biliary cholangitis，PBC）、自身免疫性肝炎（autoimmune hepatitis，AIH）和原发性硬化性胆管炎（primary sclerosing cholangitis，PSC）。PBC以肝内中小胆管损伤为主；AIH是一种不明原因的慢性肝脏炎症损伤；PSC以肝内大胆管或肝外胆管损伤为主，缺乏特异性的自身抗体，血清中有时会出现不典型抗中性粒细胞胞质抗体。

14. 尚无公认自身抗体的AID 一些AID尚未发现普遍认可的自身抗体用于疾病诊断，如成人斯蒂尔病、白塞综合征、IgG4相关疾病、复发性多软骨炎等。近期的研究揭示了这些AID可能相关的几种自身抗体，但对这些自身抗体的诊断价值还缺乏充分的循证医学支持。**因此，在对AID进行诊断时，不能仅仅依赖自身抗体测试结果，而应结合临床症状和实验室检查，进行全面评估。**

第二节 常用自身抗体检验项目及临床意义

大多数 AID 在发展过程中都会出现一种或一种以上自身抗体，因此，自身抗体的检测对于 AID 的辅助诊断、病情判断和疗效观察具有重要意义。

一、抗核抗体的检测及其临床意义

传统意义上的抗核抗体（antinuclear antibody，ANA）指抗细胞核抗原成分的自身抗体的总称。随着 ANA 检测技术的改进，尤其是培养细胞抗原基质的广泛应用，对 ANA 的认识已不仅局限于抗细胞核成分的自身抗体。ANA 针对的靶抗原成分已由细胞核扩展到整个细胞成分，包括细胞核、细胞质、细胞骨架及细胞分裂周期蛋白等。**目前 ANA 定义是以真核细胞的各种成分为靶抗原的自身抗体总称。**ANA 主要是 IgG，也有 IgM、IgA 和 IgD，无器官和种属特异性。ANA 主要存在于血清中，也可存在于胸腔积液、关节滑膜液和尿液中。

（一）检测方法

目前最常用间接荧光免疫试验（indirect immunofluorescence assay，IFA）作为 ANA 的筛查试验。该方法检测原理是将以人喉癌上皮（human epithelioma-2，Hep-2）细胞与灵长类肝组织冰冻切片作为检测基质固定于载玻片上，与受检血清反应，血清中 ANA 与核抗原结合，形成抗原 - 抗体复合物，再加入 FITC 标记的二抗反应，形成抗原 - 抗体 - 标记抗体复合物，在荧光显微镜下可观察到基质片上荧光着染强度和荧光模型。**IFA 检测 ANA 的结果通常包含荧光模型和半定量滴度。Hep-2 细胞是包含 100 多种自身抗体靶抗原的“天然阵列”，以其作为基质对 ANA 进行 IFA 检测，敏感性高，是目前公认的 ANA 检测的参考方法。**

此外，还可以采用酶联免疫吸附试验（enzyme linked immunosorbent assay，ELISA）和化学发光法检测 ANA，但该方法只能判断 ANA 阳性与否，无法判断核型。

在 ANA 抗原中，可提取核抗原（extractable nuclear antigens，ENA），其是一类可用盐水或磷酸盐缓冲液从细胞核中提取的酸性蛋白抗原，是由许多小分子 RNA 与各自对应的特定蛋白质组成的核糖核蛋白颗粒，该组成使其各自的抗原性得以增强，分子中不含 DNA。ENA 抗原主要包括 Sm、U1-snRNP、SSA、SSB、Jo-1、Scl-70 等，常用免疫印迹试验（immunoblotting test，IBT）检测抗 ENA 抗体谱（表 23-4）。

表 23-4 常见抗 ENA 抗体谱阳性检出率

自身抗体	常见 AID	阳性率
抗 Sm 抗体	SLE	10%～30%
抗 U1-snRNP 抗体	MCTD	95%
抗 SSA/Ro 抗体	SS	40%～95%
抗 SSB/La 抗体	SS	40%～95%
抗 Scl-70 抗体	SSc	20%～60%
抗 Jo-1 抗体	IIMs	25%～30%
抗增殖细胞核抗原抗体	SLE	2%～6%
抗组蛋白抗体	SLE、RA	30%～70%
核糖体 P 蛋白抗体	SLE	10%～20%

（二）临床意义

ANA是SLE、SS、SSc和IIMs等AID的重要血清学标志物。这些疾病由于与ANA的密切关系，也被称为抗核抗体相关风湿病。常见AID的ANA阳性检出率情况见表23-5。

表23-5 常见AID的ANA阳性检出率

疾病	ANA阳性率
SLE（未治疗）	95%
MCTD	95%～100%
RA	20%～30%
SS	60%～70%
SSc	80%～90%
IIMs	30%
自身免疫性肝病	10%～15%

（三）常见的ANA荧光模型及临床意义

2021年第六届ANA荧光模型国际共识组织（the International Consensus on ANA Patterns，ICAP）工作会议对ANA荧光模型命名分类树进行修订，建议目前临床可报告荧光模型共30种，为确保具有重要临床意义的荧光模型被准确识别，ICAP将荧光模型分为必报荧光模型和选报荧光模型。**根据我国《间接免疫荧光法用于抗核抗体实验室检测的中国专家共识（2023年）》，16种ANA荧光模型为我国推荐必报荧光模型。**以下是4种常见ANA荧光模型：

1. 核均质型 细胞核均匀着染荧光，有些核仁部位不着色，分裂期细胞染色体荧光增强（文末彩图23-1）。相关自身抗体主要有抗dsDNA抗体、抗核小体抗体和抗组蛋白抗体。高滴度主要见于SLE患者，低滴度可见于RA、慢性肝脏疾病、传染性单核细胞增多症或药物诱发的系统性红斑狼疮患者。

2. 核颗粒型 又称斑点型，细胞核内出现颗粒状荧光，分裂期细胞染色体无荧光显色（文末彩图23-2）。相关自身抗体主要包括抗U1-snRNP、抗Sm、抗SSA/Ro、抗SSB/La等抗体。高滴度常见于MCTD，也见于SLE、SSc、SS等。

3. 核膜型 又称周边型，荧光着色主要显示在细胞核周边形成荧光环，或在均一荧光背景上核周边荧光增强；分裂期细胞浓缩染色体阴性（文末彩图23-3）。相关抗体主要是抗板层素、核孔复合体与内膜抗体。高滴度主要见于PBC患者。

4. 核仁型 荧光着色主要在核仁区，分裂期细胞染色体无荧光着色（文末彩图23-4）。相关抗体包括抗RNA聚合酶I抗体、抗纤维蛋白（U3-snoRNP）抗体、抗PM-Scl抗体等。高滴度对诊断SSc具有一定特异性，偶尔也出现于SLE。

二、系统性红斑狼疮相关的自身抗体检测及其临床意义

（一）抗双链DNA抗体

双链DNA（double-stranded DNA，dsDNA）是重要遗传物质，由碱基和磷酸组成，抗dsDNA抗体的反应位点位于DNA（外围区）脱氧核糖磷酸框架上。

1. 检测方法 IFA试验是检测抗dsDNA抗体最常用的方法。其检测原理是以绿蝇短膜虫为基质，其动基体由环状dsDNA构成，因此，如待检样本中有抗dsDNA抗体，则在荧光显微镜下可见动基体处有致密荧光亮点（文末彩图23-5）。通常血清样本1∶10稀释时出现的动基体染色阳性，具有临床诊断价值。应用该方法检测抗dsDNA抗体对SLE诊断特异性高，但敏感性稍差。因此，该方法检测阴性时，不能排除SLE。其他的抗dsDNA抗体

检测方法还包括IBT、化学发光法和ELISA。化学发光法和ELISA法敏感性好，可定量检测，但容易出现假阳性，主要用于判断SLE疾病活动情况和治疗效果。

2. 临床意义 抗dsDNA抗体是SLE患者的特征性标志抗体，是SLE的重要诊断标准之一。抗dsDNA抗体滴度与疾病活动程度相关，抗体滴度的动态测定可监控治疗。

（二）抗Sm抗体

抗Sm抗体因1966年首次在名为Smith的SLE患者身上发现而命名。Sm抗原是第一个非组蛋白核蛋白抗原系统，生化特性是不含DNA的酸性糖蛋白，对DNA酶和胰蛋白酶不敏感且对热稳定。

1. 检测方法 IBT、化学发光法和ELISA是最常用的检测方法。

2. 临床意义 抗Sm抗体对SLE高度特异，是SLE的重要诊断标准之一。高浓度的抗Sm抗体只见于SLE患者，但敏感性低，阳性者在SLE患者中仅占30%左右，故抗Sm抗体阴性时不能排除SLE诊断。该抗体对早期、不典型的SLE或经治疗后SLE的回顾性诊断有很大帮助。

（三）抗核小体抗体

核小体是真核生物细胞核染色质的基本单位。抗核小体抗体（anti-nucleosome antibody，AnuA）是针对天然的核小体以及核小体亚结构DNA起作用的自身抗体。

1. 检测方法 ELISA和IBT是最常用的检测方法。

2. 临床意义 AnuA对SLE的诊断特异性可达95%，尤其在抗dsDNA、Sm抗体阴性时具有重要意义。

三、血管炎相关的自身抗体检测及其临床意义

（一）抗中性粒细胞胞质抗体

抗中性粒细胞胞质抗体（antineutrophil cytoplasmic antibody，ANCA）是一组以人中性粒细胞胞质成分为靶抗原，与临床多种小血管炎性疾病密切相关的自身抗体。该组抗体可以是IgG、IgM或IgA。ANCA主要有两型：**胞质型（cytoplasmic，cANCA）**和**核周型（perinuclear，pANCA）**。**cANCA靶抗原主要是蛋白酶3（proteinase 3，PR3）**，为中性粒细胞嗜天青颗粒的主要成分，能水解弹性蛋白酶、Ⅳ型胶原等多种组织成分。其靶抗原还可能为**杀菌性/通透性增强蛋白（bactericidal/permeability-increasing protein，BPI）**及其他未知抗原，在极少数情况下也可能为髓过氧化物酶（myeloperoxidase，MPO）。**pANCA靶抗原主要为MPO**，系中性粒细胞嗜天青颗粒的另一主要成分。其靶抗原还有BPI、人类白细胞弹性蛋白酶、乳铁蛋白、组织蛋白酶G等。

1. 检测方法 可分为总ANCA和特异性ANCA检测。总ANCA检测通常采用IFA，特异性ANCA检测最常用的是ELISA或化学发光法。常使用IFA联合ELISA或化学发光法进行检测。

IFA：以乙醇或甲醛固定中性粒细胞于载玻片上作为抗原，在荧光显微镜下可显示特定荧光图形。cANCA显示为整个胞质出现粗大至细的颗粒型荧光，胞质荧光清晰显示出分叶核轮廓，分叶核之间荧光增强。乙醇和甲醛固定的中性粒细胞均呈现此种荧光图形。pANCA显示为在乙醇固定的中性粒细胞片上呈现细胞核周围平滑带状荧光，荧光阳性的胞质集中在分叶核周围，形成环状或不规则块状。在甲醛固定的中性粒细胞片中仍呈现胞质颗粒着染的荧光图形（文末彩图23-6）。

2. 临床意义 ANCA是原发性小血管炎的特异性血清标志物，是该类疾病诊断、疗效观察、病情活动和复发的一项重要指标。滴度与疾病活动性相关，滴度增高或持续偏高，提示病情恶化或缓解后再发。ANCA滴度升高常出现在疾病复发前，故动态监测ANCA对预

测疾病复发具有重要意义。

最常见的疾病如肉芽肿性多血管炎（granulomatosis with polyangiitis，GPA）、显微镜下多血管炎（microscopic polyangiitis，MPA）和嗜酸性肉芽肿性多血管炎（eosinophilic granulomatosis with polyangiitis，EGPA）等均可检出 ANCA。GPA 中 cANCA 阳性率可达 90%，MPA 和 EGPA 患者中 ANCA 阳性率分别约为 70% 和 50%。GPA 和 MPA 患者中最常发现和评估的自身抗原为 PR3 和 MPO。

与 ANCA 阳性相关的疾病还有继发性血管炎、非血管炎性疾病（如肺部炎症疾病）、炎症性肠病、RA、SLE、自身免疫性肝病等。但这些疾病中 ANCA 的靶抗原通常不是 MPO 和 PR3，不同的抗原抗体系统与不同的疾病有关，故对 ANCA 的特异性靶抗原检测更有助于临床诊断。

（二）抗内皮细胞抗体

抗内皮细胞抗体（anti-endothelial cell antibody，AECA）是与内皮细胞结合的自身抗体，通常是 IgG 型，也存在 IgM 和 IgA 型。

1. 检测方法 主要采用 IFA，一般以人脐静脉内皮细胞作为检测基质，阳性表现为胞质颗粒型荧光，在肺组织中表现为血管内皮特征性荧光（文末彩图 23-7）。一些内皮细胞株可作为放射免疫测定、ELISA 测定的实验基质，用于抗体的测定。也有采用内皮细胞提取物进行免疫印迹及免疫沉淀测定抗体的。

2. 临床意义 在以内皮细胞损伤为特征的疾病中可检测到 AECA，如 WG、显微镜下多血管炎、白塞综合征、大动脉炎、巨细胞动脉炎和器官移植等。

四、抗磷脂综合征相关的自身抗体检测及其临床意义

1. aPL 的分类

（1）aCL 抗体：aCL 常见于多种疾病，与多种阴性磷脂结合蛋白反应。目前已报道不同亚型和亚类的 aCL，包括 IgG、IgA、IgM 亚型和 IgG1、IgG2、IgG3、IgG4 亚类。

（2）aβ2GPI 抗体：血浆蛋白 β2GPI 由肝细胞合成，也是 aCL 的一种靶抗原，aβ2GPI 同样具有 aPL 活性。aβ2GPI 包括 IgG，IgA，IgM 三种亚型。

（3）LA：LA 是一种作用于磷脂的抗磷脂抗体，可能延长凝血时间，并因首先在 SLE 患者血清中发现而得名，可以是 IgG 型或 IgM 型或两者共存。

2. 检测方法 aCL 和 aβ2GPI 主要通过 ELISA 和化学发光法检测。LA 检测包括三步——①筛选实验；②混合实验；③确证实验。

3. 临床意义 **aPL 阳性或持续升高与 APS 密切相关。**最新 APS 分类标准要求诊断 APS 要满足至少一项临床诊断标准和一项实验室诊断标准，实验室的标准为至少一项的 aPL（IgG 型 aCL、IgG 型 aβ2GPI、LA）为阳性。中度和高度阳性 IgG 型 aCL 和 aβ2GPI 对 APS 诊断具有重要价值。aPL 阳性同样可见于 SLE，并被列为 SLE 的实验室诊断标准之一。

五、类风湿关节炎相关自身抗体的检测及其临床意义

（一）类风湿因子

类风湿因子（rheumatoid factor，RF）是一种以变性 IgG 的 Fc 片段为靶抗原的自身抗体。RF 主要为 19S 的 IgM，也有 7S 的 IgG 和 IgA，它与天然 IgG 结合的能力较差，最易与人和动物变性 IgG 或免疫复合物中的 IgG 结合。RF 与体内变性 IgG 结合形成免疫复合物后可活化补体，或被吞噬细胞吞噬。由吞噬细胞释放的溶酶体酶、活化肽、胶原酶、前列腺素 E2 等物质，在细胞因子和炎性黏附分子的参与下，致组织炎性损伤，发生骨关节炎及血管炎。

常见的RF有IgM型、IgG型、IgA型和IgE型，IgM型被认为是RF的主要类型，也是临床免疫检验中最常测定的类型。

1. 检测方法 临床上常用的RF检测方法有免疫比浊法，化学发光法、免疫荧光层析法及ELISA等。

2. 临床应用 RF是RA患者血清中常见的自身抗体。高滴度有助于早期RA诊断，且滴度与患者临床表现相关。此外，在SLE、SS等患者和部分老年人中也可检测到RF，但滴度较低（<40IU/ml），随着RF滴度增加，其对RA的诊断特异性增高。

RF阴性不能排除RA，有部分RA患者血清RF一直阴性，这类患者关节滑膜炎轻微，很少发展为关节外类风湿疾病。几种疾病中RF的检出率见表23-6。

表23-6 几种疾病中RF的检出率

疾病	阳性率	疾病	阳性率
RA	79%	SSc	80%
SLE	30%	IIMs	80%
SS	95%	MCTD	25%

（二）抗环瓜氨酸肽抗体

抗环瓜氨酸肽抗体（anti-cyclic citrullinated peptide antibody，anti-CCP antibody）的靶抗原主要是聚丝蛋白中的精氨酸残基，其容易被瓜氨酸化，用合成的环状结构的环瓜氨酸肽作为ELISA方法的抗原基质检测anti-CCP，可明显提高检出率。

1. 检测方法 目前最常用的方法有胶乳免疫比浊法，化学发光法、免疫荧光层析法及ELISA等，以合成经修饰的精氨酸残基的环状瓜氨酸肽作为抗原。

2. 临床意义 抗CCP抗体主要为IgG类抗体，对RA特异性为96%，明显高于RF，而且阳性者更易发生关节损害。该抗体在疾病早期就可阳性，具有很高的阳性预测值。

（三）抗角蛋白抗体

抗角蛋白抗体（antikeratin antibody，AKA）又称**抗聚丝蛋白抗体**或**抗角质层抗体**，主要见于RA。在其他疾病，AKA的检出率极低。

1. 检测方法 常采用IFA，以大鼠食管中段黏膜组织切片作为基质。AKA的靶抗原为食管角质层蛋白及上皮层角质基底层蛋白和角质棘层蛋白（文末彩图23-8）。

2. 临床意义 AKA对于早期诊断RA具有重要意义，与RF联合检测，能进一步提高诊断效能。AKA是判断RA预后的一个标志性抗体，高滴度常提示疾病较为严重。AKA敏感性较低，阴性不能排除RA，AKA与RF很少平行出现。

六、自身免疫性肝病相关自身抗体的检测及其临床意义

（一）抗平滑肌抗体

1. 检测方法 **抗平滑肌抗体（anti-smooth muscle antibody，ASMA）**的检测主要采用IFA，以大鼠胃、肾或肝组织或猴肝组织作为基质片，ASMA主要以平滑肌微丝中的肌动蛋白为靶抗原。待测血清中的ASMA与靶抗原结合后，再加入FITC标记的二抗，反应后可在荧光显微镜下观察平滑肌组织纤维的荧光。

2. 临床意义 ASMA是AIH血清学标志性抗体，高滴度对AIH高度特异。在AIH，ASMA主要为IgG型，而PBC与AIH重叠时，常以IgG型和IgM型同时出现。

（二）抗肝肾微粒体-1、肝细胞胞质抗体-1和可溶性肝抗原/肝胰抗原抗体

1. 检测方法 目前多采用IFA、ELISA、IBT检测。抗肝肾微粒体-1抗体（anti-liver kidney microsome-1 antibody，anti-LKM-1）靶抗原是细胞色素 P450 2D6，抗肝细胞胞质抗原Ⅰ型抗体（anti-liver cytosol antibody type 1，anti-LC-1）靶抗原是亚氨甲基四氢叶酸环化脱氢酶，抗可溶性肝抗原 / 肝胰抗原抗体（anti-soluble liver antigen/liver pancreas antibody，SLA/LP）靶抗原是分子量为 50kDa 的肝胰抗原。

2. 临床意义 三种抗体均为Ⅱ型 AIH 的血清学标志。大约 7% 的慢性丙型肝炎患者也可检测到 LKM-1 抗体，LKM-1 抗体在 AIH 患者中的滴度要远高于丙型肝炎患者。抗 LC-1 抗体在Ⅱ型 AIH 中的阳性率为 30%，在丙型肝炎中未见报道。抗 SLA/LP 抗体主要见于 AIH 或 AIH/PBC 重叠综合征患者，对 AIH 的诊断特异性可达 98.9%～100%。且该自身抗体阳性的 AIH 患者存在病情较重、易复发等临床特点。

（三）抗线粒体抗体及其 M2 型

1. 检测方法 **抗线粒体抗体（anti-mitochondrial antibody，AMA）**的检测主要采用 IFA，可以以 Hep-2 细胞、大鼠肝组织或肾组织切片作为基质，靶抗原位于真核细胞线粒体内膜面，AMA 阳性者在细胞质内可见到较粗的颗粒型荧光。AMA-M2 型抗体的靶抗原主要是丙酮酸脱氢酶复合体 E2 亚基，常采用 ELISA 或免疫斑点试验检测。

2. 临床意义 **AMA 及其 M2 亚型对 PBC 具有很高的敏感性和特异性**，均可达 90%～95%，是 PBC 诊断的重要指标，但与 PBC 的损伤程度、活动情况及预后无关。其他慢性肝脏疾病和 SS 中也可检出 AMA 或其 M2 亚型，但以低滴度为主。

（四）抗 sp100、PML、gp210、p62、着丝粒蛋白 B 和 Lamin 蛋白抗体

1. 检测方法 通常采用 IBT 或 ELISA 进行检测。

2. 临床意义 这几种自身抗体对于 PBC 的辅助诊断具有重要意义，特别是对于 AMA 阴性的 PBC 患者，其临床价值更为明显。而且，这些自身抗体与 PBC 的活动程度有关，可以用于判断疾病预后。如抗 gp210 抗体阳性预示着疾病处于进展期，预后较差，抗着丝粒蛋白 B 抗体阳性 PBC 患者更易发展为门脉高压。

七、内分泌疾病相关自身抗体的检测及其临床意义

（一）桥本甲状腺炎相关自身抗体

桥本甲状腺炎（Hashimoto thyroiditis，HT）是甲状腺慢性炎性疾病，甲状腺内淋巴细胞、浆细胞及巨噬细胞浸润与组织损伤是引起甲状腺功能低下的重要原因。HT 患者常可出现**抗甲状腺球蛋白抗体（anti-thyroglobulin antibody，anti-TGAb）**及**抗甲状腺过氧化物酶抗体（anti-thyroid peroxidase antibody，anti-TPOAb）**，但这些抗体不是引起 HT 的直接原因。

1. anti-TGAb 与 anti-TPOAb 的检测方法 过去常采用 IFA 检测，现多采用化学发光法自动化定量检测 anti-TGAb 和 anti-TPOAb。

2. anti-TGAb 与 anti-TPOAb 的临床意义 HT 患者 anti-TGAb 阳性率为 36%～100%，anti-TPOAb 阳性率为 85%～100%，anti-TGAb 与 anti-TPOAb 联合检测对 HT 的检出阳性率可达 98%。anti-TGAb 与 anti-TPOAb 阴性可排除 HT。部分正常人也可出现 anti-TGAb 或 anti-TPOAb 阳性，但滴度较低。其他 AID 也可出现 anti-TGAb 与 anti-TPOAb，如 Graves 病、艾迪生病（Addison's disease）等，应结合患者临床表现进行诊断。

（二）糖尿病相关自身抗体

目前糖尿病主要分为两型，其中 1 型糖尿病（T1DM），又名胰岛素依赖型糖尿病，是由于免疫系统发育不良或免疫应激引起，2 型糖尿病（T2DM）则与免疫因素关系不大。在 T1DM 患者中可查出多种自身抗体，如谷氨酸脱羧酶抗体、胰岛细胞抗体、酪氨酸磷酸酶抗体、胰岛素抗体等。

1. 检测方法 目前常用化学发光法、ELISA 和 IBT 检测多种 T1DM 相关的自身抗体。

2. 临床意义 多种自身抗体的疾病特异性接近100%，但其敏感性因人群和年龄而异（60%～80%），对于年龄低于5岁的高加索人，敏感性较高。多种自身抗体阳性，5年和10年内患1型糖尿病的风险分别为50%和80%。此外，接受外源性胰岛素或胰岛素类似物治疗的2型糖尿病患者体内也可出现胰岛素自身抗体。

八、神经系统自身免疫病相关自身抗体的检测及其临床意义

（一）神经系统副肿瘤综合征相关抗体

神经系统副肿瘤综合征（paraneoplastic neurological syndrome，PNS）是由肿瘤通过远隔效应引起机体异常自身免疫反应或其他原因引起的累及神经系统的病变。其临床表现与原发肿瘤直接或转移侵犯无关，常见的病因是肺癌、乳腺癌和卵巢癌等。PNS相关抗体包括：抗Hu、Ri、Yo、Ma2、CV2、胶质纤维酸性蛋白及两性蛋白抗体等。

1. 检测方法 经典副肿瘤综合征相关的抗原主要定位于细胞内，可先用基于组织的IFA法进行初筛，后用蛋白质印迹或ELISA进行确诊试验。

2. 临床意义 PNS相关自身抗体不仅有助于确定神经系统综合征是否为副肿瘤性疾病，还可提示特定肿瘤的存在。如抗Yo抗体，多见于女性（>99%），通常为高滴度（1∶1 000以上），脑脊液滴度常高于血清。该抗体对诊断副肿瘤性小脑变性合并卵巢癌及乳腺癌高度特异。患者该抗体阳性，应进行全面骨盆和乳腺检查。

（二）中枢神经系统炎性脱髓鞘疾病相关抗体

中枢神经系统疾病自身抗体检测方法常用的是蛋白质印迹法和IFA法。根据作用的底物不同又分为基于细胞的和组织底物的IFA（免疫组化）。目前国内外大多数实验室使用的商业试剂盒是基于细胞的IFA方法。

1. 抗水通道蛋白4（aquaporin 4，AQP4）**抗体** 在中国有70%～80%的视神经脊髓炎谱系疾病患者出现抗AQP4抗体阳性。

2. 抗髓鞘少突胶质细胞糖蛋白（myelin oligodendrocyte glycoprotein，MOG）**抗体** 抗MOG抗体阳性的患者约占AQP4抗体阴性视神经脊髓炎谱系疾病患者的20%～40%。

3. 髓鞘碱性蛋白质（myelin basic protein，MBP）**抗体** MBP是一种封闭的自身抗原，当MBP暴露或释放至脑脊液中时，可引起免疫应答，并刺激机体产生抗MBP抗体。在多发性硬化患者中的阳性率为40%～70%。

（三）自身免疫性脑炎相关抗体

自身免疫性脑炎相关抗体同时兼具致病性和特异性诊断标志物的性质，代表性自身抗体为**抗-N-甲基-D-天冬氨酸受体（NMDAR）、富亮氨酸胶质瘤失活1蛋白（LGI1）、γ-氨基丁酸B型（GABAB）受体**以及**α-氨基-3-羟基-5-甲基-4-异噁唑丙酸（AMPA）受体抗体**等。常用基于细胞的IFA方法检测。

（四）重症肌无力相关自身抗体

抗乙酰胆碱受体（anti-acetylcholine receptor，anti-AchR）抗体和抗骨骼肌抗体（anti-skeletal muscle antibodies，ASA）常用ELISA进行检测，是MG的标志性抗体。约90%的MG患者anti-AchR抗体阳性，其滴度与病情轻重无相关性。单纯MG患者的ASA阳性率约30%；伴有胸腺瘤时，几乎都为阳性。

九、胃肠道疾病相关自身抗体的检测及其临床意义

（一）炎症性肠病相关自身抗体

炎症性肠病（inflammatory bowel disease，IBD）是一种病因不明的慢性肠道炎症性疾病，主要包括溃疡性结肠炎（ulcerative colitis，UC）和克罗恩病（Crohn disease，CD）。

1. 抗胰腺腺泡抗体 常采用 IFA 检测，以猴胰腺冰冻组织切片作为检测基质。抗胰腺腺泡抗体与胰腺外分泌腺反应，产生网状颗粒型或滴状荧光，只有这两种模型可判断为阳性。高滴度抗胰腺腺泡抗体主要见于 CD，阳性率为 39%，抗胰腺腺泡抗体阳性较阴性患者易发生胰腺外分泌功能损害。

2. 抗酿酒酵母菌抗体 抗酿酒酵母菌抗体是另一个 CD 血清学诊断的指标。目前主要使用 ELISA 和化学发光法检测，该抗体 IgA 和 IgG 型在 CD 中的阳性率为 73%。

3. 抗小肠杯状细胞抗体 主要应用 IFA、ELISA 和化学发光法进行检测。该抗体在 UC 中的阳性率约为 28%，男性阳性率是女性的 3 倍。

4. pANCA UC 患者血清中 ANCA 阳性率为 60%～80%，多为 pANCA，而在 CD 的阳性率仅为 10%～20%，相关靶抗原只有 BPI 等，滴度与疾病活动性无关。pANCA 可作为 UC 和 CD 鉴别诊断以及 UC 的早期诊断指标。

（二）萎缩性胃炎及恶性贫血相关自身抗体

萎缩性胃炎及恶性贫血常见的自身抗体是抗胃壁细胞抗体（anti-parietal cell antibody，PCA）与抗内因子抗体。PCA 靶抗原位于胃黏膜壁细胞内的 H^+/K^+-ATP 酶，此酶是氢转运酶或质子泵，由两个亚单位组成，α- 亚单位（92kD）与 β- 亚单位（60～90kD），负责胃酸分泌。90% 的恶性贫血患者可检测到 PCA。

第三节 自身抗体检测的常用方法及检测流程

自身抗体常用检测方法较多，如 IFA、ELISA、IBT、化学发光法、对流免疫电泳等，每种方法都有其自身的特点，在临床应用过程中应注意根据不同方法和项目的特点加以选择，同时应做好不同方法的联合应用，取长补短，为临床提供最合理的报告。

一、常用检测方法及方法选择

对于 ANA 自身抗体检测，应首选 IFA 作为理想的筛查试验。因为绝大多数自身抗体的靶抗原为自身细胞核或细胞膜、细胞质内物质，以细胞组织成分作为抗原基质，进行 IFA 检查是最客观的自身抗体检测手段。系统性 AID，常选用 Hep-2 细胞作为检测基质。器官特异性 AID，应采用特异性组织切片作为检测基质。当需对自身抗体进行抗原特异性区分时，则可选择 ELISA、IBT、化学发光法、对流免疫电泳或免疫双扩散。

二、检测流程

在进行自身抗体检测时，由于有些自身抗体在 AID 中的敏感性高，但特异性不强，仅具有筛选意义而不具有诊断价值。而有些自身抗体的敏感性低，但对某一种 AID 诊断的特异性很高，相关性强，因此在协助临床医师选择相关检测项目时，应注意筛查性试验与确证性试验间的合理组合，特别是应根据患者临床症状的提示，选择性检测相关的自身抗体，切忌盲目地全面检测。

如针对系统性 AID，如 MCTD、SLE、SS 等，通常以 ANA 作为筛查项目，因为在这些 AID 中，ANA 绝大多数可呈阳性，而其他针对特异性靶抗原成分的自身抗体应根据临床需要进行选择性检测，以进一步明确诊断。如果 ANA 检测阴性或低滴度，而患者临床症状又强力提示疾病，检测疾病特异性抗体，则可避免不必要的漏诊。**与此同时，作为检验人员，一定要考虑到不同方法学之间的敏感性与特异性差异，在进行自身抗体检测时，要制订好适合自己实验室的检测方案及流程。**

三、质量控制

自身抗体从定性分析迈向定量评价是现阶段发展的趋势。新方法和新技术的应用提高了自身抗体检测水平，但自身抗体检测能力的提升离不开规范化的检测质量管理。**自身抗体检测的质量管理应覆盖检测全程，即检测前、检测中和检测后。**临床实验室应根据国家标准、指南和专家共识等开展相关工作，设置管理架构并建立相关标准化操作规程。临床实验室进行自身抗体检测时应有完善、可靠的室内质控和室间质评，并开展实验室内比对，确保实验检测结果的重复性与准确性。

四、自身抗体检测结果的解释

检验人员在进行自身抗体检测时，要正确理解检测结果并加以解释，才能合理辅助疾病诊断，更好满足临床需求。鉴于此，应掌握以下基本原则：①自身抗体对 AID 有一定敏感性和特异性，应根据特性正确理解其检出率，同时，没有一种自身抗体可单独诊断疾病，多项指标联合检测能提高检出率。②ANA 阳性不代表一定患有 AID，健康人中会有一定比例（5%～10%）ANA 阳性（常为低滴度）。此外，感染、肿瘤等也会引起自身抗体的出现。③某些自身抗体出现于症状之前，有一定疾病预测价值。对首次出现自身抗体的个体建议在一段时间后再次检测，连续多次出现自身抗体可能提示其出现 AID 的概率增加。④IFA 检测自身抗体时，目前仍有很多没有明确靶抗原的荧光模型，其临床意义也不甚明确，但应该客观报告，引起临床重视。⑤不同方法学有各自的检测敏感性和特异性，一个检测项目用不同的实验方法检测，可能会出现结果差异，尤其是处于临界值（弱阳性）的抗体血清。正确认识这一点才能更客观地看待结果。

第四节　自身免疫病相关的其他检验项目及其临床意义

在 AID 患者体内存在多种自身抗原，故自身抗体也可有交叉重叠现象，当试验中出现多种自身抗体阳性时，还必须结合患者临床症状进行综合分析。此外，部分 AID 患者会出现特异性抗体阴性结果，或者尚无公认的自身抗体用于临床诊断。因此，在进行 AID 相关检测报告审核时，应综合考虑以下因素：年龄和性别、家族史、抗体效价的增长和波动情况、其他免疫学指标（如 IgG、IgA、IgM 和补体等）有无增高、对免疫抑制剂治疗的反应、红细胞沉降率、C 反应蛋白、血常规、生化检查和凝血功能等检测项目有无异常等。

一、免疫球蛋白、补体检测的临床意义

（一）免疫球蛋白检测的临床意义

AID 血清中免疫球蛋白含量往往高于正常值。其中 IgG 升高较明显，IgM、IgA 也会升高。免疫球蛋白含量的波动与疾病活动呈一定相关性，动态观察血清或局部体液中免疫球蛋白量的变化，可辅助分析疾病情况。

根据重链氨基酸残基的组成和抗原差异性以及连接重链的二硫键数目和位置的不同，IgG 可分为 IgG1、IgG2、IgG3 和 IgG4 四个亚类。在四种 IgG 亚类中，IgG4 水平的升高具有重要的临床价值，尤其是在 IgG4 相关疾病中。IgG4 相关疾病是一种自身免疫介导的纤维炎性疾病，累及全身多个器官，标志性特征是受累组织中以 $IgG4^{+}$ 浆细胞为主的致密淋巴浆细胞性浸润，常伴有一定程度的纤维化、闭塞性静脉炎和嗜酸性粒细胞增多，**患者血清 IgG4 水平常异常升高。**

（二）补体检测的临床意义

多种 AID 如 SLE、RA 等在活动期时都会消耗大量补体，其总补体活性（CH50）及单一补体如 C3、C4 含量均明显降低。当疾病处于缓解期，补体含量又可逐渐恢复正常。检测补体含量的变化对了解疾病的进展和治疗效果具有重要意义。

二、淋巴细胞检测的临床意义

虽然 AID 多与自身抗体有关，但在发病机制中起主导作用的是淋巴细胞。检测淋巴细胞亚群数量及功能可反映患者体内免疫细胞状况，为临床治疗提供参考指标。淋巴细胞表面标志和功能的检测见前面章节。

三、细胞因子检测的临床意义

在 AID 患者体内 T 细胞亚群的失衡会导致许多细胞因子的活化表达异常，这些异常表达的细胞因子在介导免疫病理损伤中起重要作用。目前，临床上已开始采用生物合成的抗细胞因子抗体治疗某些 AID，其目的是降低过高的免疫应答，缓解免疫病理损伤，故在疾病病程中检测某些细胞因子不但对疾病发生机制的研究有作用，也可了解病程进展及指导治疗。

四、循环免疫复合物检测的临床意义

免疫复合物（immune complex，IC）或抗原 - 抗体复合物是抗原与相应抗体结合的产物。在正常情况下，机体清除体内免疫复合物对机体有利。但在某些情况下，体内形成的免疫复合物不能被及时清除，沉积于机体某一部位，如皮肤、血管壁及脏器，称为局部免疫复合物，游离于体液中的免疫复合物称为可溶性免疫复合物，随血液循环的免疫复合物称为**循环免疫复合物（circulating immune complex，CIC）**。免疫复合物沉积可引起一系列病理生理反应，形成免疫复合物病。因此检测体内免疫复合物，对某些疾病的诊断、病情演变、发病机制的探讨、疗效观察和预后判断等具有重要意义。

（欧启水）

本章小结

AID 是由自身免疫应答引起的疾病，其体内产生针对自身成分的自身抗体或自身反应性 T 细胞，最终导致自身组织器官损伤或功能障碍。

自身抗体是 AID 诊断的重要标志。大部分 AID 都伴有特征性的自身抗体谱。IFA 法是 AID 临床诊断与鉴别诊断重要的筛查试验，对 ANA 阳性者应进一步检测特异性自身抗体，为明确诊断、临床分型、病情观察、预后及治疗评价提供更精准的实验室证据。

抗 dsDNA 抗体、抗 Sm 抗体、抗核小体抗体是 SLE 患者的特征性标志抗体。而 dsDNA 抗体滴度还与疾病的活动程度有相关性，抗体滴度的动态测定为监控治疗提供了有效的实验室手段。

其他疾病相关的自身抗体还有与血管炎相关的 ANCA、与抗磷脂综合征相关的抗磷脂抗体；与 RA 相关的 RF、抗角蛋白抗体、抗 CCP 抗体；与自身免疫性肝病相关的 ASMA、AMA 等。

自身抗体检测已成为临床免疫检测中一类重要的实验室指标。在进行自身抗体检测时，应根据具体需求选择相应的检测项目，以实现筛查或确诊的目的。因此，在协助临床医师选择相关检测项目时，应注意筛查试验与确诊试验间的合理组合。**此外，在解读自身抗体测试结果时，需要考虑到不同检测方法可能带来的结果差异、病情变化及治疗效果，并强调与临床医师的有效沟通，以确保检测结果能准确反映患者的健康状况。**

第二十四章 免疫增殖性疾病及其免疫检测

通过本章学习，你将能够回答下列问题：

1. 何谓免疫增殖性疾病？
2. 多发性骨髓瘤的免疫学检查有哪些？
3. 免疫增殖性疾病中免疫球蛋白的合成有哪些特点？
4. M蛋白的定义和检测意义是什么？
5. 本周蛋白的定义和检测方法是什么？
6. 血清蛋白电泳异常图谱的临床意义有哪些？
7. 异常免疫球蛋白的检测方法有哪些？
8. 异常免疫球蛋白检测的应用原则是什么？

免疫增殖性疾病主要是由淋巴细胞异常增殖所致。正常情况下，淋巴细胞受特异性抗原刺激后发生增殖、分化，并受机体反馈调节抑制。淋巴细胞一旦逃脱机体正常调控就会异常增殖，进而引起免疫增殖性疾病。依据增殖细胞不同的表面标志可将免疫增殖性疾病分为淋巴细胞白血病、淋巴瘤和浆细胞病。本章将着重阐述单克隆浆细胞恶性增殖相关的免疫增殖性疾病及其临床检测。

第一节 概 述

免疫增殖性疾病是一组复杂多样的疾病，本节将概述其分类及免疫损伤机制，并介绍几种常见的浆细胞异常增殖性疾病。

一、免疫增殖性疾病的概念及分类

免疫增殖性疾病是由免疫器官、免疫组织或免疫细胞异常增生所致的一组疾病，包括良性增生和恶性增生两类，主要表现为免疫球蛋白（immunoglobulin，Ig）异常（质和量）和免疫功能异常。

良性增生多为多克隆增殖性疾病，由产生各种免疫球蛋白的B细胞全面增殖所致，包括两种情况：①5种Ig同时增多；②只有1种Ig增多，如IgG、IgA或IgM等，但κ/λ比值不变。多克隆增殖可见于以下6种疾病。

1. 慢性肝病、肝硬化 慢性肝病特别是肝硬化时可出现明显的γ球蛋白升高，严重时可使清蛋白与球蛋白比值倒置。已明确，γ球蛋白主要是IgG，也有IgA和IgM，在血清蛋白电泳时可出现从β区到γ区的弥漫增加，形成特有的β-γ桥。

2. 自身免疫病 自身免疫病常有多克隆B细胞激活，最具代表性的是系统性红斑狼疮（systemic lupus erythematosus，SLE）。该病患者血清Ig的升高具有特征性，如IgG可高达50g/L，除多发性骨髓瘤外几乎难以看到这样的增殖程度。此外，SLE患者尿中也可检出大量Ig轻链。

3. 慢性感染 细菌感染如慢性肺脓肿、慢性化脓性骨髓炎等可引起多克隆 Ig 升高；病毒和寄生虫感染也会出现 IgM 升高。

4. 恶性肿瘤 恶性肿瘤患者早期会出现多克隆 Ig 增多，但无特征性，也不持久，待到肿瘤晚期，尤其恶病质出现时，Ig 反而会降低。

5. 获得性免疫缺陷病 T 细胞被侵犯失去功能，而 B 细胞失控或代偿性相对升高，导致多克隆 Ig 增多。

6. 免疫母细胞性淋巴结病 因病毒感染、药物过敏或免疫注射等引起免疫调节功能异常而出现的淋巴组织异常增殖及多克隆高 Ig 血症。

恶性增生主要指单克隆增殖性疾病，即一个 B 细胞在某一分裂阶段发生突变，然后急剧分化、增殖，并大量表达某种单一的 Ig。但单克隆免疫球蛋白异常增多也可继发于某些疾病，并表现为良性增多，因此单克隆免疫球蛋白增多病又可分为以下三类。

1. 原发性恶性单克隆免疫球蛋白病 包括多发性骨髓瘤、原发性巨球蛋白血症、孤立性浆细胞瘤、淀粉样变性、重链病、轻链病、恶性淋巴瘤和慢性淋巴细胞白血病等。

2. 继发性单克隆免疫球蛋白病 包括非淋巴网状系统肿瘤、单核细胞白血病、风湿性疾病、慢性炎症、冷球蛋白血症、原发性巨球蛋白血症性紫癜、丘疹性黏蛋白沉积症和家族性脾性贫血症（戈谢病）等。

3. 原发性良性单克隆免疫球蛋白病 包括一过性单克隆免疫球蛋白增多病和持续性单克隆免疫球蛋白增多病等。

二、免疫增殖性疾病的免疫损伤机制

免疫增殖性疾病中异常的免疫细胞增殖不具有免疫功能，但可直接损害免疫系统，同时还可通过其生长行为和分泌有关物质进一步损害正常的免疫细胞和其他组织，最终导致疾病。以浆细胞恶性增殖为例，其免疫损伤机制包括以下几点：

1. 浆细胞异常增殖 在各种因素作用下，浆细胞异常增殖并伴有单克隆 Ig 或其多肽链亚单位合成异常，损害免疫系统和骨髓细胞。

2. 抑制正常的体液免疫 正常体液免疫中 IL-4 可启动 B 细胞进入 DNA 合成期，而 IL-6 则促使 B 细胞分化成浆细胞，并反馈抑制 IL-4，进而控制 B 细胞的增殖、分化。而浆细胞瘤患者体内异常增高的 IL-6 可抑制 IL-4 的产生，从而影响正常的体液免疫反应。

3. 异常免疫球蛋白增多造成的病理损伤 浆细胞异常增殖可产生大量无活性的 Ig 或其片段，沉积于组织中可引起组织变性和淋巴细胞浸润，进而导致相应器官的功能障碍。

4. 溶骨性病变 浆细胞瘤患者大多伴有溶骨性破坏，可能是由成骨细胞调节功能紊乱所致。

三、常见免疫球蛋白增多病

免疫球蛋白增多病特指由浆细胞的异常增殖引起免疫球蛋白异常增多，进而造成机体病理损伤的一组疾病，常见以下 6 种类型。

（一）多发性骨髓瘤

多发性骨髓瘤（multiple myeloma，MM）也称为浆细胞骨髓瘤，是由合成和分泌免疫球蛋白的浆细胞发生恶变，造成大量单克隆的恶性浆细胞增生所致。肿瘤多侵犯骨质和骨髓，产生溶骨性病变，骨盆、脊柱、肋骨和颅骨最常累及。MM 依据 M 蛋白类型可分为 IgG 型、IgA 型、IgD 型、IgM 型、IgE 型、轻链型、双克隆型以及不分泌型，进一步还可根据 M 蛋白的轻链型别分为 κ（kappa）型和 λ（lambda）型。其中 IgG 型 MM 在人群中的发病率最高，IgA 型和轻链型次之，IgM 型少见，IgD 型更少见，IgE 型和不分泌型罕见，即不同类型 MM 的人群发病率与 Ig 本身含量一致。本病病因不明，多发于 40～70 岁的中老年人。该病的免疫学检测结果包括：①免疫球蛋白检测可见相应的单克隆 IgG、IgA、IgM、IgD 或 IgE 升高；②血、尿轻链检测可见相应轻链 κ 或 λ 升高，κ/λ 比值异常；③血清蛋白电泳（serum protein electrophoresis，SPE）出现狭窄浓集的异常区带，宽度与白蛋白带大致相等或较其狭窄，即 M 蛋白带；④免疫固定电泳（immunofixation electrophoresis，IFE）的不同泳道出现相应的异常条带，可对 MM 进一步鉴定和分型；⑤血清游离轻链（free light chain，FLC）定量测定出现 κ 型或 λ 型 FLC 的含量和比值明显异常，可用于 MM 尤其是轻链型和不分泌型的诊断，而受累和非受累 FLC 的比值和差值还可作为 MM 的随访指标用于治疗效果评估。

（二）巨球蛋白血症

原发性或 Waldenstrom 巨球蛋白血症（macroglobulinemia）是由浆细胞无限制增殖并产生大量单克隆 IgM 所致的疾病，以高黏滞血症、肝脾大为特征，骨损害不常见。病因不明，男性发病多于女性，中位年龄 65 岁。患者血清常分离不出清蛋白或呈胶冻样改变，免疫学检测的异常结果包括：①SPE 在 γ- 球蛋白带内可见高而窄的尖峰或密集带，即 M 蛋白，免疫电泳（immunoelectrophoresis，IE）证实主要为单克隆 IgM 型 M 蛋白；②尿液中有单克隆轻链存在。

（三）重链病

重链病（heavy chain disease，HCD）是一组少见的浆细胞恶性增殖性疾病，其特征为单克隆 Ig 重链过度生成。按不同的重链类型，本病分五类。

1. IgA 重链（α 重链）**病**　是最常见的 HCD，10～30 岁患者多见，可分为肠型和肺型。肠型多见，患者表现为较严重的腹泻、吸收不良、脂肪泻和体重减轻。肺型极少见，以呼吸困难为主要表现。其 SPE 中可不出现孤立的 M 峰，仅有一半病例可在 α_2 与 β- 球蛋白区出现不明显的宽带。诊断依据是用 IE 或 IFE 等方法证实患者血清、尿或肠道分泌物中存在单克隆的 α 重链。

2. IgG 重链（γ 重链）**病**　老年患者多见，通常有淋巴结肿大和肝脾大。常见贫血、白细胞减少、血小板减少、嗜酸性粒细胞增多，外周血常出现不典型的淋巴细胞或浆细胞。诊断依据是 IE 或 IFE 在血清和尿中检出游离的单克隆 γ 重链，未检出与单克隆轻链生成有关的证据。

3. IgM 重链（μ 重链）**病**　报道较少，患者表现为病程漫长的慢性淋巴细胞白血病或其他淋巴细胞增殖性疾病的征象。本周蛋白尿（κ 型）见于 10%～15% 患者。其 SPE 通常正常或显示低丙种球蛋白血症。IE 若发现血清成分可与抗 μ 链的抗血清起反应，但不与抗轻链的抗血清起反应，可作出诊断。

4. IgD 重链（δ 链）**病**　罕见，患者出现骨髓浆细胞明显增多及颅骨溶骨性病损。在其血清蛋白电泳中出现小 M 蛋白成分，该成分可与抗 IgD 的抗血清起反应，而不与其他类型的抗重链或抗轻链的抗血清起反应。

5. IgE 重链（ε 链）**病**　至今还未发现。

（四）轻链病

轻链病（light chain disease，LCD）是因异常的浆细胞产生过多的轻链，而重链合成相应减少，过多的游离轻链片段在血清或尿液中大量出现而引起的疾病；一旦 Ig 轻链在全身组织中沉积，引起相应的临床表现，即为轻链沉积病（light chain deposition disease，LCDD）。患者可发生不明原因的贫血、发热、周身无力、出血倾向、浅表淋巴结及肝脾大，继而出现局限性或多发性骨痛、病理性骨折或局部肿瘤。本病多发于中老年人，其免疫学检测结果包括：①血清 Ig 定量可见各种 Ig 正常或减少，轻链 κ/λ 比值异常；②SPE 可出现轻链带；③IFE 中各重链泳道均无免疫沉淀带，只有轻链出现异常免疫沉淀带；④尿 Ig 定量可见单克隆轻链蛋白增加，κ/λ 比值异常，本周蛋白阳性。

（五）意义未明单克隆丙种球蛋白血症

意义未明单克隆丙种球蛋白血症（monoclonal gammopathy of undetermined significance，MGUS）指患者血清或尿液中出现单克隆 Ig 或轻链，但排除恶性浆细胞病，其自然病程、预后和转归暂时无法确定的疾病。病因不明，约占 M 蛋白阳性患者一半以上，发病率随年龄增长而增高，50 岁以上约为 1%，70 岁以上为 3%，90 岁以上可高达 15%。患者免疫学检测结果包括：①SPE 时在 γ 区内可见高而窄的尖峰或密集带，IE 证实为单克隆 M 蛋白带，M 蛋白以 IgG 型最多，约占 60%，IgA 和 IgM 型各占 20%，轻链型约占 5%，未见 IgD 和 IgE 型 MGUS 的报道；②M 蛋白浓度 <30g/L；③尿液中没有或仅有微量 M 蛋白；④血清 FLC 定量测定出现异常 κ/λ 值或高水平 FLC，提示疾病进展风险较高。

（六）淀粉样变性

淀粉样变性（amyloidosis）是指患者体内产生的淀粉样蛋白沉积到一处或多处组织器官的细胞间，压迫组织，影响其功能的一组疾病。临床上可分为系统性（主要是淋巴细胞和浆细胞相关的淀粉样变性）和非系统性（即器官或系统的局限性淀粉样变性）。淀粉样沉淀物可来源于 Ig 轻链（AL 型淀粉样变性）、淀粉样蛋白 A（AA 型）、β_2 微球蛋白和甲状腺激素结合蛋白等，其成分主要是多糖蛋白复合体，在光镜下呈无定形的均匀的嗜伊红性物质，用刚果红染色偏光观察可见特异的绿光双折射或红绿双折射。淀粉样变性患者的临床表现和病程取决于淀粉样蛋白的沉积部位、沉积量、受累器官和系统的损伤程度及原发病的状况。约 80% 的原发性系统性淀粉样变性患者血清和尿中有单克隆 Ig 成分，最常见的是游离单克隆轻链。AL 型淀粉样变性是单克隆 Ig 轻链错误折叠形成的淀粉样蛋白沉积所致，可分为 κ 轻链型和 λ 轻链型，临床常见 λ 轻链型，约占 85%。该病患者血清 κ 型和 λ 型 FLC 比值明显异常，受累与非受累 FLC 差值和比值是疾病分期和疗效评估的重要指标。

第二节　免疫增殖性疾病常用检验项目及其临床意义

异常免疫球蛋白的检测是免疫增殖性疾病常用的免疫学检验项目，可为疾病的诊断提供重要依据，主要包括 M 蛋白和尿轻链蛋白的检测。此外，骨髓活检和骨髓涂片、外周血和骨髓细胞的流式细胞术等检验项目在免疫增殖性疾病中也具有一定应用价值。

一、异常免疫球蛋白的特点

免疫球蛋白是机体的正常生理成分，具有高度特异性和多样性，由 B 细胞分化的浆细胞合成和分泌。它由 4 条肽链组成，包括 2 条轻链和 2 条重链，电泳时主要处于 γ 区，少数在 β 区，因此又称为 γ 球蛋白。重链和轻链的氨基酸数量差别很大，合成速度也不同，合成一条重链和轻链分别需要 18 分钟和 10 分钟，组成完整的 Ig 时就会出现轻链过剩。这些过剩的轻链处于游离状态，即为血清游离轻链，其浓度取决于生成水平与肾脏清除速度之间的平衡。正常人血清和尿中始终有微量 FLC 存在。

免疫增殖性疾病中 Ig 的合成出现异常：①合成量高，突变的 B 细胞转化的浆细胞活性极高，可快速合成 Ig；②合成时间短，合成一条重链和轻链分别只需 2.5 分钟和 1 分钟；③产生多余轻链，每合成 1 分子 Ig 会剩余 3 条轻链，多余的轻链由尿中排出，可达 1mg/ml 以上。上述现象可导致三种结果：①Ig 大量合成，血清中含量显著增加，高于正常人数倍到数十倍；②大量异常的 Ig 是同一型别的，理化性质均一，但无抗原结合活性，也无其他免疫活性；③正常 Ig 即多样性 Ig 减少，正常免疫功能下降。

二、M蛋白检测及其临床意义

M蛋白(M protein)是指浆细胞或B细胞单克隆大量增殖所产生的一种异常免疫球蛋白，其氨基酸组成及排列顺序高度均一，空间构型及电泳特征也完全相同，其本质为Ig或其片段(轻链、重链等)。由于它产生于单一细胞克隆(monoclone)，又常出现于MM、巨球蛋白血症(macroglobulinemia)、恶性淋巴瘤(malignant lymphoma)患者的血液或尿液中，故称M蛋白。这些M蛋白大多无抗体活性，所以又称为副蛋白(paraprotein)。

M蛋白有3种存在形式：①由轻链和重链组成的完整的免疫球蛋白；②游离轻链单独或与具有同样轻链的免疫球蛋白同时存在；③仅有重链片段而无轻链。无论哪种形式的M蛋白，其电泳特征极其均一，因此在SPE时可检出M蛋白，但不能确定其类型，须进一步通过IE和IFE明确M蛋白的类型。

此外，通过血清Ig定量测定也可初筛检测M蛋白。恶性单克隆免疫球蛋白血症患者血清中常出现某一类Ig显著增高，大多在30g/L以上；而良性免疫球蛋白血症患者血清中M蛋白的升高幅度则多在20g/L以下。对M蛋白含量的动态监测，可为病情评估和疗效判断提供依据。通常M蛋白明显增高提示患者病情严重，若治疗有效，M蛋白逐渐减少，同时正常的Ig含量则逐渐恢复正常。

三、尿液轻链蛋白检测及其临床意义

在正常Ig的合成过程中，过剩的游离轻链通过肾小球滤过而从血液中快速清除[半衰期2～6小时，远低于完整的Ig(2～25天)]，然后被近端肾小管重吸收和分解。此外，远端肾小管及尿道黏膜也可分泌一些FLC，所以正常尿液中含有少量的FLC、分泌型IgA和其他Ig，常用的检测方法难以检出。但当机体发生免疫增殖性疾病时，血液中出现大量M蛋白，可以是IgG、IgM、IgA、IgE或IgD、κ或λ链中的任何一型。若其中κ或λ链的合成超过重链，则血清中FLC增加，易从尿中排出，称本周蛋白(Bence-Jones protein，BJP)。检测该蛋白对轻链病的诊断必不可少，对MM、原发性巨球蛋白血症、重链病等疾病的诊断、鉴别和预后判断也有一定帮助。

本周蛋白在pH 5.0的条件下，加热至50～60℃时出现沉淀，继续加热至100℃后又重新溶解，故又称凝溶蛋白。因此其经典的检测方法是将尿液标本(一般为尿蛋白阳性)置于56℃水浴15分钟，如有混浊或沉淀，再将试管放入沸水中煮沸3分钟，若混浊变清则提示本周蛋白阳性。该方法简便易行，但敏感性低(30%～40%检出率)，且不能确定轻链型别。因此对可疑标本应进一步做确证试验，可直接采用免疫比浊法对尿中κ链和λ链进行定量分析，也可将尿液透析浓缩50倍后做IFE分析。

第三节 异常免疫球蛋白的检测方法及应用原则

异常免疫球蛋白的检测目的是早期发现免疫增殖性疾病、监控病情和判断预后，常用方法包括血清蛋白电泳、免疫电泳、免疫固定电泳以及血清免疫球蛋白和游离轻链定量。

一、血清蛋白电泳

血清蛋白电泳是通过电泳将血清内来源不同、功能各异的各种蛋白进行分类及定量分析的一项技术。由于各种蛋白质等电点不同，在同一pH下所带电荷量有差异，因而在同一电场中的泳动速度不同。正常血清根据蛋白质电泳移动速度的快慢可大致分为五个区带：

白蛋白(albumin，Alb)、α_1-球蛋白、α_2-球蛋白、β-球蛋白及γ-球蛋白(图24-1)。血清蛋白电泳可采用琼脂糖凝胶电泳，也可使用毛细管电泳，后者的自动化程度更高，分离效果好，临床应用更广泛。血清蛋白电泳可初步了解患者的血清蛋白概况，常用于急/慢性感染性疾病、肾脏疾病、肝脏疾病和免疫球蛋白增殖性疾病的诊断及鉴别诊断。

不同的异常电泳图谱反映不同的疾病类型：①单克隆增殖，浆细胞或B细胞单克隆大量增殖时分泌同一型别的M蛋白，这种M蛋白带为狭窄、浓密的异常区带，其区带宽度与Alb带大致相等或较其狭窄，常分布在α_2至γ-球蛋白区，扫描后出现单克隆Ig尖峰(图24-2)，常见于MM、巨球蛋白血症等；②多克隆增殖，由多株浆细胞增殖大量合成Ig所致，若合并急性感染，则α_1和α_2-球蛋白增多，其主要特征是Alb及α_1、α_2和β-球蛋白正常或降低，γ-球蛋白区带明显增高且宽度增加(图24-3)，常见于自身免疫病、慢性炎症等；③肝硬化，肝细胞受损导致患者血清Alb明显降低，并出现特征性的β-γ桥；β-γ桥的出现与血清Ig，特别是IgA、IgM、IgG同时增加有关，IgA和IgM泳动在β和γ区带之间，使β和γ区带融合形成β-γ桥(图24-4)；④肾病综合征，Alb明显降低，α_1-球蛋白轻度增加，α_2和β-球蛋白明显增加，γ-球蛋白降低、正常或增高(图24-5)。

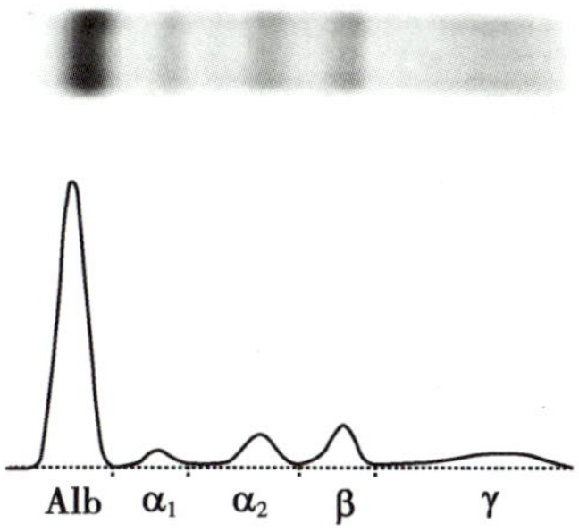

图24-1 正常血清蛋白电泳图谱

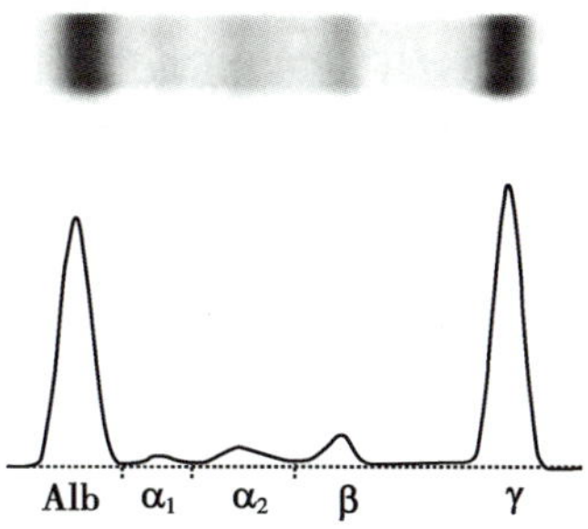

图24-2 单克隆增殖性疾病血清蛋白电泳图谱

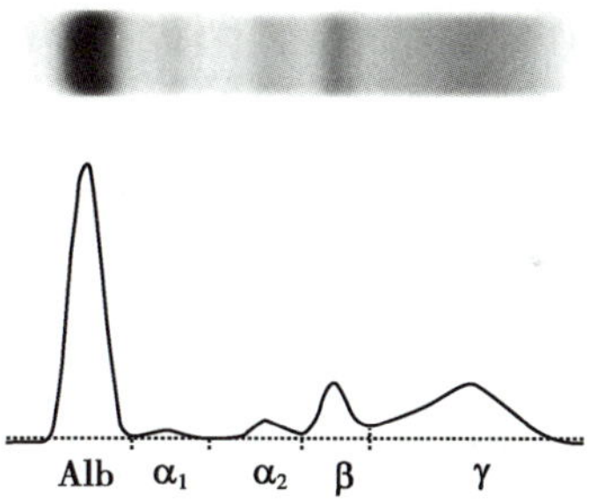

图24-3 多克隆增殖性疾病血清蛋白电泳图谱

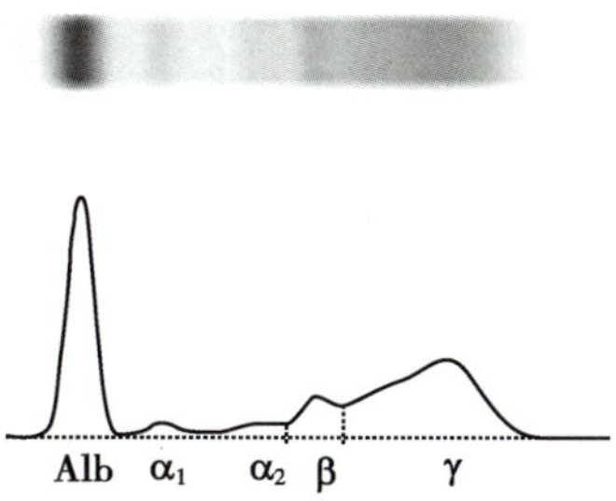

图24-4 肝硬化血清蛋白电泳图谱

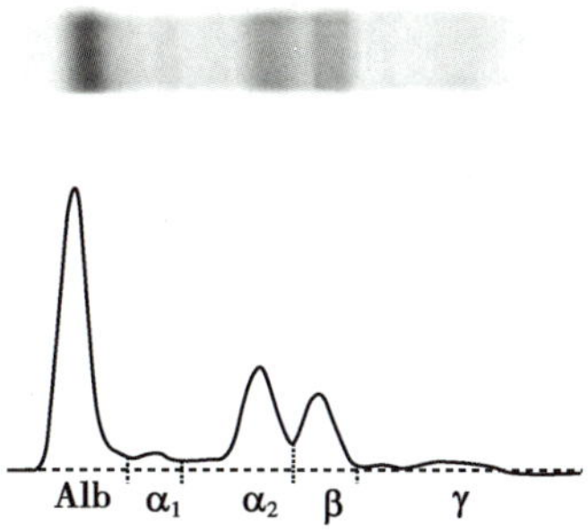

图24-5 肾病综合征血清蛋白电泳图谱

二、免疫电泳

IE是将琼脂糖凝胶电泳和免疫双向扩散相结合的一项技术。对血清标本先行SPE分成区带，继而用特定的抗血清进行免疫扩散，阳性标本的M蛋白将在适当部位形成异常沉淀弧，根据抗血清的种类、电泳位置及沉淀弧的形状可对M蛋白的类型作出判断。

对正常人血清进行 IE 时也可出现沉淀线，呈现均匀的弧形，而 M 蛋白的沉淀弧宽厚，并向抗体槽凸出呈现弓形。若待测血清标本仅与特异性抗体（抗 IgG、抗 IgA 或抗 IgM）产生一条沉淀弧，同时又与轻链抗血清中的一种（抗 κ 或抗 λ）产生相同迁移率的特殊沉淀弧，则提示存在 M 蛋白。此现象多见于 MM 或原发性巨球蛋白血症。若患者血清仅与一种轻链抗血清产生特殊沉淀弧，而与五种抗重链血清均不出现沉淀弧，则可能为轻链病；若患者血清仅与抗重链血清产生一条特殊沉淀弧，而无轻链抗血清中的沉淀弧，须将血清标本经 β- 巯基乙醇还原处理，排除 IgA 或 IgM 的多聚体结构阻碍轻链抗原决定簇与轻链抗体结合，若仍无改变，则可能是重链病。

三、免疫固定电泳

IFE 原理类似于 IE，不同之处是将抗血清直接加于电泳后蛋白质区带表面，或将浸有抗血清的滤纸贴于其上，抗原与相应抗体直接发生沉淀反应，形成的复合物嵌于固相支持物中，再将未结合的游离抗原或抗体洗去。IFE 包括琼脂糖凝胶电泳和免疫沉淀两个过程，是常规 IE 的衍生方法。其电泳后的区带为单一免疫复合物沉淀带，可用以判断蛋白成分，从而对标本性质进行分析与鉴定。与 IE 相比，IFE 具有更高的敏感性，其中 M 蛋白可显示为狭窄而界限明确的区带，而多克隆增殖或正常血清 γ- 球蛋白区带则比较弥散。

根据 IFE 不同泳道出现的异常条带，可对 MM 进一步鉴定和分型，一般 MM 根据其分泌的 M 蛋白不同分为：①IgG 型（图 24-6），约占 MM 的 55%，此型患者易发生感染；②IgA 型（图 24-7），约占 MM 的 20%，高钙和高黏血症患者多见；③IgM 型，患者有溶骨性病变或广泛的骨质疏松，而巨球蛋白血症无骨质破坏；④轻链型，约占 MM 的 20%，溶骨性病变、肾功能不全、高钙血症及淀粉样变性发生率高，预后差；⑤IgD 型，约占 MM 的 2%，轻链蛋白尿严重、肾衰竭、贫血、高钙血症及淀粉样变性发生率高，生存期短；⑥无分泌型，约占 MM 的 1%，血清及尿中不能检出 M 蛋白；⑦IgE 型：极为罕见。

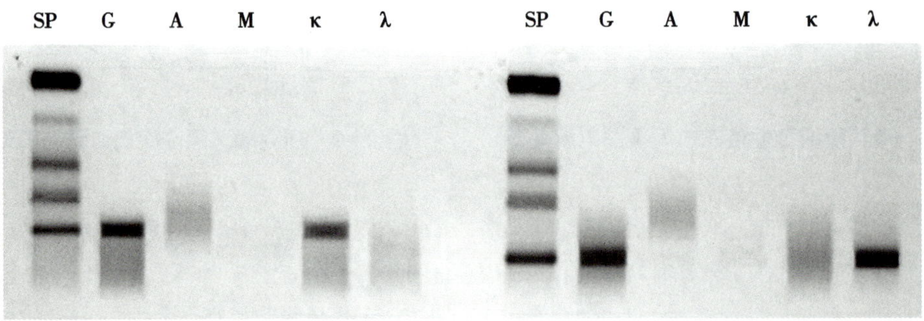

图 24-6 IgG/κ 型和 IgG/λ 型 MM 的免疫固定电泳图谱

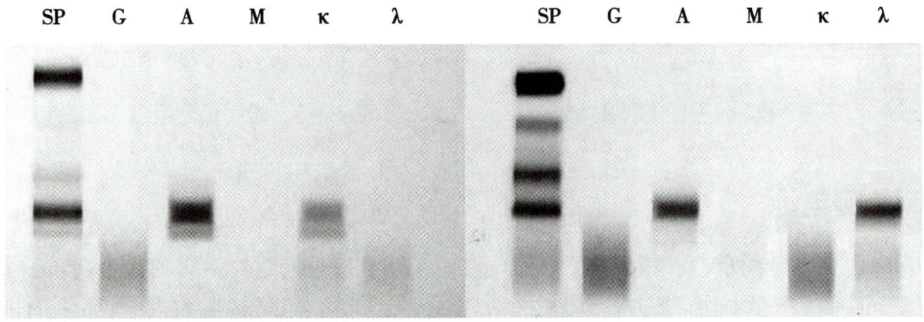

图 24-7 IgA/κ 型和 IgA/λ 型 MM 的免疫固定电泳图谱

四、血清免疫球蛋白定量测定

免疫球蛋白的定量分析对诊断免疫增殖性疾病具有重要价值，目前检测方法以免疫比浊法为主，有专门的测定设备，检测结果准确、可靠，还可定量测定轻链，因此已成为疾病诊断、病情评估和疗效观察的重要手段。若某一类型免疫球蛋白明显高出正常值，应考虑M蛋白的存在，可进一步做亚型分析和轻链检测，其中对轻链比例的分析也可对相关疾病的准确判断提供重要依据。

五、血清游离轻链定量测定

如前所述，血清FLC浓度取决于浆细胞合成、分泌量与肾脏清除速率之间的平衡。κ型FLC以单体多见，分子较小，半衰期为2～4小时；λ型FLC以二聚体多见，半衰期为3～6小时。κ型FLC产量高，但滤过速度快，因此血清中λ型FLC浓度远高于κ型FLC。当多克隆Ig增多和/或肾功能受损时，血清κ型和λ型FLC会同时增长，但比值不变。与此相反，肿瘤性浆细胞只会过量产生一种单克隆Ig轻链，同时抑制另一种轻链生成，导致血清κ型和λ型FLC比值明显异常。

血清FLC定量测定可采用免疫比浊法，通过特异性抗体结合轻链内侧的隐藏表位，仅能特异性检测FLC，而与重链结合的轻链则不被检测。该方法对MM的诊断和疗效监测具有重要意义。此外，对于AL型淀粉样变性和POEMS综合征等M蛋白分泌相对少量的浆细胞病，血清FLC测定还可用于确定浆细胞的克隆性。

六、异常免疫球蛋白检测的应用原则

对异常免疫球蛋白的检测，一般应采用两种以上的检测方法互相验证。对有可疑临床表现者，一般先进行血清蛋白电泳分析、免疫球蛋白和轻链定量检测或尿本周蛋白定性分析作为初筛试验，对结果阳性者再进行免疫电泳、IFE及血清游离轻链定量测定等作为确证试验，同时还要结合临床资料及影像学、病理学检查结果对疾病作出正确诊断。免疫球蛋白异常增高往往是免疫增殖性疾病的首发异常指征，因此在临床工作中若检出无法解释的免疫球蛋白异常增高，都应建议做进一步检查，以便早期发现和及时治疗，充分发挥检验医学的作用。

（陈福祥）

本章小结

免疫增殖性疾病主要是由淋巴细胞异常增殖所致的一组疾病，可表现为免疫球蛋白异常（质和量）和免疫功能异常，包括良性增生和恶性增生两类。

免疫球蛋白增多病特指由浆细胞异常增殖导致免疫球蛋白异常增多进而造成机体病理损伤的一组疾病，常见的有多发性骨髓瘤、巨球蛋白血症、重链病、轻链病、意义未明单克隆丙种球蛋白血症和淀粉样变性等。

免疫增殖性疾病中，免疫球蛋白合成发生异常：①合成量高；②合成时间短；③出现多余轻链。

M蛋白是浆细胞或B细胞单克隆大量增殖所产生的一种异常免疫球蛋白，其氨基酸组成及排列顺序高度均一，空间构型及电泳特征也完全相同。M蛋白本质为免疫球蛋白或其片段（轻链、重链等）。通过血清蛋白电泳可检出M蛋白，再通过免疫电泳和免疫固定电泳可明确M蛋白的类型。此外，通过血清免疫球蛋白定量测定也可初筛检测M蛋白，对M蛋白含量的动态监测还可为相应疾病的病情评估和疗效判断提供重要依据。

本周蛋白是指出现于尿液中的游离免疫球蛋白轻链，其在免疫增殖性疾病中可大量出现，对轻链病的诊断是必不可少的项目，同时它对多发性骨髓瘤、原发性巨球蛋白血症、重链病等疾病的诊断、鉴别和预后判断均有一定帮助。

对免疫球蛋白异常增多的检测，其目的是早期发现疾病、监控病情和判断预后，常用的免疫学方法有：①血清蛋白电泳；②免疫电泳；③免疫固定电泳；④血清免疫球蛋白定量测定；⑤血清游离轻链定量测定等。

异常免疫球蛋白的检测，一般应采用两种以上的检测方法互相验证。对有可疑临床表现者，一般先进行血清蛋白电泳分析、免疫球蛋白和轻链定量检测或尿本周蛋白定性分析作为初筛试验，对结果阳性者再进行免疫电泳、免疫固定电泳和血清游离轻链定量测定等检测作为确证试验。

25章

第二十五章 免疫缺陷病及其免疫检测

通过本章学习，你将能够回答下列问题：

1. 何谓免疫缺陷病？其共同临床特征是什么？
2. 原发性免疫缺陷病的类别、基本特征与代表性疾病有哪些？
3. 获得性免疫缺陷综合征的发病机制与免疫学特点是什么？
4. AIDS 患者淋巴细胞检测有何临床意义？

免疫系统在机体内担负着免疫防御、免疫自稳、免疫监视等功能。遗传或其他原因可导致免疫系统发育不全或获得性损伤，这种情况称为免疫缺陷。免疫缺陷可发生在机体免疫系统发育、分化、增生、代谢、调节等不同阶段和环节，导致相应的临床疾病。

第一节 概 述

免疫缺陷病（immunodeficiency disease，IDD）是指由于遗传或其他因素造成的免疫系统先天发育障碍或后天损伤所引起的各种临床综合征。患者免疫功能低下或缺陷，临床表现以感染为首发症状，常表现为反复或持续感染，并易伴发过敏性疾病、恶性肿瘤、自身免疫病等。

一、免疫缺陷病的分类和特点

（一）免疫缺陷病的分类

免疫缺陷病种类繁多，按其发病原因可分为两大类：原发性免疫缺陷病（primary immunodeficiency disease，PIDD）和继发性免疫缺陷病（secondary immunodeficiency disease，SIDD）。SIDD 又称获得性免疫缺陷病。

1. 原发性免疫缺陷病 是由免疫系统的遗传缺陷或先天发育不全所致的临床综合征。种类较多，迄今文献报道的已达 90 余种。按其累及的免疫成分不同，又可分为原发性 B 细胞免疫缺陷病、原发性 T 细胞免疫缺陷病、原发性联合免疫缺陷病、原发性吞噬细胞缺陷病和原发性补体系统缺陷病。

2. 继发性免疫缺陷病 是免疫系统受到后天因素，如感染、肿瘤、营养不良、药物和其他疾病等作用引起免疫功能低下所致的临床综合征。按其免疫功能受损类型可分为继发性 T 细胞免疫缺陷、继发性低丙种球蛋白血症、继发性吞噬细胞缺陷和继发性补体缺陷。

（二）免疫缺陷病的特点

不同类型 IDD 的临床表现各异，与其免疫系统受损的成分、程度、范围有关，有时会累及多系统、多器官，从而出现复杂的临床症状和体征。但是，综合起来，IDD 均具有以下共同临床特征。

1. 易感染 免疫缺陷病患者对病原体易感性增加，易发生反复感染，且病情迁延不愈、难以控制，是导致患者死亡的主要原因。感染的性质和严重程度主要取决于免疫缺陷的类型及程度。一般而言，以体液免疫缺陷为主者，易发生化脓性感染；T 细胞免疫缺陷为主者，易发生病毒、细胞内寄生菌、真菌和原虫感染；T、B 细胞联合免疫缺陷患者对各种病原体易感，机会性感染是其重要特点；补体成分缺陷者，易发生奈瑟菌属感染；中性粒细胞功能缺陷者，易感染金黄色葡萄球菌等（表 25-1）。

表 25-1 各类免疫缺陷病的感染特点

免疫缺陷病类型	易感病原体类别	感染类型
体液免疫缺陷	化脓性感染为主	败血症、化脓性脑膜炎、肺炎、气管炎、中耳炎等
细胞免疫缺陷	细胞内寄生病原体感染为主	重症病毒感染、真菌感染、布鲁菌病、结核病等
联合免疫缺陷	化脓菌感染为主，合并胞内寄生病原体感染	全身重症细菌及病毒感染，顽固性腹泻或脓皮病
吞噬细胞缺陷和补体成分缺陷	化脓菌感染为主，补体缺陷常见脑膜炎链球菌和淋病奈瑟球菌感染	肺炎、化脓性淋巴结炎、脓皮病、全身性肉芽肿

2. 易伴发恶性肿瘤 免疫缺陷病患者易发生恶性肿瘤，尤其是 T 细胞缺陷患者恶性肿瘤发生率比正常人高 100～300 倍，多为病毒所致肿瘤和淋巴系统肿瘤。

3. 易伴发自身免疫病 免疫缺陷病患者有高发自身免疫病倾向，其自身免疫病发生率高达 14%，而正常人群仅为 0.001%～0.01%，以系统性红斑狼疮、类风湿关节炎和恶性贫血等多见。

二、原发性免疫缺陷病

PIDD 是一组与遗传相关的疾病，在人群中总的发病率约为 0.01%，常发生在婴幼儿。其中 B 细胞免疫缺陷病约占 50%、T 细胞免疫缺陷病约占 18%、联合免疫缺陷病约占 20%、吞噬细胞缺陷病约占 10%、补体系统缺陷病约占 2%。

（一）原发性 B 细胞免疫缺陷病

原发性 B 细胞免疫缺陷（primary B cell immunodeficiency）是由于 B 细胞先天发育、分化受阻，或 B 细胞不能接受 Th 细胞传递的信号，导致抗体合成或分泌障碍。患者体内 Ig 水平降低或缺陷，外周血 B 细胞数量减少或缺陷，T 细胞数量正常。根据 Ig 缺陷程度的不同，可分为低丙种球蛋白血症和无丙种球蛋白血症。患者主要临床表现为反复化脓性感染、肠道病毒感染等。

1. 性联无丙种球蛋白血症 性联无丙种球蛋白血症（X-linked agammaglobulinaemia，XLA）是一种典型的原发性 B 细胞免疫缺陷病，1952 年由 Bruton 首次报道，故又称 Bruton 型无免疫球蛋白血症。该病的发生与 B 细胞信号转导分子酪氨酸蛋白激酶（yrosine protein kinase，TPK）缺乏有关。该基因缺陷或发生突变，导致 B 细胞在发育过程中信号转导受阻而停滞于前 B 细胞阶段。该病属 X 连锁隐性遗传，一条染色体带有缺陷基因但表型正常的母亲如将缺陷基因遗传给儿子，可致其发病；遗传给女儿，可使其为携带者。患儿多在出生 6 个月后发生反复化脓性细菌感染，但细胞免疫功能正常，对水痘、麻疹等病毒仍有较强抵抗力。其免疫学主要特征为血清中各类 Ig 含量明显降低（IgG＜2g/L，总 Ig＜2.5g/L），外周血成熟 B 细胞和浆细胞几乎为零，淋巴结无生发中心，患者接种抗原后不产生抗体应答，但 T 细胞数量和功能正常。

2. 性联高 IgM 综合征 性联高 IgM 综合征（X-linked hyper-IgM syndrome，XLHM）是一种罕见的原发性 B 细胞免疫缺陷病，为 X 连锁隐性遗传。其发病机制是 X 染色体上 *CD40L* 基因突变，使 T 细胞不能表达 CD40L，与 B 细胞上 CD40 的相互作用受阻，以致 B 细胞活化增殖和进行抗体类别转换障碍，只能分泌 IgM，不能产生其他类别的 Ig。患儿多于 1～2 岁发病，临床表现为反复化脓性感染，尤其是呼吸道感染。血清 IgM 水平升高，IgG、IgA、IgE

水平低下，IgD 水平正常或增高。外周血成熟 B 细胞（表达 mIgM 和 mIgD）数量正常，但几乎没有表达 mIgG 和 mIgA 的 B 细胞。

3. 选择性 IgA 缺陷病 选择性 IgA 缺陷病（selective IgA deficiency disease）是最常见的体液免疫缺陷病，发病率约为 1/1 000，为常染色体显性或隐性遗传。患者表达 mIgA 的 B 细胞发育障碍，不能分化为分泌 IgA 的浆细胞，但确切机制尚不清楚。大多数患者无明显症状，或仅表现为易患呼吸道、消化道、泌尿道感染，少数患者可出现严重感染，超敏反应、自身免疫病发生率增加。免疫学主要特征为血清 IgA 水平异常低下（<50mg/L），sIgA 缺陷，其他各类 Ig 水平正常。

（二）原发性 T 细胞免疫缺陷病

原发性 T 细胞免疫缺陷（primary T cell immunodeficiency）是由于 T 细胞增殖、分化受阻而导致的 T 细胞功能障碍，进而在一定程度上影响体液免疫功能。虽然某些患者血清 Ig 水平正常，但对抗原刺激却不产生特异性抗体。

1. 先天性胸腺发育不全综合征 亦称为迪格奥尔格（DiGeorge）综合征，是一种典型的 T 细胞免疫缺陷病。其发病是由于妊娠早期胚胎第三、四咽囊发育障碍，导致起源于该部位的器官，如胸腺、甲状旁腺、主动脉弓、唇、耳等发育不全。该病属非遗传性疾病，但 90% 以上的患者染色体 22q11.2 区域有缺失。患儿表现有特殊面容，眼距增宽，双耳下移，“鱼形”嘴（人中短），小颌畸形等，并常伴有心脏和大血管畸形。由于甲状旁腺发育不全，患儿出生后 24 小时内可出现低钙性手足搐搦。临床表现为易发生病毒、真菌、胞内寄生菌等反复感染，接种卡介苗、麻疹疫苗等可发生严重不良反应。免疫学特征表现为外周血 T 细胞显著减少，细胞免疫功能严重受损。B 细胞数量正常，但对胸腺依赖性（TD）抗原刺激不产生特异性抗体。

2. T 细胞活化和功能缺陷病 T 细胞膜表面分子或胞内信号转导分子表达异常可导致 T 细胞活化或功能受损。如 TCR 和 CD3 复合分子基因变异可使 T 细胞识别抗原及将抗原信号传入胞内受阻，从而严重影响细胞免疫功能；*ZAP-70* 基因变异，导致 TCR 信号向胞内下游传导障碍，T 细胞不能分化为效应细胞。

（三）原发性联合免疫缺陷病

联合免疫缺陷病（combined immunodeficiency disease，CID）是指 T 细胞和 B 细胞均有分化发育障碍，导致细胞免疫和体液免疫联合缺陷所致的疾病。其发病机制复杂，共同特征是患者全身淋巴组织发育不良，淋巴细胞减少；易发生严重和持续性的细菌、病毒和真菌感染，且常为机会性感染；接种某些减毒活疫苗可引起严重的全身感染，甚至死亡。

1. 重症联合免疫缺陷病 重症联合免疫缺陷病（severe combined immunodeficiency disease，SCID）较为罕见，是性联或常染色体隐性遗传病，发病率约为十万分之一。患儿在出生后 6 个月即表现为严重的细胞和体液免疫功能缺陷，对各种病原体、机会致病菌易感，常因严重感染死亡。

（1）性联重症联合免疫缺陷病：性联重症联合免疫缺陷病（X-linked SCID，XLSCID）约占 SCID 的 50%，属 X 连锁隐性遗传。其发病机制是 IL-2 受体 γ 链（IL-2R γ）基因突变。IL-2R γ 链是多种细胞因子受体共有的亚单位，参与多种细胞因子的信号转导并调控 T 细胞和 B 细胞的分化发育和成熟，γ 链基因突变使 T 细胞发育停滞于祖 T（pro-T）细胞阶段，患者成熟 T 细胞和 NK 细胞缺乏或严重减少，B 细胞数量正常但功能受损，血清 Ig 水平降低，对特异性抗原应答能力下降。

（2）腺苷脱氨酶缺陷症：腺苷脱氨酶（adenosine deaminase，ADA）缺陷症是一种常染色体隐性遗传病，约占 SCID 的 20%。其发病机制是定位于第 20 号染色体的 *ADA* 基因突变导致 ADA 缺乏，使腺苷和脱氧腺苷分解障碍，造成核苷酸代谢产物 dATP 和 dGTP 在细胞内大量累积，对发育早期 T、B 细胞有毒性作用而干扰其发育成熟，造成 T 细胞和 B 细胞缺陷。

2. 毛细血管扩张性共济失调综合征 也是一种常染色体隐性遗传病，以进行性共济失调，皮肤和球结膜的毛细血管扩张为特征。免疫学改变可见胸腺发育不全或缺失，扁桃体、淋巴结和脾中淋巴组织减少，网状细胞增生。患者外周血中淋巴细胞减少，对皮肤致敏抗原的迟发型超敏反应减弱。

（四）原发性吞噬细胞缺陷病

吞噬细胞缺陷主要涉及单核巨噬细胞和中性粒细胞，表现为吞噬细胞数量减少和功能障碍，包括趋化作用、吞噬作用等。

1. 原发性中性粒细胞缺陷病 按照中性粒细胞缺陷的程度，临床上分为粒细胞减少症（granulocytopenia）和粒细胞缺乏症（agranulocytosis）。前者外周血中性粒细胞数低于 1.5×10^9/L，而后者外周血几乎没有中性粒细胞。其发病机制是由于粒细胞集落刺激因子基因突变使粒细胞分化受阻所致。患者多在出生 1 个月内即开始发生各种细菌的反复感染。

2. 白细胞黏附缺陷症 白细胞黏附缺陷症（leukocyte adhension deficiency，LAD）为常染色体隐性遗传，可分为 LAD-1 和 LAD-2 两型。LAD-1 型是由于整合素 β_2 亚单位（*CD18*）基因突变，使得中性粒细胞、巨噬细胞、T 细胞、NK 细胞表面整合素家族成员表达缺陷，导致中性粒细胞不能与内皮细胞黏附、移行并穿过血管壁到达感染部位。LAD-2 型是岩藻糖基因突变导致的白细胞与内皮细胞间黏附障碍。患者主要表现为反复化脓性细菌感染。

3. 慢性肉芽肿病 多属性连锁隐性遗传，少数为常染色体隐性遗传。其发病机制是由于编码还原型辅酶Ⅱ氧化酶系统的基因缺陷，使吞噬细胞呼吸爆发受阻，不能产生足量的有氧杀菌物质，致使吞入细胞内的微生物，尤其是能产生过氧化氢酶的微生物非但不能被杀死，反而得以繁殖并随吞噬细胞游走播散。持续的感染可刺激 $CD4^+$T 细胞增殖形成肉芽肿。患者表现为反复的化脓性细菌感染，淋巴结、皮肤、肝、肺等器官有慢性肉芽肿或伴有瘘管形成。

（五）原发性补体系统缺陷病

原发性补体成分缺陷病属于最少见的 PIDD，大多为常染色体隐性遗传。缺陷可发生在补体系统中几乎所有的成分，包括补体固有成分、补体调控蛋白和补体受体。患者临床表现为反复化脓性细菌感染及自身免疫病。

1. 遗传性血管神经性水肿 是最常见的原发性补体系统缺陷病，为常染色体显性遗传。其发病是由于 C1 抑制因子（C1 inhibitor，C1 INH）基因缺陷所致。由于 C1 INH 缺乏，不能控制 C1 酯酶活性，使 C2 的裂解过多，产生过多的 C2a，使血管通透性增高，引起遗传性血管神经性水肿。患者临床表现为反复发作的皮肤黏膜水肿，如发生在咽喉可致窒息死亡。

2. 阵发性睡眠性血红蛋白尿 阵发性睡眠性血红蛋白尿（paroxysmal nocturnal hemoglobinuria，PNH）是编码 N- 乙酰葡糖胺转移酶的 *PIG-A* 基因突变，导致糖基磷脂酰肌醇（glycosylphosphatidylinositol，GPI）合成障碍，红细胞不能与补体调节成分 DAF 和 MAC 抑制因子结合，从而使红细胞对补体介导的溶血敏感。

三、继发性免疫缺陷病

SIDD 可涉及免疫系统的各个方面，患者临床表现和免疫学特征与相应的原发性免疫缺陷病相似，发病率高于原发性免疫缺陷病。SIDD 种类多种多样，多数是暂时性的，消除病因后可恢复。少数 SIDD 难以恢复，如由人类免疫缺陷病毒（human immunodeficiency virus，HIV）感染引起的获得性免疫缺陷综合征（acquired immunodeficiency syndrome，AIDS）。

（一）常见原因

1. 感染 许多病毒、细菌、真菌、原虫感染常可引起机体免疫功能低下，其中以 HIV 感染所致的 AIDS 最为严重。

2. 肿瘤 恶性肿瘤，尤其是淋巴系统的恶性肿瘤，如白血病、淋巴肉瘤、骨髓瘤、胸腺瘤等常可进行性抑制患者的免疫功能，加上患者放疗、化疗以及营养不良、消耗等因素，致使恶性肿瘤患者常伴有免疫功能缺陷。

3. 营养不良 是引起 SIDD 最常见的原因。蛋白质、脂肪、糖类、维生素和微量元素等摄入不足，均可影响免疫细胞的发育和成熟，导致不同程度的免疫功能减低。

4. 药物 长期使用免疫抑制剂、抗肿瘤药物、大剂量抗生素等均可降低免疫功能。

5. 其他 脾切除、胸腺切除、阑尾切除、其他外科大手术、创伤、电离辐射、中毒、妊娠等均可降低机体免疫功能。

（二）获得性免疫缺陷综合征

AIDS 又称艾滋病，是由 HIV 感染引起的继发性免疫缺陷病。患者以 $CD4^{+}T$ 细胞减少、细胞免疫功能严重缺陷为主要特征，其临床表现为反复机会性感染，伴发恶性肿瘤及中枢神经系统退行性病变等。

1. 病原学 HIV 属于反转录病毒科慢病毒属，可分为 HIV-1 和 HIV-2 两型。目前，全球流行的 AIDS 主要由 HIV-1 所致，约占 95%；HIV-2 主要在西非流行。两者的基因结构相似，但核苷酸和氨基酸序列有区别，对抗体的反应也有不同。成熟的病毒颗粒直径为 100～120nm，由病毒核心和外膜组成。病毒内部为 20 面体对称的核衣壳，核心为圆柱状，含有病毒 RNA、反转录酶和核心蛋白（p24、p17）。包膜上嵌有病毒编码的刺突状结构的糖蛋白，其中 gp120 和 gp41 与 HIV 入侵宿主细胞有关。HIV 在体内增殖速度很快，且易发生变异，容易逃避宿主免疫系统的作用。

2. 致病机制 HIV 的传染源主要是 HIV 感染者和 AIDS 患者。HIV 存在于血液、精液、阴道分泌物、乳汁、唾液和脑脊液中。传播方式主要有①性传播；②血液传播：输入 HIV 感染者的血液或被 HIV 污染的血制品，以及静脉毒瘾者共用 HIV 污染的注射器和针头等，均可造成传播；③垂直传播：HIV 可经胎盘或分娩时母亲血液传播，产后可通过乳汁传播。

进入机体的 HIV 主要侵犯 $CD4^{+}T$ 细胞。此外，表达 CD4 分子的单核巨噬细胞、树突状细胞、神经胶质细胞等也是其侵犯的重要细胞。HIV 通过其包膜上 gp120 与靶细胞表面 CD4 分子高亲和性结合，同时也与表达在靶细胞表面的趋化因子受体 CXCR4 和 CCR5 结合，再由 gp41 插入细胞膜，介导病毒包膜与靶细胞膜融合，使病毒的核衣壳进入靶细胞。HIV 感染靶细胞后形成潜伏感染，潜伏期可达数月甚至数年。当宿主受到微生物感染、细胞因子等刺激时，受感染的靶细胞转录因子 NF-κB 和 SP1 被激活，启动病毒复制，最终导致靶细胞死亡。抗 HIV 抗体和特异性 CTL 对靶细胞的攻击，使 $CD4^{+}T$ 细胞进行性减少，从而导致患者系统性、渐进性细胞免疫功能下降。

3. 临床特点 多数 HIV 感染者初期无症状或仅表现为流感样症状，潜伏期一般为 6 个月至 5 年，随后可出现 AIDS 相关综合征，患者表现为持续发热、体重减轻、腹泻、全身淋巴结肿大等，进一步发展为典型的 AIDS，常出现三大典型症状：①反复机会性感染，是 AIDS 患者死亡的主要原因。常见病原体是耶氏肺孢子菌和白念珠菌，其他有巨细胞病毒、带状疱疹病毒、隐球菌和鼠弓形虫等；②恶性肿瘤，AIDS 患者易伴发卡波西（Kaposi）肉瘤和恶性淋巴瘤，也是 AIDS 患者死亡的常见原因；③神经系统损害，大约 60% 的 AIDS 患者会伴有 HIV 相关神经认知障碍。

4. 免疫学特征 AIDS 的主要免疫学特征是①$CD4^{+}T$ 细胞数量明显减少，CD4/CD8 细胞比例倒置，常低于 0.5。②T 细胞功能严重障碍，细胞激活和应答能力降低。Th1 和 Th2 细胞平衡失调，潜伏期患者 Th1 细胞占优势，分泌 IL-2 刺激 $CD4^{+}T$ 细胞增殖；至 AIDS 期患者 Th2 细胞占优势，分泌 IL-4 和 IL-10 抑制 Th1 功能，同时减弱 CTL 的细胞毒效应。③抗原提呈细胞功能降低。HIV 侵犯巨噬细胞和树突状细胞后，可损伤其趋化、杀菌和处理抗原的能力，同时引起细胞表面 MHCⅡ类分子表达降低，抗原提呈能力下降。此外，感染 HIV

后的巨噬细胞和树突状细胞不能有效杀死 HIV，反而成为其庇护所，这也是晚期 AIDS 患者血中高水平病毒的主要来源。④B 细胞功能异常，表现为多克隆激活、高 Ig 血症，并可产生多种自身抗体。这是由于 gp120 属超抗原，加上 HIV 感染者易合并 EBV 感染，造成多克隆 B 细胞被激活所致。

第二节 免疫缺陷病常用检验项目

免疫缺陷病涉及免疫系统的多种成分，临床上除了严重缺陷外，多种因素导致的轻度缺陷更为多见，因此检测也是多方面、综合性的。实验室检测目的除了帮助疾病的诊断外，更多的是用于机体免疫系统功能的评估。检测内容包括体液免疫、细胞免疫、补体和吞噬细胞等方面，检测方法主要采用免疫学方法和分子生物学方法。此外，某些血液检查，胸腺、皮肤、淋巴结活检等对确诊和明确分型也很有帮助。

一、B 细胞免疫缺陷病的检测

B 细胞免疫缺陷病主要表现为 B 细胞数量减少或缺陷导致体内 Ig 水平降低，甚至抗体产生功能障碍。因此，其检测主要包括 B 细胞数量和功能的检测、体内 Ig 水平的检测等。

（一）B 细胞数量的检测

1. B 细胞表面 SmIg 的检测 SmIg 是 B 细胞最具特征的表面标志。检测 SmIg 不仅可以测算 B 细胞的数量，还可以根据 SmIg 的类别判断 B 细胞的成熟情况。所有体液免疫缺陷患者都有不同程度的 B 细胞数量和成熟比例的异常。其检测方法常采用荧光免疫试验和流式细胞术。

2. B 细胞表面 CD 抗原的检测 B 细胞表面存在着 CD10、CD19、CD20、CD22 等抗原。CD10 只出现于前 B 细胞，CD19 和 CD20 在不同成熟度 B 细胞表面均存在，CD22 只在成熟 B 细胞表面表达。故检测 B 细胞表面 CD 抗原可了解 B 细胞的数量、亚型、分化成熟情况。其检测方法主要采用流式细胞术。

（二）血清 Ig 的测定

1. 血清各类 Ig 的测定 Ig 测定的方法很多，对 IgG、IgM 和 IgA 多采用免疫浊度试验，特别是散射免疫比浊试验在特定蛋白分析仪和胶乳增强的透射免疫比浊试验在全自动生化分析仪上均得到广泛应用；IgD 和 IgE 由于含量低，多采用化学发光法或酶联免疫吸附试验（ELISA）等技术测定；IgG 亚类可用 ELISA、化学发光、免疫比浊和免疫电泳试验测定。B 细胞免疫缺陷患者均存在着不同程度的 Ig 水平降低。Ig 缺陷有两种，即所有 Ig 都缺陷和选择性 Ig 缺陷。前者血清中 IgG、IgM、IgA、IgE 均降低，而 IgD 可正常。后者最常见的是选择性 IgA 缺陷，其血清中 IgA$<$0.05g/L，外分泌液中测不出 IgA，IgG 和 IgM 正常或偏高。

判断体液免疫缺陷病时应注意：①血清中 Ig 总量的生理范围较宽，不同测定方法检测的结果差异较大，对 Ig 水平低于正常值下限者，应在一段时间内多次测定，动态观察其变化，才能判断有无体液免疫缺陷；②患者多为婴幼儿，应注意其正常生理水平及变化规律。

2. 同种血型凝集素的测定 同种血型凝集素，即 ABO 血型抗体（抗 A 抗体和抗 B 抗体），是出生后针对红细胞表面 A 物质和 B 物质应答产生的抗体，因此，检测其滴度是判定机体体液免疫功能简单、有效的方法，可帮助诊断 Bruton 综合征、SCID、选择性 IgM 缺陷症等。

（三）抗体产生能力的测定

1. 特异性抗体产生能力的测定 正常人在接种某种疫苗后 5～7 天可产生特异性抗体（IgM 类），若再次接种会产生更高效价的抗体（IgG 类）。因此，接种疫苗后检测特异性抗体产生情况可判断机体是否存在体液免疫缺陷。常用的抗原为伤寒疫苗和白喉类毒素，可在接种后 2～4 周测定相应抗体。接种伤寒疫苗常用直接凝集试验测定抗体效价，接种白喉类毒素常用锡克试验检测相应抗体。

2. 噬菌体试验 人体清除噬菌体的能力被认为是目前观察抗体产生能力最敏感的指标之一。正常人甚至新生儿，均可在注射噬菌体后 5 天内将其全部清除。抗体产生缺陷者，清除噬菌体的时间明显延长。

二、T 细胞免疫缺陷病的检测

T 细胞免疫缺陷病主要表现为 T 细胞数量减少和 / 或功能缺陷，导致机体细胞免疫功能缺陷，并影响体液免疫功能。因此，其检测主要包括 T 细胞数量和功能的检测。

（一）T 细胞数量的检测

1. T 细胞总数的测定 T 细胞在外周血中占 60%～80%，当 T 细胞总数低于 1.2×10^9/L 时，提示可能存在细胞免疫缺陷。通常采用荧光免疫技术或流式细胞术检测 T 细胞标志 CD3 以反映外周血中 T 细胞总数。

2. T 细胞亚群的测定 T 细胞按其功能不同分为许多亚群，如 $CD4^+$T 细胞、$CD8^+$T 细胞等，可通过检测 CD3/CD4 和 CD3/CD8 对其亚群进行检测，并观察 $CD4^+$T 细胞 /$CD8^+$T 细胞比例。正常情况下，外周血中 $CD4^+$T 细胞约占 70%，$CD8^+$T 细胞约占 30%。

（二）T 细胞功能的检测

1. 皮肤试验 通过检测体内 T 细胞对某种抗原的迟发型超敏反应能力可用来反映受试者的细胞免疫功能。常用的抗原包括结核菌素、白念珠菌素、毛发菌素、链激酶 - 链道酶（SK-SD）、腮腺炎病毒等。受试者对所试抗原过去的致敏情况直接影响试验结果。若受试者从未接触过该抗原，则不会出现阳性反应。因此，阴性者也不一定表明细胞免疫功能低下。为避免判断错误，往往须用两种以上抗原进行皮试，综合判断结果。

2. T 细胞增殖试验 是体外检测 T 细胞功能的常用技术。用非特异性刺激剂植物血凝素（phytohemagglutinin，PHA）或特异性抗原刺激淋巴细胞，通过观察淋巴细胞增殖和转化能力来反映机体的细胞免疫功能。T 细胞免疫缺陷患者会表现出增殖应答能力降低，且与免疫受损程度一致。新生儿出生后不久即可表现出对 PHA 的反应性，因而，出生一周以后的新生儿若出现对 PHA 的刺激反应，即可排除严重细胞免疫缺陷的可能。

三、吞噬细胞缺陷病的检测

吞噬细胞包括单核细胞、巨噬细胞和中性粒细胞等，其缺陷可表现为细胞数量减少和功能缺陷，包括细胞吞噬能力、胞内杀菌作用、趋化运动等减弱或消失。

（一）白细胞计数

外周血中性粒细胞计数，当成人低于 1.8×10^9/L、儿童低于 1.5×10^9/L、婴儿低于 1.0×10^9/L 时，可认为是中性粒细胞减少。在排除其他外来因素的情况下，应考虑是遗传因素的作用。

（二）趋化功能检测

趋化运动是吞噬细胞发挥功能的前提。常采用滤膜渗透法（Boyden 小室法）和琼脂糖平板法。对于惰性白细胞综合征、家族性白细胞趋化缺陷症等有诊断价值。

（三）吞噬和杀菌试验

吞噬和杀菌试验是检测吞噬细胞功能的经典试验。可将白细胞与一定量的细菌悬液混合孵育，取样涂片、染色、镜检，观察白细胞对细菌的吞噬和杀菌情况，用吞噬率和杀菌率表示。慢性肉芽肿患者由于吞噬细胞缺少过氧化物酶而无法杀菌，表现为吞噬率正常，但杀菌率显著降低。

（四）NBT还原试验

NBT还原试验是一种检测吞噬细胞杀菌能力的定性试验。慢性肉芽肿病患者NBT阳性细胞百分率显著降低，甚至为零。

四、补体系统缺陷病的检测

补体系统的检测包括总补体活性和补体单个成分的测定。补体溶血试验可反映补体系统总的活性，单个补体成分常检测C3、C1q、C4、B因子、C1酯酶抑制物等含量。由于补体缺陷涉及成分多，又有多条激活途径，对补体系统缺陷病的分析较为困难。原发性补体系统缺陷病的发病率较低，注意与自身免疫病相鉴别。测定C1酯酶抑制物可协助诊断遗传性血管神经性水肿。

五、获得性免疫缺陷病的检测

以AIDS为例。HIV感染的实验室检查主要包括病原学检测、免疫学检测等。病原学检测包括病毒分离培养、抗原检测、病毒核酸检测等。免疫学检测主要是指特异性抗体检测。病原学检测和免疫学检测主要应用于HIV感染的诊断，相关内容见第二十一章。除此之外，临床还有一些不直接针对病原体HIV，但与HIV感染及AIDS病情进展相关的检测项目，如T细胞检测、耐药性检测、某些相关微生物检查、Ig检测、T细胞增殖反应、皮肤迟发型超敏反应、红细胞沉降率等，这些指标常用于HIV感染后的病情监测以及指导抗病毒药物的治疗。

1. T细胞检测 感染HIV后淋巴细胞总数减少，常低于1.5×10^9/L；$CD4^+$T细胞数绝对值下降至低于0.5×10^9/L时易发生机会性感染，低于0.2×10^9/L则发生典型AIDS；CD4/CD8比值下降，常<0.5，比值越低，细胞免疫功能受损越严重。AIDS患者淋巴细胞数量的检测有助于临床进行疾病分期，评估疾病进展，判断预后及进行疗效观察。

2. 耐药性检测 HIV可自发性产生高频率的基因突变，抗病毒治疗也可促其产生耐药性。耐药性检测分为表型和基因型检测，有利于指导患者治疗用药。

（冯忠军）

本章小结

免疫缺陷病（IDD）是免疫系统先天发育障碍或后天损伤所引起的各种临床综合征，分为原发性免疫缺陷病（PIDD）和继发性免疫缺陷病（SIDD）两大类。其主要临床特征是易感染，易发恶性肿瘤和自身免疫病。PIDD是由于免疫系统的遗传缺陷或先天发育不全所致，分为B细胞免疫缺陷病、T细胞免疫缺陷病、联合免疫缺陷病、吞噬细胞缺陷病和补体系统缺陷病。性联无丙种球蛋白血症（Bruton综合征）和先天性胸腺发育不全综合征（DiGeorge综合征）分别是原发性B细胞免疫缺陷病和原发性T细胞免疫缺陷病的代表性疾病，选择性IgA缺陷病和SCID分别是最常见和最严重的PIDD。

感染、肿瘤、营养不良、药物等诱发SIDD，代表性疾病为获得性免疫缺陷综合征（AIDS），又称艾滋病，由人类免疫缺陷病毒（HIV）感染所致。HIV主要侵犯$CD4^+$T细胞和表达CD4分子的巨噬细胞等，导致机体$CD4^+$T细胞数不断减少，引起机体严重的细胞免疫缺陷并影响体液免疫功能。典型临床特征为反复机会性感染，易伴发恶性肿瘤及中枢神经系统退行性病变。

免疫缺陷病的检测主要包括体液免疫、细胞免疫、补体和吞噬细胞等方面，如T细胞、B细胞、吞噬细胞、中性粒细胞数量与功能的测定，免疫球蛋白、补体、细胞因子含量的测定等。其中AIDS实验室检测主要包括HIV抗原、抗体及核酸的检测，一般用于感染的临床诊断。而T细胞数量的检测及耐药性检测可用于病情监测以及指导抗病毒药物的治疗。

第二十六章 肿瘤免疫及其免疫检测

26章

通过本章学习，你将能够回答下列问题：

1. 什么是肿瘤免疫学和肿瘤免疫学检验？
2. 肿瘤抗原的定义是什么？肿瘤抗原如何进行分类？
3. 机体抗肿瘤免疫效应的机制有哪些？
4. 肿瘤标志物的定义和分类是什么？
5. 常见恶性肿瘤的相关标志物有哪些？其主要的临床意义是什么？
6. 肿瘤标志物的主要临床应用是什么？
7. 肿瘤标志物的免疫学检测技术主要包括哪些？
8. 肿瘤标志物联合检测的应用原则是什么？

肿瘤免疫学（tumor immunology）是研究肿瘤抗原性质，机体对肿瘤的免疫应答及其抗肿瘤免疫机制以及肿瘤的免疫诊断和免疫防治的科学。**肿瘤免疫学检验**是通过免疫学方法和指标对肿瘤进行辅助诊断、疗效观察、复发监测以及对患者进行免疫功能评估。

第一节 概　述

现代免疫学的发展，促进了人们对肿瘤抗原的性质、机体抗肿瘤免疫应答机制等方面的认识，进一步丰富了肿瘤免疫学理论，推动了肿瘤免疫诊断和治疗技术的发展。

一、肿瘤抗原分类

肿瘤抗原（tumor antigen）是指细胞癌变过程中新出现的或异常表达的物质，在肿瘤的发生、发展及诱导机体产生抗肿瘤免疫应答中具有重要作用，是肿瘤免疫诊断和免疫防治的分子基础。肿瘤抗原有多种分类方法，目前普遍接受的观点是按肿瘤抗原的特异性或按肿瘤抗原产生的机制进行分类。

（一）根据肿瘤抗原的特异性分类

根据肿瘤抗原的特异性，将其分为**肿瘤特异性抗原（tumor specific antigen，TSA）**和**肿瘤相关抗原（tumor associated antigen，TAA）**。

1. 肿瘤特异性抗原　指仅表达于肿瘤细胞而不存在于正常细胞的抗原，最初通过动物肿瘤移植排斥实验所证实，故曾被称为肿瘤特异性移植抗原（tumor specific transplantation antigen，TSTA）或肿瘤排斥抗原（tumor rejection antigen，TRA）。如黑色素瘤相关排斥抗原（melanoma-associated rejection antigen，MARA）仅见于黑色素瘤细胞。

2. 肿瘤相关抗原　指非肿瘤细胞所特有的，正常组织或细胞也可表达的抗原物质，但此类抗原在肿瘤细胞的表达水平远远超过正常细胞。换言之，肿瘤细胞表达 TAA 仅表现为量的变化，而无严格肿瘤特异性，如胚胎抗原、分化抗原和过度表达的癌基因产物等均属此类。

（二）根据肿瘤抗原产生的机制分类

根据机体产生肿瘤抗原的机制，主要将其分为以下类型：

1. 理化因素诱发的肿瘤抗原 机体受到化学致癌剂（如甲基胆蒽等）或物理致癌因素（如X射线等）作用，可使某些基因产生突变。此类肿瘤抗原特异性强但免疫原性弱，具有高度异质性。

2. 病毒诱发的肿瘤抗原 部分DNA和RNA病毒，尤其是逆转录病毒可诱导细胞恶变并表达突变基因的产物，即病毒诱发的肿瘤抗原，又被称为病毒相关肿瘤抗原（表26-1）。此类抗原无种系、个体和器官特异性，但有病毒特异性及较强的免疫原性。

表26-1 肿瘤相关病毒

肿瘤	病毒
人类原发性肝癌	乙型肝炎病毒（HBV）、丙型肝炎病毒（HCV）
人类宫颈癌	人乳头状瘤病毒（HPV）、单纯疱疹病毒（HSV）
人鼻咽癌和伯基特（Burkitt）淋巴瘤	EB病毒（EBV）
人T细胞白血病	Ⅰ和Ⅱ型人类嗜T细胞白血病病毒（HTLV-Ⅰ/Ⅱ）

3. 自发性肿瘤抗原 自发性肿瘤表达的抗原大部分可能为突变基因的产物，包括癌基因（如*Ras*等）和抑癌基因（如*p53*等）的突变产物以及融合蛋白（如bcl-abl等）。

4. 正常细胞成分的异常表达 在细胞癌变过程中，抗原合成的某些环节发生异常或正常情况下隐蔽状态的抗原表位暴露出来，主要表现为以下几种类型：

（1）分化抗原：分化抗原是组织细胞在分化、发育的不同阶段表达或消失的正常分子。恶性肿瘤细胞通常停滞在细胞发育的某个幼稚阶段，其形态和功能均类似于未分化的胚胎细胞，称为肿瘤细胞的去分化（dedifferentiation）或逆分化（retro-differentiation）。如胃癌细胞可表达该组织自身的胚胎期分化抗原。

（2）胚胎抗原：胚胎抗原是胚胎发育阶段由胚胎组织产生的正常成分，出生后因编码该抗原的基因受阻遏而逐渐消失，或仅微量表达，发育成熟的组织一般不表达。胚胎抗原是最早用于肿瘤免疫学诊断和免疫学治疗的抗原，如甲胎蛋白（α-fetoprotein，AFP）和癌胚抗原（carcinoembryonic antigen，CEA）等。

（3）过度表达的抗原：正常细胞发生癌变后，多种信号转导分子过度表达。这些信号分子可以是正常蛋白，也可以是基因突变的产物，其过度表达还具有抗凋亡作用，可使肿瘤细胞长期存活，此类抗原包括ras、c-myc等基因产物。

（4）细胞突变产生的独特型抗原：正常人T细胞和B细胞表面分别表达TCR和BCR，但在特殊情况下此类抗原仅表达于少数肿瘤细胞表面。

二、机体抗肿瘤免疫效应机制

正常人体每天约有10^{11}个细胞处于分裂中，其中发生突变的概率为10^{-9}～10^{-7}，当突变细胞逃避宿主的监视时，可发展为肿瘤。机体抗肿瘤免疫效应包括固有免疫应答和适应性免疫应答。作为固有免疫应答的主力军，NK细胞在抗肿瘤免疫早期发挥免疫监视功能，直接杀伤肿瘤细胞，是机体抗肿瘤的第一道防线。适应性免疫应答机制包括细胞免疫应答和体液免疫应答两方面，一般认为，细胞免疫应答是抗肿瘤免疫的主力。

（一）抗肿瘤的细胞免疫应答机制

在机体抗肿瘤免疫应答中，细胞免疫应答比体液免疫应答更为重要，其主要效应细胞为T细胞、巨噬细胞和树突状细胞等抗原提呈细胞。肿瘤抗原致敏的T细胞特异性针对肿瘤细胞，包括 CD8$^+$CTL 和 CD4$^+$Th 细胞，其中 CD8$^+$CTL 是主要效应性杀伤细胞。巨噬细胞既可作为抗原提呈细胞（antigen presenting cell，APC）启动免疫应答，也可作为效应细胞溶解肿瘤细胞。树突状细胞可高表达 MHC Ⅰ类分子、MHC Ⅱ类分子，参与肿瘤抗原的提呈，激活抗原特异性 T 细胞。

（二）抗肿瘤的体液免疫应答机制

肿瘤抗原可激活机体 B 细胞分化为浆细胞，分泌特异性抗体。这些抗体介导肿瘤杀伤效应，包括补体依赖的细胞毒性（complement dependent cytotoxicity，CDC）、抗体依赖细胞介导的细胞毒作用（antibody-dependent cell-mediated cytotoxicity，ADCC）、抗体调理作用等。其中 CDC 仅可杀伤单个肿瘤细胞，对实体瘤无效。其他如转铁蛋白抗体可封闭肿瘤细胞表面的转铁蛋白受体而抑制肿瘤细胞生长，某些抗体与肿瘤细胞膜结合后，使肿瘤细胞的黏附特性改变甚至消失，限制肿瘤生长及转移。肿瘤患者血清中虽然存在能与肿瘤细胞反应的抗体，但由于肿瘤抗原免疫原性较弱，机体体液免疫应答并非抗肿瘤效应的主要因素。

第二节　常见恶性肿瘤疾病与相关肿瘤标志物

肿瘤标志物是 1978 年由 Herberman 首次提出，次年在英国第七届肿瘤发生生物学和医学会议上作为专用术语被大家公认。

一、肿瘤标志物概述

肿瘤标志物（tumor marker）是指在肿瘤发生、发展过程中，由肿瘤细胞自身产生或者机体针对肿瘤细胞反应而产生的一类特定物质，这些物质可存在于肿瘤细胞和组织中，也可进入患者血液和其他体液，在肿瘤的辅助诊断、疗效监测、预后判断及靶向治疗等方面发挥重要作用。

肿瘤标志物发现的主要历史进程为①从 1846 年至 1928 年，发现本周蛋白；②从 1928 年至 1963 年，发现激素、酶类、蛋白质等标志物；③从 1963 年至 1975 年，以甲胎蛋白和癌胚抗原等为代表；④从 1975 年至今，大量肿瘤标志物随单克隆抗体技术的诞生而涌现，如 CA125、CA15-3 等。近年来，分子遗传学和组织学技术的发展使肿瘤标志物的检测内容更为广泛，在肿瘤的辅助诊断、疗效监测、预后判断及靶向治疗等方面发挥越来越重要的作用。

理想的肿瘤标志物应符合以下条件：①敏感性高，能早期发现和诊断肿瘤；②特异性强，仅肿瘤患者阳性，能鉴别诊断良恶性肿瘤；③肿瘤标志物浓度和肿瘤转移、恶性程度有关，协助肿瘤分期和预后判断；④肿瘤标志物浓度和肿瘤大小有关，标志物半衰期短，能较快反映体内肿瘤的实际情况；⑤存在于体液特别是血液中，易于检测；⑥与预后有关，具有可靠的临床预测价值。但迄今所发现的一百余种肿瘤标志物中，尚没有一种能完全满足上述条件。

二、肿瘤标志物的分类

肿瘤标志物可存在于细胞表面、细胞质、细胞核和细胞外（血液、体液）。通常将血液、体液肿瘤标志物按其本身的性质分为以下七类（表 26-2）：

1. 胚胎抗原类　如 AFP、CEA 等从肝癌、结肠癌组织中发现，而胚胎期的肝、胃肠管组织也能合成，并存在于胎儿的血液中，因此称为胚胎抗原。

2. 糖蛋白抗原类　糖蛋白抗原是用各种肿瘤细胞株制备单克隆抗体来识别的肿瘤相关抗原，大多是糖蛋白或黏蛋白，如 CA125、CA15-3、CA19-9 等。

3. 激素类　正常情况下不产生激素的组织恶变时产生一些肽类激素，如绒毛膜癌时人绒毛膜促性腺激素（human chorionic gonadotropin，hCG）升高。

4. 酶和同工酶类 肿瘤发生时可出现某些酶或同工酶合成增加或酶活性异常。如前列腺癌时前列腺特异性抗原（prostate specific antigen，PSA）升高等。

5. 特殊蛋白质类 β_2 微球蛋白、铁蛋白等在肿瘤发生时会升高；多发性骨髓瘤发生时本周蛋白阳性，是临床常用的肿瘤标志物。

6. 癌基因产物类 癌基因的激活和抑癌基因的变异可使正常细胞发生恶变，导致肿瘤发生。如 *Ras* 基因蛋白、*Myc* 基因蛋白、p53 抑癌基因蛋白等。

7. 其他肿瘤标志物 如易感基因、肿瘤细胞分子靶标和 microRNA 检测等在不同肿瘤中的诊断及预后价值已成为关注的热点。

表 26-2 肿瘤标志物的分类和主要应用范围

分类	名称	性质	相关脏器及肿瘤
胚胎抗原	甲胎蛋白	糖蛋白 70kDa	肝细胞、胚胎细胞（非精原细胞瘤）
	癌胚抗原	糖蛋白 22kDa	结肠、直肠、胰腺、肺、乳腺
糖类抗原	CA125	糖蛋白 >200kDa	卵巢、子宫内膜
	CA15-3	糖蛋白 400kDa	乳腺、卵巢
	CA19-9	唾液酸化 Lexa	胰腺、胃肠、肝
	CA72-4	唾液酸化 Tu	卵巢、乳腺、胃肠、结肠
酶类	前列腺特异性抗原	34kDa	前列腺
	神经元特异性烯醇化酶	73kDa	肺
	淀粉酶	45kDa	胰腺
激素类	β-hCG	45kDa	胚胎绒毛膜、睾丸（非精原细胞）
	促肾上腺皮质激素	4.5kDa	库欣综合征
蛋白类	β_2 微球蛋白	12kDa	多发性骨髓瘤、B 细胞淋巴瘤、慢性淋巴细胞白血病、巨球蛋白血症
	本周蛋白	22.5～45kDa	游离轻链病、多发性骨髓瘤
	铁蛋白	450kDa	肝、肺、乳腺、白血病
基因类	*c-myc*	细胞株，原发肿瘤	乳腺、胃、肺 急性粒细胞白血病、结肠
	KRAS	细胞株，原发肿瘤	结肠、膀胱、胰腺、卵巢
	p53	染色体 17p21-1q	肺、结肠、胃

三、常见恶性肿瘤与相关肿瘤标志物

恶性肿瘤严重威胁人类健康。我国以肺癌、肝癌、胃癌、结直肠癌、前列腺癌、乳腺癌、卵巢癌等最为多见，约占全部恶性肿瘤的 70%～80%。

（一）肺癌

肺癌是我国发病率和死亡率最高的恶性肿瘤。原发性肺癌可分为鳞状细胞癌、腺癌、大细胞肺癌和小细胞肺癌（small cell lung cancer，SCLC）四种类型。其中 20%～25% 的支气管源性肿瘤是 SCLC，其他三种类型被统称为非小细胞肺癌（non-small cell lung cancer，NSCLC），SCLC 恶性程度高、预后较差。目前常用的血清学标志物包括神经元特异性烯醇化酶（neuron specific enolase，NSE）、胃泌素释放肽前体（pro-gastrin-releasing peptide，ProGRP）、细胞角质蛋白 19 片段抗原 21-1（cyto-keratin 19 fragment antigen 21-1，CYFRA21-1）、鳞状细胞癌抗原

(squamous cell carcinoma antigen，SCCA)等。

1. 神经元特异性烯醇化酶 烯醇化酶是催化从甘油酸-2-磷酸形成高能化合物磷酸烯醇式丙酮酸的酶，有αα、ββ、γγ、αγ、βγ等5种同工酶。γγ亚基组成的同工酶仅存在于神经元、轴突和神经内分泌细胞内，称为NSE。NSE是SCLC的首选肿瘤标志物，其检出阳性率可高达65%～100%。NSE可用于SCLC的鉴别诊断和放疗、化疗的疗效监测，首次化疗开始后的24～72小时，NSE水平可因肿瘤细胞溶解等出现短暂性升高。治疗前患者NSE水平升高，在化疗开始后一周或第一轮化疗结束前，若出现快速下降，提示化疗有效；若仍持续增高则提示无效或恶化；复发时血清NSE水平升高，且通常早于临床表现。

2. 胃泌素释放肽前体 ProGRP是胃泌素释放肽(gastrin-releasing peptide，GRP)的前体结构，主要表达于胃肠道、呼吸道和中枢神经系统。ProGRP可用于SCLC的诊断、疗效监测及预后判断，诊断敏感性为47%～86%，特异性接近100%，其作为单个肿瘤标志物的特异性要优于NSE。

3. 细胞角质蛋白19片段抗原21-1 CYFRA21-1是角蛋白CK19的两个可溶性片段，广泛分布于正常组织表面如支气管上皮细胞等，肿瘤发生时释放入血。CYFRA21-1诊断不同组织类型肺癌的敏感性不同，其诊断鳞状细胞癌、腺癌、大细胞癌的阳性率分别为67%、46%、67%，对SCLC敏感性最低；其血清水平随肿瘤分期的增加逐渐升高，与肿瘤的恶性程度和转移一致，是NSCLC重要的预后评估因素。

4. 鳞状细胞癌抗原 SCCA是从子宫颈鳞状细胞分离的抗原TA-4的亚组分，其酸性组分仅见于恶性细胞。SCCA测定可应用于鳞状上皮源性肿瘤如宫颈癌、食管癌、肺癌、头颈部肿瘤等，其浓度和鳞状细胞癌分化程度有关。肺鳞状细胞癌时SCCA阳性率约60%，而其他类型肺癌时阳性率不足30%；患者接受根治性手术后，SCCA可在72小时内降至正常水平，而接受姑息性切除或探查术者术后SCCA仍高于正常值；术后肿瘤复发或转移时，SCCA在患者临床表现出现之前即可再次升高，无转移或复发时，会持续稳定在正常水平。

(二)肝细胞癌

肝细胞癌是世界第五大癌症，在我国肿瘤相关死亡中仅次于肺癌。AFP结合肝脏超声有助于早期发现肝细胞癌。

1. 甲胎蛋白 AFP是在胎儿期主要由胎肝和卵黄囊合成的一种血清糖蛋白，含糖量4%，至少有三种异质体(AFP-L1、AFP-L2、AFP-L3)。孕期4周即可在胎儿血清中检测到，出生后AFP含量降至50ng/ml，周岁末AFP浓度接近成人水平。

AFP测定可用于：①结合肝脏超声对高危人群进行筛查，尤其是对乙肝或丙肝肝硬化患者，需每6个月随访AFP水平和腹部超声；对AFP大于20ng/ml且持续增加者，即使腹部超声检查阴性，也须进一步检查。②连续多次测定AFP有助于肝细胞癌的诊断。③AFP浓度升高提示预后不良。血清AFP-L3与癌细胞的门静脉侵犯及患者预后相关，且与提示肝细胞癌不良预后的组织学特征的相关性较AFP更强，有可能成为比AFP更好的预后标志物。

2. 去饱和-γ-羧基-凝血酶原 去饱和-γ-羧基-凝血酶原(des-γ-carboxy-prothrombin，DCP)，又称为PIVKA Ⅱ，是1984年由Liebman等从肝癌患者中检出的一种缺乏凝血活性的异常凝血酶原。DCP与肿瘤大小、分级相关，可用于患者的预后判断，其鉴别肝硬化和肝细胞癌的敏感性和特异性高于AFP(敏感性90% vs. 77%，特异性91% vs. 71%，阳性预测值85% vs. 81%，阴性预测值90% vs. 74%，ROC曲线下面积0.921 vs. 0.815)，联合AFP能明显提高肝癌尤其是小肝癌患者诊断的敏感性。

3. 磷脂酰肌醇蛋白聚糖3 磷脂酰肌醇蛋白聚糖3(glypican-3，GPC-3)，即MER7，是一类细胞表面的糖蛋白，正常人群和肝炎患者的肝细胞中不表达，可见于75%的肝细胞癌患者，但某些恶性黑色素瘤患者中也可见GPC-3水平升高。

（三）胃癌

临床常用的胃癌血清学肿瘤标志物包括 CA72-4、CA19-9 等，但早期敏感性低于 35%，不能用于胃癌的筛查和早期诊断。近年来提出胃蛋白酶原（pepsinogen，PG）可作为辅助胃癌早期诊断的较好指标。

1. CA72-4 CA72-4 含有两种抗体，B72.3 是抗乳腺癌肝转移细胞株单抗，CC49 的抗原来自直肠癌株。其升高可见于 40% 的胃肠道肿瘤，良性疾病假阳性率约为 5%。高水平 CA72-4 通常提示预后不佳，但 CA72-4 的敏感性不高，若联合 CEA 可提高胃癌诊断的敏感性和特异性。此外，CA72-4 被认为是疾病分期和判断胃肠道癌症患者是否有残存肿瘤的良好指标，如果癌瘤完全切除，CA72-4 在 23.3 天内降至正常。

2. CA19-9 CA19-9 是一种与胰腺癌、胆囊癌、结肠癌和胃癌相关的肿瘤标志物，又称胃肠癌相关抗原。CA19-9 升高可见于胰腺癌、胆管癌、胃癌等消化系统肿瘤，用于患者的转移、复发监测等。若术后 2～4 周仍未降至正常，提示手术失败；若术后降低后又升高，提示复发。

3. 胃蛋白酶原 PG 是由胃黏膜分泌的胃蛋白酶前体，主要由胃主细胞及颈黏液细胞合成，可分为 PGⅠ和 PGⅡ两个亚群。PGⅠ与 PGⅠ/PGⅡ比值可反映胃黏膜的功能状态，且与胃黏膜萎缩范围及严重程度显著相关。有研究显示，当 PGⅠ< 70ng/ml，PGⅠ/PGⅡ< 3 时用于胃癌诊断的特异性为 73%。

（四）结直肠癌

结直肠癌的复发或转移仍是影响患者预后、导致死亡的主要原因。目前建议对 50 岁以上的人群进行结直肠癌的筛查，其中粪便隐血试验（fecal occult blood test，FOBT）是公认的筛查指标，凡疑似结直肠癌者必须作肛门直肠指诊。

1. 癌胚抗原 CEA 是由胎儿胃肠道上皮组织、胰和肝细胞所合成的一种可溶性糖蛋白，存在于 2～6 个月胎儿的胃肠道、肝脏和胰腺中，出生后血清中含量已很低。血清 CEA 检测的特异性较差，可见于结直肠癌、肺癌、乳腺癌及其他多种恶性肿瘤，也可见于老年人和某些非肿瘤性疾病如肠道良性疾病等，其单一水平升高难以诊断恶性肿瘤。CEA 在直肠癌早期无症状人群中的检出率较低，不用于结直肠癌的筛查，但可用于结直肠癌患者的疗效监测。肿瘤治疗有效，CEA 下降，若 CEA 水平又升高，往往意味着肿瘤复发或出现远处转移；Ⅱ期或Ⅲ期的结直肠癌患者接受手术治疗或转移灶的全身性治疗后，应每 3 个月检测一次 CEA 水平，持续 3 年；在排除 5- 氟尿嘧啶治疗等因素引起的假阳性升高后，CEA 浓度增高 > 30% 常提示肿瘤进展，若连续 3 次增高 15%～20%，须进行临床干预。

2. CA242 CA242 是一种唾液酸化的鞘糖脂类抗原，能识别 CA50 和 CA19-9 的抗原决定簇。CA242 是胰腺癌和直肠癌的标志物，68%～79% 的胰腺癌患者、55%～85% 的直肠癌患者、44% 的胃癌患者 CA242 升高，CA242 在患者治疗监测中可作为 CEA 的补充。

3. 粪便隐血试验及 DNA 标志物 FOBT 被广泛用于无症状人群的筛查。粪便隐血试验和粪便免疫化学检测（fecal immunochemical test，FIT）是常用的两种检测方法，而 FIT 对于血液具有更高的敏感性，且不受饮食和药物的影响，可用于检测下消化道出血。另有研究显示，DNA 标志物的敏感性要高于 FOBT，但其检测更昂贵且技术要求较高。

（五）前列腺癌

前列腺癌是男性生殖系统最常见的恶性肿瘤。美国国家临床生物化学学会（NACB）最新指南建议 PSA 不再作为前列腺癌筛查标志，而是作为疾病复发和治疗监测标志。

PSA 是一种由前列腺上皮细胞分泌的存在于精液中的蛋白酶，有高度器官特异性。血中总 PSA（total PSA，t-PSA）有两种形式，游离 PSA（free PSA，f-PSA）约占 t-PSA 的 5%～40%，大量存在的是 f-PSA 与 α_1- 胰凝乳蛋白酶抑制剂（α_1-antichymotrypsin，ACT）或 α_2- 巨球蛋白（α_2-macroglobulin，α_2M）结合的复合物。

对直肠指诊异常者或者血清 PSA 水平≥4.0ng/ml 者应该进行前列腺穿刺活检。当 t-PSA 为 4～10ng/ml 时，f-PSA/t-PSA 比值可用于前列腺癌和良性前列腺增生的鉴别诊断，若 t-PSA、f-PSA 同时升高，且 f-PSA/t-PSA 比值降低＜10% 时，则要考虑前列腺癌的可能，须进行前列腺穿刺活检来明确诊断；约 25% 的前列腺癌患者 PSA 水平正常，而约 50% 的良性前列腺疾病患者 PSA 水平增高，现已提出可使用 PSA 年龄特异性参考范围、PSA 密度、PSA 速率等提高 PSA 对前列腺癌检测的敏感性和特异性；PSA 还可用于监测复发情况，术前肿瘤局限在前列腺内的患者经根治性前列腺切除术后，如持续检测到 PSA 提示手术切除不完全或者存在转移灶，术后 PSA 持续升高提示可能复发，但须连续复查多次。

（六）乳腺癌

乳腺癌标志物早期诊断敏感性较低，为 15%～35%，现多用于监测乳腺癌术后复发或转移。乳腺癌相关肿瘤标志物主要包括以下几种：

1. 糖类抗原 CA15-3 是最常用的乳腺癌标志物，其他糖类抗原包括 CA549 等。

（1）CA15-3：是一种乳腺癌相关抗原。CA15-3 对转移性乳腺癌诊断的敏感性和特异性均优于 CEA，是诊断转移性乳腺癌的首选指标，常用于发生转移的乳腺癌患者的治疗监测和预后判断。1997 年美国 FDA 批准 CA15-3 作为Ⅱ/Ⅲ期乳腺癌复发的监测指标，当 CA15-3 比原来水平升高 25% 时，预示病情进展或恶化。

（2）CA549：与 CA15-3 来自相同复合物分子中的不同抗原决定簇，二者特性有许多相似之处，但 CA549 特异性较高，临床常把 CA549 升高作为乳腺癌复发的信号，CA549 处于稳定或下降水平时，突然升高预示着转移。

2. 乳腺癌易感基因 *BRCA1* 和 *BRCA2* *BRCA1* 和 *BRCA2* 均为人乳腺癌易感基因，约 45% 的家族性乳腺癌和 90% 的遗传性乳腺癌患者可检测到 *BRCA1* 基因突变。*BRCA1* 和 *BRCA2* 基因突变者的患癌风险远高于普通群体，且风险逐年增加，目前推荐对此类基因突变的女性在 25～30 岁即开始进行乳腺癌和卵巢癌的筛查。

3. 雌激素受体和孕激素受体 雌激素受体（estrogen receptor，ER）和孕激素受体（progesterone receptor，PR）是用于初次诊断乳腺癌患者的常规检测项目，可用于选择可能对激素治疗有应答的患者，联合其他指标能够用于评估患者预后。ER 是最早出现的也是公认的可用于指导内分泌治疗的标志物。ER 阳性患者接受他莫昔芬治疗可降低肿瘤复发率，ER 阴性而 PR 阳性患者也可从他莫昔芬治疗中获益，二者联合检测可更好地指导临床用药，有效率可达 60%～70%。此外，ER 和 PR 结合肿瘤分期、分级、淋巴结转移等因素可对新发乳腺癌患者进行短期预后评估，但不能单独用于淋巴结转移阴性患者的预后判断。

应用免疫组化检测 ER 和 PR 时，仅需少量组织如细针穿刺标本，即可评估乳腺癌组织结构，并能够区分是否具有侵袭性。须注意的是，应用不同抗体可能结果不同，很难实现检测标准化。因此，该法检测时每次均须纳入包括受体阳性肿瘤细胞和癌旁正常细胞等作为内参照，根据被染色细胞的比例或结合染色强度进行染色评分，结果报告时须标明所使用的组织类型（冰冻组织或石蜡包埋组织）及抗体来源。

（七）卵巢癌

上皮源性肿瘤是卵巢癌最为常见的类型，现有标志物包括人附睾蛋白 4（human epididymis protein 4，HE4）和 CA125 等。

1. 人附睾蛋白 4 1991 年，Kirchhoff 等人在附睾上皮组织中发现 HE4，是一种小分子分泌型糖蛋白，属于蛋白酶抑制剂 WFDC 家族。HE4 在卵巢癌早期诊断中具有较好的临床价值，并与卵巢癌分期显著相关；HE4 在子宫内膜异位症几乎不升高，可鉴别诊断子宫内膜异位症和卵巢癌。卵巢癌风险评估算法（risk of ovarian malignancy algorithm，ROMA）是由 HE4 与 CA125 采用特定公式计算的值。HE4 和 CA125 联合应用（即 ROMA 值）可减少

30%～50% 生物标志物阴性卵巢癌的漏诊，能更好地区分卵巢良、恶性疾病。

2. CA125 1981 年由 Bast 等从上皮性卵巢癌中检测出，是可与单克隆抗体 OC125 结合的一种糖蛋白。CA125 不宜用于筛查，但联合经阴道盆腔超声或其他标志物可提高特异性；CA125 可用于鉴别良、恶性卵巢包块，绝经后女性 CA125 > 95U/ml，阳性预测值达 95%；此外，卵巢癌患者在第一个化疗周期后，CA125 水平如降至原来水平的 1/10，表明病情转归良好；首次治疗过程中 CA125 水平持续升高表明预后不佳，建议每 2～4 个月检测一次，持续 2 年，之后可逐渐减少检测频率。

（八）其他

其他恶性肿瘤常用标志物见表 26-3。

表 26-3 其他恶性肿瘤常用标志物

恶性肿瘤	相关标志物
骨髓瘤、淋巴瘤	β_2 微球蛋白
胰腺癌	CA19-9
甲状腺髓样癌	降钙素
神经内分泌肿瘤	嗜铬粒蛋白 A
头颈部鳞癌	SCCA

第三节 肿瘤标志物的检测与临床应用

肿瘤标志物的检测已从细胞水平深入到分子基因水平，并整合了生物化学、细胞学、分子生物学和免疫学等多个学科，检测敏感性和特异性不断提高。

一、常用肿瘤标志物检测项目

目前，临床实际应用的肿瘤标志物仅有数十种，且缺乏敏感性和特异性，不适用于健康人群的肿瘤筛查，但在肿瘤辅助诊断、复发监测和预后判断等方面仍有重要的指导意义。常用检测项目及其临床意义见表 26-4。

表 26-4 常用肿瘤标志物检测项目及临床意义

检测项目	半衰期	常见非恶性疾病	相关肿瘤检测意义
PSA	2.3～3.2 天	前列腺肥大、前列腺炎等	前列腺癌的辅助诊断、疗效监测及复发、转移判断等
AFP	4～5 天	肝良性病变、妊娠、新生儿等	原发性肝癌早期诊断，肝癌疗效监测和复发、转移判断；生殖系统和胚胎性肿瘤等也可见升高
CEA	3～4 天	胃肠道良性疾病、肾衰竭、吸烟等	结直肠癌、胃癌、肺癌、乳腺癌等腺癌的辅助诊断、疗效监测和复发、转移判断等
NSE	24～30 小时	神经病变、肾衰竭、脑血管病、溶血等	SCLC 的鉴别诊断和疗效监测；嗜铬细胞瘤、肾母细胞瘤、甲状腺髓样癌等可升高
ProGRP	19～28 天	慢性肾衰竭、肝脏疾病等	SCLC 的早期诊断、疗效判断及复发、转移判断；也见于良性肿瘤、肾母细胞瘤、神经内分泌癌等
CYFRA 21-1	4 天	慢性疾病、肝脏病变、肾衰竭等	NSCLC 诊断、分期、复发、转移和预后判断的首选标志物；也可见于其他上皮性肿瘤等

续表

检测项目	半衰期	常见非恶性疾病	相关肿瘤检测意义
CA125	4.8 天	良性卵巢疾病、早期妊娠等	上皮性卵巢癌、子宫内膜癌等疗效监测和复发、转移判断；卵巢包块的良恶性鉴别等
CA 15-3	8～15 天	卵巢囊肿、肺部感染、胃肠道良性病变和肝、肾衰竭等	转移性乳腺癌诊断的首选指标，可用于乳腺癌等的复发监测和预后判断；也可见于卵巢癌、结肠癌和肝癌等
CA19-9	8.5 天	肺良性疾病、慢性胰腺炎、胆石症、肝炎等	消化系统肿瘤尤其是胰腺癌和胆管癌等的诊断、病程评估和复发、转移监测等
HE4	尚不明确	肝良性病变、肾衰竭等	卵巢癌早期诊断、监测及预后评估，联合 CA125（ROMA）有较高的鉴别诊断价值

二、肿瘤标志物的检测方法及影响因素

肿瘤标志物的免疫检测法包括放射免疫试验（radioimmunoassay，RIA）、酶联免疫吸附试验（enzyme linked immunosorbent assay，ELISA）、化学发光免疫试验（chemiluminescence immunoassay，CLIA）等，其中 CLIA 等技术因敏感性高且易于自动化正逐渐成为肿瘤标志物检测的主流方法。此外，生物芯片分析系统具有高通量、检测时间短等特点，但其阳性结果通常还需 CLIA 等方法确证。

肿瘤标志物检测的影响因素主要包括分析前、分析中和分析后三个方面。

（一）分析前影响因素

1. 标本采集和保存 ①血液的稀释作用可影响检测阳性率，直接收集、测定肿瘤组织或其附近组织分泌的体液，可提高检测敏感性。如取乳汁测定 CA15-3 和 CEA；②前列腺按摩、穿刺和直肠镜检查后，血液中 PSA 可升高，采血前不应做此类检查；③血液标本采集后应及时离心测定，对无法立即检测的标本应在离心后保存于 2～8℃冰箱，并在 24 小时内测定，对不能在 24 小时内测定的血清应贮存于 −20℃冰箱内，须长期贮存的标本应置于 −70℃条件下保存，且应防止反复冻融；④NSE 测定时，血液标本溶血会导致非特异性增高。

2. 某些药物 如丝裂霉素、顺铂等抗肿瘤药可导致 PSA 假性升高；检测 β-hCG 时，应在申请单中注明是否使用激素类药物等。

3. 被测者自身状况 肝功能异常、胆道梗阻等均可造成 CEA、HE4 等浓度增高；肾功能不良时 CYFRA21-1、HE4、AFP 和 SCCA 等可升高。

4. 吸烟 吸烟人群的 CEA 生物参考区间通常高于非吸烟人群。

5. 生物学因素 PSA、HE4 可随年龄的增长而升高；老年人 CA19-9、CA15-3、CEA 等可升高；绝经期妇女 HE4 可明显升高。

（二）分析中影响因素

1. 测定方法和试剂 临床检测肿瘤标志物应尽量使用同一方法、同一仪器和同一厂家试剂盒，结果报告单上须注明检测方法和设备。

2. 钩状效应 ELISA 或 RIA 测定时，待测样本中抗原浓度过高，出现高浓度后带现象，称为钩状效应（hook effect）。此时免疫反应被明显抑制，测定结果偏低，要消除此干扰需要对样本进行适当稀释后重新测定。

3. 交叉污染 在测定高浓度标本后，交叉污染成为导致假阳性的潜在问题，特别是紧随在高浓度标本后的检测孔，若出现偏高结果，应复查有无交叉污染。

4. 嗜异性抗体 如患者因影像学检查或临床治疗时使用过鼠源单克隆抗体，则体内会

产生人抗鼠抗体（human anti-mouse antibody，HAMA），从而影响检测结果。对有动物密切接触史人员，要特别注意嗜异性抗体问题。

（三）分析后影响因素

1. 参考区间 不同标本如血液、尿液、胸腔积液、腹腔积液等应有不同的参考区间，针对不同地区、人群、方法学、试剂和设备应建立自己实验室的参考区间。

2. 结果报告与解释 不同个体的肿瘤标志物水平差异较大，在监测患者不同疾病阶段标志物含量时，最好绘制其含量变化的曲线图。

三、肿瘤标志物的临床应用原则

现用的肿瘤标志物敏感性和特异性均有限，对肿瘤早期阶段的阳性率低，并且，有些肿瘤细胞可产生多种标志物，单一的肿瘤标志物难以准确反映肿瘤的复杂性。科学、合理地运用现有肿瘤标志物联合检测有助于对肿瘤进行有效的诊断、鉴别诊断、疗效观察、复发监测和预后评价。

1. 肿瘤的辅助诊断 肿瘤标志物对于特定高危人群具有重要的辅助诊断价值。如对慢性 HBsAg 携带者、慢性乙型肝炎和丙型肝炎患者进行 AFP 检测，结合超声可早期发现肝癌；NACB 指南提出，CA125 与经阴道超声检查联合可作为高危女性卵巢癌早期诊断指标。值得注意的是，肿瘤标志物不能代替影像学和病理学检查，只能作为辅助诊断指标。

2. 肿瘤的鉴别诊断和临床分期 在临床已获得足够证据证明患者可能患某脏器肿瘤后，肿瘤标志物往往能提供有用的信息以帮助区分良、恶性肿瘤和肿瘤类型，如 CEA 和 NSE 可辅助区分胃肠道肿瘤是腺癌（CEA 阳性、NSE 阴性）还是类癌（CEA 阴性、NSE 阳性）；血清学肿瘤标志物升高的水平与肿瘤的大小和分化程度有关，其定量检测有助于辅助判断临床分期。

3. 肿瘤的疗效监测 肿瘤标志物有助于明确手术、放疗或药物治疗是否有效。通常在成功的治疗如肿瘤完全切除和有效化疗后，患者体内肿瘤标志物水平会出现明显下降，若下降至正常或治疗前水平的 95% 即认为治疗成功；如果术后肿瘤标志物未如预期下降，反映手术未能成功切除肿瘤；患者体内肿瘤标志物下降的时间与其半衰期密切相关。

4. 肿瘤的复发或转移监测 动态测定血清学肿瘤标志物是监测肿瘤复发或转移的重要指标，体现肿瘤标志物的重要临床价值。经手术或放、化疗后，血清学肿瘤标志物降至正常水平一段时间后再行升高，常表示出现转移、复发，而居高不降者常提示有残存肿瘤或早期复发。如 CEA 被推荐作为结直肠癌肝转移、乳腺癌骨和肺转移的监测指标；CA125 可反映卵巢癌手术或化疗疗效，治疗后其水平减低 $>50\%$ 的患者有较好的预后。此外，患非霍奇金淋巴瘤时 β_2 微球蛋白浓度、睾丸癌时 hCG 和 AFP 等的变化都有预后判断价值。一般建议，治疗后第 6 周进行第一次测定，前 3 年内每 3 个月测定一次，3～5 年每半年测定一次，5～7 年每年一次。如发现肿瘤标志物升高（高于首次值 25%），应在 2～4 周后，再测定一次，连续 2 次升高者，提示复发或转移。

5. 个体化治疗靶标检测 个体化治疗是指在适当的治疗时间，使用适当的给药途径，对适当的患者施以适当的药物和适当剂量，以避免不当治疗和有害治疗，降低药物的毒副作用。识别患者个体差异的依据主要是某些特定的分子标志物（靶标），实现对这些靶标的准确检测和评估是肿瘤个体化医疗的基础。如检测肺癌 *EGFR*、结直肠癌 *KRAS*、乳腺癌 *KIT* 等基因突变可用于指导患者相应靶向药物的应用。

6. 肿瘤标志物的联合检测 恶性肿瘤的复杂生物学特性决定了肿瘤标志物的复杂性和多样性。一种肿瘤可产生多种肿瘤标志物，不同肿瘤或同种肿瘤的不同组织类型也可产生相同的肿瘤标志物。肿瘤标志物联合检测可提高其临床诊断敏感性，但前提是单个标志物在肿瘤诊断中具有较好的特异性；此外，联合检测可以作为肿瘤治疗检测的筛选指标。某些肿瘤标志物的联合检测仅对特定肿瘤有意义，如 AFP、hCG 和乳酸脱氢酶可作为睾丸癌诊断、疾病分期、预后、复发和治疗监测联合指标；HE4 和 CA125 联合应用（即 ROMA 值）可更好地区分卵巢良、恶性肿瘤。常用肿瘤标志物的组合见表 26-5。

表 26-5 主要肿瘤标志物的联合检测

恶性肿瘤类型	常用联合检测项目
前列腺癌	t-PSA、f-PSA、f-PSA/t-PSA
乳腺癌	CA15-3、CA549、*BRCA1* 和 *BRCA2*
肺癌	NSE、ProGRP、CYFRA21-1、SCCA、CEA
卵巢癌	HE4、CA125、ROMA
胰腺癌	CA19-9、CEA、CA242
结直肠癌	CEA、CA242、CA19-9、FOBT
胃癌	PGⅠ、PGⅡ、PGⅠ/PGⅡ、CA72-4、CEA、CA19-9

第四节 肿瘤患者免疫功能检测及其临床意义

肿瘤的发生与机体免疫功能状态，尤其是细胞免疫功能状态密切相关。肿瘤患者的免疫功能测定对判断肿瘤的发生、发展及预后等有重要价值。一般而言，免疫功能正常者预后较好；晚期肿瘤或已有广泛转移者其免疫功能常明显降低；白血病缓解期发生免疫功能骤然降低者，预示有复发可能。

判断机体免疫功能状态的常用指标包括 T 细胞及其亚群测定、T 细胞增殖试验、T 细胞介导的细胞毒试验、巨噬细胞功能测定、NK 细胞活性测定，以及血清中抗体、补体和特定细胞因子如 IL-2、TNF、IFN 等测定。

（王胜军）

本章小结

肿瘤抗原是指在肿瘤发生、发展过程中新出现的或过度表达的抗原物质。按肿瘤抗原的特异性可分为肿瘤特异性抗原和肿瘤相关抗原；按肿瘤抗原产生机制可分为理化因素诱发的肿瘤抗原、病毒诱发的肿瘤抗原、自发性肿瘤抗原和正常细胞成分异常表达的抗原。机体的抗肿瘤免疫学机制十分复杂，主要是通过细胞免疫应答发挥作用。

肿瘤标志物是指在肿瘤发生和增殖过程中，由肿瘤细胞生物合成、释放或者机体针对肿瘤细胞反应而产生的一类物质，一般分为胚胎抗原类、糖蛋白抗原类、激素类、酶和同工酶类、特殊蛋白质类、癌基因蛋白类等。其检测是肿瘤免疫学检验的重要组成部分，CLIA 等免疫学检测方法已成为肿瘤标志物检测的主流方法，广泛应用于肿瘤辅助诊断、疗效监测、预后判断和肿瘤个体化治疗等多个方面。

肺癌、肝癌、胃癌、结直肠癌、前列腺癌、乳腺癌、卵巢癌等为我国常见的恶性肿瘤。目前除了 AFP、PSA 等指标外，大多肿瘤标志物常缺乏器官特异性，不能满足临床肿瘤诊治的需要。重视肿瘤标志物检测的影响因素，并科学、合理地应用现有的肿瘤标志物进行联合检测，将对肿瘤的辅助诊断、复发和转移、疗效监测及预后评估具有重要的意义。

27章

第二十七章 移植免疫及其免疫检测

通过本章学习，你将能够回答下列问题：

1. 什么是移植，移植的种类有哪些？
2. 影响移植物存活时间的关键因素是什么？
3. 引起移植排斥反应的抗原有哪些？各有何特点？
4. 移植排斥反应有哪些主要类型，其发生机制如何？
5. HLA 分型方法有哪些？各有何优点和缺点？
6. HLA 交叉配型的方法和意义是什么？何谓群体反应性抗体，如何检测，意义何在？
7. 移植术后免疫监测包括哪些？
8. 常用免疫抑制剂有哪些？免疫抑制剂血药浓度监测方法有哪些？

在医学上应用自体或异体健康细胞、组织或器官置换病变的或功能缺失的细胞、组织、器官，以替代或补偿机体所丧失的结构和/或功能的现代医疗手段称为**移植(transplantation)**。被移植的细胞、组织或器官称为**移植物(graft)**，提供移植物的个体称为**供者(donor)**，接受移植物的个体称为**受者(recipient)**。移植术后，受者免疫系统可识别移植物抗原，移植物中免疫细胞也可识别受者组织抗原，从而产生应答，导致移植器官不被受者身体所接受的情况，称为**移植排斥(transplantation rejection)**。移植能否成功，很大程度上取决于是否发生移植排斥反应及其反应强度。表达于组织细胞膜表面的组织相容性分子是触发移植排斥反应的抗原成分。移植免疫学是研究与排斥反应相关的抗原及其诱导的免疫应答机制的学科。移植免疫检验技术主要研究移植术前供、受者的组织分型和配型，移植术后受者的免疫状态监测以及免疫抑制药物血药浓度监测的相关指标与实验技术。

第一节 移植相关的免疫知识

移植作为治疗终末期器官功能衰竭的有效医疗手段，20 世纪以来取得了长足的进步。随着免疫生物学和免疫遗传学的发展，移植排斥反应的免疫学本质及其遗传学基础被阐明，以及药物浓度检测技术的进步，为临床开展人类同种移植奠定了坚实的基础。

一、移植的种类

根据供者与受者遗传背景的相互关系可将移植手术分为：

1. 自体移植 自体移植(autologous transplantation)指移植物取自受者自身。此类移植不会发生移植排斥反应，若无继发感染，均能成功。

2. 同系移植 同系移植(isogenic transplantation)指基因完全相同或基本近似的个体之间的移植，如同卵双生之间的移植，或同种动物多次交配所形成的近交系动物间的移植。此类移植如同自体移植，通常不发生排斥反应。

3. 同种异体移植 同种异体移植(allogeneic transplantation)指种属相同但遗传背景不

同的个体之间的移植，临床移植多属此类型。同种异体移植的排斥反应较为常见，其反应强度取决于供、受者之间遗传背景差异的大小，差异越大，排斥反应越强。

4. 异种移植 异种移植(xenotransplantation)指不同种属个体间的移植，如将猪的心脏移植给人，以解决器官来源严重短缺的难题。异种移植后有可能发生严重排斥反应。

此外，按照移植物植入部位的不同又可将移植术分为原位移植(orthotopic transplantation)和异位移植(heterotopic transplantation)。

二、移植的免疫学特点

移植术后，移植物能否长期存活，取决于以下3个方面：①术前移植器官的活力；②术中血管吻合和血液循环重建的质量；③术后移植排斥反应的强度。其中移植排斥反应是导致移植物功能丧失的根本原因。移植排斥反应本质上是受者免疫系统针对供者移植物抗原所产生的免疫应答，具有特异性和记忆性，T细胞在其中发挥关键作用(文末彩图27-1)。临床需要根据移植免疫学特点进行供、受者之间的配对，并进行术后监测与调控，以期达到延长移植物存活时间的目的。移植的免疫学特点归纳如下：

(一) 移植物的抗原属性

无论移植物是器官、组织或细胞，作为异物其分子大小、结构等均符合抗原特性，具有刺激受者产生免疫应答的作用，因此移植排斥反应在移植过程中是普遍存在的。无血缘关系个体之间的移植，若术后未经免疫抑制处理，移植物一般难以长期存活。供、受者之间的血缘关系越近，移植物被排斥的可能性就越小。

(二) 移植排斥反应的记忆特性

移植排斥反应的记忆特性常见于皮肤移植，术后若发生排斥反应，则来自供者的植皮通常在2周之内即被排斥而脱落，如果再次移植同一供者的皮肤，被排斥的速度将明显加快。由于移植物来源困难，心、肺、肝、肾等大器官很少进行重复移植，因此其移植排斥反应的记忆特性相对少见。

(三) 负向免疫调节的必要性

为控制必然发生的移植排斥反应，免疫抑制剂(immunosuppressant)的应用或者免疫耐受的诱导必不可少。前者是通过人为方式导致受者产生非特异性的免疫麻痹，使得受者失去产生免疫应答的能力；后者则是诱导针对移植物的特异性无应答，使移植物能够成功逃逸机体的免疫排斥。免疫抑制剂的应用虽不是上佳之选，但却是现阶段延长移植物存活时间最行之有效的方案。而免疫耐受的诱导，作为一种理想的针对性措施，一直吸引着移植研究者们执着地追求。

三、移植抗原

移植物存在着激发受者产生免疫应答的靶抗原，其抗原性的强弱决定着移植排斥反应的强度。引起移植排斥反应的抗原称为移植抗原(transplantation antigen)，包括：

(一) 主要组织相容性抗原

在诱导移植排斥反应的过程中发挥主要作用的组织抗原，称为主要组织相容性抗原(major histocompatibility antigen，MHA)，MHA引起的移植排斥反应迅速且强烈，须给予重点关注。MHA主要表达于白细胞。人类的主要组织相容性抗原又被称为人类白细胞抗原(human leukocyte antigen，HLA)。在进行同种异体移植的过程中，HLA是引起移植排斥反应最强烈的抗原。在HLA的3类抗原分子中，Ⅰ、Ⅱ类分子是触发移植排斥反应的首要抗原，尤其是HLA-DR位点的抗原分子，其次是HLA-A、HLA-B、HLA-DP和HLA-DQ，而HLA-C与移植排斥反应并无密切关系。HLA之所以具有强烈的移植排斥反应效应，与其广泛的组织分布和特殊的分子结构密切相关。编码 MHA 的基因为主要组织相容性复合体(major histocompatibility complex，MHC)。在骨髓和其他细胞输注时，来自供者的抗原提呈细胞和其他免疫细胞表面强表达的 HLA 发挥着双重作用，即一方面作为同种异体抗原介导宿主抗移植物反应(host versus graft reaction，HVGR)；另一方面作为过客细胞的重要膜分子参与移植物抗宿主反应(graft versus host reaction，GVHR)。

(二) 次要组织相容性抗原

在诱导移植排斥反应的过程中发挥次要作用的组织抗原，称为次要组织相容性抗原(minor histocompatibility antigen，mHA)。mHA 表达于多种组织细胞表面，其引起的移植排斥反应相对较弱且较为缓慢。临床移植配型，尤其是造血干细胞移植，也要兼顾 mHA。

(三) 其他移植抗原

1. 血型抗原 血型抗原(blood group antigen)是指红细胞表面存在的某些可遗传的抗原物质。人类血型抗原主要包括 ABO 血型抗原和 Rh 血型抗原。供、受者之间的血型不合可以引起血管内皮损伤和血管内凝血，导致严重排斥反应的发生。血型抗原主要分布于红细胞表面，也可表达于其他组织细胞和血管内皮细胞表面。

2. 组织特异性抗原 组织特异性抗原(tissue specific antigen)是指特异性地表达于某一器官、组织或细胞表面的抗原。其引起的移植排斥反应强弱各异，尤以皮肤引起的排斥反应为甚。

四、移植排斥反应

移植排斥反应是机体针对移植抗原产生的免疫应答，从而导致移植物功能丧失或受者机体损害的过程。此过程决定临床移植的成败，是移植免疫学研究者致力于攻克的难题。根据排斥反应发生的时间、免疫损伤机制和组织病理改变，排斥反应可被分为**超急性排斥反应(hyperacute rejection)**、**急性排斥反应(acute rejection)**和**慢性排斥反应(chronic rejection)**3 种类型。

(一) 超急性排斥反应

超急性排斥反应是指移植器官与受者血管接通后数分钟至 24 小时内发生的排斥反应，该类型排斥反应是由于受者体内预先存在着抗供者组织细胞抗原的抗体，包括抗供者的红细胞血型抗原、血小板抗原、HLA 抗原及血管内皮细胞和单核细胞表面血管内皮细胞抗原的抗体等，此类天然抗体多为 IgM 类。而因反复输血、多次妊娠、长期血液透析或再次移植所产生的预存抗体则多为 IgG 类。预存抗体与抗原形成的复合物激活补体系统，引发免疫炎症反应，从而使移植器官发生不可逆性的缺血、变性和坏死。此外，供者器官灌流不畅或缺血时间过长等非免疫机制也可能导致超急性排斥反应的发生。免疫抑制剂对超急性排斥反应的疗效不佳。

超急性排斥反应发生迅速、反应强烈、不可逆转，目前尚无有效的治疗手段，一旦发现应立即切除移植物。移植术前进行红细胞血型配型、HLA 配型和交叉配型，并进行群体反应性抗体检测，加之熟练、精确的手术操作，可以最大限度地避免超急性排斥反应的发生。

(二) 急性排斥反应

急性排斥反应是指移植术后数天至两周左右出现的移植排斥反应，为同种异型器官移植中最常见的一类排斥反应。患者多有发热、移植部位胀痛和移植器官功能减退等临床表现。组织病理学检查可见移植物周围大量巨噬细胞和淋巴细胞浸润。尽早给予恰当的免疫抑制剂进行治疗，多可缓解。

在急性排斥反应中，直接识别途径和间接识别途径均参与了对同种抗原的识别。残留于供者移植物内的抗原提呈细胞(过客细胞)对受者免疫系统提供最初的抗原刺激。$CD4^+$Th1

细胞介导的迟发型超敏反应是造成移植物损伤的主要机制；$CD8^+$CTL 可直接杀伤表达异型抗原的移植物细胞。体液免疫在急性排斥反应中也起重要作用，受者产生针对血管内皮细胞抗原的 IgG 类抗体，通过补体依赖的细胞毒性（complement dependent cytotoxicity，CDC）作用，在细胞免疫作用的参与下导致移植物内血管坏死，称为急性血管性排斥反应（acute vascular rejection）。此外，其他免疫效应细胞（如巨噬细胞、NK 细胞等）和免疫效应分子（如补体等）也在一定程度上参与急性排斥反应的组织损伤（图 27-2）。

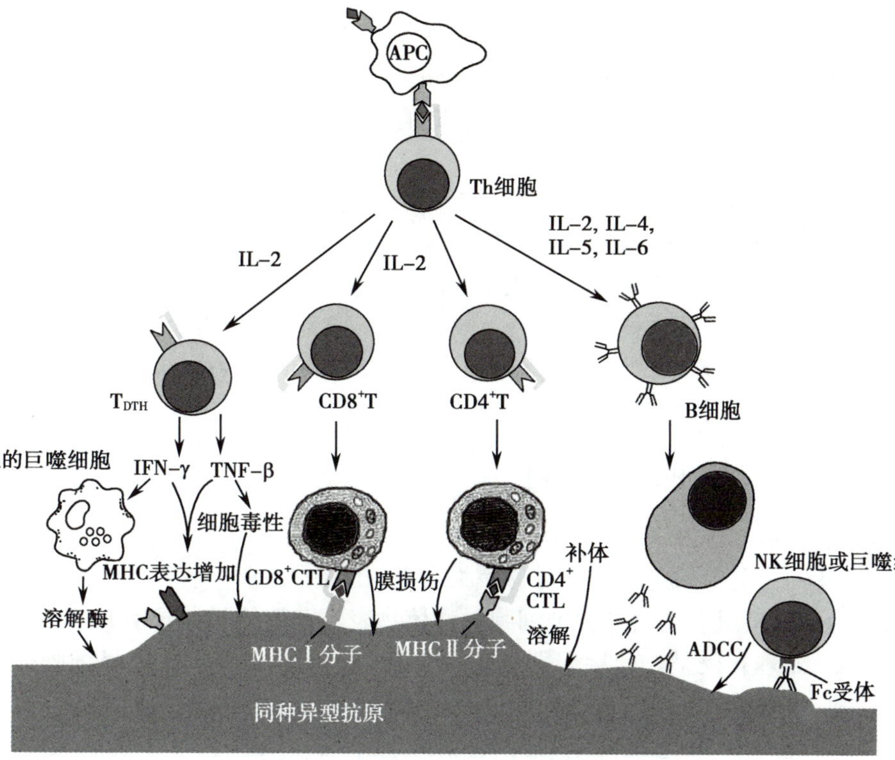

图 27-2 同种移植排斥反应的发生机制

急性排斥反应的发生率极高，其严重程度取决于供、受者之间的组织相容度、移植术后的免疫抑制方案以及诱发因素（如感染）等。移植术后急性排斥反应发生的次数和损伤程度也将影响慢性排斥反应的远期效应。

（三）慢性排斥反应

慢性排斥反应发生于移植术后数月甚至数年，病程进展缓慢。其发生机制包括体液介导和细胞介导的免疫反应。慢性排斥反应的病理特征性表现为多种细胞（如多形核白细胞、单核细胞、血小板等）附着于血管内皮受损部位。受损的内皮被血小板和纤维蛋白所覆盖，导致血管内增生性损伤或纤维化，最终造成器官组织结构的破坏和功能丧失。慢性排斥反应的另一重要病理学特征是血管平滑肌细胞增生，最终导致移植物血管破坏。

慢性排斥反应往往是急性排斥反应反复发作的结果，且与供、受者之间的组织不相容有关。慢性排斥反应的形成机制尚未完全清楚，一般认为参与慢性排斥反应发生的既有免疫因素也有非免疫因素。

1. 免疫损伤机制 $CD4^+$T 细胞的持续性间断活化和急性排斥反应的反复发作是慢性排斥反应的重要机制。慢性排斥过程中，受者 $CD4^+$T 细胞通过间接识别供者血管内皮细胞表面 MHC 抗原而被激活，继而介导迟发型超敏反应炎症；Th2 细胞辅助 B 细胞产生抗体，通过激活补体和抗体依赖细胞介导的细胞毒作用（antibody-dependent cell-mediated cytotoxicity，

ADCC)，损伤移植器官的血管内皮细胞。反复发作的急性排斥反应会引起移植物血管内皮细胞持续性的轻微损伤，并持续分泌多种生长因子（如胰岛素样生长因子、转化生长因子等)，继而导致血管平滑肌细胞增生、动脉硬化、血管壁炎症细胞（T 细胞、巨噬细胞）浸润等病理改变。

2. 非免疫机制 慢性排斥反应与非免疫因素尤其是组织器官退行性变性有关，相关诱发因素包括高龄、高脂血症、糖尿病晚期、巨细胞病毒感染、移植物缺血 - 再灌注损伤、免疫抑制药物的毒副反应等。

慢性排斥反应的机制迄今尚未完全清楚，且其对免疫抑制疗法不敏感，从而成为移植物不能长期存活的主要原因。近期研究表明，记忆性免疫细胞和某些属于“内源性危险信号”的非特异性效应分子可能参与慢性排斥反应的发生。

（四）移植物抗宿主反应

移植物抗宿主反应是指存在于供者移植物中的淋巴细胞识别宿主抗原所介导的针对受者的排斥反应。GVHR 主要见于骨髓移植（造血干细胞移植），在某些富含淋巴细胞的器官（如胸腺、脾、小肠、肝脏等）移植以及免疫缺陷个体接受大量输血时也可发生。GVHR 可损伤宿主组织器官，引起移植物抗宿主病（graft versus host disease，GVHD）。移植物中成熟 T 细胞识别宿主的组织相容性抗原，对宿主组织或器官发动免疫攻击，损伤宿主组织和器官，是引起 GVHD 的主要原因。细胞因子网络失衡也参与 GVHD 引起的组织损伤。

五、移植排斥反应的损伤机制

（一）识别机制

在移植过程中，受者的免疫细胞对移植物表面 HLA 的识别存在着直接和间接两种识别方式（图 27-3)。直接识别是指受者 T 细胞对移植物表面完整的同种异型 HLA 分子的识别，无须对其加工、处理和提呈。间接识别是受者 T 细胞识别其自身抗原提呈细胞提呈的移植物 HLA 抗原肽。同种反应性 T 细胞，通过直接识别参与强烈的急性排斥反应，而间接识别则以 $CD4^+$Th 细胞为主，在急性排斥反应中晚期和慢性排斥反应中均发挥重要作用。

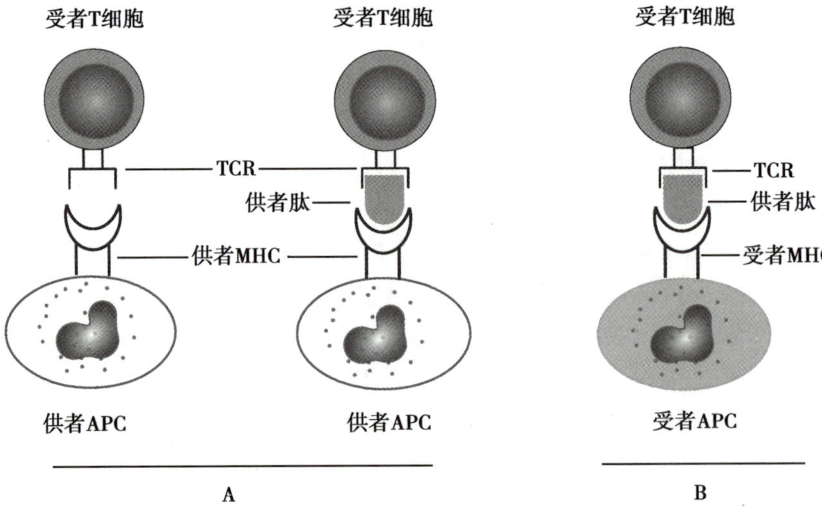

图 27-3 受者 T 细胞对同种异型抗原的直接识别和间接识别

A：直接识别；B：间接识别。

（二）效应机制

参与移植排斥反应的免疫效应机制涉及以下方面：$CD4^+$T 细胞的活化和巨噬细胞的动员，介导迟发型超敏反应，导致免疫损伤；$CD8^+$T 细胞的直接杀伤作用；针对移植抗原的特异性抗体通过抗体依赖细胞介导的细胞毒作用或补体依赖的细胞毒性作用介导急性或超急性排斥反应；抗原-抗体复合物激活补体损伤血管；残留于移植物的过客细胞介导 GVHR。

第二节 移植相关的组织配型

HLA 是代表人类个体特异性的重要遗传物质，也是引起同种异型排斥反应的主要移植抗原，供者与受者的 HLA 等位基因匹配程度决定了移植排斥反应的强度，因此，通过 HLA 组织分型来选择合适的供者，可以减少排斥反应的发生。HLA 复合体至少包括 4 个与移植相关的基因位点，即 HLA-A、HLA-B、HLA-C、HLA-D，其中 HLA-D 区又分为 HLA-DP、HLA-DQ、HLA-DR 等亚区，分别编码 7 个系列的抗原。目前认为 HLA-DR 是最重要的移植抗原位点，HLA-A、HLA-B、HLA-DP、HLA-DQ 在移植中亦有重要意义，而 HLA-C 对移植的影响较小。

移植术前的组织配型或组织相容性试验，是指对某一个体的表型和基因型的 HLA 特异性鉴定。通过组织配型试验，选择与受者组织相容性抗原近似的供者，可降低急性排斥反应的发生频率和强度，从而延长移植物的存活时间。供、受者的 ABO 和 Rh 血型一致是各类移植术的前提。接受肾脏移植的患者长期存活尚与供、受者 HLA 抗原，特别是 HLA-DR 抗原的相容性密切相关。骨髓移植要求 HLA 抗原必须完全一致，否则会出现剧烈的移植物抗宿主反应。

一、人类白细胞抗原分型方法

遗传学研究的发展，很大程度上依赖于以分型为主要手段的 HLA 多态性分析。20 世纪 60 年代建立的血清学和细胞学分型技术，主要侧重于分析 HLA 产物的特异性；20 世纪 80 年代起建立的 DNA 分型技术，则主要侧重于基因的分型。

（一）血清学分型法

血清学分型法是应用一系列已知型别的标准分型血清与待测淋巴细胞混合，借助补体的生物学作用介导细胞裂解的一种补体依赖的细胞毒性（complement dependent cytotoxicity, CDC）试验。其原理为已知型别的特异性抗 HLA 抗体与表达相应 HLA 抗原的淋巴细胞结合而激活补体，在补体的作用下，改变了细胞膜的通透性，细胞膜破损，染料即可以进入细胞内，通过对着色的死亡细胞进行计数来判断抗原-抗体反应的强度，死亡细胞数与反应强度成正比。常用的染料有曙红（又称伊红）和荧光染料（CFDA 和 EB）。能够应用血清学分型法检测的抗原称为 SD 抗原（serologically defined antigen），包括 HLA-A、HLA-B、HLA-C、HLA-DQ、HLA-DR。

在 T 和 B 细胞膜上都存在 HLA-A、HLA-B、HLA-C 抗原，所以 HLA-A、HLA-B、HLA-C 分型可以使用 T 细胞或总淋巴细胞（包括 T、B 淋巴细胞），如果 HLA-A、HLA-B、HLA-C 分型试剂抗体同时存在 HLA-DR 抗体，为避免 HLA-DR 抗体的干扰，则只能使用 T 细胞。因为 HLA-DQ、HLA-DR 抗原只存在于 B 细胞膜上，所以 HLA-DQ、HLA-DR 分型需要从总淋巴细胞中分离出 B 细胞进行鉴定。

由于传统 HLA 分型血清主要来源于人血清和胎盘血清，存在特异性不高、效价较低、某些罕见抗体难以获得、抗体筛选复杂、运输保存困难等缺陷，已逐渐退出临床。随着单克隆抗体技术的发展，采用特异性强、效价高、交叉反应少的单克隆抗体分型试剂，可以显著提高 HLA 分型的准确性和特异性。基于荧光抗体染色的流式细胞术用于 HLA 血清学分型，较人工判读、观察更具有客观性。

（二）细胞学分型法

细胞学分型法是以混合淋巴细胞培养（mixed lymphocyte culture，MLC）或称混合淋巴细胞反应（mixed lymphocyte reaction，MLR）为基本技术的 HLA 分型法。常用于移植术前的组织配型，以测定供、受者主要组织相容性抗原（HLA 抗原）的相容程度。能用细胞学分型法测定的抗原称为 LD 抗原（lymphocyte-defined antigen），包括 HLA-D、HLA-DP。

当两个无关个体的淋巴细胞在体外混合培养时，可以相互刺激，使淋巴细胞向母细胞转化，产生分裂、增殖及混合淋巴细胞反应。根据 MLC 的原理，可以利用一种已知 HLA 型别的淋巴细胞对未知型别的细胞进行 HLA 分型，也可以用于体外检测移植的供、受者之间是否会发生排斥反应。细胞学分型法的优点是可以判断受者 Th 细胞对移植物 HLAⅡ类抗原发生反应的强度，缺点则是检测时间较长。目前细胞学分型法主要包括以下 2 种：

1. 单向混合淋巴细胞培养 单向 MLC 是将供者或受者一方淋巴细胞用丝裂霉素 C、X 线照射等方法进行处理，使其失去应答能力，但保持刺激能力。一般是将已知 HLA-D 淋巴细胞，用丝裂霉素 C、X 线照射等方法进行处理，然后与未知的淋巴细胞共同孵育 5～7 天，用 ^{3}H-TdR 掺入法检测细胞增殖强度，从而判断受检细胞的 HLA 型别。根据刺激细胞的不同，单向 MLC 又可细分为以下两种方法：

（1）纯合细胞分型法：纯合分型细胞技术（homozygous typing cell technique，HTC technique）细胞分型法（homozygous typing，HT）采用仅带有一种 LD 抗原的纯合细胞（homozygous typing cell，HTC）作为刺激细胞，该刺激细胞与带有未知抗原的受检细胞进行单向 MLC，若待分型细胞的 LD 抗原与 HTC 相同，则不发生或仅出现轻微的增殖反应。由于受检细胞与 HTC 反应为阴性时才能被判定为有与 HTC 相同的抗原，故又称为阴性分型（negative typing）方法。

（2）预致敏淋巴细胞分型法：致敏淋巴细胞定型试验（primed lymphocyte typing test，PLT）分两步进行，首先将应答细胞和经丝裂霉素 C 或 X 线照射处理过的已知 HLA 型别的刺激细胞进行初次 MLC，使应答细胞获得对已知抗原的记忆，成为致敏淋巴细胞（primed lymphocyte，PL）。然后将 PL 作为应答细胞与经丝裂霉素 C 或 X 线照射处理的待测细胞进行第二次 MLC，若待测细胞的型别与 PL 预先识别的型别相同，则会产生很强的记忆性应答反应，即为阳性反应，由于只有出现阳性反应才能作出 HLA 型别的判定，所以这种方法又被称为阳性分型（positive typing）方法。

2. 双向混合淋巴细胞培养 双向混合淋巴细胞培养（two-way mixed lymphocyte culture）是指供、受者两个未经处理的无关个体功能正常的淋巴细胞在体外混合培养时，由于 HLAⅡ类抗原中 D 和 DP 抗原不同，可相互刺激对方的 T 细胞发生增殖，且 HLA 不配合程度越高，刺激增殖的程度越强。采用 ^{3}H-TdR 掺入法检测细胞增殖强度，检测过程中同时设立反应管（含有双方淋巴细胞）和对照管（仅含单一方细胞）。双向 MLC 不能判断 HLA 型别，只能说明供、受者之间抗原的匹配程度，移植时应选择 MLC 最弱者为供者。

（三）分子生物学分型法

由于血清学分型是建立在多肽的水平之上，可能会出现血清学表型相同，而 DNA 核苷酸序列不完全相同的现象，而且 HLAⅡ类抗原相应的特异性血清较难获得，导致血清学分型法的运用受到限制。细胞学分型法由于分型细胞来源困难、制备烦琐，且试验耗时较长，因而无法满足临床常规检测的需求。HLA 个体遗传学差异本质上是由于编码这些基因产物的 DNA 在核酸序列上的差异。HLA 基因为共显性表达，检测基因可以代表蛋白。因此，应用分子生物学技术，在 DNA 水平上进行 HLA 分型已经逐渐取代了血清学和细胞学分型法。目前 HLA 基因分型的主要方法有：聚合酶链反应 - 序列特异性引物（polymerase chain reaction-sequence specific primer，PCR-SSP）、聚合酶链反应 - 序列特异性寡核苷酸杂交(polymerase chain reaction-sequence specific oligonucleotide，PCR-SSO)和基于直接测序法(sequence-based typing，SBT)。部分有条件的实验室已经开展了二代测序(next-generation sequencing，NGS)技术，NGS 方法可以得到等位基因分型的结果。按照分型技术的分辨率及其区分 HLA 等位基因的目的，分型结果可分为低分辨、中分辨和高分辨 3 种水平。目前，SSO 和 SSP 分型仍然是低分辨率和中分辨率 HLA 分型的主要方法，SBT 及 NGS 分型可以达到高分辨分型的标准。

二、组织配型

（一）交叉配型

1987 年美国器官分配联合网制定了强制性 HLA-A、HLA-B、HLA-DR 六抗原配型标准，即 ABO 血型相合、HLA-A、HLA-B、HLA-DR 6 个抗原相配的供肾。1996 年 Terasaki 等基于 HLA 分子存在共同表位的事实提出了 HLA 氨基酸残基配型(amino acid residue matching，Res M)标准，使得肾脏移植存活率得到了提高。移植物存活与 HLA 配型的关系是①供、受者之间的 HLA-A 和 HLA-B 相配位点数越多，移植物存活的概率越高；②供、受者之间的 HLA-DR 位点相配更为重要，因为 HLA-DR 和 HLA-DQ 基因有很强的连锁不平衡，HLA-DR 位点相配的个体，通常 HLA-DQ 位点也相配；③由于不同地区 HLA 位点连锁不平衡性存在差异，不同地区 HLA 匹配程度与移植结果的关系会有不同的预测价值。

移植前如果受者血清中预先存在抗供者淋巴细胞的抗体，移植后 80% 会发生超急性排斥反应，因此术前必须做 HLA 交叉配型，以检测受者体内抗供者淋巴细胞的细胞毒性抗体。HLA 交叉配型采用补体依赖的细胞毒性试验。根据反应时参与的细胞成分的差异，又分为以下三种方法：

1. 淋巴细胞交叉配型 淋巴细胞交叉配型(lymphocyte cytotoxicity cross-matching)包括外周血淋巴细胞交叉配型、T 淋巴细胞毒性交叉配型和 B 淋巴细胞毒性交叉配型。外周血淋巴细胞中的 T 细胞(仅携带 HLA Ⅰ类抗原)约占 80%，B 细胞和单核细胞(同时表达 HLA Ⅰ类和 HLA Ⅱ类抗原)约占 20%。因此，外周血淋巴细胞交叉配型试验如果有 50% 以上的细胞发生细胞毒性，即为交叉配型结果“强阳性”，提示存在针对 HLA Ⅰ类抗原的抗体；若有 10%～20% 的细胞被杀伤，提示检出针对 HLA Ⅱ类抗原抗体或存在弱的针对 HLA Ⅰ类抗原的抗体。只要超过 10% 的细胞被杀伤，即为交叉配型结果“阳性”，必须另选供者；若小于 10% 的细胞被杀伤，则为交叉配型结果“阴性”，表明供、受者相配。应用纯化的 T 细胞或 B 细胞进行交叉配型更具有特异性。只要 T 细胞交叉配型试验结果“阳性”，无论反应水平高低，均被视为“移植禁忌”。检测针对 HLA Ⅱ类抗原的抗体需要以 B 细胞为靶抗原。B 淋巴细胞毒性交叉配型试验结果“阳性”，系抗体结合至 B 细胞上 HLA Ⅰ类或 HLA Ⅱ类抗原所致。由于 B 细胞比 T 细胞携有更大密度的 HLA Ⅰ类抗原，因此对于弱的 HLA Ⅰ类抗原而言，B 细胞是更为敏感的指示细胞。有人将 T、B 淋巴细胞毒性交叉配型统称为 TB 交叉配型。

2. 流式细胞术交叉配型 流式细胞术交叉配型(flow cytometry cross-matching，FCXM)是将受者的血清与供者的 T 或 B 细胞反应，进而与荧光标记的抗人 IgG 或其 $F(ab')_2$ 共育，经流式细胞仪测定，得到细胞数与荧光强度的直方图。呈现荧光阳性的细胞表明受者血清中 HLA 抗体已结合至供者细胞，但究竟系 HLA Ⅰ类还是 HLA Ⅱ类抗体，需要在配型的同时用 T 或 B 细胞表型抗体进行双染色以助判断。

3. 自身交叉配型 自身交叉配型(autologous cross-matching)应用受者自身的血清和细胞进行细胞毒性试验，若有自身抗体存在，则可导致与供者交叉配型的假阳性。自身抗体交叉配型通常与待测血清和供者交叉配型同时应用。此外，自身抗体的存在也易造成流式细胞术交叉配型结果的假阳性，故自身 FCXM 交叉配型亦被推荐。但自身抗体阳性 FCXM

并不能作为移植禁忌证。

交叉配型结果“阳性”提示受者预存有抗供者的抗体。在做受者选择时，如果组织配型差，但交叉配型结果“阴性”，仍可实施移植。如果交叉配型结果“阳性”，即使组织配型好，也不宜进行移植，否则将引发超急性排斥反应。交叉配型常用于肾脏移植，但不用于肝、心、肺等器官移植，因为预存抗体与这些移植的排斥反应并无密切关系。

（二）群体反应性抗体检测

群体反应性抗体（panel reactive antibody，PRA）是指受者由于同种异基因免疫致敏（例如多次妊娠、输血或者移植等）而诱导产生的特异性抗 HLA-IgG 抗体。此抗体水平反映了受者对 HLA 抗原的致敏程度，是移植术前筛选致敏受者的重要指标，与移植排斥反应和存活率密切相关。检测 PRA 的方法主要有补体依赖的细胞毒性（complement dependent cytotoxicty，CDC）试验、酶联免疫吸附试验（enzyme linked immunosorbent assay，ELISA）和流式细胞术（flow cytometry，FCM）。

1. 补体依赖的细胞毒性试验 补体依赖的细胞毒性试验是将受者血清、供者淋巴细胞以及补体共同孵育，抗原 - 抗体复合物与补体结合而使其活化，通过一系列级联反应，形成攻膜复合物（membrane attack complex，MAC）在细胞膜上穿孔，最终导致靶细胞的溶解死亡。通过细胞染色，计数死亡（着色）的淋巴细胞百分比，从而判断受者血清中预存的抗供者淋巴细胞抗体的水平。此方法只能检测补体结合的细胞毒性抗体，无法区分抗体的类别。

2. 酶联免疫吸附试验 ELISA 是将纯化的包含当地人种绝大部分的 HLA 特异性抗原预先包被在酶标板上。检测时加入待检血清共同孵育一定时间后，加入酶标记抗人 IgG 或 IgM 单克隆抗体，再加入与酶作用的底物进行显色，根据颜色的深浅，判定 HLA 抗体的特异性和含量。

3. 流式细胞术 FCM 是将纯化的包含各种型别的人 HLA Ⅰ类和 HLA Ⅱ类抗原分别包被在不同的磁性微球上。检测时加入待测血清共同孵育后，再加入荧光标记抗人 IgG，在流式细胞仪上分析样本中存在的 HLA 抗体及其含量。

PRA 在实体器官移植排斥反应中扮演重要角色，其存在及强度不仅与超急性排斥反应密切相关，而且与急性排斥反应、慢性排斥反应、移植物的功能及移植物的存活时间关系密切。因此，临床上要求对受者的 PRA 水平及抗体特异性进行定期检测。

三、临床常见的移植类型

移植术建立至今，已日渐成熟并越来越多地被大众所接受，临床现已开展的移植术包括：角膜移植、皮肤移植、胰腺移植、肾脏移植、心脏移植、肺移植、肝脏移植和骨髓移植等。

（一）肾脏移植

肾脏移植是临床开展时间最早、数量最多且效果最佳的一种器官移植。由于免疫抑制剂的迭代更新和移植手术的日趋成熟，肾脏移植患者 1 年和 5 年的存活率已经分别达到 90%～95% 和 80%～85%。肾脏移植对供肾者的选择遵循以下原则：①血型相容；②HLA 匹配；③预存抗体阴性；④肾脏体积和功能满足需求；⑤传染病筛查阴性。

肾脏移植中，超急性、急性和慢性排斥反应均有可能发生。同时，因为免疫抑制剂的广泛应用，病毒等细胞内寄生的微生物感染，也将影响移植物的存活和受者的健康。肾脏移植术后的疗效观察，主要依赖于对受者免疫状态和体内免疫抑制剂血药浓度的动态监测，组织活检观察肾组织炎症细胞的浸润等手段，预测排斥反应的发生和调整用药剂量。

（二）肝脏移植

肝脏移植已在世界各地广泛开展，肝脏移植患者术后 1 年和 5 年的存活率分别达到 85%～90% 和 70%～80%。肝脏移植后可出现天然或自发性免疫耐受现象，也称“移植肝免疫特惠现象”，因此，临床上在供肝者选择时重点关注血型的匹配。尽管 HLA 配型在肝脏移植中并不十分强调，但 HLA 型别吻合度对移植物长期存活的影响依然存在。肝脏移植术后的排斥反应相对较弱，主要由浸润的 T、B 细胞和巨噬细胞等介导。

（三）心脏移植与心肺联合移植

心脏移植受者术后 1 年和 5 年的存活率分别达到 80%～85% 和 70%～75%。心肺联合移植受者术后 1 年和 5 年的存活率也已经分别达到 70%～75% 和 50%～60%。心脏移植术和心肺联合移植术，均应进行红细胞血型配型、HLA 配型、淋巴细胞毒交叉配型和群体反应性抗体检测。血型相容是避免急性排斥反应的首要条件，供、受者间 HLA Ⅰ、HLA Ⅱ类分子匹配则是移植器官长期存活的重要因素。由于供者来源的局限性，HLA 配型并未被临床多数心脏移植中心列为必检项目。心脏移植或心肺联合移植的效果，除可根据患者的临床表现以及移入器官功能指征作出判断外，对受者的免疫状态进行监测也有助于评估和预测排斥反应的发生。

（四）骨髓与其他来源的干细胞移植

骨髓和干细胞的移植均为非实质性器官移植。其中骨髓移植开展较早，而干细胞移植正日益受到临床工作者的重视。

1. 骨髓移植 骨髓移植术的成功率取决于多种因素，包括患者的年龄、基础疾病、移植后并发症等。其 1 年生存率为 60%～90%，5 年生存率为 40%～60%。骨髓移植多被用于治疗危及生命且难以用常规方法治愈的造血系统疾病和原发性免疫缺陷病。根据被移植骨髓的来源，又被细分为自体骨髓移植（autologous bone marrow transplantation）、同基因骨髓移植（isogeneic bone marrow transplantation）、异基因骨髓移植（allogeneic bone marrow transplantation）3 种类型。同基因骨髓移植的供者获取难度大，但成功率高。同种异基因骨髓移植临床较为多见，由于存在供者的淋巴细胞，会同时引发宿主抗移植物反应和移植物抗宿主反应。GVHR 也可被视作移植成功的间接证据。骨髓移植术前应进行 HLA 配型和红细胞血型配型。皮疹活检、血清总胆红素及结合胆红素测定、腹泻症状等也有助于判断 GVHR 的发生。患者造血功能的恢复可视为移植成功。微量残留病（minimal residual disease，MRD）不仅能用于评估急性淋巴细胞白血病（acute lymphoblastic leukemia，ALL）患者的疗效、预测复发，还能指导治疗方案的选择。

2. 造血干细胞移植 骨髓移植实际上是造血干细胞移植，因此，骨髓中造血干细胞的质和量对移植的成败至关重要。造血干细胞的特征性表面标记是 CD34，其中多能干细胞为 $CD34^{+}CD38^{-}$、$CD34^{+}HLA\text{-}DR^{-}$ 等；而定向干细胞则为 $CD34^{+}CD38^{+}$、$CD34^{+}HLA\text{-}DR^{+}$ 等。骨髓中 $CD34^{+}$ 细胞约占单个核细胞的 1%～4%。外周血的 $CD34^{+}$ 细胞仅为 0.01%～0.1%。当受到肾上腺皮质激素、抗肿瘤药及某些重组细胞因子的刺激时，外周血 $CD34^{+}$ 细胞可大幅增多。使用药物动员促使造血干细胞从骨髓释放到外周血，从中获取足量的干细胞用于移植，可达到与骨髓移植同样的治疗目的。与骨髓移植相比，外周造血干细胞具有采集方便、移植后造血恢复快、GVHR 发生率和严重程度不高等优点。

脐带血经粒细胞集落刺激因子（granulocyte colony-stimulating factor，G-CSF）、白细胞介素 -3（interleukin-3，IL-3）等刺激后，$CD34^{+}$ 细胞含量可高出成人外周血近 20 倍，与其他来源的干细胞相比，脐血干细胞因为免疫原性弱、来源广泛、获取方便和易于储存而备受临床青睐。

外周血和脐血造血干细胞移植的术前实验室检查包括：HLA 配型和红细胞血型配型、血常规和骨髓检验、性染色体测定、造血干细胞鉴定和 GVHR 征象追踪等。

此外，应用不同的细胞因子在体外诱导来自骨髓、脐血和胚胎的多能干细胞进行定向分化，以获得具有不同功能和分化方向的干细胞，将其运用于移植可使临床移植治疗更具组织或器官特异性，具有良好应用前景。

第三节 移植相关的免疫监测

移植排斥反应引发受者体内的免疫应答发生一系列的变化，加强移植术后的免疫监测能够及时发现排斥反应的发生，有助于早期诊断和早期干预。目前已建立多维度的免疫指标监测，但单项指标仍缺乏特异性，须多项指标结合临床综合判断。

一、体液免疫与细胞免疫水平检测

（一）体液免疫水平检测

1. 特异性抗体水平检测 受者抗体水平的测定，对各种类型的排斥反应均有预测和诊断意义，尤其是急性和超急性排斥反应。相关的免疫指标包括：红细胞血型抗体、HLA 抗体、抗供者的组织细胞抗体、血管内皮细胞抗体和冷凝集素等。测定方法可根据相应抗原的特性分别采取交叉配型和补体依赖的细胞毒性试验等。血清 PRA 水平有助于判断移植受者对移植物的敏感程度，高水平的 PRA 对所接受的移植器官将构成较大的威胁，尤其在实体器官移植时。基于细胞毒试验的 PRA 测定，被作为心脏移植前的常规项目，若 PRA 超过 5% 则应进行供者淋巴细胞与受者血清的交叉配型，以尽可能地预防或减少移植排斥反应的发生。

2. 补体水平检测 补体在急性排斥反应中发挥重要作用。当移植物遭受排斥时，补体消耗增加，导致血清中总补体或单个补体成分减少，可采用溶血法或比浊法进行检测。此外，补体的裂解产物（如 C3a、C3b、C3d 等）测定，也有助于了解补体的活性，常用的检测方法有免疫电泳和免疫标记技术等。

（二）细胞免疫水平检测

细胞免疫水平的测定，包括参与细胞免疫的相关细胞数量、功能、免疫细胞膜表面分子和细胞因子水平的检测，对于监测移植排斥反应的发生，判断排斥反应的类型等具有一定的临床价值。

1. 外周血 T 细胞检测 临床上常用荧光免疫试验或流式细胞术监测受者外周血 T 细胞及其亚群（$CD4^+T$ 细胞和 $CD8^+T$ 细胞）的数量和比值。在急性排斥反应临床症状出现前 1～5 天，T 细胞总数和 CD4/CD8 比值升高，巨细胞病毒感染时该比值降低。一般认为，CD4/CD8 比值大于 1.2 时，预示急性排斥反应即将发生，而比值小于 1.08 时则发生感染的可能性很大，动态监测外周血 T 细胞及其亚群（$CD4^+T$ 细胞和 $CD8^+T$ 细胞）的数量和比值对急性排斥反应和感染具有鉴别诊断意义。但是，只用 $CD4^+T$ 细胞和 $CD8^+T$ 细胞的数量和比值来反映受者移植术后的免疫状态并不十分可靠，最好能同时分析 $CD4^+T$ 细胞和 $CD8^+T$ 细胞亚型的情况，$CD4^+T$ 细胞包括 Th0、Th1、Th2、Th17、Th22、Treg 等细胞亚群，而 $CD8^+T$ 细胞根据其表面 CD28 表达的情况可分为 CTL（$CD8^+CD28^+$）和 Ts（$CD8^+CD28^-$）两种亚型，通过分析亚型情况能更贴切地反映受者移植术后的免疫状态。此外，T 细胞表面某些 CD 分子也作为免疫状态监测的指标，目前认为 T 细胞上的 CD30 和 CD69 是移植受者免疫状态新的监测指标，可预测排斥反应的早期发生。

4 小时 T 细胞转化试验是一种预报急性排斥反应危象较为满意的方法，用于检测受者致敏 T 细胞，即取受者外周血淋巴细胞，不经培养直接加入 ^{3}H-TdR，置于 CO_2 孵箱温育 4 小时，检测 ^{3}H-TdR 掺入量。

2. NK 细胞活性测定 移植术后免疫抑制剂的应用，影响了受者机体自然杀伤细胞的活性，但在急性排斥反应发生时自然杀伤细胞数量明显增多。通常采用混合淋巴细胞培养试验检测细胞毒作用，将供者的淋巴细胞经过灭活作为刺激细胞，而受者的淋巴细胞为反应细胞，两种细胞混合反应后观察刺激细胞被破坏的情况。采用受者的外周血总淋巴细胞作为反应细胞，最终显示的是 CTL 和 NK 细胞共同作用的结果，如果分选出患者 NK 细胞作为反应细胞，并动态监测 NK 细胞活性则意义更大。

3. 血清细胞因子测定 血清中 IL-1、IL-2、IL-4、IL-6 及干扰素 -γ（interferon-γ，IFN-γ）等细胞因子和可溶性白细胞介素 -2 受体（soluble interleukin-2 receptor，sIL-2R）等可以作为移植排斥反应的监测指标。检测方法主要有 ELISA 法和其他免疫标记技术。在移植排斥反应中，上述细胞因子的水平均有不同程度的升高，其中 IL-2、IFN-γ 和肿瘤坏死因子 -α（tumor necrosis factor-α，TNF-α）表达增高可作为早期排斥反应的诊断指标，而 sIL-2R 水平尽管与同基因移植对照组比较差异无统计学意义，但可以通过比较受者接受移植物前后的水平而作出判断。环孢素的应用可能导致肾功能减退，此时血清肌酐值增高，而 sIL-2R 却明显降低。但若血清肌酐值和 sIL-2R 同时增高，则对急性排斥反应的发生具有诊断意义。巨细胞病毒感染时，血清 sIL-2R 含量升高将更为明显。另外，受者排斥反应发生时体内某些趋化因子也发生变化，如 CC 型趋化因子受体 1（C-C chemokine receptor type 1，CCR1）及 CXC 型趋化因子配体 10（C-X-C motif chemokine 10，CXCL10）水平在受者排斥反应发生前的 48～72 小时即明显升高，可预测排斥反应的发生。需要注意的是，由于没有一个明确的定量标准能够确定细胞因子浓度与排斥反应发生之间的量值关系，使得细胞因子监测在移植排斥反应诊断中的运用受到限制。

4. 其他免疫分子检测 免疫细胞以及血管内皮细胞等细胞膜表面黏附分子及其配体的表达，与急性排斥反应的发生密切相关。诸如血小板内皮细胞黏附分子 -1（platelet endothelial cell adhesion molecule-1，PECAM-1）、血管细胞黏附分子 -1（vascular cell adhesion molecule-1，VCAM-1）、细胞间黏附分子（intercelluar adhesion molecule，ICAM）和 HLA 分子等。细胞毒效应分子（穿孔素、颗粒酶、颗粒裂解肽等）的检测对移植排斥反应也有一定的诊断价值。

二、尿微量蛋白检测

尿微量蛋白是指用常规定性或定量方法难以测出的尿液中的蛋白质。机体蛋白质非正常地经尿排出，可发生于肾脏损伤性病变。尿微量蛋白检测一方面有助于判断大器官移植尤其是肾脏移植术后排斥反应的发生；另一方面，也可作为免疫抑制剂肾毒性的观察指标。目前临床常用的尿微量蛋白指标有①血浆蛋白，包括尿微量白蛋白（urine microalbumin）、IgG、IgA、轻链（κ、λ）、β_2 微球蛋白、补体 C3、α_1- 微球蛋白、转铁蛋白（transferrin，TRF）、游离血红蛋白、肌红蛋白及其他血浆蛋白和酶；②非血浆蛋白，诸如肾脏的 Tamm-Horsfall 蛋白、sIgA、肾小球基底膜抗原等。其中，尿 α_1- 微球蛋白和尿微量白蛋白的检测与器官移植受者早期肾功能损伤关系密切。通常采用速率散射比浊法检测尿微量蛋白。由于尿微量蛋白检测具有取材方便、无损伤等优点，已成为移植术后的常规检测指标，能早期发现肾功能损伤。

三、急性时相反应物质检测

C 反应蛋白（C-reactive protein，CRP）、IL-1、IL-6、TNF-α、高迁移率族蛋白 B1（high mobility group box 1，HMGB-1）以及热休克蛋白（heat shock protein，HSP）等炎症分子，在发生感染性疾病和自身免疫病时均有不同程度的增高。移植排斥反应本质上就是针对移植物的免疫炎症。临床同种异基因干细胞移植时发现，受者的血清 CRP 水平增高，且在移植术后合并细菌或真菌感染时增高更为显著。对肝、肾脏移植受者血清 CRP 的动态测定结果也显示，CRP 与移植术后并发症的发生相关，且比白细胞计数或发热症状更能敏感地反映并发症的可能。尽管 CRP 的测定尚未作为移植排斥反应的规定检测项目，但其与外科创伤、急性排斥反应的发生以及移植术后的微生物感染的相关性已获得普遍认可。近年来发现HMGB-1升高也对移植排斥反应有一定的监测价值。急性时相反应物质常用的检测方法包括：免疫电泳、免疫比浊、放射免疫、ELISA等。

第四节 常用的免疫抑制剂及其血药浓度监测

移植成功的最大障碍是排斥反应。移植术后，人工调节受者机体的免疫状态是控制排斥反应发生的主要途径。目前，临床上主要是使用免疫抑制剂控制受者的免疫应答，降低对移植物的排斥能力。

一、常用的免疫抑制剂

免疫抑制剂是一类具有免疫抑制作用的药物。临床主要用于抑制移植排斥反应和自身免疫病。其主要作用于免疫反应的感应期，抑制淋巴细胞的增殖，也有一些作用于免疫反应的效应期。多数免疫抑制剂对机体免疫系统的作用缺乏特异性和选择性，既可以抑制免疫病理反应，又可以干扰正常免疫应答反应，既抑制体液免疫，又抑制细胞免疫。免疫抑制剂根据其作用方式可以分为：

1. 神经钙蛋白抑制药 如环孢素A（cyclosporine A，CsA）、他克莫司（tacrolimus，FK506），可通过抑制神经钙蛋白活化而防止形成细胞毒性T细胞，该活化作用是辅助性T细胞释放细胞因子如IL-2过程中的重要步骤。

2. 抗增殖药 如硫唑嘌呤（azathioprine，Aza）、吗替麦考酚酯（mycophenolate mofetil，MMF）、西罗莫司（sirolimus，SRL），可通过防止淋巴细胞分化与增殖，抑制T细胞对细胞因子的反应而发挥作用。

3. 糖皮质激素类药 如甲泼尼龙（methylprednisolone）、泼尼松龙（prednisolone）和泼尼松（prednisone）可影响免疫级联反应中的多个环节，包括抗原识别和淋巴因子的产生。

4. 多克隆或单克隆抗体 如抗淋巴细胞免疫球蛋白（anti-lymphocyte globulin，ALG）、莫罗单抗-CD3（muromonab-CD3），可与T细胞结合并使之耗竭。巴利昔单抗（basiliximab）、达克珠单抗（daclizumab）、英夫利昔单抗（infliximab）等则可对IL-2和表皮生长因子（epidermal growth factor）等受体产生拮抗作用。

5. 传统中药及其有效成分 如雷公藤总苷等。

二、免疫抑制剂的血药浓度监测

预防和治疗移植排斥反应是移植免疫学中的重要议题。通过使用免疫抑制剂、抗体治疗和其他免疫调节手段，可以有效地预防和治疗移植排斥反应。移植术后的患者，常规应用CsA、FK506、MMF等免疫抑制剂，这些药物的治疗窗窄、效果强度大，加之患者本身的个体差异、状态、饮食、用药时间和次数、合并用药等因素影响，致使不同患者甚至是同一患者不同时期的血药浓度都有很大波动。药物的肾毒性、肝毒性和神经毒性等毒副反应与血药浓度密切相关。因此，对于移植患者，免疫抑制剂的种类和剂量的选择及其管理至关重要。制订个性化、精准化的治疗方案，以期平衡免疫抑制和免疫功能之间的关系，是临床免疫抑制治疗致力追求的目标。治疗药物监测（therapeutic drug monitoring，TDM）是采用现代分析测试技术定量检测生物样品中药物及代谢物浓度，并利用药代动力学原理和公式推算出个体化给药方案，作为一个新兴医药学领域，已经广泛应用于移植排斥反应的防治、肿瘤化疗等领域。

（一）血液药物浓度监测方法

免疫抑制剂的血药浓度检测方法包括色谱分析法（chromatography）和免疫学方法（immunoassay）。

1. 色谱分析法 常用的药物浓度检测方法包括：高效液相色谱法（high performance liquid chromatography，HPLC）、液相色谱串联质谱法（liquid chromatography tandem mass spectrometry，LC-MS/MS）、超高效液相色谱串联质谱法（ultraperformance liquid chromatography tandem mass spectrometry，UPLC-MS/MS）等。其最大优势是敏感性高。但样品处理复杂、仪器昂贵、检测时间长，导致其在免疫抑制剂血药浓度监测中的应用受到了一定限制。

2. 免疫学方法 常用的血药浓度检测方法包括：酶联免疫吸附试验、微粒子酶免疫分析试验（microparticle enzyme immunoassay，MEIA）、酶倍增免疫分析试验（enzyme multiplied immunoassay，EMIA）、微粒子化学发光试验（chemiluminescent microparticle immunoassay，CMIA）、放射免疫试验（radioimmunoassay，RIA）等。目前市场上已经有多种免疫抑制剂血药浓度检测的试剂盒供应。免疫学方法是基于抗原 - 抗体反应的免疫标记技术，具有特异性强、敏感性高、样品需要少、前处理简单、易于标准化和自动化的优点，已经成为临床治疗血药浓度检测的主要方法。但免疫抑制剂及其代谢后形成的衍生物的分子结构差异较小，导致免疫学方法难以区分原药与各级代谢产物，检测到的血药浓度往往是各种代谢产物的总和。因此，高特异性、高效价的单抗是免疫学方法的前提和基础。

（二）药代动力学参数

药代动力学参数是描述药物在体内吸收、分布、代谢和排泄过程的数学模型的参变量。这些参数包括：

1. 生物利用度 生物利用度（bioavailability，F）表示药物被吸收进入血液循环的比例和速度。

2. 血浓度 - 时间曲线下面积 浓度 - 时间曲线下面积（area under the concentration-time curve，AUC）是由坐标轴和浓度 – 时间曲线围成的面积。表示一段时间内吸收到血液中药物的相对累积量。是评价药物吸收程度的重要指标，反映药物在体内的暴露特性。由于药动学研究中血药浓度只能观察至某时间点 t，因此 AUC 有两种表示方式：$AUC_{0\text{-}t}$ 和 $AUC_{0\text{-}\infty}$。

3. 峰浓度 峰浓度（peak concentration，C_{max}）是给药后所能达到的最高血浆浓度。是药物浓度 - 时间曲线的最高点，且通常与药物剂量成正比。

4. 表观分布容积 表观分布容积（apparent volume of distribution，V_d）反映理论上药物在体内的分布容积。

5. 血浆蛋白结合率 血浆蛋白结合率（plasma protein binding rate，PPBR）表示药物与血浆蛋白结合的比例。

6. 消除半衰期 消除半衰期（elimination half-life，$t_{1/2}$）表示血药浓度降低一半所需要的时间。

7. 有效血浓度 有效血浓度（effective blood concentration）指药物在血液中达到治疗效果的浓度。

8. 中毒血浓度 中毒血浓度（toxic blood level）指药物在血液中可能导致中毒的浓度。

9. 清除率 清除率（clearance，CL）表示药物从体内消除的速率和能力。

10. 平均滞留时间 平均滞留时间（mean residence time，MRT）反映药物在体内的停留时间。

这些参数对于理解药物在体内的行为至关重要，有助于优化药物治疗方案和预测药物的效果及潜在副作用。目前临床上对免疫抑制剂血药浓度的监测主要采用谷浓度（minimum concentration）、峰浓度（C_{max}）和血药浓度 - 时间曲线下面积（area under the concentration-time curve，AUC）3 项指标进行评价。

谷浓度表示给药期间的最低浓度。通常根据多次给药达稳态时给药后初始时刻至下次给药前的最低浓度得到。谷浓度是反映药物蓄积水平的常用指标，与药物剂量、给药间隔和药物消除速率密切相关。C_{max} 是指药物进入体内后达到的最高血药浓度，反映药物的吸收效率。AUC 是由坐标轴和浓度 – 时间曲线围成的面积，表示一段时间内吸收到血液中药物的相对累积量，是衡量药物在人体内被利用的程度的重要参数。AUC 大则生物利用度高，反之则低。AUC 能更有效地监测急性排斥反应。通过分析这些参数，可以了解药物的吸收、分布、消除以及药物在体内的暴露程度，从而为临床用药提供科学依据。对于临床制订合理给药方案，评价药物制剂质量以及研究药物的疗效和安全性具有重要意义。

（李　丽）

本章小结

本章围绕移植主题从多个角度进行阐述，包括引起移植排斥反应的抗原、移植排斥反应的类型和发生机制、移植排斥反应的防治和监测，以及临床常见的移植特点等。

移植排斥反应是免疫应答的特殊形式，同样具有特异性、记忆性和对自身和异己的识别。排斥反应包括：①受者存在的预存抗移植抗原抗体介导的超急性排斥反应；②T 细胞为主介导组织损伤所致的急性排斥反应；③体液免疫和细胞免疫以及非免疫因素均参与的慢性排斥反应。此外，在进行骨髓等细胞移植时，存在于供者骨髓中的淋巴细胞介导的 GVHR 是骨髓移植最主要的并发症。

移植术前，必须对供者进行选择，HLA 配型是供者选择的前提。HLA 分型方法包括血清学分型法、细胞学分型法和分子生物学分型法，分子生物学分型法为世界卫生组织推荐的标准分型技术，尤其是基因测序技术是 HLA 分型技术的发展方向。

移植术后，需要对受者的免疫状态进行监测，包括免疫功能和炎症指标（急性时相反应物质以及早期肾损伤标志物）；同时需要对受者的免疫抑制剂血药浓度进行监测。常用血药浓度检测方法包括色谱分析法和免疫学分析方法，后者为目前临床常用检测方法。

第二十八章　心血管疾病及其免疫检测

28章

通过本章学习，你将能够回答下列问题：

1. 什么是心血管疾病？心血管疾病包括哪几类？
2. C反应蛋白的测定方法有哪些？有何临床意义？
3. 肌钙蛋白的测定方法有哪些？有何临床意义？
4. 肌红蛋白的测定方法有哪些？有何临床意义？
5. B型利钠肽和N末端B型利钠肽原的测定方法有哪些？有何临床意义？
6. D-二聚体的测定方法有哪些？有何临床意义？
7. 地高辛、利多卡因的测定方法有哪些？有何临床意义？

心血管疾病是临床常见病和多发病，是全球人类死亡的重要原因。心血管疾病的诊断除根据患者临床症状和体征外，主要依据实验室检查。心血管疾病的最终结局都是以心肌损伤为主。当心肌细胞损伤时，心肌损伤的标志物可大量释放至血液循环中，其在血液中的浓度变化可反映心肌损伤及损伤程度。心肌损伤的标志物主要包括心肌酶和心肌蛋白，正确检测这些标志物可以为心血管疾病的早期诊断、病情判断及疗效观察提供极有价值的信息。

第一节　常见心血管疾病简介

心脏是人体最重要的器官，与血管和血液组成血液循环系统，为全身组织、器官输送营养，维持人体正常新陈代谢与生命活动。心血管疾病（cardiovascular disease，CVD）是以心脏和血管异常为主的循环系统疾病，主要包括动脉粥样硬化、冠状动脉粥样硬化性心脏病（简称冠心病）、心力衰竭、心肌疾病及高血压等，严重威胁人类健康。

一、动脉粥样硬化及冠心病

动脉粥样硬化（atherosclerosis）是动脉硬化血管病中最常见、最重要的一种，主要表现为动脉管壁增厚/变硬、失去弹性及管腔缩小。其特点是受累动脉的病变从内膜开始，先后有多种病变合并存在，包括局部有脂质和复合糖类积聚、纤维组织增生和钙质沉着形成斑块，并有动脉中层的逐渐退变，继发性病变有斑块内出血、斑块破裂及局部血栓形成。

冠心病（coronary heart disease，CHD）是指供给心脏营养物质的冠状动脉发生严重粥样硬化或痉挛，使冠状动脉狭窄或阻塞，以及血栓形成造成管腔闭塞，导致心肌缺血、缺氧或梗死的一种心脏病，亦称缺血性心脏病。

根据临床病理，冠心病的自然病程可分4个阶段：①冠状动脉内脂肪沉淀、脂肪条纹形成；②粥样斑块形成，冠状动脉血流减少；③粥样斑块破裂，冠状动脉内血栓形成，心肌缺血；④1支以上冠状动脉完全阻塞或痉挛，心肌坏死。前2个阶段患者基本无症状，当冠状动脉狭窄接近70%时，患者出现活动后心肌供血不足，表现为稳定型心绞痛（stable angina pectoris)，大部分稳定型心绞痛不伴心肌损伤。无典型症状和稳定型心绞痛的患者，其血液中的超敏 C 反应蛋白、缺血修饰性白蛋白、心脏型脂肪酸结合蛋白及糖原磷酸化酶同工酶 BB 会出现异常，上述试验指标可为早期诊断提供根据。后 2 个阶段，在冠状动脉狭窄的基础上伴不完全血栓形成，则出现不稳定型心绞痛（unstable angina pectoris)，此时已有少数心肌纤维坏死，疾病继续进展，一旦血管完全堵塞或在动脉硬化基础上出现血管痉挛，心脏局部无血供，大面积心肌坏死，则发生急性心肌梗死（acute myocardial infarction，AMI)。不稳定型心绞痛和心肌梗死可统称为急性冠脉综合征（acute coronary syndrome，ACS)，其是以冠状动脉粥样硬化斑块破裂或糜烂、继发完全或不完全闭塞性血栓形成为病理基础的一组临床综合征，此时一些灵敏的心肌损伤标志物在血液中的浓度可升高。

二、心力衰竭

心力衰竭（heart failure，HF）简称心衰，又称心脏功能不全，是各种心脏结构或功能性疾病导致心室充盈和 / 或射血能力受损而引起的一组综合征。心室收缩功能下降导致射血功能受损，心脏不能搏出同静脉回流及身体组织代谢所需相称的血液供应量，同时出现肺循环和 / 或体循环淤血，患者临床表现主要是呼吸困难和无力而致体力活动受限和水肿。

心力衰竭是许多心血管疾病如急性心肌梗死、扩张型心肌病、心脏瓣膜病、先天性心脏病的后期表现，可将其归纳为以下几种类型：①左心衰竭、右心衰竭和全心衰。左心衰竭在临床上较为常见，是指左心室代偿功能不全而发生的心力衰竭，以肺循环淤血为特征。单纯的右心衰竭主要见于肺源性心脏病及某些先天性心脏病，以体循环淤血为主要表现。左心衰竭后肺动脉压力增高，使右心负荷加重，长时间后，右心衰竭也继之出现，即为全心衰。心肌炎心肌病患者左、右心同时受损，左右衰竭可同时出现。②急性和慢性心衰。急性心衰系因急性的严重心肌损伤或突然加重的负荷，使心功能正常或处于代偿期的心脏在短时间内发生衰竭或使慢性心衰急剧恶化。临床上以急性左心衰竭常见，患者表现为肺水肿或心源性休克。慢性心衰有一个缓慢的发展过程，有代偿性心脏扩大或肥厚及其他代偿机制参与。③收缩性和舒张性心衰。心脏收缩功能障碍，心排血量下降并有阻性充血的表现即为收缩性心力衰竭，也是临床上常见的心衰。当心脏的收缩功能不全时，常同时存在舒张功能障碍。单纯的舒张性心衰可见于高血压、冠心病的某一阶段。

在心力衰竭发生、发展过程中，有一些肽类细胞因子参与其中。正常情况下心钠肽主要储存于心房，心室肌内也有少量表达。当心房压力增高，房壁受牵引时，心钠肽分泌增加，其生理功能为扩张血管，增加排钠，对抗肾上腺素、肾素 - 血管紧张素 - 醛固酮系统等的水、钠潴留效应。B 型利钠肽，主要储存于心室肌内，其分泌量亦随充盈压的高低变化，生理功能与心钠肽相似。当发生心力衰竭时，心室壁张力增加，心室肌内心钠肽和 B 型利钠肽分泌增加，在血浆中水平升高，升高程度与心衰严重程度呈正相关，可作为评定心力衰竭进程、判断预后及诊断心力衰竭的指标。

三、心肌疾病

心肌疾病系指不是由心脏瓣膜病、先天性心脏病、冠状动脉粥样硬化、体循环或肺循环高压等引起的，而病变主要在心肌的一类心脏病。其临床表现主要为心脏增大，可出现心力衰竭、心律失常以及血栓栓塞等现象。原因不明的心肌疾病称为心肌病，亦称为原发性心肌病。按心脏解剖结构和功能变化特点可将心肌病分为三型，即扩张型心肌病、肥厚型心肌病和限制型心肌病。已知原因或全身性疾病累及心肌的病变称为特殊性心肌病，又称继发性心肌病，包括感染性、代谢性、淀粉样变性、结缔组织病、过敏性和中毒反应性等。心肌细胞及其间隙的局部或弥漫性急、慢性炎症病变称为心肌炎。心肌疾病发生时，一些心肌相关标志物在血液中浓度会升高。

四、高血压

高血压的标准是根据临床及流行病学资料界定的。目前，我国高血压的诊断标准为未使用抗高血压药的情况下，收缩压≥140mmHg 和 / 或舒张压≥90mmHg。高血压的主要危害是通过血流动力学改变和对内皮细胞的直接损害作用，促使动脉粥样硬化的发生和发展，进而诱发和加重心脑血管疾病和肾脏疾病。高血压是冠心病和脑血管意外发生的主要危险因素之一。

高血压根据病因不同分为原发性高血压（又称高血压病）和继发性高血压两大类。前者占高血压患者的 95%，没有明确的病因可寻，后者占 5%，往往是某一疾病的一个临床表现，故称为症状性高血压，如肾脏疾病、原发性醛固酮增多症、嗜铬细胞瘤、库欣综合征、肢端肥大症等可伴有高血压。

原发性高血压的发病机制尚未完全阐明，通过流行病学调查，发现其与遗传、体重、盐类物质摄入等因素有关。在上述因素的影响下，人体血压调节功能失调，从而引发高血压。心排血量增加或外周阻力增加可导致血压升高。心排血量随心肌收缩力增强、血容量增加和心率加快而增加；外周阻力随大血管弹性降低、小动脉管径变细或狭窄以及血液黏稠度增加而增加。

第二节 心血管疾病免疫检测

心血管疾病检查手段包括血压测定、心电图检查、心血管超声、心脏 CT、磁共振及多种生化和免疫学检验等。免疫学检验通过测定体液（主要是血液）中某些蛋白或代谢物的浓度，反映器官功能的变化，为心血管疾病预防、早期诊断、疗效监测和预后判断提供重要信息。

一、C 反应蛋白的免疫检测

C 反应蛋白（C-reactive protein，CRP）是一种由肝脏合成的，能与肺炎链球菌细胞壁 C 多糖起反应的急性时相反应蛋白。CRP 出现于各类感染初期及炎症反应的患者血清中。传统观点认为 CRP 是一种非特异的炎症标志物，近年来研究表明 CRP 直接参与动脉粥样硬化等心血管疾病，因此监测 CRP 浓度的变化可作为预测人群患心血管疾病的一个独立的危险标志物。

超敏 C 反应蛋白（high-sensitivity C-reactive protein，hsCRP）与普通 CRP 属同一种蛋白，只是由于其测定方法更敏感而得名。高敏感性检测能比普通检测发现更微小的 CRP 升高。hsCRP 最低检测水平可达 0.1mg/L，其水平的微小变化与冠状动脉疾病及部分其他心血管疾病密切相关。

1. 检测方法 主要包括透射免疫比浊法（immunoturbidimetry）、散射免疫比浊法（immunonephelometry）、荧光免疫试验（fluorescence immunoassay，FIA）以及化学发光免疫法（chemiluminescence immunoassay，CLIA），目前临床上多采用散射免疫比浊法和透射免疫比浊法。

散射免疫比浊法和透射免疫比浊法的原理是检测试剂与含有 CRP 的标本相混合时，发生凝聚。这些凝聚会使穿过标本的光束发生散射，并影响透射光强度。散射光的强度与标本中 CRP 的浓度成正比，透射光的强度与标本中 CRP 的浓度成反比。分别与已知的标准浓度曲线对比就可得出结果。

在免疫比浊法检测试剂中将 CRP 特异性单克隆抗体包被在乳胶颗粒或其他颗粒上，增加了免疫比浊法的敏感性，可用于测定 hsCRP，使其具有敏感性高、稳定性好、方便、快速的优点，适宜在临床应用。化学发光免疫试验越来越多地应用到临床，其具有高度的敏感性和特异性，可以更好地检测低水平 CRP。

2. 临床意义 hsCRP 是心血管疾病风险增强的重要生物标志物。hsCRP 轻度升高与冠状动脉粥样硬化、脑卒中及周围血管病相关，是一项独立的危险因素。hsCRP 的升高反映了动脉硬化存在低度的炎症过程和粥样斑块的脱落，可提示 ACS 患者的预后不良，亦可用于临床疗效监测。但 hsCRP 是非特异性的，应注意排除其他炎症。

二、肌钙蛋白的免疫检测

肌钙蛋白（troponin，Tn）是横纹肌的结构蛋白，存在于心肌和骨骼肌肌原纤维中，起调节肌肉收缩和舒张的作用。存在于心肌细胞中的肌钙蛋白称为心肌肌钙蛋白（cardiac troponin，cTn）。cTn 是由三个亚单位组成：心肌肌钙蛋白 T（cTnT）、心肌肌钙蛋白 I（cTnI）和心肌肌钙蛋白 C（cTnC）。cTnC 与骨骼肌中的 TnC 是相同的，因此 cTnC 不能作为心肌损伤的特异性标志物。而 cTnT 和 cTnI 与骨骼肌中的 TnT 和 TnI 不同，正常情况下，cTnT 和 cTnI 在血清中含量极低，其血清浓度升高是心肌损伤特异而灵敏的标志。

cTnT 和 cTnI 是唯一存在于心肌中的收缩蛋白，绝大多数以复合物的形式存在于细肌丝上，仅 3%～6% 以游离形式存在于细胞质中，心肌细胞损伤后首先释放入血的 cTn 是细胞质中游离的部分。由于正常人血清中 cTn 含量极低，因此即使少量的心肌坏死，血液中 cTn 浓度也会明显升高。心肌缺血早期，细胞质中游离的 cTn 被快速释放入血，4～6 小时即可在血液中检测到有诊断意义的 cTn 升高。当缺血加重造成不可逆的心肌损伤时，心肌肌原纤维不断崩解、破裂，存在于复合物中的 cTnT 和 cTnI 持续、大量地释放到血液中，在心肌损伤后 12～24 小时达到高峰，持续时间长达 10～14 小时。胸痛发作 24 小时内，血清 cTnT 对诊断 AMI 的敏感性和特异性分别为 99% 和 93%，24 小时后敏感性和特异性均为 100%。cTnI 仅存在于心肌内，其特异性、阴性预测率可达 100%，尤其适用于 AMI 合并骨骼肌损伤的患者。临床试验中只需要开展一项心肌肌钙蛋白测定（cTnT 或 cTnI），无须同时测定两项。

使用高敏感方法检测的 cTn 称为高敏肌钙蛋白（high sensitivity cTn，hs-cTn）。其定义为能够在 50% 以上男女表观健康人群中检测到 cTn，表观健康人第 99 百分位值（99th URL）检测的不精密度（CV）≤10%。hs-cTn 的最低检出限仅为传统方法的 1/100～1/10，极大提高了对心肌损伤诊断的准确性。

1. 检测方法 主要包括 CLIA、FIA 和免疫比浊法等。目前临床上检测 cTn 多采用 CLIA。

CLIA 具有敏感性高、特异性强、安全无毒、可实现自动化的优点，不足是只能在一定的分析、测量范围内进行定量检测，超过最高检测限需要进行样本稀释；患者样本内如存在异嗜性抗体、类风湿因子、生物素和微小纤维蛋白等会影响检测结果。因此可通过倍比稀释法进行干扰的验证，如果检测结果成比例下降，即可代表无干扰物质；或者通过在另一检测平台检测同一样本来确认干扰是否存在。

关于 hs-cTn 的检测，主要依赖于优化的检测试剂，使敏感性和低值精密度进一步得到了提高。

2. 临床意义 cTnT 和 cTnI 诊断心肌损伤的临床意义相同。cTn 是心肌损伤特异性标志物，尤其是患者发生微小心肌损伤时，血清肌酸激酶同工酶尚在正常参考范围内，此时检测 cTn 更有意义。

cTnT 和 cTnI 升高见于 ACS、心肌炎、心肌创伤、围手术期心脏并发症、脓毒血症导致的左心衰竭等。根据血清 cTn 的峰值高低、上升与下降速率可判断再灌注是否成功，评价溶栓治疗效果以及估测梗死的程度与损伤面积大小，并对患者的并发症、近期及远期预后、危险度分别作出判断。

hs-cTn 是诊断 AMI 优先选择的心肌标志物。当 cTn > 99th URL 时，定义为心肌损伤。cTn 水平 20% 的变化是鉴别急性和慢性心肌损伤的关键。急诊胸痛患者就诊后，应首选 hs-cTn 等不同机制的心血管标志物进行检测。如果首次检测 hs-cTn 未见增高（阴性），应间隔 1～3 小时再次采血检测，并与首次结果比较；若第 2 次检测结果超过 99^{th}URL，且增高超过 20%，考虑急性心肌损伤；若初始两次结果仍不能明确诊断而临床高度怀疑 ACS 可能，则应在 3～6 小时后重复检测。

肌酸激酶同工酶作为 20 世纪 80 年代诊断心肌损伤的标准，其特异性因在非心脏手术及骨骼肌损伤等情况下亦可能升高而受限；心脏型脂肪酸结合蛋白虽在心肌缺血或梗死早期可被检出，但其在心肌损伤的诊断、风险分层及预后判断方面的综合敏感性与特异性较低。与之相对，hs-cTn 因其心肌特异性及敏感性，能更精确地指示心肌损伤程度，从而引导临床治疗策略。

三、肌红蛋白的免疫检测

肌红蛋白（myoglobin，Mb）是一种大量存在于横纹肌（心肌和骨骼肌）细胞中的血红素蛋白，心肌中含量比较丰富。Mb 与氧可逆结合并加快氧向线粒体的运输，在有氧代谢中起重要作用。正常人血清中 Mb 含量甚微。由于 Mb 分子量较小，又分布于细胞质中，心肌细胞损伤时会较早在血液中出现，因此 Mb 是目前 AMI 发生后患者血清中出现最早的标志物。在心肌梗死发生后 1 小时，受损的心肌细胞开始释放 Mb 入血，2～4 小时 Mb 在血液中的浓度迅速上升，6～12 小时达高峰，24～36 小时恢复至正常水平。几乎所有的 AMI 患者血清 Mb 在 6～10 小时均升高，因此血清 Mb 正常有助于排除 AMI。Mb 在血液中清除迅速，发病 24 小时即可恢复至正常水平，故临床检测 Mb 主要用于 AMI 早期诊断和预测再梗死及梗死区有无再扩展。

1. 检测方法 Mb 测定方法主要包括 CLIA、透射免疫比浊法、免疫渗滤 / 层析试验、酶免疫试验（enzyme immunoassay，EIA）、散射免疫比浊法等。目前临床上多采用 CLIA。CLIA 敏感性高、特异性强，稳定性好，但只能在检测下限和最高校准品值（1～4 000ng/ml）之间的分析范围内，可进行样本的定量检测；如使用小鼠抗体进行测定，则存在被患者标本内的人抗鼠抗体所干扰的可能性。

2. 临床意义 可早期诊断 AMI。Mb 在 AMI 发作 12 小时内诊断敏感性很高，比 cTnT（或 cTnI）和肌酸激酶同工酶的释放要早。在胸痛发作 2～12 小时内 Mb 阴性可排除 AMI 的诊断。可判断再梗死及梗死区有无再扩展。AMI 患者血清 Mb 升高的幅度和持续时间与心肌梗死面积及坏死程度明显正相关，如果血清 Mb 持续不降或反而升高，或下降后又异常升高，形成“多峰”现象，说明梗死继续扩大、心肌坏死加重或新梗死发生。监测血清 Mb 水平也可用于评估冠状动脉再灌注效果。

应注意的是，Mb 既存在于心肌又存在于骨骼肌中，且仅从肾脏清除，当骨骼肌损伤或肾排泄功能障碍时可引起血清 Mb 水平升高，引起 AMI 诊断的假阳性。因此，应用血清 Mb 水平作为诊断 AMI 的早期指标时，必须结合患者临床症状和病史，排除引起血清 Mb 升高的其他因素。为提高 Mb 诊断 AMI 的特异性可联合检测碳酸酐酶Ⅲ（carbonic anhydrase Ⅲ，CAⅢ），CAⅢ仅见于骨骼肌损伤时，在心肌梗死时，CAⅢ保持正常。另外，Mb 回降到正常水平太快，峰值在 12 小时，AMI 发作 16 小时后测定 Mb 易出现假阴性。

四、B型利钠肽和N末端B型利钠肽原的免疫检测

B型利钠肽（B-type natriuretic peptide，BNP）又称脑钠肽。心室肌细胞和脑细胞可表达134个氨基酸的B型利钠肽原前体（pre-proBNP），在细胞内水解信号肽后，108个氨基酸的B型利钠肽原（proBNP）被释放入血。血液中的proBNP在肽酶的作用下进一步水解，生成32个氨基酸的BNP和76个氨基酸的N末端B型利钠肽原（N-terminal proBNP，NT-proBNP），两者均可反映BNP的分泌状况。BNP可与BNP受体结合发挥利钠、利尿、扩血管的作用，拮抗肾素-血管紧张素-醛固酮系统和交感神经系统的作用，而NT-proBNP无生物学活性。正常成人外周血中BNP水平极低，当心室容量负荷或压力负荷增加时，心肌合成和释放BNP/NT-proBNP就会增多。BNP的半衰期较短，NT-proBNP在心力衰竭患者血液中的浓度较BNP高1～10倍，因此NT-proBNP更有利于心力衰竭的诊断和实验室测定。

1. 检测方法 BNP的检测方法主要为CLIA，此外还包括荧光免疫试验、放射免疫试验（radioimmunoassay，RIA）、EIA等。NT-proBNP的检测方法多为CLIA。二者检测方法均相对方便、简单、易于推广应用。CLIA与其他测定方法相比，其检测范围更宽、精密度更好，且具有良好的稳定性，可满足临床的不同需求。

2. 临床意义 BNP/NT-proBNP水平是预测心力衰竭发生危险性及诊断心力衰竭较好的标志物。BNP/NT-proBNP的水平又可作为指导心衰治疗、评价预后的独立指标。患者出现心力衰竭时BNP/NT-proBNP水平升高，其升高程度和心力衰竭严重程度相一致。心力衰竭得到控制时BNP/NT-proBNP水平有所下降，但仍高于正常水平。BNP/NT-proBNP有很高的阴性预测价值，BNP/NT-proBNP正常可排除心力衰竭的存在。

对于呼吸困难患者，BNP/NT-proBNP是一个将来发生心力衰竭较强的预示因子，能有效鉴别慢性阻塞性呼吸困难和心源性呼吸困难。

五、D-二聚体的免疫检测

D-二聚体（D-dimer，DD）是纤溶酶降解交联纤维蛋白后生成的降解产物，是体内活动性血栓形成和继发纤溶亢进的分子标志物。正常人纤溶和凝血两系统之间保持了动态平衡，使血液循环能正常进行。人体内的纤溶系统，对保持血管壁的正常通透性，维持血液的流动状态和组织修复起着重要作用。为维护正常生理状态，在外伤或血管受损的情况下，血栓的形成可防止血液从损伤的血管中流失。在凝血反应产生的同时，纤溶系统也被激活，可去除体内多余的血栓。病理状态下，机体发生凝血时，凝血酶作用于纤维蛋白，转变为交联纤维蛋白，同时纤溶系统被激活，降解纤维蛋白形成各种碎片。γ链能把两个含D片段的碎片连接起来，形成D-二聚体。D-二聚体水平的上升，代表血块在血管循环系统中形成，是急性血栓形成的一个敏感的标志物，但不具特异性。下列因素如外科手术、创伤、感染、妊娠和产后等，也会导致凝血酶的产生，使D-二聚体水平上升。D-二聚体的升高既可反映体内存在着血栓或继续形成的状况，又可反映体内纤溶活性的增强。在纤维蛋白降解产物中，唯有D-二聚体可反映血栓形成后的溶栓活性，因此其对于临床血栓性疾病的诊断和溶栓治疗监测有着极其重要的价值。

1. 检测方法 检测方法包括EIA和免疫比浊法，目前临床上多采用免疫比浊法。

2. 临床意义 测定D-二聚体可作为诊断血栓和溶栓治疗监测的指标。在深静脉血栓、肺栓塞、弥散性血管内凝血等临床状态中可发现D-二聚体的水平升高。

在正常妊娠过程中，D-二聚体的水平也会升高，其显著升高提示出现并发症。测定D-二聚体的水平亦可用于对深静脉血栓的筛查，血中D-二聚体阴性可排除深静脉血栓的可能性。

第三节 常用心血管疾病血液药物浓度的免疫监测

国内外公认的需要进行血药浓度监测的药物只有几十种。治疗心血管疾病的药物需要进行血液药物浓度监测的主要包括强心苷类药物（如地高辛）和抗心律失常药物（如奎尼丁、利多卡因及其衍生物）等。

血药浓度测定常用的免疫学方法有酶放大免疫试验技术（enzyme-multiplied immunoassay technique，EMIT）、荧光偏振免疫试验（fluorescence polarization immunoassay，FPIA）、RIA、化学发光酶免疫分析法（chemiluminescence enzyme immunoassay，CLEIA）等，随着分析技术的不断更新，治疗药物监测（therapeutic drug monitoring，TDM）的范围进一步拓展，分析方法更加简便、快速、灵敏和可靠。本节将介绍几个常用的心血管疾病治疗药物的免疫学检测方法和临床意义。

一、强心苷类药物浓度的免疫监测

强心苷类药物长期应用于心脏疾病的治疗，目前临床应用的主要有地高辛、洋地黄毒苷、毛花苷 C、毒毛花苷 K 等，其中毛花苷 C 起效快，消除也较快，药效维持时间短，一般不需要进行 TDM。洋地黄起效慢，消除也慢，在临床上少用。地高辛（digoxin）起效及消除均居中，其药物治疗浓度范围窄，个体差异大，药效强，作用机制复杂，治疗剂量接近中毒剂量，其用量不足与剂量偏高的临床表现又很相似，是国内外公认的常规监测药物。故本类药仅介绍地高辛的检测。

地高辛主要用于治疗各种伴有心力衰竭的心脏病，对有水肿的充血性心力衰竭、室上性心动过速、期前收缩及心房颤动等更为有效。主要毒性反应为各种心律失常、中枢神经系统及消化道症状，其治疗作用及其毒性反应均呈血药浓度依赖性。地高辛有片剂和酊剂供口服，酊剂的生物利用度优于片剂，可达 80%～100%。片剂的颗粒大小和溶出度可影响利用度，其在吸收后广泛分布到各组织，8～12 小时转入消除相，治疗药物监测取样时间应选在消除相。地高辛在体内代谢少，70% 以上的药物以原形由肾排泄，仅 10% 左右在肝经过水解、还原及结合等生物转化反应发挥作用，因此肾功能不全的患者服用地高辛容易中毒。成人地高辛的消除半衰期为 36 小时，血浆蛋白结合率低（20%～25%），长期口服给药后，5～7 天达到稳态血药浓度。成人地高辛血清治疗浓度参考值为 0.8～2.0μg/L，安全范围极小，当血清浓度超过 1.5μg/L 时，部分患者出现毒性反应，血清浓度超过 2.0μg/L 时，毒性反应的发生率呈指数式急剧增加。

1. 检测方法 检测方法主要包括 EIA、荧光免疫试验、RIA、CLIA 等。EIA 敏感性高，但其底物大部分为有毒物或致癌物，且酶的稳定性易受温度和 pH 的影响。RIA 成本低廉且敏感性高，但存在放射性污染、检测时间过长的缺点。荧光免疫试验简便、快速、敏感性高、稳定性好、结果准确，较适合临床检验，但其敏感性不如 RIA，且有本底荧光干扰。CLIA 是临床上应用最多的一种方法，将化学反应与免疫反应结合，使其兼具发光反应的高敏感性和免疫反应的特异性，且具有较高的准确性和重复性，线性范围较宽，更适用于定量分析。

免疫法检测地高辛存在的主要问题是特异性不足，如样本中同时存在二氢地高辛等代谢产物、洋地黄毒苷等其他强心苷类、糖皮质激素、螺内酯的某些极性代谢物等，均可与地高辛抗体产生交叉反应，干扰地高辛的检测结果，因此，在分析结果时应全面考虑。

2. 临床意义 地高辛是一种作用于心脏的强心苷类药物，主要用于某些心律失常和充血性心力衰竭的治疗，但其治疗指数较低，安全范围窄，有效治疗剂量接近中毒剂量。另外，由于地高辛药效学和药代动力学个体差异大等原因，常易发生中毒或剂量不足现象。故在应用地高辛治疗过程中，监测血药浓度对控制地高辛用药剂量及防止中毒具有极重要的意义。

二、抗心律失常药药物浓度的免疫监测

抗心律失常药根据药物主要电生理作用分为 4 类，第Ⅰ类为钠通道阻滞剂，如利多卡因；第Ⅱ类为 β 受体阻滞剂，如普萘洛尔；第Ⅲ类为延长除极药，如胺碘酮；第Ⅳ类为钙通道阻滞剂，如维拉帕米。其他有抗心律失常作用的药物还有洋地黄、钾盐、异丙肾上腺素等。抗心律失常药可通过改变心肌细胞的自律性、传导性、动作电位时程、有效不应期等电生理特性治疗各种心律失常。显然，药物所致上述心肌电生理特性过度改变，将导致新的心律失常。抗心律失常药安全范围窄，严重的毒性反应常可危及生命，故实施药物浓度监测具有重要意义。利多卡因对急性心律失常疗效可靠、迅速，且在治疗剂量下一般不会产生抑制心肌等不良作用，是治疗室性心律失常的首选药物之一。现以利多卡因为例进行介绍。

利多卡因在低剂量时，可促进心肌细胞内钾离子外流，降低心肌的自律性，而具有抗室性心律失常作用；在治疗剂量时，对心肌细胞的电活动、房室传导和心肌的收缩无明显影响；血药浓度进一步升高，可引起心脏传导速度减慢，房室传导阻滞，抑制心肌收缩力和使心排血量下降。

利多卡因口服虽可吸收，但因其高度的肝清除率，故只宜静脉或肌内注射给药。静脉给药，3 分钟内即达峰浓度，持续 10～20 分钟，消除半衰期 1～2 小时。利多卡因抗心律失常有效治疗血药浓度为 1.5～5μg/ml，浓度为 3～5μg/ml 时治疗作用与致毒作用交叉，大于 6μg/ml 常出现中枢神经中毒症状。心力衰竭、活动性肝病时利多卡因清除率降低，半衰期延长，易出现中毒症状。利多卡因静脉滴注 24 小时，半衰期也延长，可达 4 小时，故宜减量使用。

利多卡因与普鲁卡因酰胺和奎尼丁间存在交叉反应，但很少发生。利多卡因与普鲁卡因同用，可增加中枢神经敏感性，产生烦躁不安、幻视或其他症状。普萘洛尔和西咪替丁可增加利多卡因毒性，故在联合用药时应加以考虑。

1. 检测方法 检测方法包括 EIA、FPIA。这两种方法虽价格昂贵，但其性能好，操作简单，分析快捷。目前临床上常用 EMIT。EMIT 的优点是适用于自动化测定，但反应中被抑制的酶活力较小，须用灵敏的光度计测定，反应温度也须严格控制，其应用相对局限。

2. 临床意义 利多卡因是窄谱抗心律失常药，仅用于室性心律失常的治疗，且特别适用于危急病例。通常用于室性心律失常的非肠道治疗，在临床上监测抗心律失常药的血清浓度常与检测治疗终点有关，并与其治疗效果存在明显的关系。利多卡因不良反应的发生率约为 6.3%，多数不良反应与剂量有关。

（姜拥军）

本章小结

心血管疾病是以心脏和血管异常为主的循环系统疾病，主要包括动脉粥样硬化、冠心病、高血压、心肌病及各种原因导致的心功能不全等。每种疾病都有其各自发生、发展的病理机制。

hsCRP 是一种非特异的炎症标志物，并且是心血管疾病最强有力的预示因子与危险因子。临床检测方法多采用透射免疫比浊法和散射比浊法。

cTnT 和 cTnI 在健康人血清中含量极低，其血清浓度升高是心肌损伤特异而灵敏的标志。hs-cTn 是目前最佳的早期诊断 AMI 的心肌标志物。临床检测方法多采用 CLIA。

Mb 在心肌细胞损伤时会较早出现在血液中，是目前 AMI 发生后患者血清中出现最早的标志物。临床检测多采用 CLIA。

BNP 和 NT-proBNP 是较可靠的心力衰竭诊断指标，BNP/NT-proBNP 可用于急性心肌梗死的危险性分级。临床检测方法多采用 CLIA。

D- 二聚体可作为诊断血栓和溶栓治疗监测的指标。临床检测方法多采用免疫比浊法。

hs-cTn、BNP/NT-proBNP 及 D- 二聚体作为心血管三项标志物联合检测，能够从多方位、多角度对胸痛或伴呼吸困难患者进行初始评估，协助完成初步诊断与排除诊断，识别高危患者，进行危险分层以及预后的判断。

地高辛是一种作用于心脏的强心苷类药物，主要用于某些心律失常和充血性心力衰竭的治疗。在应用地高辛治疗过程中，监测血药浓度对控制地高辛用药剂量及防止中毒具有极重要的意义。

利多卡因是窄谱抗心律失常药物，多数不良反应与剂量有关，在临床上监测其血清药物浓度非常重要。

第二十九章 生殖免疫及其免疫检测

通过本章学习，你将能够回答下列问题：

1. 不孕症的免疫学检测指标有哪些？如何进行检测？
2. 反复自然流产的免疫学检测指标有哪些？如何进行检测？
3. 生殖系统感染的病原体类型有哪些？如何进行检测？
4. 生殖系统肿瘤常用的标志物有哪些？如何进行检测？
5. 生殖系统内分泌功能常用的检测指标有哪些？如何进行检测？
6. 抗精子抗体、抗透明带抗体、封闭抗体及抗磷脂抗体的概念及临床意义？

生殖免疫学是生殖医学与免疫学交叉形成的一门新兴的前沿学科，着眼于研究生殖医学领域的免疫学问题。主要包括神经 - 生殖内分泌 - 免疫调节、母 - 胎免疫调节及生殖免疫调节等方面。

母体的免疫应答与免疫调节的目的在于适应胚胎发育，避免胚胎受到母体的免疫排斥。不明原因的流产、不孕、早产等生殖障碍与母体免疫环境的改变密切相关。深入研究生殖道局部免疫调控，可为围生期工作的开展、病理妊娠的防治、生殖技术及免疫学检验技术的发展，提供新的理论依据和开辟广阔的应用前景。

第一节 概 述

妊娠是一个极其复杂而协调的生理过程，母胎界面正常免疫耐受的维持是妊娠成功的关键。存在于生殖道内的免疫因素（细胞、抗体、细胞因子及其他成分）同生殖系统的相互作用与生殖的顺利进行、免疫因素引起的不育症、反复流产等密切相关。

一、生殖道局部免疫

女性生殖道的黏膜面经常接触到抗原，在进化中逐渐发展成一个特殊的免疫防御系统，属于机体黏膜免疫系统（mucosal immune system，MIS）的有机组成部分，其表面同时存在固有和适应性免疫保护。生殖道各段执行的功能不同，免疫细胞的构成及功能状态也都有所不同。

（一）宫颈与阴道免疫

宫颈和阴道上皮中分布着树突状细胞、巨噬细胞、T 细胞及 B 细胞等。T 细胞主要存在于宫颈上皮中，以 $CD8^+$T 细胞为主；在阴道、宫颈组织中可见合成免疫球蛋白（immunoglobulin，Ig）A 的 B 细胞，其分泌抗体为分泌型免疫球蛋白 A（secretory immunoglobulin A，sIgA）。

（二）子宫局部免疫

子宫内膜没有典型的黏膜免疫系统，但含有一定数量的免疫细胞，如巨噬细胞、自然杀伤细胞（natural killer cell，NK cell）、T 细胞、肥大细胞等。这些免疫细胞与其所分泌的细胞因子、生长因子组成一个网络系统，有效地调控子宫内膜的免疫活性，在防止感染、调节生殖活动中起重要作用。

T 细胞对妊娠发挥两种作用：一种为免疫营养作用，如通过 Th2 类细胞因子，有利于妊娠及胚胎的正常生长发育；另一种为免疫杀伤作用，如通过 Th1 类细胞因子，影响生殖功能，并使胚胎受到损害。巨噬细胞在孕期和非孕期子宫内膜上均稳定表达 MHCⅡ类分子，是主要的抗原提呈细胞。大颗粒淋巴细胞通过旁分泌和自分泌方式产生多种细胞因子，如肿瘤坏死因子 -α（tumor necrosis factor-α，TNF-α）、粒细胞 - 巨噬细胞集落刺激因子（granulocyte-macrophage colony-stimulating factor，GM-CSF）、干扰素（interferon，IFN）等，并可表达黏附分子。

细胞因子除对免疫功能有影响外，还在生殖和妊娠中起重要作用。目前已知子宫内膜分泌的细胞因子有白细胞介素 -1α（interleukin-1α，IL-1α）、IL-1β，IL-2、IL-3、IL-4、IL-7，TNF-α，巨噬细胞集落刺激因子（macrophage colony-stimulating factor，M-CSF）、GM-CSF，表皮生长因子（epidermal growth factor，EGF）、白血病抑制因子（leukemia inhibitory factor，LIF）、转化生长因子（transforming growth factor，TGF）和血小板源性生长因子（platelet-derived growth factor，PDGF）等。其中对胚胎着床必不可少的因子为 IL-1β、CSF-1、EGF 和 LIF。

（三）卵巢免疫

卵巢内的免疫细胞有巨噬细胞、淋巴细胞、肥大细胞及多形核细胞，其数量随卵巢周期发生变化。巨噬细胞是卵巢间质的主要细胞成分。

卵巢可产生多种细胞因子，并表达各种细胞因子受体。这些细胞因子对卵泡的发育、卵子成熟、受精、卵裂及甾体激素分泌具有重要的调节作用。其中胰岛素样生长因子（insulin-like growth factor，IGF）可通过不同途径广泛调节卵巢的功能，如促进卵巢颗粒细胞和黄体细胞增生及分化，分泌雌二醇及刺激促黄体生成素受体等；TGF-β 中的 TGF-β_1 与卵巢功能的关系更为密切，其可降低卵泡膜细胞的 17- 羟化酶活性和线粒体胆固醇含量，抑制 TNF-α 所刺激的卵泡膜细胞增生，抑制促黄体生成素诱导的雌激素分泌，拮抗 EGF 的作用，参与卵子的成熟过程等；EGF 可刺激卵巢颗粒细胞的 DNA 合成、分裂、增生和分化，并干扰 TGF-β_2 对颗粒细胞的作用等。

二、妊娠与免疫

胎儿体内含有由父系遗传物质所决定的血型抗原、组织相容性抗原及其他同种异型抗原等，对母体来说是外源性的，成功的妊娠相当于妊娠期间的同种移植成功。

（一）配子免疫

精子的抗原成分十分复杂，除其膜表面的多种糖蛋白抗原外，尚有精子本身的结构抗原、血型抗原、组织相容性抗原及精子内部各种酶系抗原。各种精子抗原均可诱发相应抗体的产生，引起精子运动障碍和凝集，抑制精子获能、顶体反应及受精。正常情况下，由于存在血 - 睾屏障，精子抗原不能进入血液循环，因而不发生自身免疫反应。当输精管结扎术后，或患有睾丸炎、精囊炎、外伤或手术等情况下，精子及其抗原可进入血液循环，致敏淋巴细胞，生成抗精子抗体。

在正常情况下，精子不引起女性的免疫反应，原因如下：精浆中含有免疫抑制因子，其可包裹于精子表面，使女性免疫系统不能识别精子抗原；精浆中的酶可干扰精子表面抗原的表达；精子进入女性生殖道后，很快被生殖道内的蛋白包裹，从而对精子形成保护作用；进入宫腔的精子数量极少，致敏作用较弱。当女性生殖道内损伤或发生炎症时，精子及其抗原可进入血液循环，致敏免疫细胞，产生相应抗体。

卵细胞上的透明带抗原是由颗粒细胞分泌并包裹于卵细胞膜表面的一层糖蛋白。透明带在受精过程中起着非常重要的作用，如诱导顶体反应，促进精子与透明带的黏附及阻止多精子受精等。透明带存在特异性抗原，可诱发免疫系统产生抗透明带抗体。当抗透明带抗体与透明带结合后，可影响卵细胞的受精及着床。

（二）胚胎免疫

胎膜最外层为滋养层，滋养层除进行母胎之间的物质交换外，还构成了母胎间的免疫学屏障。滋养层外存在具有免疫保护作用的类纤维蛋白样物质，因此滋养层细胞抗原性很弱。胚胎同种抗原主要包括胚胎血型抗原、甲胎蛋白、人类白细胞抗原等。

在妊娠过程中，胎儿的血型抗原可通过破裂的毛细血管进入母体循环系统，使母体免疫系统产生相应抗体；胎儿的人类白细胞抗原（human leukocyte antigen，HLA）基因一半来自父方，一半来自母方。妊娠时，带有 HLA 抗原的脱落滋养细胞进入母体的血液循环，刺激母体产生相应的抗 HLA 抗体。此类抗体与滋养细胞上的 HLA 抗原结合，形成抗原 - 抗体复合物，覆盖来自父方的 HLA 抗原，使母体不产生针对父方 HLA 抗原的免疫应答，从而使胎儿免受母体免疫系统的排斥。但当 HLA 抗原表达异常时，可引起流产、妊娠高血压综合征等病理改变。

（三）母体 - 胎儿免疫

胎儿作为一个同种异体移植物，而不被母体所排斥，主要因为：妊娠期母体的免疫防御反应受到严重抑制；胎盘的免疫屏障作用将胎儿抗原封闭起来；母体的抗体及其他免疫因子受到胎盘屏障的阻碍，无法通过胎盘与胎儿接触。

在妊娠的 10～31 周，胎儿组织可合成免疫球蛋白，合成顺序为 IgM→IgG→IgA→IgD→IgE。至妊娠 4 个月时，胎儿血清中 IgM 的含量为母体的 5%～10%。IgG 主要来源于母体，至妊娠 6 个月时，胎儿血清中 IgG 浓度与母体接近。妊娠第 18～22 周，胎儿多数组织可合成 sIgA。在妊娠最后 3 个月时，胎儿 B 细胞合成 IgE 和 IgD。妊娠第 38 天的胚胎血液中已出现补体。妊娠 3 个月时，胎儿血清中出现溶血性补体，至出生 3 个月后，其补体可达到正常成人水平。

妊娠期孕妇血中皮质激素、人绒毛膜促性腺激素等物质的出现或增加，使孕妇免疫功能受到限制，从而使胎儿不受母体的免疫排斥而得以生长。此外，脱落的滋养层细胞或胎儿细胞通过胎盘进入母体血液循环，刺激母体产生相应的封闭抗体，封闭抗体可与胎盘抗原结合，也可与母体淋巴细胞结合，干扰淋巴细胞介导的细胞毒作用，使胎盘、胎儿不致受损。

（四）胎盘免疫

胎盘的机械性屏障由绒毛中的血管壁、绒毛间质、基底膜和绒毛上皮组成。胎盘只容许小分子物质渗透，限制免疫活性细胞与大分子抗原物质进入胎儿血液循环，它使母 - 胎的免疫细胞互不接触，从而避免了胎儿被母体排斥。绒毛膜滋养层细胞表达的 HLA-G 抗原并不介导母体对胎儿的免疫排斥，反而可发挥免疫抑制作用，保护胎儿免遭排斥。另外，胎盘可分泌具有免疫抑制作用的多种蛋白质及大量激素，保护胎盘及胎儿免受母体的免疫攻击。

三、自然流产与免疫

非人为目的造成的自然状态发生的流产称为自然流产。胎儿 - 胎盘单位对母体来说是一个半同种移植物，多种机制参与其中使其不被排斥：①母体可对胎儿表达的父系主要组织相容性抗原、滋养层 - 淋巴细胞交叉反应抗原等产生封闭抗体；②母 - 胎接触面被封闭抗体及封闭因子、蜕膜细胞等遮盖；③母体内存在的各种免疫抑制因子共同作用。当以上某个环节出现异常时，滋养层或胚胎受到免疫攻击，导致胚胎死亡，妊娠终止。

胚胎所带父系 HLA-DR、HLA-DQ 抗原可刺激母体产生一类防止自身 T 细胞识别胚胎抗原的 IgG 型特异性抗体。此类抗体一方面可与母体的细胞毒性 T 细胞结合，封闭其细胞毒作用，阻止其对胚胎的杀伤；另一方面，可与胚胎细胞上的抗原结合，阻断母体的淋巴细胞进入胚胎。

滋养层是胚胎与母体直接接触的部分。滋养层细胞表面不表达经典的HLA抗原，但存在着大量的滋养层抗原，其抗血清能与淋巴细胞发生交叉反应，称为滋养层-淋巴细胞交叉反应抗原（trophoblast-lymphocyte cross-reaction antigen，TLX）。TLX分为TLXA1和TLXA2，前者诱导淋巴细胞毒反应，后者刺激母体产生抗TLX抗体，该抗体与滋养细胞表面TLX抗原结合，使胎儿胎盘免受母体免疫细胞攻击。

胎盘的屏障作用使母胎血液循环分开，但因屏障上的某些缺陷、裂隙或创伤，可使胎儿红细胞有机会进入母体血液循环。此外，孕妇以往的流产、分娩或输血等原因，也可使胎儿或他人的红细胞进入孕妇血液循环，刺激母体产生IgG类抗体。该抗体穿过胎盘屏障作用于胎儿红细胞，通过激活补体、调理吞噬和抗体依赖细胞介导的细胞毒作用（antibody-dependent cell-mediated cytotoxicity，ADCC），造成胎儿发生溶血性贫血，干扰胚胎发育和胎儿的器官形成而导致流产。

抗精子抗体可以阻碍精子获能及顶体反应，抑制精子在子宫和输卵管中运行，干扰精子穿过卵子透明带，影响精卵融合；或与进入输卵管内的精子或受精卵结合，使之沉积；或与受精卵上的精子抗原结合，在补体的参与下引起受精卵的溶解；还可活化巨噬细胞，对精子及胚胎产生毒性作用，破坏胚胎发育，导致早期自然流产。

正常情况下，Th1和Th2型细胞因子处于相对平衡状态，构成了蜕膜局部细胞因子网络。如Th1抑制，Th2在蜕膜局部的优势表达，则有利于维持正常妊娠；反之，Th1则可与TLX发生反应，抑制滋养层细胞生长，并激活巨噬细胞、NK细胞及细胞毒性T细胞等，对滋养层细胞产生排斥反应，导致流产等病理妊娠结局。

四、性激素与免疫

性激素包括雌激素、孕激素和雄激素三类，前二者合称雌性激素。广义的性激素包括其他性激素，如催乳素、生长激素、类胰岛素生长因子等。

（一）催乳素

催乳素（prolactin，PRL）是一种具有多种功能的垂体激素，主要从以下几方面发挥作用：生育和哺乳；生长和发育；内分泌和代谢；智力和行为；免疫调节；电解质平衡。PRL受体在多种器官和组织中表达，主要分布于乳腺、卵巢、睾丸、肝脏、肾脏、脑、免疫细胞等。

（二）孕激素

孕激素（progestogen）是由卵巢黄体细胞分泌的一种类固醇激素，以孕酮（progesterone）为主。孕酮水平的变化对妊娠的维持起重要作用，孕酮可辅助胚泡着床，抑制子宫收缩，抑制免疫反应，防止胚胎被母体排斥而维持妊娠。

（三）雌激素

雌激素（estrogen）主要为雌二醇（estradiol，E2）、雌酮（estrone，E1）及雌三醇（estriol，E3）。雌激素可以调节免疫系统：调节T细胞的生长及分化；影响细胞因子的产生，如刺激IFN-α、IL-1、IL-5、IL-6及IL-10的分泌，抑制IL-2的分泌；刺激B细胞的活化和抗体产生等。

雌激素受体（estrogen receptor，ER）除了在子宫、卵巢、乳腺、心血管系统和骨组织上表达以外，还表达在T细胞、B细胞、巨噬细胞、单核细胞、NK细胞、胸腺基质细胞、骨髓基质细胞和内皮细胞等多种细胞上。雌激素与ER结合形成复合物，通过多种途径发挥生物学效应。

第二节 常用生殖相关免疫检验项目及其检测方法和临床意义

近年来，随着现代免疫学和分子生物学的快速发展，针对不孕症、反复流产、生殖系统感染、肿瘤及内分泌等方面的免疫学检验项目及其检测方法也不断发展。

一、不孕症的免疫学检测

随着生殖免疫学的迅速发展，免疫因素所致不孕越来越受到人们的重视。抗精子抗体（anti-sperm antibody，AsAb）、抗透明带抗体（anti-zona pellucida antibody，AzpAb）是其中重要的免疫因素。

（一）抗精子抗体

精子抗原性较强，种类较多。在一定条件下，精子能够充分发挥其抗原性，刺激机体发生免疫应答，产生 AsAb。AsAb 对男性而言，属于自身抗体，对女性来说，属于同种异体抗体，可引起女性免疫性不孕。抗精子抗体共有四种类型，即 IgG、IgA、IgM 和 IgE，可存在于血清、宫颈分泌物、精浆和精子表面，其中，生殖道分泌物中主要为 sIgA，血清中以 IgG 和 IgM 为主，IgM 最先出现，而后转为 IgG，临床上通常检测血清中 IgG。

酶联免疫吸附试验为临床常用检测方法，其操作简单、快捷、敏感性高、重复性好且血清标本获取容易，本法可作为不孕不育的一项初筛试验。其他检测方法，如精子凝集试验、补体依赖的细胞毒性试验、精子制动试验及免疫珠结合法等已较少应用。

（二）抗透明带抗体

透明带是卵细胞周围一圈嗜酸性明胶样物质，具有较强的免疫原性，育龄妇女在排卵过程中透明带反复破裂和吸收，或者感染等因素致透明带抗原变性，从而使机体处于抗原刺激的敏感状态，产生 AzpAb，其能阻遏精子吸附和穿过透明带，阻碍囊胚着床前透明带的生理剥脱，干扰着床，同时还能影响卵细胞的发育和生长。

目前常用的检测方法为酶联免疫吸附试验。其他检测方法，如透明带沉淀反应、放射免疫试验、间接荧光免疫试验、被动血凝法及精子 - 透明带结合或穿透试验等因敏感性低、特异性差或危害大等缺点已很少应用。

二、复发性流产的免疫学检测

复发性流产（Recurrent pregnancy loss）是指与同一性伴侣连续发生 2 次及 2 次以上的自然流产（包括生化妊娠），是妇女妊娠期常见的一种并发症，其病因除与遗传、解剖、内分泌因素有关外，尚有 40%～65% 与免疫因素有关。

（一）封闭抗体

封闭抗体（blocking antibody）是 HLA、TLX 等刺激母体免疫系统所产生的一类 IgG 型抗体。妊娠妇女的血清中封闭抗体主要包括：抗 HLA-DR 抗体、抗 TLX 抗体、抗 Fc 受体抗体、抗基因抗体（针对母体 Th 细胞表面 HLA-DR 受体的基因抗体）以及抗 B 细胞抗体等。封闭抗体的缺乏使免疫系统极易对胚胎产生免疫攻击，引发母体排斥胎儿，导致妊娠早期发生习惯性流产。

封闭抗体的常用检测方法有酶联免疫吸附试验、补体依赖的细胞毒性试验、单向混合淋巴细胞反应封闭试验及流式细胞仪检测等。

（二）抗磷脂抗体

抗磷脂抗体（anti-phospholipid antibody，aPL）是一类广泛的异种基因自身抗体家族，包括狼疮抗凝物（lupus anticoagulant，LAC）和抗心磷脂抗体（anticardiolipin antibody，ACA）、抗磷脂酰丝氨酸、抗磷脂酰胺醇、抗磷脂酰甘油及抗磷脂酸等。在反复自然流产患者中检测的抗磷脂抗体多为ACA。

ACA的免疫学分型有IgG、IgM和IgA三种类型，可结合于心磷脂和磷脂酰丝氨酸。ACA的免疫学检测主要采用ELISA进行，以牛心磷脂为包被抗原。

（三）夫妇双方HLA抗原

参见“第二十七章　移植免疫及其免疫检测”。

（四）抗透明带抗体及抗精子抗体

参见第二十九章“第二节　常用生殖相关免疫检验项目及其检测方法和临床意义”。

（五）血型及抗血型抗体

除检测ABO血型外，还应检测夫妻双方Rh血型。

三、生殖系统感染的免疫学检测

（一）支原体

支原体是介于细菌与病毒之间的原核细胞型微生物，缺乏细胞壁。从人体分离的16种支原体中，5种对人有致病性，即肺炎支原体、解脲支原体、人型支原体、生殖支原体及发酵支原体。解脲支原体可引起盆腔炎、阴道炎、输卵管炎等，并可通过胎盘感染胎儿，引起早产、死胎或分娩时感染新生儿引起呼吸道感染。人型支原体可引起宫颈炎、阴道炎、卵巢脓肿及产褥热等。生殖支原体与泌尿生殖系统感染有一定关系。

1. 抗体检测　即血清学检测，有支原体特异性血清学检测和非特异性血清学检测。特异性血清学检测方法中最常用的是ELISA。非特异性血清学检测方法采用肺炎支原体冷凝集试验。

2. 抗原检测　ELISA、间接荧光免疫试验等检测分泌物和体液中支原体抗原。

（二）衣原体

衣原体广泛寄生于人、哺乳动物及禽类体内。衣原体属根据其特性分为三类：沙眼衣原体、鹦鹉热衣原体和肺炎衣原体。沙眼衣原体易感染人体的宫颈、尿道、直肠、鼻咽和结膜等部位，除了引起沙眼外，目前已成为性传播疾病的重要病原体，对生殖健康造成严重威胁。

1. 抗原检测　主要采用直接荧光免疫试验及ELISA等。

2. 抗体检测　通常采用荧光免疫试验。

（三）病毒

涉及生殖系统感染的病毒主要有风疹病毒、巨细胞病毒、单纯疱疹病毒、人乳头状瘤病毒及人类免疫缺陷病毒等，检测方法主要从病毒分离、病毒抗原检测、血清特异性抗体检测及病毒DNA或RNA检测等方面进行，参见“第二十一章　感染性疾病及其免疫检测”相关内容。

（四）生殖道黏膜免疫检测

sIgA为生殖道黏膜免疫的重要因素，与生殖道感染性疾病密切相关。sIgA的检测方法主要分两类，即分离测定法和直接测定法。分离测定法是将sIgA与IgA分离后再检测，比较精确，但操作复杂，适用于研究。直接测定法操作简便，但易受IgA影响，对其结果须进行校正。ELISA是最常用的直接测定法。

四、生殖系统肿瘤的免疫学检测

（一）生殖系统肿瘤常用的免疫学检测指标

1. 血清糖蛋白肿瘤标志物　鳞状细胞癌抗原（squamous cell carcinoma antigen，SCCA）

在正常的鳞状上皮细胞中抑制细胞凋亡和参与鳞状上皮的分化，在肿瘤细胞中参与肿瘤的生长，它有助于所有鳞状上皮细胞起源癌的诊断和监测。SCCA 可作为宫颈癌的独立风险因子和预后指标。除此之外，与生殖系统肿瘤相关的糖类肿瘤标志物还有 CA-125、CA15-3、CA19-9、癌胚抗原（carcinoembryonic antigen，CEA）及前列腺特异性抗原（prostate specific antigen，PSA）等，见第二十六章。

2. 胎儿 - 胎盘蛋白肿瘤标志物 人绒毛膜促性腺激素（human chorionic gonadotropin，hCG）是由胎盘绒毛膜滋养层细胞所分泌的一种具有促性腺发育的糖蛋白类激素，由 α 和 β 两个肽链组成。其中 β 肽链是特异的，可被单克隆抗体检测，是一个较好的标志物。β-hCG 用于早孕的诊断，对葡萄胎、绒毛膜癌等有重要的诊断和疗效监测价值，在妊娠滋养细胞肿瘤诊断中意义重大。除此之外，甲胎蛋白（α-fetoprotein，AFP）也是一种重要的胎儿 - 胎盘蛋白肿瘤标志物，见第二十六章。

3. 酶类肿瘤标志物 酶及同工酶是最早出现和使用的肿瘤标志物之一。肿瘤状态时，机体的酶活力会发生较大变化。

（1）碱性磷酸酶：根据器官的特异性可将碱性磷酸酶（alkaline phosphatase，ALP）分为组织非特异性 ALP、小肠型 ALP 及胎盘碱性磷酸酶（placental alkaline phosphatase，PLAP）3 种类型。PTALP 常作为宫颈癌和卵巢上皮性癌的肿瘤标志物。

（2）乳酸脱氢酶：乳酸脱氢酶（lactate dehydrogenase，LDH）是无氧糖酵解过程中一个重要的酶，当糖酵解增加时血清 LDH 值增高。在无氧糖酵解活跃的肿瘤细胞内，其活性增强，随着肿瘤细胞的破坏，LDH 血清值也随之升高。可用于卵巢上皮性和生殖细胞肿瘤的检测。

（3）端粒酶：端粒酶（telomerase）是一种能够催化延长端粒末端的核糖核蛋白。端粒酶活性的表达与细胞衰老和某些疾病，尤其是肿瘤的发生、发展及分化程度具有相关性，大多数妇科恶性肿瘤有端粒酶的表达。良性卵巢肿瘤、交界性肿瘤及绝经前正常卵巢可有端粒酶活性，但在恶性卵巢癌、子宫内膜癌、低分化卵巢肿瘤及有淋巴转移者，端粒酶活性显著增高。端粒酶活性与肿瘤的分期、浸润的深度及 DNA 的成分也相关。

（二）生殖系统肿瘤免疫学指标的检测

用于上述指标检测的常用方法有 ELISA、化学发光酶免疫试验、电化学发光免疫试验、时间分辨荧光免疫试验、放射免疫试验及免疫组化等。

五、生殖系统内分泌功能的免疫学检测

（一）生殖系统内分泌功能常用的检测指标

妊娠期妇女血清中 hCG、人胎盘催乳素、雌激素、孕激素等物质的出现和增加，使孕妇的免疫机制受到限制，胎儿不受母体免疫排斥而得以生长发育。

1. hCG 在生理浓度下，hCG 保护滋养层细胞免受母体的攻击。受精卵着床后 9～12 天血中 hCG 明显上升，妊娠 8～10 周达高峰，以后迅速下降，维持至足月。产后 hCG 迅速下降，2 周内恢复正常周期水平。其水平的检测可用于早孕、先兆流产或异位妊娠，以及滋养层细胞疾病的诊断和跟踪。

2. 雌三醇 孕妇尿中雌激素成分主要是雌三醇，达总量的 90%。雌三醇水平与胎龄、胎儿体重、发育等胎儿生理参数有相关性。因此，雌三醇测定可以反映胎儿胎盘功能状况，同时还可用于胎儿宫内生长延缓、妊娠高血压综合征、过期妊娠、母儿血型不合及无脑儿的诊断和跟踪。

3. 人胎盘催乳素 人胎盘催乳素（human placental lactogen，hPL）由胎盘合体滋养层细胞储存和释放。血浆 hPL 值和胎盘体积有关，可间接反映胎儿发育状况。在孕 6 周时，即

可在母体血浆内测出 hPL。随妊娠的发展 hPL 水平逐渐上升，孕 39～40 周时达最高峰，产后迅速下降。先兆流产情况下，hPL 水平在正常范围内，连续测定结果呈上升趋势，提示妊娠可以继续；若连续测定结果呈下降趋势，则将出现流产；如 hPL 水平低于正常妊娠同期水平，而 hCG 浓度却异常升高，则对诊断葡萄胎有重要意义。

4. PRL 如患者在无药物作用及未孕情况下出现泌乳现象，其血中 PRL 水平常见升高；患垂体腺瘤时 PRL 可出现异常升高，在治疗过程中连续检测 PRL 水平，可作为疗效观察的指标。

5. 孕酮 孕酮由卵巢、胎盘和肾上腺皮质产生，通过肝脏代谢，最后形成孕二醇。孕酮水平可以反映卵巢或胎盘功能状况。黄体形成期孕酮水平低于生理值或月经前 4～5 天仍高于生理水平，则分别提示黄体功能不足和黄体萎缩不全；妊娠后孕酮水平连续下降提示有流产可能；当肾上腺皮质功能亢进或发生肾上腺肿瘤时，孕酮水平可异常升高。

6. 胎儿纤连蛋白 胎儿纤连蛋白（fetal fibronectin，fFN）是一种由绒毛滋养细胞产生的大分子蛋白。fFN 存在于正常的羊水和胎盘组织中，当其出现于宫颈和阴道中时，表明胎膜的完整性受到机械性或炎症的破坏；孕中、晚期宫颈和阴道分泌物中 fFN 水平升高，提示早产危险增加。

7. 促卵泡激素和黄体生成素 促卵泡激素（follicle-stimulating hormone，FSH）和黄体生成素（luteinizing hormone，LH）均是垂体前叶分泌的促性腺激素，它们的分泌水平均随月经周期而发生变化。FSH 可直接作用于颗粒细胞上的受体，刺激卵泡的生长和成熟，并促进雌激素的分泌，它和 LH 共同作用，促进排卵、黄体形成及雌、孕激素的合成。在临床上，FSH 和 LH 血中浓度高于正常水平常见于卵巢性闭经、卵巢功能不足或卵巢发育不良等；其水平低于正常时，则常见于垂体性闭经。

（二）生殖系统内分泌功能常用指标的检测

上述指标检测常用的方法有 ELISA、化学发光免疫试验、电化学发光免疫试验、放射免疫试验、时间分辨荧光免疫试验等，其中化学发光免疫试验是测定性激素最常用的方法。

（王 芳）

本章小结

母体免疫应答与免疫调节的目的在于适应胚胎发育，避免胚胎受到母体的免疫排斥，起到免疫保护作用。存在于生殖道内的免疫因素同生殖系统的相互作用与生殖的顺利进行、不孕症、反复流产等密切相关。

抗精子抗体及抗透明带抗体是不孕症中重要的免疫因素；封闭抗体、抗透明带抗体、抗磷脂抗体是反复流产中主要的免疫因素；支原体、衣原体及病毒引起的生殖系统感染可引起盆腔炎、阴道炎、输卵管炎等，并可通过胎盘感染胎儿，引起早产、死胎或分娩时感染新生儿等；生殖系统相关肿瘤标志物的检测对于生殖系统肿瘤的诊断、复发、疗效监测及预后评估具有重要意义；生殖系统内分泌功能的监测可用于早孕、先兆流产、异位妊娠以及滋养层细胞疾病的诊断和跟踪。

生殖系统相关抗体、抗原、肿瘤标志物、激素等检测的常用方法有 ELISA、化学发光免疫试验、电化学发光免疫试验、时间分辨荧光免疫试验及放射免疫试验等。

第三十章 免疫治疗及其免疫检测

通过本章学习，你将能够回答下列问题：

1. 什么是免疫治疗？
2. 肿瘤免疫治疗常用方法有哪些？其原理是什么？
3. PD-L1 表达的检测方法及其在免疫治疗中的临床意义是什么？
4. 淋巴细胞亚群的检测方法及其在免疫治疗中的临床意义是什么？
5. 自身免疫病及超敏反应性疾病的常用免疫治疗方法有哪些？

免疫治疗是指在机体免疫功能异常低下或亢进的情况下，人为地增强或抑制机体免疫功能以达到治疗疾病目的的一种治疗方法。根据对机体免疫功能的影响，可将免疫治疗分为免疫增强疗法和免疫抑制疗法。其中，免疫增强疗法主要用于肿瘤、免疫缺陷病、感染等疾病治疗，而免疫抑制疗法主要用于自身免疫病、超敏反应性疾病、抗移植排斥等疾病治疗。

第一节 肿瘤免疫治疗及其免疫检测

近年来，以 PD-1/PD-L1 抑制剂为代表的抗实体肿瘤的免疫治疗以及以 CAR-T 为代表的过继性免疫细胞疗法改变了传统肿瘤治疗范式。本节内容将对当前各种抗肿瘤免疫疗法及其免疫检测进行简单介绍。

一、常用肿瘤免疫治疗方法

（一）免疫检查点抑制剂治疗

1. 原理 免疫检查点（immune checkpoint）是指在肿瘤或免疫细胞上表达，可调节机体免疫激活程度的一类分子，对于维持自身免疫耐受，防止自身免疫反应等过程至关重要。在肿瘤中，抑制性免疫检查点分子的异常高表达可通过抑制 T 细胞等免疫细胞功能，使机体无法产生有效的抗肿瘤免疫应答，最终导致肿瘤免疫逃逸。常见的免疫检查点包括程序性死亡蛋白 -1（programmed death-1，PD-1）、程序性死亡受体配体 1（programmed death receptor ligand-1，PD-L1）、细胞毒性 T 淋巴细胞相关抗原 4（cytotoxic T-lymphocyte associated antigen 4，CTLA-4）、T 细胞免疫球蛋白和黏蛋白结构域蛋白 3（T cell immunoglobulin and mucin domain-containing protein 3，TIM3）、T 细胞免疫球蛋白和免疫受体酪氨酸抑制基序结构域蛋白（TIGIT）等。

免疫检查点抑制剂（**immune checkpoint inhibitor，ICI**）是指针对相应免疫检查点研发的单抗或小分子抑制剂药物，其主要作用为阻断免疫检查点及其受体 / 配体介导的抗肿瘤免疫抑制作用。当前用于临床治疗的 ICI 药物主要为 PD-1/PD-L1 抑制剂和 CTLA-4 抑制剂。

2. 常用免疫检查点抑制剂

（1）PD-1/PD-L1 抑制剂：肿瘤细胞和 / 或肿瘤相关免疫细胞（巨噬细胞、树突状细胞等）常高表达 PD-L1，并通过与 T 细胞表面 PD-1 相结合抑制 T 细胞免疫功能。PD-1 或 PD-L1

抑制剂能够阻断这种免疫抑制效应，重新激活 T 细胞功能，发挥抗肿瘤作用。

目前，针对 PD-1/PD-L1 免疫检查点的抑制剂种类最多，已成为实体肿瘤中应用最为广泛的免疫疗法。PD-1 单抗联合化疗或靶向治疗已成为肺癌、黑色素瘤、肝癌等在内的多种晚期或转移性实体瘤的一线或二线治疗方案。PD-1/PD-L1 抑制剂在血液肿瘤中同样显示出较好的应用前景。例如，当前部分 PD-1 单抗药物已被批准用于至少经过二线系统化疗的复发或难治性经典型霍奇金淋巴瘤的治疗。

（2）CTLA-4 抑制剂：CTLA-4 主要表达于 $CD4^+$ 和 $CD8^+$T 细胞，并通过与 T 细胞表面的协同刺激分子受体 CD28 竞争性结合 B7 配体（CD80/CD86）分子抑制 T 细胞活化。CTLA-4 抑制剂可以阻断这种免疫抑制作用。目前，仅一种 CTLA-4 抑制剂获得 FDA 批准用于非上皮样胸膜恶性间皮瘤临床治疗。

3. 相关不良反应 ICI 在实体肿瘤中获得显著临床效果的同时，也伴随免疫相关不良反应（immune-related adverse events，irAEs）的发生，这极大影响了临床治疗决策与患者预后。irAEs 可累及几乎所有系统和器官，其中皮肤毒性、内分泌毒性、肝脏毒性是最常见的不良反应。此外，细胞因子释放综合征（cytokine release syndrome，CRS），也称细胞因子风暴（cytokine storm，CS），是免疫治疗最严重的 irAEs 之一。尽管发生率低，但其可导致多器官功能障碍甚至衰竭而死亡。

（二）单克隆抗体治疗

单克隆抗体（简称单抗）是指由单一 B 细胞克隆针对某一特定抗原表位产生的特异性抗体，其可通过诱导凋亡、补体依赖的细胞毒性以及抗体依赖细胞介导的细胞毒作用（ADCC）等途径发挥治疗作用。单抗药物具有特异性高、疗效确切等优点，已广泛应用于肿瘤、自身免疫病等治疗中。例如，按制备原理及方法分，当前临床正式批准使用的 PD-1/PD-L1 抑制剂均属于单抗类药物。

此外，白细胞分化抗原 20（CD20）和分化抗原 19（CD19）在几乎所有 B 细胞中均有表达，是淋巴瘤治疗的重要靶点。当前，CD20 单抗已广泛应用于表达 CD20 的恶性 B 细胞淋巴瘤及慢性淋巴细胞白血病的治疗，其与化疗药物的联合使用已成为特定类型非霍奇金淋巴瘤的标准治疗方案；CD19 单抗则可用于复发或难治性弥漫性大 B 细胞淋巴瘤成人患者的二线治疗。

（三）过继性免疫细胞治疗

细胞过继免疫治疗（**adoptive cell transfer therapy，ACT**）是一种极具潜力的肿瘤免疫疗法。该疗法通过收集患者体内免疫活性细胞，并经体外扩增、基因工程改造和功能鉴定之后，再回输至患者体内以达到直接或间接杀伤肿瘤细胞的目的。

1. ACT 主要类型及原理 ACT 主要包括肿瘤浸润淋巴细胞（TIL）治疗、T 细胞受体工程 T 细胞（TCR-T）治疗、嵌合抗原受体 T 细胞（CAR-T）治疗、嵌合抗原受体自然杀伤细胞（CAR-NK）治疗及嵌合抗原受体巨噬细胞（CAR-M）治疗。不同类型 ACT 的主要作用机制见表 30-1。

2. ACT 的临床应用 CAR-T 细胞治疗是近年来的一种重要新兴治疗方法，为血液肿瘤治疗带来了新的希望。其中，靶向 B 细胞特异性标志物 CD19 的 CAR-T 细胞可用于治疗多种难治性进展期 B 细胞淋巴瘤，如大 B 细胞淋巴瘤的成人患者、难治性或第二次以上复发的 B 细胞前体急性淋巴细胞白血病（25 岁及以下）患者、复发或难治性套细胞淋巴瘤的成人患者等。此外，靶向 B 细胞成熟标志物 BCMA 的 CAR-T 细胞可用于治疗既往接受 4 线及以上治疗的复发或难治性多发性骨髓瘤的成年患者。

在实体肿瘤治疗中，目前仅 TIL 疗法被批准用于黑色素瘤治疗，其他疗法仍处于基础或临床研究阶段。

表 30-1 细胞过继免疫治疗的分类及作用机制

分类	主要作用机制
TIL 治疗	将肿瘤组织中针对肿瘤特异性突变抗原的 T 细胞体外扩增后回输至患者体内，从而增强机体对肿瘤的杀伤能力
TCR-T 治疗	将特异性识别肿瘤抗原的 T 细胞受体（TCR）基因导入患者 T 细胞，使其表达外源性 TCR，从而获得特异性杀伤肿瘤细胞活性
CAR-T 治疗	在 T 细胞中表达可与特定肿瘤表面抗原相结合的嵌合抗原受体（CAR），激活 T 细胞杀伤肿瘤功能
CAR-NK 治疗	在 NK 细胞表面表达功能性 CAR 分子，从而提高 NK 细胞对肿瘤细胞的先天性杀伤能力
CAR-M 治疗	在巨噬细胞表面表达功能性 CAR 分子，使巨噬细胞能够特异性杀伤肿瘤

3. 相关不良反应 CAR-T 细胞治疗的主要不良反应有细胞因子风暴和神经毒性。对这些毒性进行准确评估、及时管理可减轻免疫治疗相关不良反应，使患者在诊疗过程中的获益最大化。

（四）溶瘤病毒治疗

该疗法利用转基因病毒感染肿瘤细胞，从而刺激机体产生促炎微环境，增强全身性抗肿瘤免疫。当前，重组人单纯疱疹病毒 1 型、重组人腺病毒 5 型对晚期黑色素瘤、鼻咽癌等患者治疗效果较好，已被批准用于临床治疗。

（五）治疗性癌症疫苗

治疗性癌症疫苗主要通过靶向肿瘤相关抗原来激活人体免疫细胞，从而发挥特异性抗肿瘤效应。近年来，针对肺癌、乳腺癌、结直肠癌、卵巢癌、肾癌等肿瘤的治疗性癌症疫苗纷纷问世。当前该类疫苗产品较少，大多处于基础或临床研究阶段。

（六）其他辅助治疗

重组人粒细胞和 / 或巨噬细胞刺激因子等制剂可促进中性粒细胞和巨噬细胞生成，常被用于预防和治疗肿瘤放、化疗后引起的白细胞减少症。此外，干扰素、甘露聚糖肽、抗肿瘤免疫核糖核酸等药物也可用于辅助提升癌症患者机体免疫功能。

二、常用检测项目及临床意义

尽管 PD-1/PD-L1 抑制剂等免疫治疗显著改善了多种实体肿瘤患者的临床预后，然而患者整体响应率低，获益人群不明确。此外，irAEs 也是限制部分患者用药的因素之一。因此，系统评估机体的免疫状态对用药选择、疗效评估、预后判断及 irAEs 监测具有重要意义。除血常规等检测项目外，当前常用的免疫检测项目及临床意义如下：

（一）PD-L1 表达

肿瘤细胞和 / 或肿瘤相关免疫细胞的 PD-L1 表达水平与 PD-1/PD-L1 抑制剂治疗效果及患者预后密切相关。因此，PD-L1 表达可用于患者临床用药选择及疗效预测，是应用最广的免疫生物标志物。

1. 检测方法 推荐采用免疫组化染色对石蜡包埋肿瘤组织标本切片进行 PD-L1 表达检测，手术切除标本和活检标本均可用于 PD-L1 检测。

结果判定：对于 PD-L1 表达的判定方法有肿瘤细胞阳性比例评分（tumor proportion score，TPS）、联合阳性评分（combined positive score，CPS）、肿瘤细胞（tumor cell，TC）阳性率及肿瘤相关免疫细胞（immune cell，IC）阳性率。不同判读方法的主要差异在于是否计算肿瘤区域 PD-L1 表达阳性的免疫细胞数量。具体计算方式如下（图 30-1）：

$$TPS=\frac{\text{PD-L1膜染色阳性肿瘤细胞数}}{\text{总肿瘤细胞数}}\times 100\%$$

$$CPS=\frac{\text{PD-L1膜染色阳性肿瘤细胞数+PD-L1膜染色阳性肿瘤相关免疫细胞数}}{\text{总肿瘤细胞数}}\times 100$$

$$TC=\frac{\text{任何强度PD-L1膜染色阳性肿瘤细胞数}}{\text{总肿瘤细胞数}}\times 100\%$$

$$IC=\frac{\text{任何强度PD-L1膜染色阳性肿瘤相关免疫细胞数}}{\text{总肿瘤相关免疫细胞数}}\times 100\%$$

图 30-1 PD-L1 表达的判定方法

临床上通常采用不同指标来评价不同类型肿瘤组织内 PD-L1 表达水平。其中，对非小细胞肺癌主要采用 TPS 评分，TPS 1%～49% 为低表达，TPS 50% 及以上为高表达。对其他癌种如宫颈癌、胃癌、头颈部鳞状细胞癌等主要采用 CPS 评分，CPS≥1 为阳性。此外，三阴性乳腺癌及尿路上皮癌在某些药物的使用时参考 TC 或 IC 评分。

2. 临床意义

（1）指导用药：PD-1/PD-L1 抑制剂种类较多，不同厂家的抑制剂适应证有所不同。肿瘤组织中 PD-L1 表达水平可用来指导用药选择。

（2）辅助预测疗效：一般认为，PD-L1 的表达越高免疫治疗效果越好。

（二）错配修复蛋白表达

错配修复（mismatch repair，MMR）蛋白如 MLH1、MSH2、PMS2、MSH6 是细胞修复 DNA 损伤的关键蛋白，对维持 DNA 遗传稳定性至关重要。错配修复蛋白表达缺失可引起 **DNA 错配修复功能缺陷（deficient mismatch repair，dMMR）**，导致微卫星序列长度或碱基组成发生改变，即**微卫星不稳定性（microsatellite instability，MSI）**。高微卫星不稳定性（MSI-H）/dMMR 反映肿瘤产生新生抗原的能力强，提示患者对 ICI 治疗具有良好的反应性，是临床上免疫治疗效果预测的重要标志物。临床 MMR 蛋白表达主要采用免疫组织化学染色方法检测。

（三）淋巴细胞亚群分析

淋巴细胞是抗肿瘤的主要执行者，其数量与功能发生异常，将导致抗肿瘤免疫功能紊乱。因此，针对淋巴细胞功能亚群、分化亚群以及功能表型进行检测及评估具有重要的临床意义。

1. 检测方法 推荐采用流式细胞术对 EDTA-K2 抗凝的外周血中不同亚群和功能表型的特定分子标志物进行定量检测。

2. 临床意义

（1）辅助指导用药：在 CD20 单抗治疗血液肿瘤时，外周血 B 细胞数量与药物呈剂量依赖性。B 细胞数量未出现明显减少或无剂量依赖，提示须考虑更换治疗方案。

（2）辅助疗效监测：动态监测外周血 T 细胞分化亚群的水平和功能，尤其是基线时 $CD4^+$T 和 $CD8^+$T 细胞分化亚群（如初始、记忆、效应 T 细胞等）、衰老亚群（如 $CD28^-CD27^-CD57^+$ T 细胞）及耗竭亚群（如 $PD\text{-}1^{high}TIM3^+CD8^+$T 细胞）的比例，以及在治疗过程中各分化亚群的活化、增殖、衰老及耗竭程度，可用于筛选 ICI 治疗受益者、评估 ICI 治疗的应答程度。

（3）辅助评估预后：T 细胞功能亚群可分为正向调节亚群（如 $CD3^+CD8^+$ T 细胞、$CD3^+CD4^+$ T 细胞）、负向调节亚群（如 Treg 细胞）和衰老亚群。研究显示，正向调节亚群绝对数与 ICI 治疗患者的良好预后呈正相关，而负向调节亚群或衰老亚群比例上升与不良预后密切相关。

(4) 辅助监测 irAEs 发生：动态监测 T 细胞分化亚群的水平和功能状态，可辅助监测 irAEs。例如，黑色素瘤中 irAEs 发生风险与外周血中效应记忆 T 细胞尤其是 $CD4^+$ 效应记忆 T 细胞的活化程度呈正相关，而与 Treg 细胞的比例呈负相关。

（四）细胞因子水平

细胞因子是介导肿瘤免疫抑制及抗肿瘤免疫应答的重要物质，在调节肿瘤免疫逃逸、耐药等过程中均扮演着重要角色。

1. 检测方法 推荐采用流式细胞术结合流式微球阵列技术对外周血细胞因子进行定量检测。

2. 临床意义

(1) 辅助 ICI 疗效监测：IL-6、IL-8 等细胞因子表达水平与 ICI 治疗效果具有一定的相关性。例如，以 IL-6 为主的免疫抑制细胞因子基线水平与患者预后呈负相关。

(2) 辅助监测 irAEs 发生：IL-6 是驱动细胞因子释放综合征（CRS）的关键因子之一。当出现 IL-6 水平大幅升高，并伴随其他细胞因子如 IFN-γ、TNF-α、IL-2、IL-1β、IL-10 等大量释放，应警惕 CRS 发生。此外，在 CAR-T 回输前后连续检测细胞因子水平有助于评估 CRS 发生时间、持续时长、严重程度。

（五）CAR-T 细胞检测

CAR-T 细胞治疗可用于治疗复发 / 难治性血液肿瘤。体内 CAR-T 细胞增殖水平与疗效呈正相关，定期监测患者体内 CAR-T 细胞水平是治疗后疗效评估的重要手段。主要推荐采用流式细胞术或使用 CAR 特异性引物的 qPCR 方法对外周血 CAR-T 细胞进行检测。

第二节 自身免疫病的免疫治疗及其免疫检测

自身免疫病（AID）是一类以免疫系统错误攻击自身正常组织和器官而导致炎症和组织损伤为特点的疾病。除控制发病诱因或手术外，AID 的药物治疗原则主要为抑制或阻断体内病理性自身免疫应答。

一、常用免疫治疗方法

免疫抑制剂在治疗自身免疫病中发挥着重要作用，其通过抑制免疫系统的活性，减少炎症反应和组织损伤，从而减轻症状，预防疾病进展，提高患者生活质量。除使用环磷酰胺、环孢素、他克莫司、硫唑嘌呤、糖皮质激素等传统免疫抑制剂外，近年来，TNF-α 单抗、CD20 单抗等生物制剂在治疗自身免疫病中的应用日益增多。

TNF-α 是介导炎症反应的重要细胞因子，TNF-α 单抗可迅速阻断由 TNF-α 介导的炎症级联反应，具有快速消炎、降低疾病活动度等作用，可广泛应用于类风湿关节炎（rheumatoid arthritis，RA）、强直性脊柱炎（ankylosing spondylitis，AS）、银屑病、银屑病关节炎、幼年特发性关节炎等疾病治疗。

B 细胞异常活化与增殖是 SLE、RA、SS、特发性血小板减少性紫癜（ITP）等疾病的共同致病机制，因此，CD20 等靶向 B 细胞的单抗药物可用于上述疾病的治疗。例如，CD20 单抗可用于经激素和 / 或免疫抑制剂治疗效果不佳、不耐受或复发的 SLE 患者，对传统合成抗风湿药或 TNF-α 抑制剂疗效不佳的活动性 RA 患者，以及用于对常规治疗效果不佳且伴有严重关节炎、血细胞减少、周围神经病变的干燥综合征患者。

当前，靶向其他关键致病因子的单抗药物也正如火如荼地开发应用，为自身免疫病患者带来了更多的用药选择。例如，IL-17 单抗可用于对非甾体抗炎药和 TNF-α 抑制剂治疗效果均不佳的 AS 患者。抗 IL-6 受体的单抗可用于对传统合成抗风湿药或 TNF-α 抑制剂治疗效果不佳的活动性 RA 患者。

二、常用检测项目及临床意义

目前主要通过检测自身抗体（如 ANA、AnuA 等）、HLA-B27、免疫学指标（如补体 C3、C4 含量）以及外周血 B 细胞水平等对各类自身免疫病的免疫治疗效果进行辅助诊断、疗效评价和预后评估。

监测外周血 B 细胞水平在 SLE 治疗中具有一定的临床应用价值。CD20 单抗治疗 3～4 周后，可显著耗竭患者外周血 B 细胞（$CD19^{+}B$ 细胞计数 $<0.02\times10^{9}/L$）。CD20 单抗的治疗效果与 B 细胞耗竭程度和持续时间有关。在治疗 6 个月后，若发现 B 细胞水平明显回升，可考虑重复用药以防复发。

第三节 超敏反应性疾病的免疫治疗及其免疫检测

超敏反应性疾病是一类机制复杂的免疫系统疾病，是由于机体对过敏原产生异常免疫反应引起的一大类疾病。该病发病率高，常累及全身多个系统，严重者可发生过敏性休克。因此，超敏反应性疾病的预防与治疗应引起重视。

一、超敏反应性疾病的免疫治疗

超敏反应性疾病的治疗提倡“防治结合、四位一体”，包括环境控制、药物治疗、免疫治疗和健康教育四个方面。其中，重组人源化抗 IgE 单克隆抗体作为一种常用靶向治疗药物，可通过与 IgE 的特定区域特异性结合，形成以异三聚体为主的复合物，降低游离 IgE 的浓度以改善患者哮喘症状，适用于 6 岁及以上儿童经吸入型糖皮质激素合并长效 β_2- 肾上腺素受体激动剂治疗效果不佳的中重度持续性变应性哮喘。

变应原特异性免疫治疗（ASIT）是超敏反应性疾病的对因治疗，为一线治疗方法。ASIT 是指在明确主要变应原的基础上，通过让患者反复接触剂量逐渐增加的标准化变应原制剂，使机体免疫系统产生对该种变应原的耐受性，从而控制或减轻患者过敏症状的一种治疗方法。

二、常用检测项目及临床意义

特异性 IgE 和总 IgE 的比值（sIgE/tIgE）在治疗前预测 ASIT 疗效方面具有一定的临床意义，欧洲变态反应与临床免疫学会（EAACI）推荐将 sIgE/tIgE > 16.2% 作为 ASIT 治疗成功的预测指标。IgG4 作为 IgE 的拮抗性抗体，可竞争性结合肥大细胞和嗜碱性粒细胞上的 IgE 受体，提示 IgG4 具有监测和预测 ASIT 疗效的潜能。此外，IgE 抑制因子（IgE-blocking factor，IgE-BF）的水平可反映血清中 IgG4 等多种因素对 IgE 功能的抑制作用，有望成为 ASIT 疗效的监测和预测指标。

第四节 其他疾病的免疫治疗及其免疫检测

其他常采用免疫治疗的疾病包括免疫缺陷病（IDD）、感染及移植排斥反应相关疾病等。IDD 患者由于先天性或继发性免疫缺陷，除了积极预防和治疗感染外，常通过补充丙种球蛋白、胸腺肽等免疫成分作为替代治疗来提升机体免疫功能。感染类疾病如慢性乙型肝炎患者可通过持续接受长效干扰素等药物进行抗病毒及提升机体免疫治疗，达到控制或治愈疾病的目的。相关疾病的免疫检测项目分别见第二十五章及第二十一章。

在移植排斥反应相关疾病治疗中，不论宿主抗移植物反应还是移植物抗宿主反应均会涉及免疫抑制治疗，其常见治疗方法及检测项目见第二十七章。

（王海芳）

本章小结

肿瘤等疾病主要通过增强免疫功能以达到治疗疾病目的。当前，免疫治疗已成为恶性肿瘤治疗的一个新里程碑。其中，PD-1/PD-L1 抑制剂显著提高了多种实体瘤的治疗效果，改善了患者的预后，已成为临床抗实体肿瘤的一线、二线用药。尽管如此，如何精准筛选出对 ICI 治疗获益人群仍是当前临床一大难题。基础研究及临床实践发现，瘤内 PD-L1 表达、外周血淋巴细胞亚群、免疫抑制因子表达及错配修复蛋白缺陷等指标具有指导 ICI 用药选择、预测治疗效果及患者预后的临床价值。此外，生物制剂（如 CD20 单抗）和过继免疫疗法（如 CAR-T 细胞治疗）近年来蓬勃发展，在血液肿瘤中得到广泛应用，已成为重要治疗手段之一。淋巴细胞亚群、细胞因子水平和 CAR-T 细胞检测对于该类疾病的诊断、治疗和预后指导同样发挥重要作用。然而，当前尚无精确预测上述免疫治疗效果的理想标志物，合理应用现有标志物进行联合检测将对受益人群筛选、疗效监测和预后评估具有重要意义。

自身免疫病、超敏反应性疾病以及移植排斥反应相关疾病常通过抑制免疫系统的过度激活来减少炎症反应和疾病进展。抗 TNF-α 单抗等生物制剂的开发为患者带来了更多的用药选择。目前用于指导上述疾病免疫治疗的检测指标较少，须结合临床表现进行综合判断。

推荐阅读

[1] 曹雪涛. 医学免疫学. 2 版. 北京：人民卫生出版社，2021.
[2] 曹雪涛. 免疫学前沿进展. 4 版. 北京：人民卫生出版社，2017.
[3] 丛玉隆. 实用检验医学(上册). 3 版. 北京：人民卫生出版社，2023.
[4] 韦德. 免疫检测原理与应用. 李金明，何建文，译. 北京：人民卫生出版社，2021.
[5] 冯珍如，于峰. 实用临床检验诊断学丛书：免疫性疾病. 北京：北京科学技术出版社，2014.
[6] 康熙雄，杨晓林. 发光免疫分析临床应用手册. 北京：高等教育出版社，2010.
[7] 康熙雄. 免疫胶体金技术临床应用. 北京：军事医学科学出版社，2010.
[8] 李会强，曾常茜，王辉. 标记免疫诊断试剂制备技术. 北京：科学出版社，2020.
[9] 李金明. 临床酶免疫测定技术. 北京：人民军医出版社，2008.
[10] 李兰娟. 传染病学. 10 版. 北京：人民卫生出版社，2024.
[11] 柳忠辉，吴雄文. 医学免疫学实验技术. 3 版. 北京：人民卫生出版社，2020.
[12] 倪灿荣，马大烈，戴益民. 免疫组织化学实验技术及应用. 北京：化学工业出版社，2006.
[13] 罗静. 免疫组织化学与肿瘤病理诊断. 北京：人民军医出版社，2004.
[14] 沈关心，周汝麟. 现代免疫学实验技术. 2 版. 武汉：湖北科学技术出版社，2002.
[15] HAWLEY T，HAWLEY G R. 流式细胞术操作规程. 邵启祥，译. 北京：人民军医出版社，2012.
[16] 王兰兰. 医学检验项目选择与临床应用. 北京：人民卫生出版社，2023.
[17] 张贺秋. 胶体金标记探针与酶联免疫斑点技术. 北京：军事医学科学出版社，2012.
[18] 仲人前，范列英. 自身抗体基础与临床：附自身抗体荧光图谱. 北京：人民军医出版社，2006.
[19] 张国军，郑磊，沈立松. 检验医学病例与临床思维分析. 北京：科学出版社，2021.

中英文名词对照索引

A

B

C

D

E

F

G

H

J

K

L

R

S

T

W

X

Y

Z

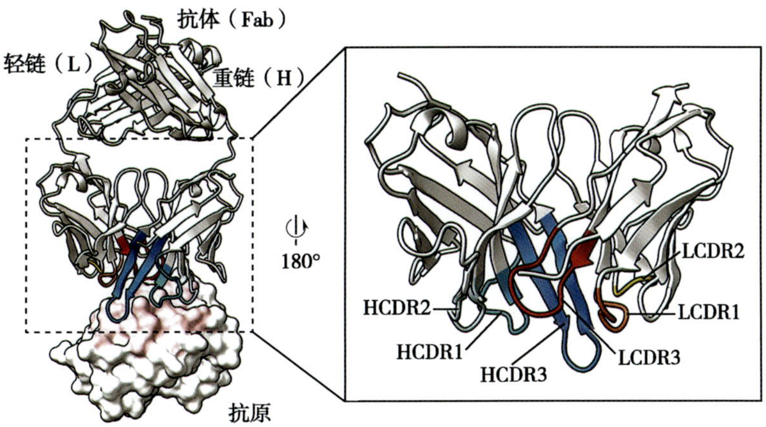

彩图 2-1 抗体互补结合域

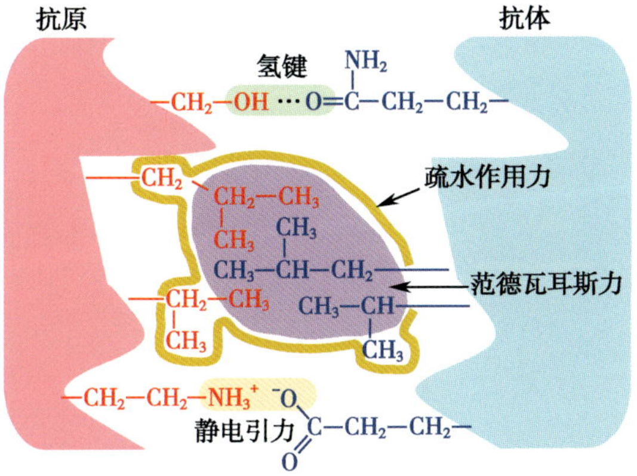

彩图 2-3 抗原抗体结合力示意图

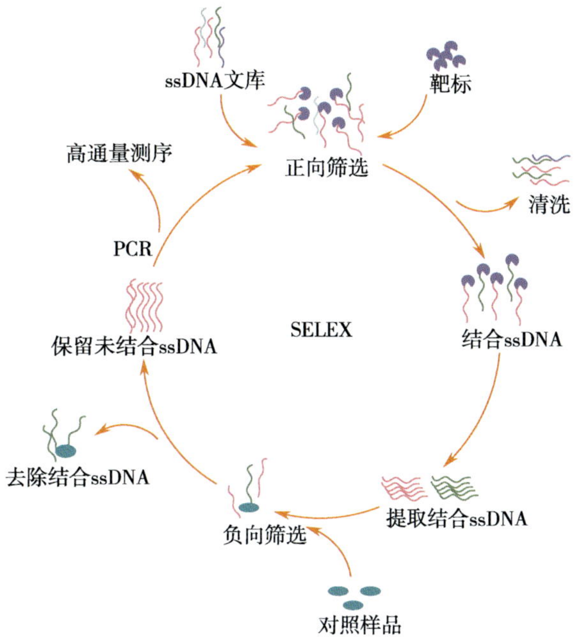

图 3-7 SELEX 技术常规筛选示意图

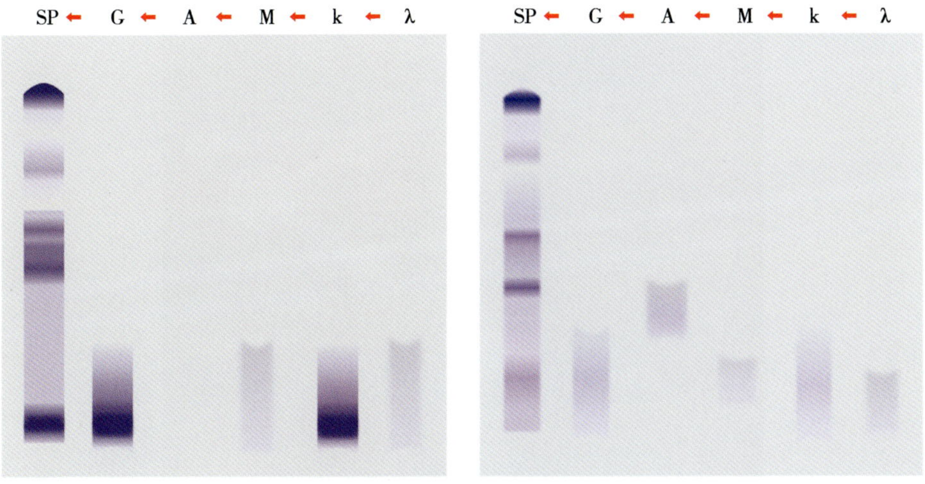

彩图 6-8 免疫固定电泳结果示意图

注：IgG-κ 型 M 蛋白。

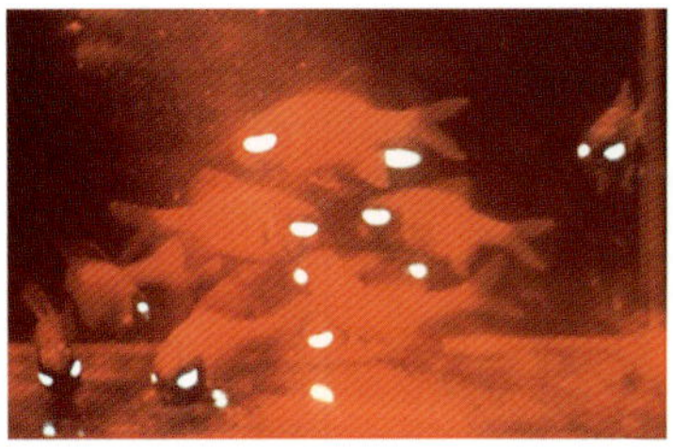

海洋鱼类发光

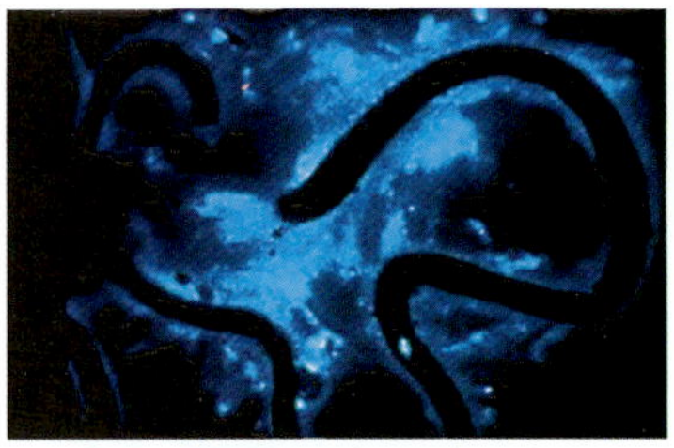

陆地生物发光

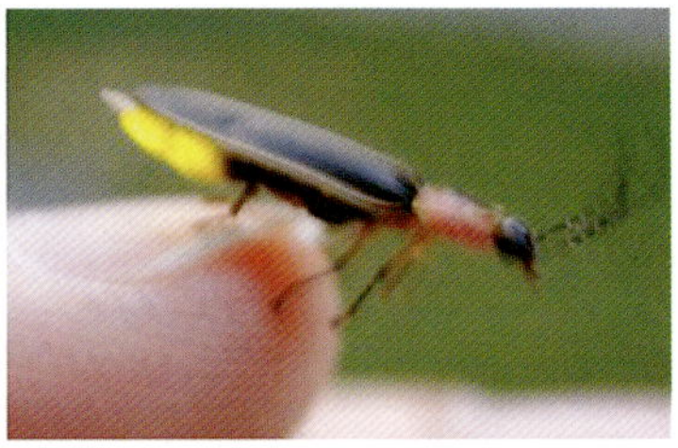

萤火虫发光

彩图 10-1　生物发光

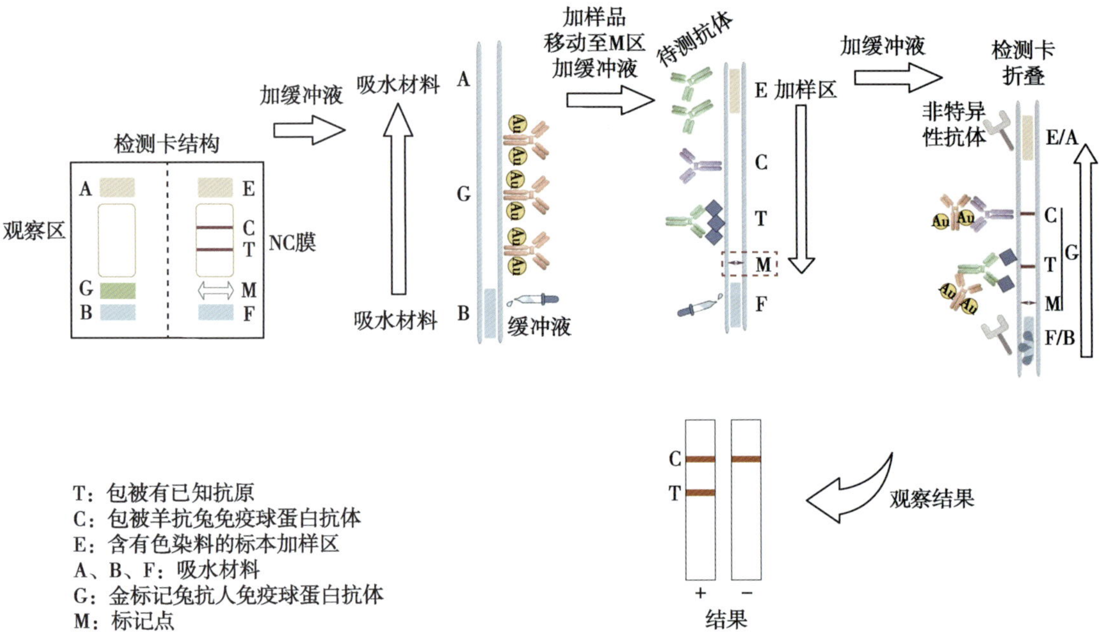

彩图 11-3　免疫层析试验间接法原理示意图

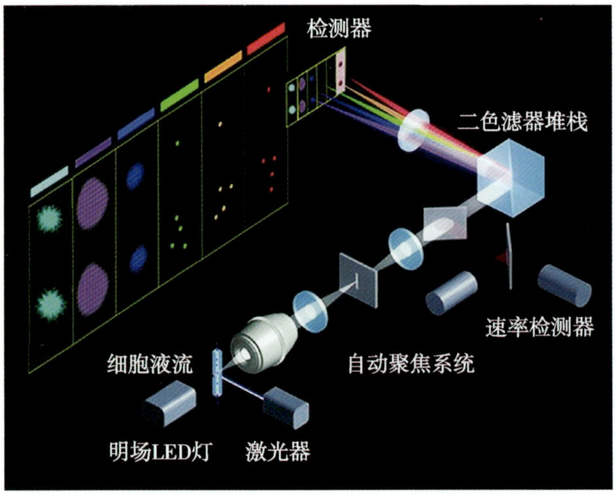

A

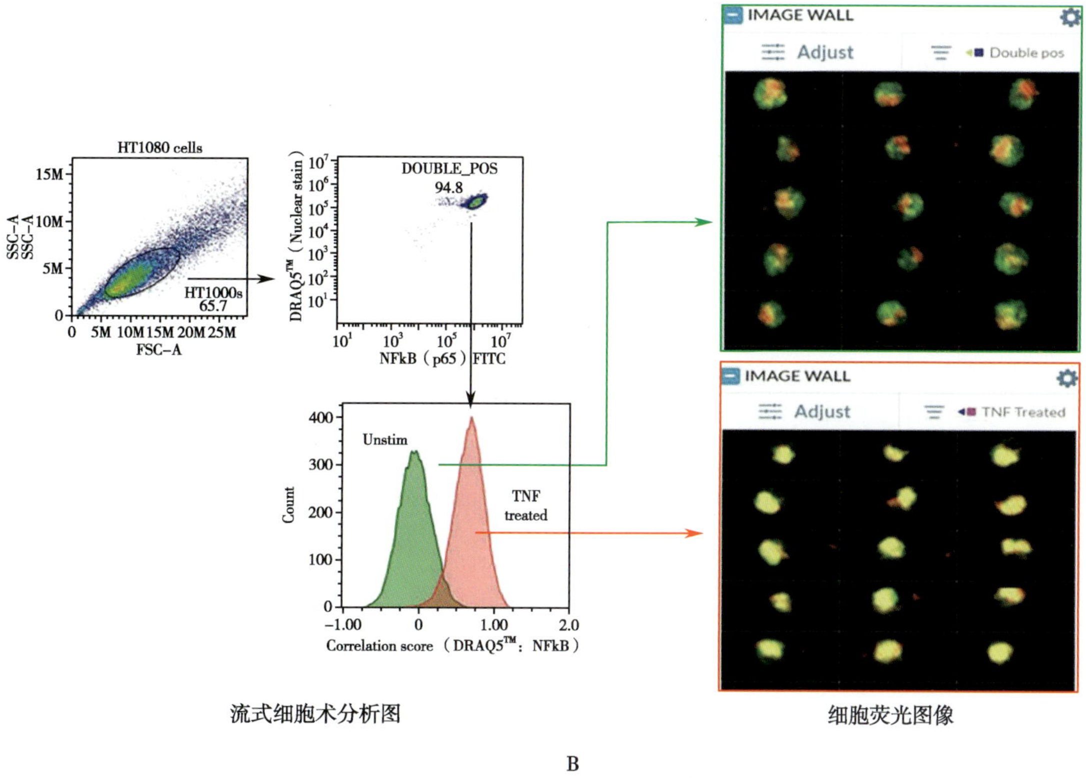

彩图 13-2　量化成像分析流式细胞仪的结构和工作原理

A. 结构和工作原理示意图；B. 流式检测的散点图和对应的图像分析。

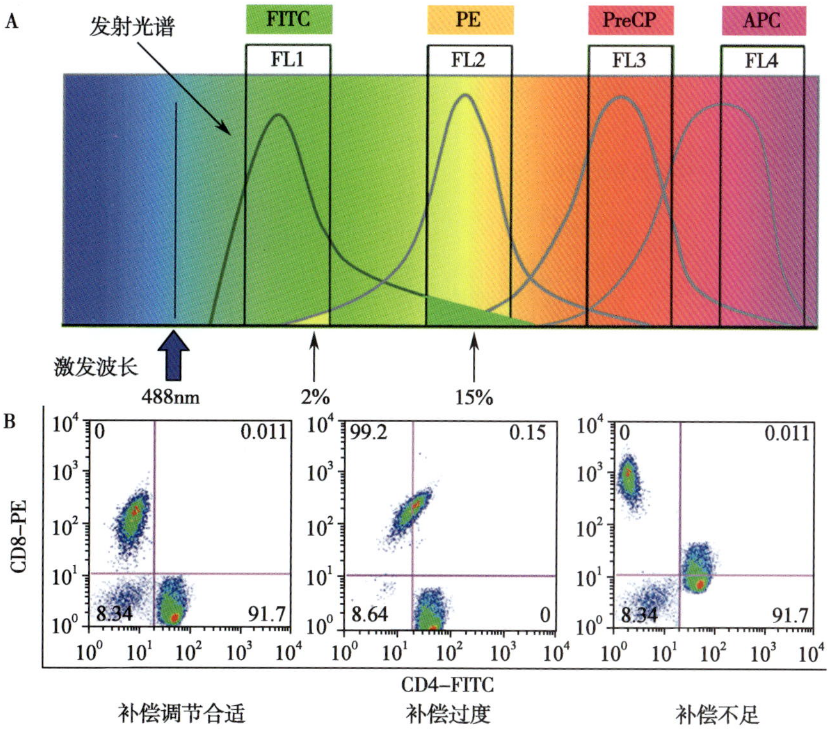

彩图 13-3　流式细胞仪补偿调节原理

FITC：异硫氰酸荧光素；PE：藻红蛋白；PerCP：多甲藻叶绿素蛋白；APC：别藻蓝蛋白。

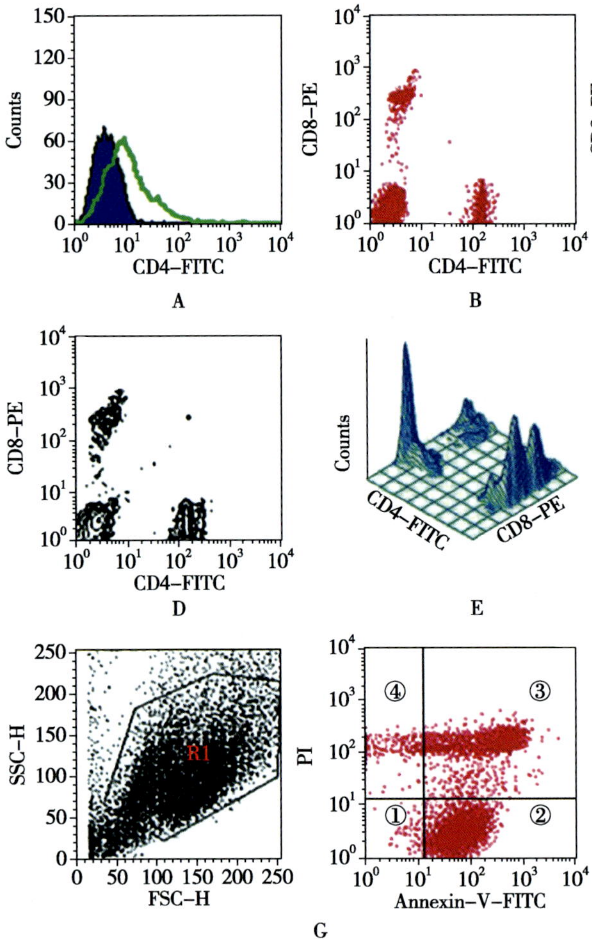

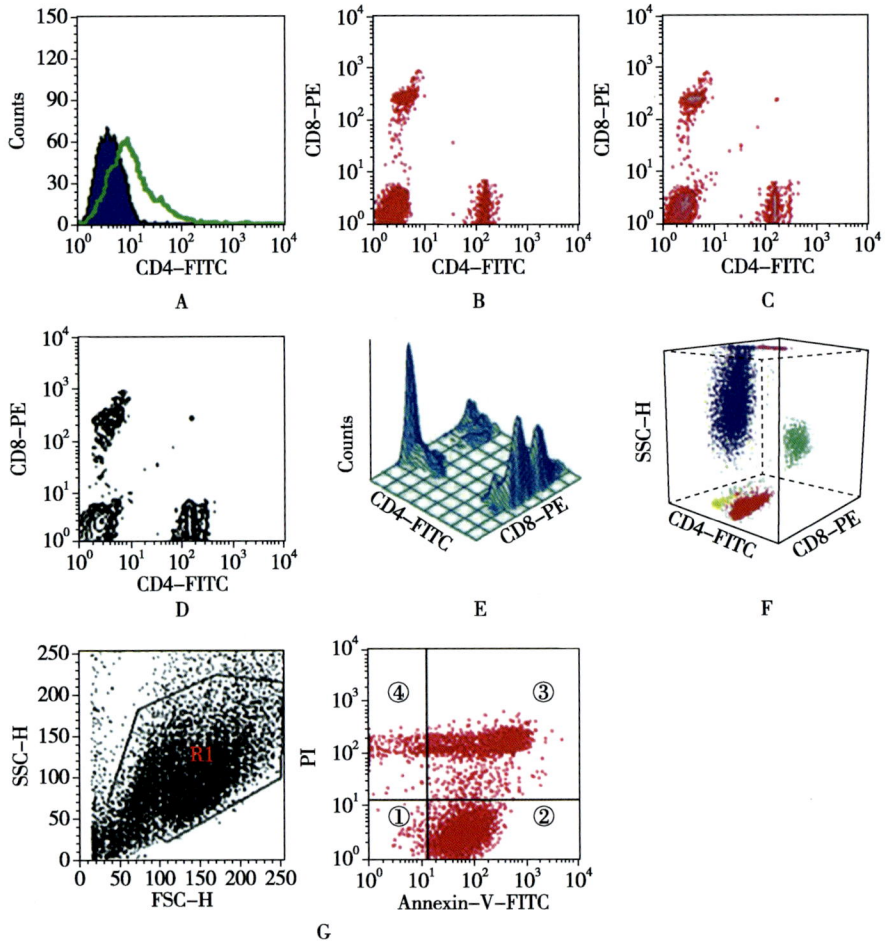

彩图 13-4　FCM 的参数及其分析

FITC：异硫氰酸荧光素；PE：藻红蛋白；PI：碘化丙啶；annexin V：钙离子依赖的磷脂结合蛋白；SSC-H：侧向散射光高度，side scatter-height；FSC-H：前向散射光高度，forward scatter-height；Counts：细胞计数。

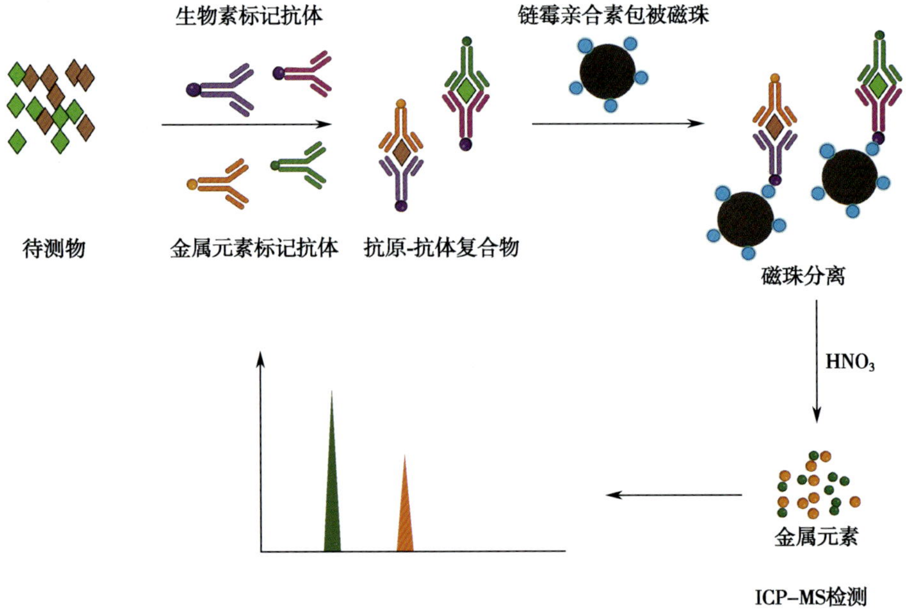

彩图 14-3　电感耦合等离子体质谱免疫检测技术原理图

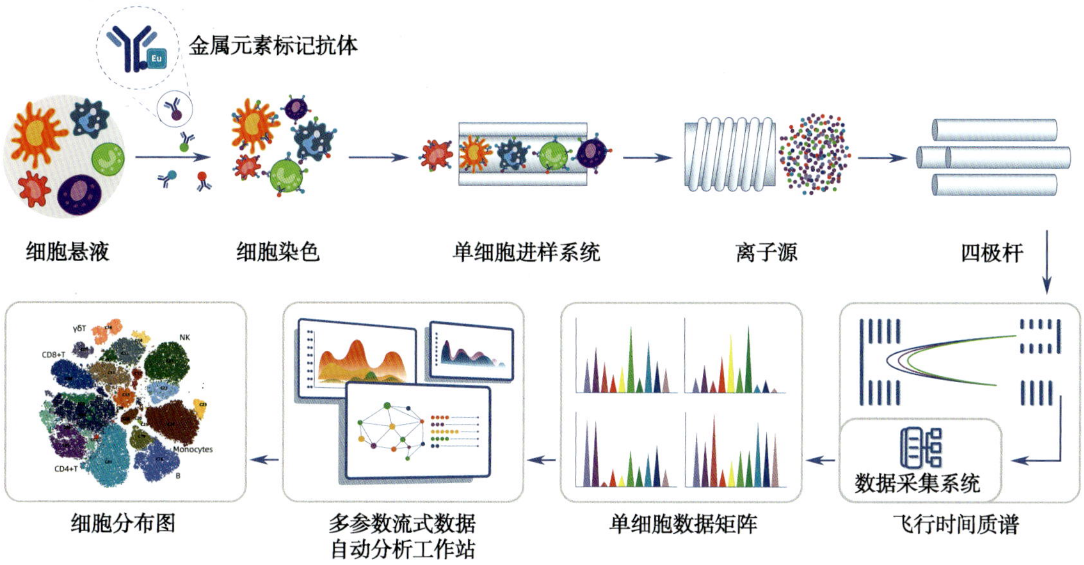

彩图 14-5 质谱流式细胞检测技术原理图

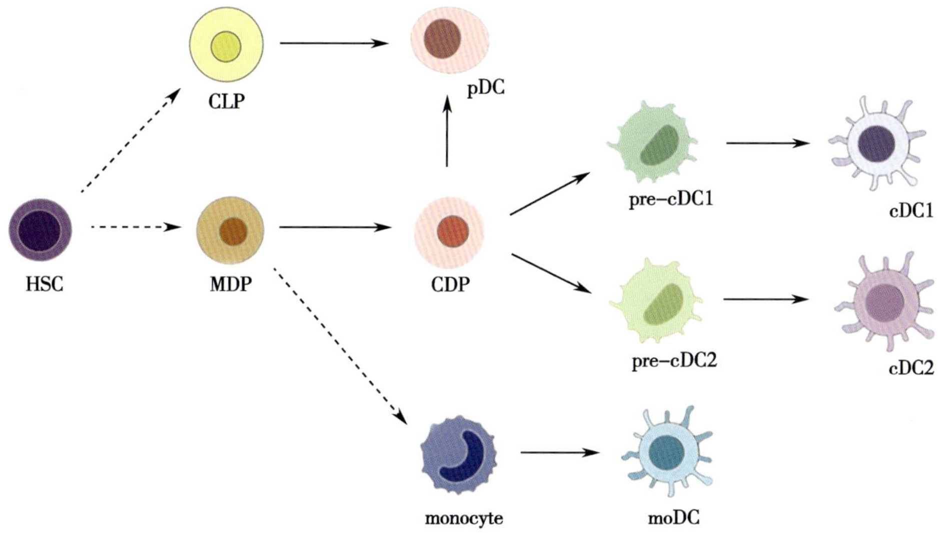

彩图 20-5 树突状细胞分类示意图

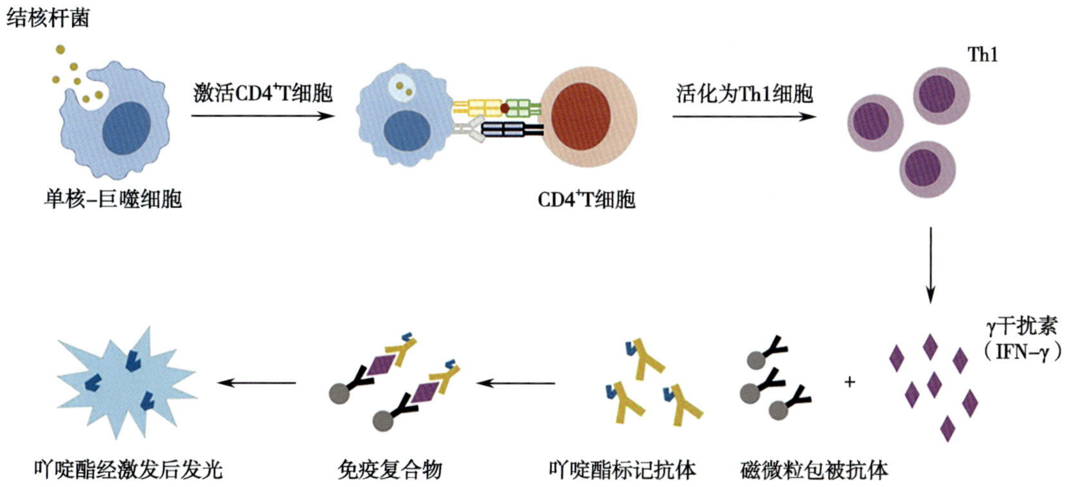

彩图 20-6 T 细胞 γ 干扰素释放实验(ELISPOT)

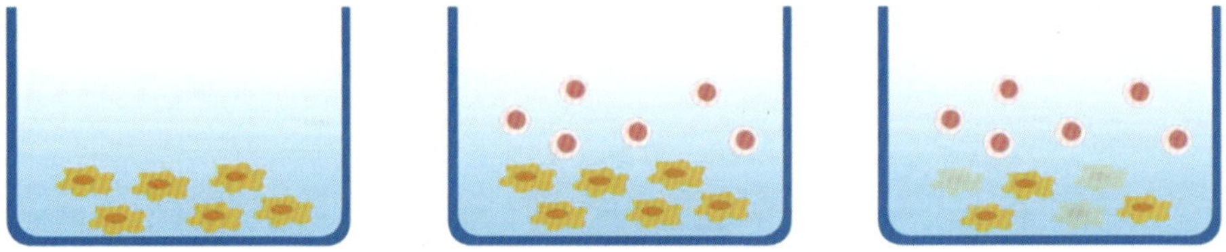

彩图 20-8 CTL 杀伤靶细胞示意图

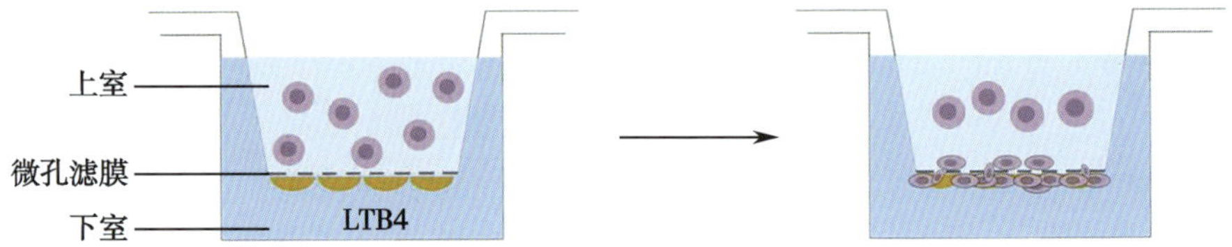

图 20-9 白细胞趋化运动示意图（Boyden 小室法）

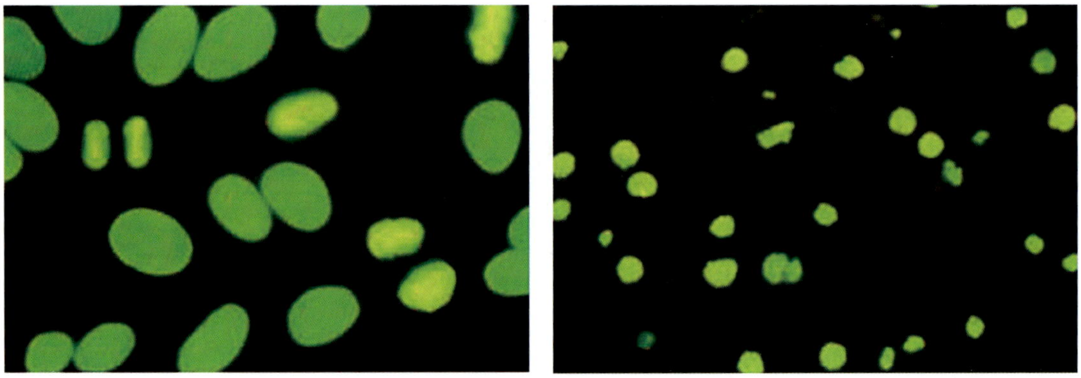

HEp-2　　肝片

彩图 23-1 抗核抗体核均质型

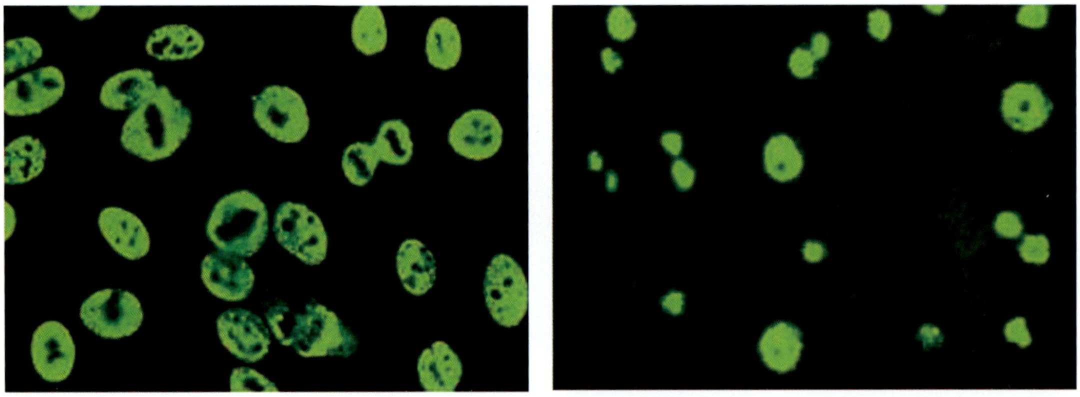

HEp-2　　肝片

彩图 23-2 抗核抗体核颗粒型

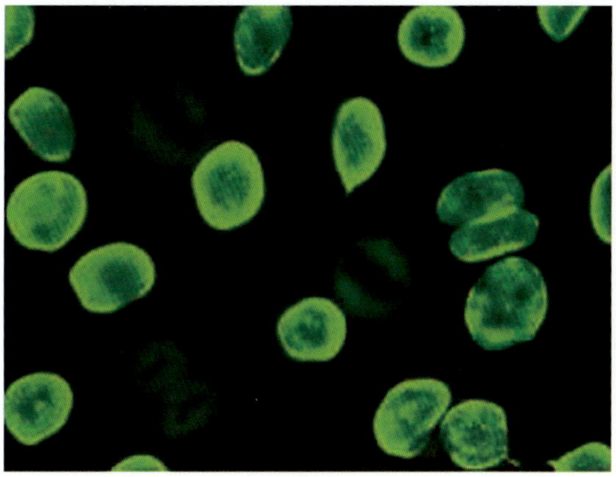

HEp-2

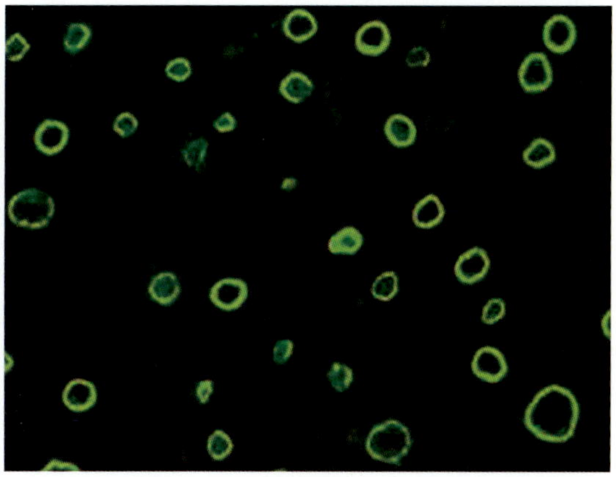

肝片

彩图 23-3　抗核抗体核膜型

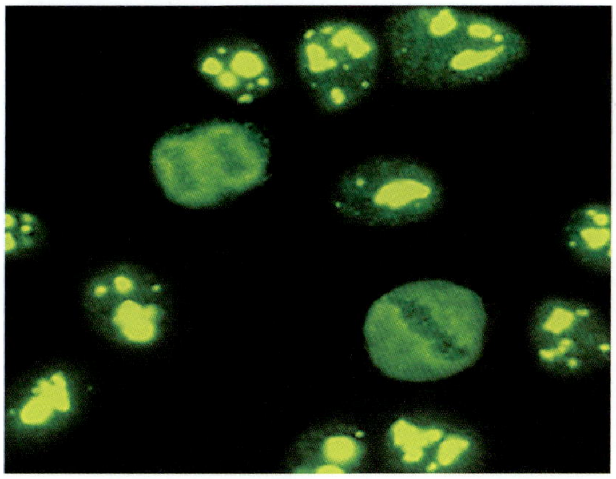

HEp-2

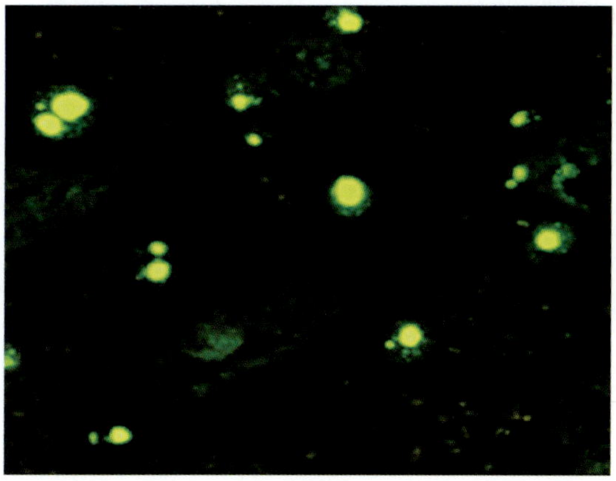

肝片

彩图 23-4　抗核抗体核仁型

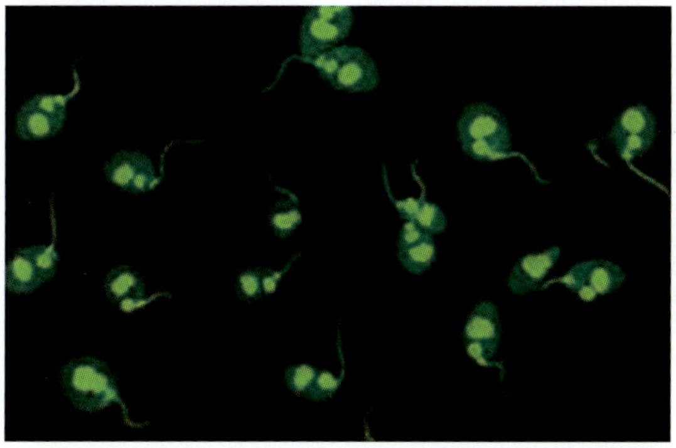

彩图 23-5　抗 dsDNA 抗体阳性图

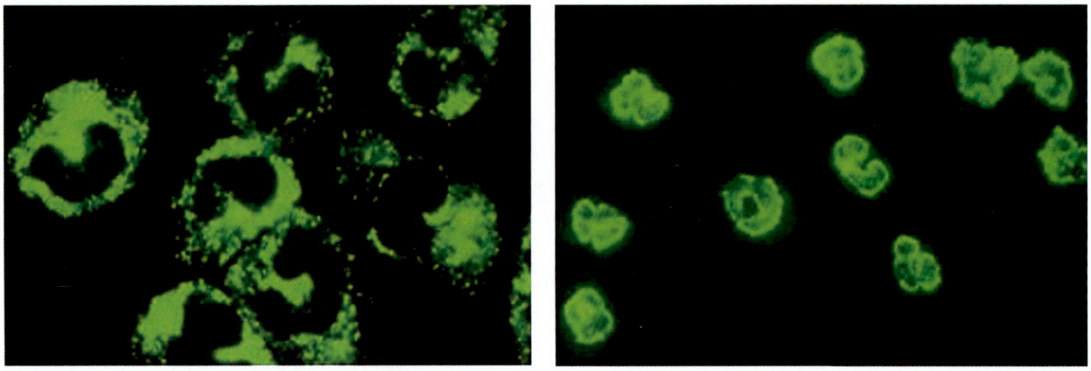

cANCA　　　　pANCA

彩图 23-6　ANCA 阳性图

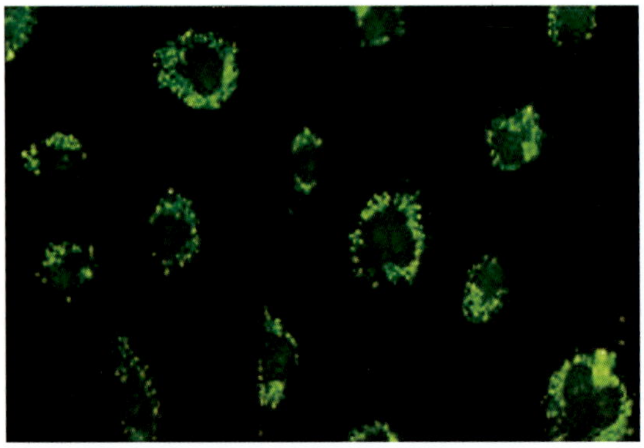

彩图 23-7　AECA 阳性图

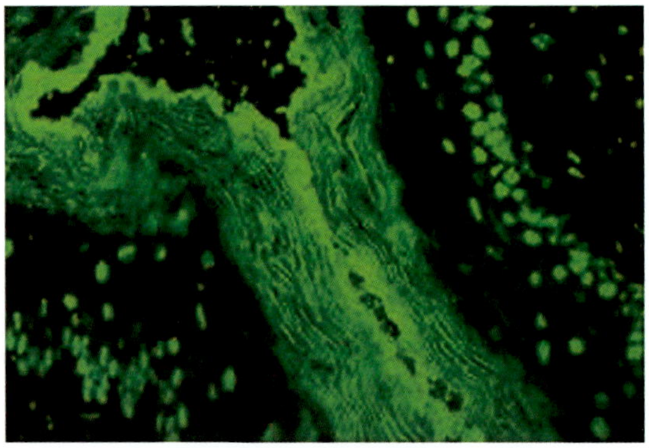

彩图 23-8　AKA 阳性图

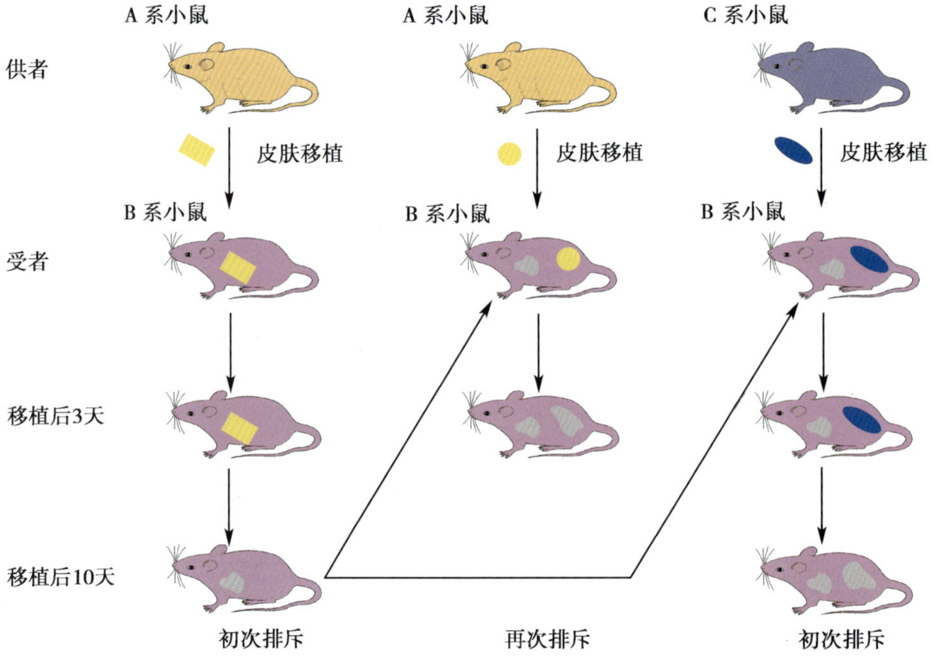

彩图 27-1　移植排斥反应的特异性和记忆性